Leibliche Bilderfahrung

PHAENOMENOLOGICA
SERIES FOUNDED BY H. L. VAN BREDA AND PUBLISHED
UNDER THE AUSPICES OF THE HUSSERL-ARCHIVES

226

SONJA FROHOFF

LEIBLICHE BILDERFAHRUNG

Editorial Board:

Directors: Julia Jansen (Husserl-Archives, Leuven), Stefano Micali (Husserl-Archives, Leuven). Members: R. Bernet (Husserl-Archives, Leuven), R. Breeur (Husserl-Archives Leuven), Sylvain Camilleri (Centre d'etudes phénoménologiques, Louvain-la-Neuve), H. Leonardy (Centre d'études phénoménologiques, Louvain-la-Neuve), D. Lories (Centre d'etudes phénoménologiques, Louvain-la-Neuve), U. Melle (Husserl-Archives, Leuven), J. Taminiaux (Centre d'études phénoménologiques, Louvain-la-Neuve), R. Visker (Catholic University of Leuven)

Advisory Board:

R. Bernasconi (The Pennsylvania State University), D. Carr (Emory University, Atlanta), E.S. Casey (State University of New York at Stony Brook), R. Cobb-Stevens (Boston College), J.F. Courtine (Archives-Husserl, Paris), F. Dastur (Université de Paris XX), K. Düsing (Husserl-Archiv, Köln), J. Hart (Indiana University, Bloomington), K. Held (Bergische Universität Wuppertal), K.E. Kaehler (Husserl-Archiv, Köln), D. Lohmar (Husserl-Archiv, Köln), W.R. McKenna (Miami University, Oxford, USA), J.N. Mohanty (Temple University, Philadelphia), E.W. Orth (Universität Trier), C. Sini (Università degli Studi di Milano), R. Sokolowski (Catholic University of America, Washington D.C.), B. Waldenfels (Ruhr-Universität, Bochum)

More information about this series at http://www.springer.com/series/6409

Sonja Frohoff

Leibliche Bilderfahrung

Phänomenologische Annäherungen an
Werke der Sammlung Prinzhorn

Sonja Frohoff
Phenomenological Psychopathology and Psychotherapy
Ruprecht-Karls-University Heidelberg, University Clinic Heidelberg,
Center for Psychosocial Medicine
Heidelberg, Germany

ISSN 0079-1350 ISSN 2215-0331 (electronic)
Phaenomenologica
ISBN 978-3-319-98728-6 ISBN 978-3-319-98729-3 (eBook)
https://doi.org/10.1007/978-3-319-98729-3

Die Deutsche Nationalbibliothek verzeichnet diese Publikation in der Deutschen Nationalbibliografie; detaillierte bibliografische Daten sind im Internet über http://dnb.d-nb.de abrufbar.

Springer
© Springer Nature Switzerland AG 2019
Das Werk einschließlich aller seiner Teile ist urheberrechtlich geschützt. Jede Verwertung, die nicht ausdrücklich vom Urheberrechtsgesetz zugelassen ist, bedarf der vorherigen Zustimmung des Verlags. Das gilt insbesondere für Vervielfältigungen, Bearbeitungen, Übersetzungen, Mikroverfilmungen und die Einspeicherung und Verarbeitung in elektronischen Systemen.
Die Wiedergabe von Gebrauchsnamen, Handelsnamen, Warenbezeichnungen usw. in diesem Werk berechtigt auch ohne besondere Kennzeichnung nicht zu der Annahme, dass solche Namen im Sinne der Warenzeichen- und Markenschutz-Gesetzgebung als frei zu betrachten wären und daher von jedermann benutzt werden dürften.
Der Verlag, die Autoren und die Herausgeber gehen davon aus, dass die Angaben und Informationen in diesem Werk zum Zeitpunkt der Veröffentlichung vollständig und korrekt sind. Weder der Verlag, noch die Autoren oder die Herausgeber übernehmen, ausdrücklich oder implizit, Gewähr für den Inhalt des Werkes, etwaige Fehler oder Äußerungen. Der Verlag bleibt im Hinblick auf geografische Zuordnungen und Gebietsbezeichnungen in veröffentlichten Karten und Institutionsadressen neutral.

Springer ist ein Imprint der eingetragenen Gesellschaft Springer Nature Switzerland AG und ist ein Teil von Springer Nature.
Die Anschrift der Gesellschaft ist: Gewerbestrasse 11, 6330 Cham, Switzerland

Vorwort

Die vorliegende Untersuchung wurde im Oktober 2015 von der Philosophischen Fakultät der Ruprecht-Karls-Universität Heidelberg als Dissertation angenommen. Viele Personen haben dazu beigetragen, dass sie geschrieben werden konnte. Die ersten Suchbewegungen und Transkriptionsarbeiten wurden dankenswerterweise von Prof. Dr. Gerhard Knapp (†) und Prof. Dr. Joe Metz sowie der Steffensen-Cannon-Stiftung der University of Utah (Salt Lake City, USA) unterstützt. Prof. Dr. Thomas Fuchs danke ich sehr herzlich für die weitere Förderung und Betreuung, seine konstruktiven Rückmeldungen und seine Begeisterung für das Thema. Den Teilnehmern seines Kolloquiums insbesondere Jun.-Prof. Michela Summa, Dr. Sanneke de Haan, Dr. Monika Dullstein, Matthias Richter und Jun.-Prof. Thiemo Breyer verdanke ich vielfältige kollegiale und bereichernde Diskussionen. Besonders hervorheben möchte ich außerdem Prof. Dr. Stefano Micali, der mir stets ein ausgezeichneter Ansprechpartner bei strukturellen und inhaltlichen Fragen war. Prof. Dr. Bernhard Waldenfels danke ich sehr für seine wissenschaftliche Mitbetreuung und zahlreiche Gedanken seiner Veröffentlichungen. Außerdem gilt dem gesamten Team der Sammlung Prinzhorn große Dankbarkeit, das meine Forschungen von Anfang an wohlwollend unterstützte und das so vieles für den Erhalt und die Auseinandersetzung mit den dortigen Schätzen leistet. Dem Gleichstellungsbüro der Universität Heidelberg möchte ich für ein kurzzeitiges, finanzielles Einspringen danken, das mir die kontinuierliche Weiterarbeit nach der Geburt meiner ersten Tochter erlaubte. Vor allem Lukas Iwer half mit hoher Kompetenz in der letzten Korrekturphase. Vielen Dank dafür. Außerdem möchte ich von ganzem Herzen meinen Freunden und meiner Familie für Rückhalt und Ausgleich danken, besonders Dr. Dirk Axtmann für seine liebende und respektvolle Unterstützung auf dem Weg. Unseren beiden Töchtern Valerie und Tamina sei diese Arbeit gewidmet.

Heidelberg, im April 2018
Sonja Frohoff

Inhaltsverzeichnis

1 **Bilder zwischen Kunst und Krankheit** 1
 1.1 Einführung .. 1
 1.1.1 Gegenstand, Problemfeld und Idee 1
 1.1.2 Kurzer historischer Rückblick 11
 1.2 Bisherige Ansätze ... 18
 1.2.1 Pioniere ... 18
 1.2.2 Diagnostiker ... 28
 1.2.3 Jenseits des Kanons .. 31
 1.2.4 Aufbruch und Neuverortung 34
 1.2.5 Differenzierungen und Beziehung 41
 1.2.6 Gesellschaftskritik ... 46
 1.2.7 Kunst- und kulturwissenschaftliche Perspektive 49
 Literatur ... 52

2 **Zum Ausdrucksgeschehen im Ausgang von Merleau-Ponty** 57
 2.1 Einleitung ... 57
 2.1.1 Leib, Wahrnehmung, Ausdruck im Ausgang von
 Merleau-Ponty .. 58
 2.1.2 Chiasmatische Struktur 63
 2.2 Exkurs: Zeit und Zeitlichkeit im Chiasmus 65
 2.3 Leib im Ausdrucksgeschehen 71
 2.3.1 Jemand drückt sich aus 72
 2.3.2 Das Werk als Gewordenes 78
 2.3.3 Jemand rezipiert .. 85
 2.4 Implizite Reflexionsfelder .. 95
 Literatur ... 98

3	**Elisabeth Faulhaber: Besetzte Zwischenräume**	101
3.1	Einleitung	101
3.2	Brodelnder Kopf	103
3.3	Zwischenräume	110
	3.3.1 Begegnungen von Männern und Frauen	110
	3.3.2 Gruppen	118
	3.3.3 Verdrehte Körper	122
3.4	Zum Kontext	125
	3.4.1 Krankenakte und biografische Quellen	125
	3.4.2 Elisabeth Faulhabers Aufzeichnungen	128
3.5	Interpretationsansätze	130
	3.5.1 Narrative Selbstbildnisse	130
	3.5.2 Zwischen Psychodynamik und Kunst	131
	3.5.3 Kulturgeschichtliche und psychiatrische Interpretationslinien	133
	3.5.4 Suchen und fliehen	135
	Literatur	139
4	**Carl Lange: Kopfknoten in Wundersohlen**	141
4.1	Einleitung	141
4.2	Kopfknoten	146
	4.2.1 Erster Eindruck und zentrale Figur	146
	4.2.2 Die vier Eck-Portraits	151
4.3	Die Symbole	155
	4.3.1 Christlich-religiöse Symbolik	155
	4.3.2 Kulturhistorische Symbolik	158
	4.3.3 Verankerung im eigenen Körper	159
4.4	Die Akte Lange	162
	4.4.1 Die Krankenakte: ein Koloss	162
	4.4.2 Die Biografie in Kürze	164
	4.4.3 Ärztliche Einschätzungen	165
	4.4.4 Familie	168
	4.4.5 Carl Langes eigene Aufzeichnungen	172
	4.4.6 Beitexte und die anderen Zeichnungen	176
4.5	Zurück zur Zeichnung: Interpretationsansätze	180
	4.5.1 Selbstbilder, Trostbilder, Rettungsbilder	180
	4.5.2 Zwischen Psychiatrie, Kunst, Kultur und Glauben	183
	4.5.3 Mauern und Schwellen	193
	Literatur	196

5 Edmund Träger: Sich verorten ... 199
5.1 Ein Blatt trägt ein Dorf .. 199
5.2 Weltenschau .. 205
 5.2.1 Perspektiven, Horizonte und rutschende Häuser 208
 5.2.2 Menschen und Begegnungen 210
 5.2.3 Strukturen, Rahmen und Bäume 214
5.3 Krankenakte und eigene Aufzeichnungen 218
 5.3.1 Ärztliche Notizen 218
 5.3.2 Edmund Trägers Aufzeichnungen 220
 5.3.3 Anstalts- und Kriegskontext 223
5.4 Interpretationsansätze .. 224
 5.4.1 Sehnsuchts- und Heimatbilder 224
 5.4.2 Zwischen Kunst und Psychiatrie 228
 5.4.3 Suche nach Balance 232
Literatur .. 236

6 Dialoge in Zwischenräumen .. 237
6.1 Zusammenfassung des Gedankenganges 237
6.2 Ahnungen eines Zur-Welt-Seins 239
6.3 Reflexionsfelder leiblicher Bilderfahrung 241
 6.3.1 Empfindungsräume (Atmosphären und Stimmungsräume) ... 242
 6.3.2 Körper (Wie der Dinglichkeit) 243
 6.3.3 Zwischen (Zwischen der Dinge und zum Umraum) 244
 6.3.4 Beziehung zum Betrachter 245
 6.3.5 Raumgestaltung und Perspektive 245
 6.3.6 Zeitliche Rhythmen 246
6.4 Metaphorische Räume des Selbsterlebens 247
Literatur .. 252

Abbildungsverzeichnis

Abb. 3.1 Elisabeth Faulhaber, ohne Titel (Heft), 20,8 × 16,7 cm, um 1917, Bleistift in linierter Schulkladde, Sammlung Prinzhorn Heidelberg, Inv. Nr. 3797/2 fol 12 recto 104

Abb. 3.2 Elisabeth Faulhaber, ohne Titel (Heft), 20,8 × 16,5 cm, um 1917, Bleistift in einem Heft, Sammlung Prinzhorn Heidelberg, Inv. Nr. 3728/ 35 verso................................... 111

Abb. 3.3 Elisabeth Faulhaber, ohne Titel (Heft: „Meine liebe Freundin"), 20,7 × 16,7 cm, um 1917, Bleistift in einem Heft, Sammlung Prinzhorn Heidelberg, Inv. Nr. 3708/ fol 25 verso............... 112

Abb. 3.4 Elisabeth Faulhaber, ohne Titel (Heft), 20,8 × 16,5 cm, um 1917, Bleistift in einem Heft, Sammlung Prinzhorn Heidelberg, Inv. Nr. 3728/ 29 verso.................................... 114

Abb. 3.5 Elisabeth Faulhaber, ohne Titel (Heft), 20,8 × 16,5 cm, um 1917, Bleistift in einem Heft, Sammlung Prinzhorn Heidelberg, Inv. Nr. 3728/ 22 verso.................................... 116

Abb. 3.6 Elisabeth Faulhaber, ohne Titel (Heft), 20,8 × 16,5 cm, 1916, Bleistift in einem Heft, Sammlung Prinzhorn Heidelberg, Inv. Nr. 3748/ 25 verso.................................... 119

Abb. 3.7 Elisabeth Faulhaber, ohne Titel, 16,2 × 19,7 cm, um 1917, Bleistift auf Durchschlagpapier, Sammlung Prinzhorn Heidelberg, Inv. Nr. 3782a.. 120

Abb. 3.8 Elisabeth Faulhaber, ohne Titel (Heft: „Meine liebe Freundin"), 20,7 × 16,7 cm, um 1917, Bleistift in einem Heft, Sammlung Prinzhorn Heidelberg, Inv. Nr. 3708/ 6 verso 122

Abb. 3.9 Elisabeth Faulhaber, ohne Titel (Heft), 20,8 × 16,5 cm, um 1917, Bleistift in einem Heft, Sammlung Prinzhorn Heidelberg, Inv. Nr. 3728/ 66 verso.................................... 123

Abb. 4.1 Das Wunder in der Schuheinlegesohle des Americaners Carl Lange,
 27,7 × 16,2 cm, um 1898, Bleistift auf Karton, Sammlung
 Prinzhorn Heidelberg, Inv. Nr. 93 142
Abb. 4.2 Ein mehrfacher Millionenwerth. Die photographisch nachweisbaren,
 ineinander-liegenden, ein fünfzehnjähriges Verbrechen enthüllenden
 Wunderbilder in der Schuheinlegesohle des Geopferten,
 51,2 × 65,2 cm, um 1900, Bleistift auf Zeichenpapier,
 Sammlung Prinzhorn Heidelberg, Inv. Nr. 99 143
Abb. 4.3 Zum heiligen Wunder im Brod. Das heilige Schweisswunder in der
 Einlegesohle, 49,2 × 35,5 cm, um 1900, Bleistift auf Zeichenpapier,
 Sammlung Prinzhorn Heidelberg, Inv. 98 recto................ 144
Abb. 4.4 Foto der Akten von Carl Lange, Bd. 1 und 2, Foto A,
 eigener Bestand .. 162
Abb. 4.5 Foto der Akten von Carl Lange, Bd. 1 und 2, Foto B,
 eigener Bestand .. 163
Abb. 4.6 Foto von Carl Lange, A (erhobene Hand): 10 × 14,5 cm, Sammlung
 Prinzhorn .. 168
Abb. 4.7 Foto von Carl Lange, B (zusammengesunken): 9 × 12 cm,
 Sammlung Prinzhorn Heidelberg........................... 169
Abb. 4.8 Ein Beweis göttlicher Gerechtigkeit gegenüber menschlicher
 Ungerechtigkeit, 39,2 × 20,5 cm, 1900, Sammlung Prinzhorn
 Heidelberg, Inv. Nr. 95 recto 177
Abb. 4.9 Das heilige Schweisswunder in der Einlegesohle, 51,2 × 38 cm,
 um 1900, Bleistift auf Zeichenpapier, Sammlung Prinzhorn
 Heidelberg, Inv. Nr. 96................................. 179
Abb. 4.10 Ein Beweis göttlicher Gerechtigkeit gegenüber menschlicher
 Ungerechtigkeit, 39,2 × 20,5 cm, 1900, Bleistift, Feder auf
 Zeichenpapier, Sammlung Prinzhorn Heidelberg, Inv. Nr. 95 verso
 (Ausschnitt) ... 183

Abb. 5.1 Ohne Titel, 21,2 × 32,7 cm, vor 1921, Wasserfarben über Bleistift
 auf Papier, aufgezogen auf blaue Pappe, Sammlung Prinzhorn
 Heidelberg, Inv. 4514................................... 201
Abb. 5.2 Hiltrup, 10,2 × 15,5 cm, undatiert, Wasserfarben, Deckweiß über
 Bleistift auf Aquarellpapier, Sammlung Vierzigmann Regensburg ... 206
Abb. 5.3 Mühle, 10,2 × 15,5 cm, Wasserfarben, Deckweiß über Bleistift
 auf Aquarellpapier, Sammlung Vierzigmann Regensburg........ 206
Abb. 5.4 Küche, 10,2 × 15,5 cm, Wasserfarben, Deckweiß über Bleistift
 auf Aquarellpapier, Sammlung Vierzigmann Regensburg......... 207
Abb. 5.5 Waldfrieden, 10,2 × 15,5 cm, Wasserfarben, Deckweiß über
 Bleistift auf Aquarellpapier, Sammlung Vierzigmann Regensburg ... 207
Abb. 5.6 Marinesoldat, 10,2 × 15,5 cm, Wasserfarben, Deckweiß über
 Bleistift auf Aquarellpapier, Sammlung Vierzigmann Regensburg ... 208

Abbildungsverzeichnis XIII

Abb. 5.7 Ohne Titel (Schwan auf See), 15,6 × 17,7 cm, undatiert, Pinsel in
 Wasserfarben mit Deckweiß über Bleistift auf brauner Pappe,
 Sammlung Prinzhorn Heidelberg, Inv. Nr. 4517 209
Abb. 5.8 Ohne Titel (Landschaft), 28,9 × 28,9 cm, undatiert, Pinsel in
 Wasserfarben über Bleistift auf Papier, Sammlung Prinzhorn
 Heidelberg, Inv. Nr. 4519. 209
Abb. 5.9 Landwirt, 10,2 × 15,5 cm, Wasserfarben, Deckweiß über Bleistift
 auf Aquarellpapier, Sammlung Vierzigmann Regensburg 211
Abb. 5.10 Tirolerin, 10,2 × 15,5 cm, Wasserfarben, Deckweiß über Bleistift
 auf Aquarellpapier, Sammlung Vierzigmann Regensburg 211
Abb. 5.11 Vereinsamt, 10,2 × 15,5 cm, Wasserfarben, Deckweiß über Bleistift
 auf Aquarellpapier, Sammlung Vierzigmann Regensburg 212
Abb. 5.12 Zwei Freunde, 10,2 × 15,5 cm, Wasserfarben, Deckweiß über
 Bleistift auf Aquarellpapier, Sammlung Vierzigmann Regensburg ... 212
Abb. 5.13 Kramer, 10,2 × 15,5 cm, Wasserfarben, Deckweiß über Bleistift
 auf Aquarellpapier, Sammlung Vierzigmann Regensburg 213
Abb. 5.14 Ohne Titel (Patient und Arzt), 11,2 × 17,6 cm, undatiert, Pinsel in
 Wasserfarben über Bleistift auf grau liniertem Papier, Sammlung
 Prinzhorn Heidelberg, Inv. Nr. 4518 213
Abb. 5.15 Hakeldama, 10,2 × 15,5 cm, Wasserfarben, Deckweiß über Bleistift
 auf Aquarellpapier, Sammlung Vierzigmann Regensburg 214
Abb. 5.16 Ohne Titel (Mann mit Lupe und Globus), 15,7 × 17,4 cm, undatiert,
 Pinsel in Wasserfarben mit Deckweiß über Bleistift auf brauner
 Pappe, Sammlung Prinzhorn Heidelberg, Inv. 4511 215
Abb. 5.17 Globus, 10,2 × 15,5 cm, Wasserfarben, Deckweiß über Bleistift
 auf Aquarellpapier, Sammlung Vierzigmann Regensburg 215
Abb. 5.18 Badeanstalt, 10,2 × 15,5 cm, Wasserfarben, Deckweiß über Bleistift
 auf Aquarellpapier, Sammlung Vierzigmann Regensburg 216
Abb. 5.19 Fortuna, 10,2 × 15,5 cm, Wasserfarben, Deckweiß über Bleistift
 auf Aquarellpapier, Sammlung Vierzigmann Regensburg 217
Abb. 5.20 Ohne Titel (Mann im Wald), 17,5 × 24,9 cm, undatiert, Pinsel in
 Wasserfarben mit Deckweiß über Bleistift auf brauner Pappe,
 Sammlung Prinzhorn Heidelberg, Inv. Nr. 4515 218

Kapitel 1
Bilder zwischen Kunst und Krankheit

Zusammenfassung Dieses Kapitel führt in die Problem- und Fragestellungen der Arbeit und in das Forschungsfeld Sammlung Prinzhorn bzw. Psychopathologie des Ausdrucks ein. Können bildphänomenologische Ansätze im Ausgang von Merleau-Ponty und Bernhard Waldenfels psychiatrische und kunsthistorische Zugänge produktiv unterlaufen und ergänzen? Inwiefern kann dies auf bildphänomenologische Fragen zu Erkenntnismöglichkeiten von Bildern zurückwirken? Zentrale Ansätze von Hans Prinzhorn, Helmut Rennert, Leo Navratil, Jean Dubuffet, Peter Gorsen u. a. werden exemplarisch analysiert. Wie hat man das Normale und Anormale von Kunst und Krankheit bisher betrachtet? Insbesondere das Zusammenspiel beider Ordnungsbegriffe und die Suche nach einer Möglichkeit der Auseinandersetzung mit Werken der Sammlung Prinzhorn, welche die Kategorien Kunst und Krankheit unterläuft, ohne sie zu ignorieren, stehen dabei im Vordergrund.

1.1 Einführung

1.1.1 Gegenstand, Problemfeld und Idee

Zwei Fragekomplexe werden in dieser Untersuchung verfolgt und miteinander verknüpft. Zum einen geht es um die Möglichkeiten von bildnerischem Ausdruck, Erkenntnis zu vermitteln. Zu dieser umfassenden Debatte, auf die es seit der Antike zahlreiche unterschiedliche Antworten gab, hat auch die phänomenologische Forschung des letzten Jahrhunderts einiges beigetragen. Dabei stand zumeist die besondere Erscheinungsweise von Bildern als auch unsere Weise, sie zu erfahren im Zentrum. Ohne auf die vielen beachtenswerten Wendungen dieser Debatte eingehen zu können, soll zumindest hinführend an zentrale Strömungen

erinnert werden.[1] Mit Husserl gerieten Fragen nach dem Status des Bildbewusstseins sowie wichtige Differenzierungen zwischen dem Gegenstand Bild (materielles Ding), dem Bildobjekt (die anschauliche Darstellung) und dem Bildsujet (das Abgebildete) in den Blick, deren teils widerstreitende Verhältnisse zueinander er fortführend untersuchte.[2] Das Verhältnis zwischen dem materiellen Gegenstand und seiner anschaulichen Erscheinung weise zum Beispiel auf den Charakter von Irrealität (eben nicht Illusion), den „quasi-Charakter" des „als ob" inmitten eines wahrnehmbaren Seienden hin. Durch ihn erhalte das Kunstwerk, von Husserl noch als ideale Gegenständlichkeit der Kulturwelt verstanden, den ihm eigenen Raum. Das zweite Verhältnis zwischen Bildobjekt und Bildsujet mache vor allem auf die Beziehung von geringerer oder größerer Ähnlichkeit zwischen der Darstellung und dem Dargestellten aufmerksam. Mit diesen grundlegenden Überlegungen, die insgesamt auf die Entwicklung einer transzendentalen Ästhetik abzielten haben sich eine Vielzahl von Denkern auseinandergesetzt, sie teilweise verworfen oder zu weiteren Einzelbestimmungen beigetragen, die neben genaueren Bestimmungen des Bildbewusstseins immer wieder Fragen des subjektiven Anteils an der Erfahrung von Bildern fokussierten. Eugen Fink zum Beispiel betonte den perzeptiven Charakter des Bildbewusstseins und die besondere Fensterstruktur des Bildes, die eine eigene Räumlichkeit und Zeitlichkeit zur Erscheinung bringe. Jean-Paul Sartre wiederum argumentierte für die Auffassung des Bildbewusstseins als reine Imagination.[3] Als besonders einflussreich ist Roman Ingarden hervorzuheben, der besonders auf Differenzierungen des ontologischen Charakters des Bildes abhob, wonach zwischen dem erscheinenden Gegenstand und der rekonstruierten Ansicht unterschieden werden müsse, weil ein Werk nicht äquivalent zu der Erfahrung des Autors oder des Rezipienten sei. Ein Kunstwerk versteht er als reines intentionales Objekt, deren Schichten sich im Sinne von Werteinheiten analysieren ließen.[4] Martin Heidegger wollte das Kunstwerk als Zeugnis eines Wahrheitsgeschehens in seinen Transzendenzmöglichkeiten verstanden wissen und verwies auf die ihm inhärente Spannung, eine Welt zu errichten und so ins Offene einzuladen und zugleich scheinbar Vertrautes

[1] Gute Übersichten über die bildphänomenologischen Forschungen bei Hans Rainer Sepp und Jürgen Trinks (Hrsg.) (2006), *Phänomenalität des Kunstwerks*, Wien und Hans Rainer Sepp und Lester Embree (Hrsg.) (2010), *Handbook of Phenomenological Aesthetics*, Dordrecht sowie bei Adriano Fabris, Annamaria Lossi und Ugo Perone (2011), *Bild als Prozess. Neue Perspektiven einer Phänomenologie des Sehens*, Würzburg oder bei Stephan Günzel und Dieter Mersch (Hrsg.) (2014), *Bild. Ein interdisziplinäres Handbuch*, Stuttgart oder auch Kathrin Busch und Iris Därmann (Hrsg.) (2011), *Bildtheorien aus Frankreich*.
[2] Edmund Husserl (1980), *Phantasie, Bildbewußtsein, Erinnerung: Zur Phänomenologie der anschaulichen Vergegenwärtigungen; Texte aus dem Nachlass (1898–1925)*, Dordrecht.
[3] Eugen Fink (1966), Vergegenwärtigung und Bild. Beiträge zur Phänomenologie der Unwirklichkeit [1930], in: *Studien zur Phänomenologie. 1930–1939*, Den Haag; Jean-Paul Sartre (1971 [franz. 1940]), *Das Imaginäre. Phänomenologische Psychologie der Einbildungskraft*, Hamburg.
[4] Roman Ingarden (1962), *Untersuchungen zur Ontologie der Kunst. Musikwerk – Bild – Architektur – Film*, Tübingen.

1.1 Einführung

(der Erde) unvertraut werden zu lassen, indem es ins Bild gehoben ist.[5] Anstelle einer solchen Sichtweise, welche die ästhetische Erfahrung als eine, die mit dem Ereignis des Seins selbst konfrontiere, verstanden wissen wollte, wurden von anderen Denkern gerade die Einflüsse der Lebenswelt, der unendliche Dialog einer Interpretation und inhärente Ambiguitäten von Bildern aufgegriffen.[6] Das Anliegen Maurice Merleau-Pontys, Bilder als Wahrnehmungsreflexionen und nicht im Rahmen der Korrelation von konstituierendem Bewusstseinsakt und Gegenstand zu untersuchen, hatte zum Beispiel viel Einfluss auf weitere Auseinandersetzungen mit dem besonderen Charakter des Bildes.[7] Nicht zuletzt Reflexionen auf Traditionen deutscher Bildforschung (Konrad Fiedler, Aby Warburg, Max Imdahl, Erwin Panofsky u. a.) haben außerdem zu zahlreichen, weiteren Ausdifferenzierungen des Bildphänomens und der Charakterisierung der Bilderfahrung beigetragen und zum Beispiel die Bedeutung der Fantasie, des Bildbegehrens oder der Medialität des Bildes hervorgehoben.[8]

[5] Martin Heidegger ([1931–32] 1989), Der Ursprung des Kunstwerks, in: *Heidegger Studies 5*.
[6] Hans-Georg Gadamer ([1996] 2007), Zuwachs an Sein. Hermeneutische Reflexion und bildende Kunst, in: *Wie Bilder Sinn erzeugen. Die Macht des Zeigens*, Berlin.
[7] u. a. Maurice Merleau-Ponty (2003), Das Auge und der Geist, in: *Das Auge und der Geist. Philosophische Essays*, Stellvertretend für die zahlreichen Impulsen, die von Merleau-Pontys Bilderdenken ausgingen, seien zwei Sammelbände und eine vergleichende Untersuchung genannt: Antje Kapust und Bernhard Waldenfels (Hrsg.) (2010), *Kunst. Bild. Wahrnehmung. Blick: Merleau-Ponty zum Hundertsten*, Paderborn, von Rudolf Bernet und Antje Kapust (Hrsg.) (2009), *Die Sichtbarkeit des Unsichtbaren*, München. Iris Elisabeth Laner (2016), *Revisionen der Zeitlichkeit. Zur Phänomenologie des Bildes nach Husserl, Derrida und Merleau-Ponty* Paderborn. Außerdem lassen sich noch eher anwendungsorientierte Auseinandersetzungen mit Merleau-Ponty wie zum Beispiel bei Emmanuel Alloa (2011), *Das durchscheinende Bild. Konturen einer medialen Phänomenologie*, Zürich oder Eva Schürmann (2000), *Erscheinen und Wahrnehmen. Eine vergleichende Studie zur Kunst von James Turrell und der Philosophie Merleau-Pontys*, München oder Jörg Sternnagel (2016), *Pathos des Leibes. Phänomenologie ästhetischer Praxis*, Zürich, Berlin von genuinen Weiterführungen unterscheiden wie bei Marc Richir (1986), Der Sinn der Phänomenologie in „Das Sichtbare und das Unsichtbare", in: *Leibhaftige Vernunft. Spuren von Merleau-Pontys Denken*, München; Ders. (2009), Epoché, Flimmern und Reduktion in der Phänomenologie, in: *Die Sichtbarkeit des Unsichtbaren*, München; Ders. (2011), Über die phänomenologische Revolution: einige Skizzen, in: *Phänomenologie der Sinnereignisse*, München; Ders. (2014), Über die Darstellung in der Psychopathologie, in: *Bilderfahrung und Psychopathologie*, Paderborn. Bei Bernhard Waldenfels (1986), Zerspringen des Seins. Ontologische Auslegung der Erfahrung am Leitfaden der Malerei, in: *Leibhaftige Vernunft. Spuren von Merleau-Pontys Denken*, München; Ders. (2010), *Sinne und Künste im Wechselspiel. Modi ästhetischer Erfahrung*, Frankfurt am Main; Ders. (2014), Die Anomalität von Kunstbildern und Patientenbildern, in: *Bilderfahrung und Psychopathologie. Phänomenologische Annäherungen an die Sammlung Prinzhorn*, Paderborn finden sich beide Impulse.
[8] Richir, *Über die Darstellung in der Psychopathologie*; Jean-Luc Nancy (2006), *Am Grund der Bilder*, Zürich; Georges Didi-Huberman (1998), *Was wir sehen, blickt uns an. Zur Metapsychologie des Bildes*, München; Richir, *Der Sinn der Phänomenologie in „Das Sichtbare und das Unsichtbare"*; Ders., *Epoché, Flimmern und Reduktion in der Phänomenologie*. Hans-Georg Gadamer ([1996] 2007), Zuwachs an Sein. Hermeneutische Reflexion und bildende Kunst, in: *Wie Bilder Sinn erzeugen. Die Macht des Zeigens*, Berlin.

Im Zusammenhang dieser Arbeit interessiert besonders das Bildgeschehen hinsichtlich der Möglichkeit über das Bild ein Verständnis über den Sich-Ausdrückenden zu gewinnen. Wie wird zu einem bildnerischen Ausdruck gefunden? Welche Wirkungen fügen sich auf welche Weise zu einem Gesamteindruck? Welche Erfahrung von Welt transportiert sich für den Betrachter auf welche Weise über die bildliche Form? Lässt sich dem Zur-Welt-Sein des Bildschöpfers über die Rezeption näher kommen? Insbesondere die Forschungen von Maurice Merleau-Ponty und Bernhard Waldenfels bieten mit dem starken Fokus auf die leibliche Verfasstheit von Erkenntnis, auf existenzielle Zwischenräume im Blick- und Bildgeschehen, den responsiven Charakter von Erkenntnis und den Umgang mit Fremdem geeignete Ausgangspunkte für diese Überlegungen. Ebenso bilden die Reflexionen von Gottfried Boehm zur Irreduzibilität der Bildsprache, von Henri Maldiney zum Rhythmus von Bildern und von Thomas Fuchs zu leiblicher Resonanz wichtige Referenzpunkte zur Beantwortung dieser Fragen.

Zum anderen wird der erste Fragekomplex mit einem zweiten verknüpft, der ihn zu einem besonderen Untersuchungsgegenstand in Bezug setzt. Wie lässt sich ein Verständnis von kreativem Ausdruck aus psychiatrischem Kontext ermöglichen? Spätestens mit dem Entstehen der Sammlung Prinzhorn ist dieses Anliegen von verschiedenen Seiten diskutiert worden. Ihr historischer Kern beherbergt eine einzigartige und faszinierende „An-sammlung"[9] von Werken von psychiatrischen Patienten zwischen 1880 und 1920, darunter Zeichnungen, Gemälde, Collagen, Textilien, Skulpturen und Texte. Es ist die größte Zusammenschau von Arbeiten psychisch Kranker (ca. 5000 Werke allein im ursprünglichen Bestand), die bis heute ästhetische Impulse setzen und zur Auseinandersetzung einladen. Seit Hans Prinzhorn die Werke zwischen 1919 und 1921 mit Professor Karl Willmanns in Heidelberg zusammentrug und mit seinem kulturkritischen Buch „Bildnerei der Geisteskranken" (1922) für eine Neubewertung der bis dahin verachteten „Irrenkunst" sorgte, gaben sie Anlass zur Beschäftigung von künstlerischer, kunst- und kulturwissenschaftlicher, politischer und psychiatrischer Seite. Zahlreiche Künstler haben sich bis heute mit Werken der Sammlung Prinzhorn beschäftigt. Expressionisten und Surrealisten wurde sie zur künstlerischen Inspirationsquelle; die Nationalsozialisten benutzten Teile der Sammlung in ihrer berühmt-berüchtigten Ausstellung „Entartete Kunst" zur Diffamierung von Avantgarde-Künstlern der Zeit. Nach dem Krieg zunächst vergessen, entdeckte sie Harald Szeemann 1963 wieder und zeigte erstmals Teile der Sammlung öffentlich. Seit den 1980iger-Jahren wird sie restauriert und aus kulturwissenschaftlichen Perspektive erforscht. 2001 wurde ein kleines Museum in Heidelberg eröffnet, das regelmäßig zu unterschiedlichen Aspekten Ausstellungen zeigt. Dank der engagierten Arbeit des Museums-Teams sind mittlerweile zahlreiche Forschungsergebnisse unterschiedlicher Fachgebiete in Ausstellungen, Katalogen und Forschungsarbeiten verarbeitet worden.

[9] Die Bezeichnung „Ansammlung" wurde mit der Ausstellung „Die Sammlung wächst" durch den Leiter Thomas Röske geprägt, da die großen Unterschiede der einzelnen Werke kein definierbares Sammlungsparadigma zulässt.

1.1 Einführung

Trotz der Vielfalt, die kaum auf einen Nenner zu bringen ist, eint die Werke zunächst ihr Entstehungskontext in Psychiatrien der Jahrhundertwende. Viele der oft langjährig internierten Patienten galten nach damaliger medizinischer Beurteilung als schizophren. Eine professionelle künstlerische Ausbildung hatten nur wenige. Gemeinsam ist den Werken außerdem, dass erlittene Grenzerfahrungen in inneren und äußeren Verhältnissen in den ästhetischen Raum übersetzt wurden.[10]

Die Tatsache, dass die vorliegende Untersuchung sich nicht auf bekannte Kunstwerke und konventionelle Bildlösungen konzentriert, rückt die Bedeutung der jeweiligen Bilderfahrung und Bildbegegnung ins Zentrum, die uns hinsichtlich des ersten Fragekomplexes besonders interessiert. Außerdem ermöglicht die phänomenologische Herangehensweise neue Blickwinkel auf einzelne Werke und ergänzt das häufige Entweder-Oder von psychiatrischer oder kunst- bzw. kulturhistorischer Einordnung um einen Fokus auf die individuellen Gestaltungsbewegungen (siehe Ausführungen unten). Auf die leiblichen Resonanzen im Betrachtungsvorgang aufzumerken und hinsichtlich grundlegender Gestaltungsbewegungen zu reflektieren unterstützt die Annäherung an derlei existenzielle Bedeutungsräume. Bildphänomenologisch interessant ist dabei gerade die radikale und zuweilen idiosynkratische Subjektivität einiger Werke, die als Antworten auf entfremdete innere und äußere Situationen verstanden werden können. Denn dies weist uns im Besonderen auf die Notwendigkeit basaler Verständnisbewegungen hin, die letztlich auch für sonstige Bilderkundungen beispielhaft sein können. Die Produktivität der erarbeiteten Kategorien einer Bilderfahrung wird im Verlauf der Arbeit deutlich werden.

Oft erscheinen Werke der Sammlung Prinzhorn zunächst hermetisch, erweisen sich aber bei genauerer Untersuchung als „gesprächiger" und logischer, als auf den ersten Blick gedacht. Häufig zeigen die Werke der Künstlerpatienten, die häufig an Psychosen litten, ein mehrdeutiges Feld der Selbstverständigung über die eigene Situation jenseits des traumatisch Erlebten. In unterschiedlicher Dichte und Vitalität zeigen sich uns in den Werken individuelle Lebensspuren spezifischer Grenzerfahrungen und Überlebens-Antworten darauf. Alternative Ordnungen, Privat- Pseudowelten oder komplexe Ideengebäude wurden in den Ausdrucksformen häufig geschaffen. Soziale Herkunft und Bildungshintergrund, Zeitgeschichte und Ideologien (z. B. die Verhältnisse des wilhelminischen Zeitgeistes) sind ebenso in den Werken präsent, wie individuelle Hintergründe oder Reaktionen auf die Entfremdungen der Anstaltsinternierung. Häufig setzten sich die künstlerischen Antworten mit dem gesellschaftlichen und dem Alltagskontext der Psychiatrien auseinander, reagieren unmittelbar auf die von außen und innen bedrängenden Zustände. Sie folgen manchmal eigenwilligen Rhythmen und Formen, sind manchmal Ausdruck des Widerstands gegen Ärzte und Anstalt und spiegeln Selbstheilungsansätze wieder. Zudem beeindrucken sie oft durch ihre hohe künstlerische Qualität und ihren Ideenreichtum. Viele Bild- und Darstellungsideen berühren, überraschen, faszinieren, erheitern und erscheinen bizarr, manchmal unheimlich und abgründig.

[10] Siehe auch Homepage der Sammlung Prinzhorn: http://www.prinzhorn.ukl-hd.de.

So malte Else Blankenhorn z. B. Geldscheine zur Erlösung der Liebespaare am Jüngsten Tag. Carl Lange zeichnete in Kopfknoten die Wunderbilder, die ihm in den Schweißflecken seiner Fußsohlen erschienen. Josef Forster wollte sich mit Gewicht beschweren, um dann durch die Luft zu gehen. Er baute für andere ein großes Laufrad, damit sie diese Erfahrung, dem Edelmenschentum näher zu kommen, auch ohne seine unappetitlichen Körperpraktiken (Kotverspeisung) teilen können. Freiherr Hyacinth von Wieser zeichnete Willenskurven, deren gefährliche Energie beim Bewegungsnachvollzug auf den Betrachter übergehen sollte. Hedwig Wilms häkelte sich Geschirr.

Gottfried Boehm schrieb zur Eröffnung des Museums 2001, es sei weder ein Museum für Dokumente der Psychiatrie, noch ein Museum für Moderne Kunst, sondern ein Museum für Bilder, die sich nicht darum scheren, ob wir sie als Kunst ansprechen oder nicht.[11] Individuelle Sinnbildungen aus erfahrenen Entfremdungen heraus verdichten sich in den Werken zu Ereignissen und tragen zu einer Intensität und Dichte bei, von der man als Betrachter angezogen und fasziniert ist.

Der spezielle Kontext der Entstehung sowie die Tatsache, dass die künstlerisch tätigen Personen psychische und physische Grenzsituationen erfuhren, spiegeln sich in oft radikalen, kompromisslosen Gestaltungen, die gegenüber den Perspektiven der Einzeldisziplinen widerständig bleiben. Im Grunde ist das Museum voller Werke, die durch ihre Singularität und Nichtsubsumierbarkeit hervorstechen und sich durch Widerständigkeit gegenüber Klassifizierungen auszeichnen.[12] Gerade die Widerständigkeit, manchmal rätselhafte Fremdheit verlockt zu vorschnellen Urteilen und bietet Projektionsflächen. Je nach den maßgeblichen Wissenschaftskriterien versucht man, einzelne Werke entweder kunst- und kulturhistorischen Vorbildern oder aber Krankheitsbildern zu zuordnen. Abgrenzungstendenzen und forschungsimmanente Schwerpunkte der Disziplinen laufen Gefahr, entweder den Krankheitskontext zugunsten einer Aufwertung der Kunst beinahe zu tabuisieren, ihn als weiteres Attribut unter vielen zu benutzen, ohne sie in ihrer umfassenden existenziellen Bedeutung ernst zu nehmen. Oder aber, der Krankheitskontext wird kritiklos als ausreichende Erklärung für das Produzierte angesehen, welches dann genau diese Krankheit illustrieren soll. Für den Umgang mit dem schöpferischen Menschen und dessen Werk heißt dies in der Konsequenz: Entweder das Subjekt soll in seinem Leiden gegenüber seinem Werk möglichst in den Hintergrund treten und so wenig wie möglich interessieren, um z. B. Psychologisierungen des Werkes zu vermeiden.

[11] Gottfried Boehm (2001), Die Kraft der Bilder, in: *Wahn Welt Bild. Die Sammlung Prinzhorn. Beiträge zur Museumseröffnung*, Heidelberg, S. 2.

[12] Hans Prinzhorn: „diese Bildwerke treten sozusagen mit dem Anspruch auf, als selbstständige Schöpfungen mit Eigengesetzlichkeit zu gelten. Darin liegt eine Willkürkomponente, die wir sonst nicht kennen – eine Beziehung auf Erlebnissphären, die uns unheimlich bleiben, auch wenn wir mit der Unheimlichkeitssphäre künstlerischer Praxis vertraut sind." Hans Prinzhorn (1922), *Bildnerei der Geisteskranken. Ein Beitrag zur Psychologie und Psychopathologie der Gestaltung*, Berlin, S. 291. Inge Jádi beschrieb dieses Phänomen so: „Es liegt an der Radikalität des bedrohten Seins in der Psychose, dass dieses „eigen" in den Kunstwerken der Patienten eine Kompromisslosigkeit ausstrahlt, die eine professionelle Kunst nur selten zustande bringt.", Inge Jádi (2001), Irrgartenconstellationspanoptikumbahnhofverlegenheitenbeschwerdebilder, in: *Vernissage* (7/1), S. 30.

1.1 Einführung

Das Werk und die geistig-künstlerische Idee darin sollen ganz für sich sprechen. Oder aber, die Biografie und vermeintlich klare oder durch Krankheit möglicherweise gerade verloren gegangene Intention des Patientenkünstlers soll als primäre Deutungsgrundlage herhalten. Dann aber gerät das Subjekt unter der Hand zum Objekt, indem dessen Krankheit über das Werk verhängt wird und man versucht, Diagnosen aus den Werken abzuleiten. Immer wieder scheinen Subjekt oder Werk zu kurz zu kommen und zu entgleiten.

Häufig ging es in den bisherigen Forschungen um Fragen, inwiefern wir es hier mit Kunst zu tun haben, oder ob sich anhand der Strukturen des bildlichen Ausdrucks überhaupt Aussagen über die Krankheit, insbesondere über die Schizophrenie des Produzenten treffen lassen (siehe dazu Abschn. 1.1.2 und 1.2). Aus einer rein psychiatrischen Sicht scheint die Diagnose vieles des vorliegenden Werks zu erklären und das Werk gerät zum bloßen Abbild oder einer Illustration der Krankheit. Die Bedeutungsvielfalt der Werke erschöpft sich aber nicht in ihrem Krankheitskontext. Zum einen sind die Diagnosen, falls existent, historisch geprägt und aus heutiger Sicht oft fragwürdig, weil sich in vielen Fällen das Verständnis der Krankheitsbilder geändert hat. Zum anderen steht die Ableitung von Diagnosen aus den Werken in der Gefahr einer ideologischen und verkürzenden Psycho(patho)logisierung, welche den produktiven Einfallsreichtum, historischen Witz, den gesellschaftlichen Bezug vieler Werke und ihre Auseinandersetzung mit dem eigenen Erleben und der Umwelt übersieht.[13] Damit entgehen dem psychiatrischen Blick vielleicht gerade die individuell gesunden Anteile und Möglichkeiten. Allerdings ist der Krankheitskontext, die traumatische Erfahrung oder der psychotische Hintergrund zu wichtig für die in den Werken begegnenden Sinnordnungen und Sinnexplosionen, als dass er zugunsten einer möglichst subjektlosen Kunstbetrachtung als Randinformation der Biografie, als eine vernachlässigbare Erfahrung unter vielen oder unverstehbares Mysterium ausgeklammert werden könnte. Denn sonst entsteht eine Tendenz zur Tabuisierung und Einebnung der Besonderheiten dieser Art der Kunst.[14] Die Gefahr besteht, den Krankheitskontext nur als nötige Auszeichnung zu sehen, um zum Markt der Outsider Kunst zu gehören oder die Werke ausschließlich als angeblich subversiven Blick auf Gesellschaftliches zu interpretieren.

Gräben zu den psychiatrischen Diskursen reißen auf, obwohl der Dialog gerade in ethischer und wissenschaftstheoretischer Hinsicht befruchtend sein könnte. Denn in deren häufig naturwissenschaftlich orientierten Auseinandersetzungen fehlen häufig die historische Breite, die Erfahrung im Sehen von Bildern

[13] Dies. (2012), Überlegungen zu Rezeption, Wirkung und Potenz der Sammlung Prinzhorn, in: *Psychoanalyse im Widerspruch. Psychiatrie. Zur Situation der Psychiatrie an den Hochschulen.* (24/48), S. 31: „zeigt sich im Zerrspiegel der Psychose die historische Zeit oft in grotesker Deutlichkeit zumal selbst bei erstaunlichen Neuschöpfungen das Material aus dem Scherbenhaufen der Erinnerungsfragmente des Lebens vor der Erkrankung bezogen wird."

[14] Peter Gorsen und Hartmut Kraft haben auf die Berührungsängste auf kunsttheoretischer und kunsthistorischer Seite mit jeder Art von psychiatrischen Fragestellungen hingewiesen. Peter Gorsen (1990), Der Dialog zwischen Kunst und Psychiatrie heute, in: *Von Chaos und Ordnung der Seele. Ein interdisziplinärer Dialog über Psychiatrie und moderne Kunst*, Berlin Heidelberg, S. 3; Hartmut Kraft (2005), *Grenzgänger zwischen Kunst und Psychiatrie*, Köln.

und der Blick für den metaphorischen Reichtum. Gerade durch Letzteres werden die Werke aber nicht nur als Ergebnis von Krankheit, sondern auch in ihrem spezifischen Potenzial als Ausdruck einzelner Existenzen sichtbar, die gesellschaftlich und kulturell eingebunden sind. Die Verhältnisse im Hintergrund einzelner Werke sind im Einzelnen sehr unterschiedlich. Sowohl Herleitungen aus psychiatrischer als auch aus kulturwissenschaftlicher Sicht stoßen an bildinhärente Grenzen.[15] Die mitunter sehr persönlich entwickelten idiosynkratischen Bildideen lassen sich oft weder allein aus dem Kontext noch aus den damaligen Diagnosestellungen oder Ideen eines von jeglicher Welt abgeschlossenen, eruptiven Inneren erklären. Vielmehr braucht es eine Art „Doppelblick" (Waldenfels) auf den Menschen und sein Schaffen.[16] Diesen soll der hier herausgearbeitete bildphänomenologische Ansatz leisten.

In dem facettenreichen Feld der Auseinandersetzung unterschiedlicher Disziplinen mit der Sammlung Prinzhorn zeigt sich häufig ein Konflikt der Zielrichtungen. Einordnungen in Kunst- oder Krankheitsformen sind aus dem jeweiligen Interesse und Fokus der eigenen Disziplinen heraus verständlich; ein Dialog gerät daran notwendigerweise mitunter an seine Grenzen und reibt sich an verschiedenen Sichtweisen auf den Menschen.

Die vorliegende Arbeit möchte den Dialog der Disziplinen unterstützen, indem sie hinter den fachspezifischen Zielrichtungen zurücktritt und grundlegende Strukturen von Bilderfahrung, Wahrnehmungsweisen und Erlebnisweisen der Betrachter berücksichtigt. Es geht darum, Werke der Sammlung Prinzhorn unter phänomenologisch-philosophischen Gesichtspunkten zu untersuchen, damit bisherige kunsthistorische, kulturwissenschaftliche und psychiatrische Perspektiven zu unterlaufen und zum Verständnis von lebensweltlichen und individuell-kreativen Zusammenhängen beizutragen. Dies ersetzt bisherige Beiträge zu kulturellen oder psychiatrischen Zusammenhängen nicht, sondern ist als ergänzende Sichtweise zu verstehen, die auf einer anderen Ebene angesiedelt ist. Philosophische Reflexionen vermitteln zwischen den Ansätzen verschiedener Disziplinen und unterstützen, den „Doppelblick" am Konkreten zu durchdenken.

Die Herausforderung eines solchen phänomenologischen Zugangs zu den Werken der Sammlung Prinzhorn besteht in einer Bewegung auf dem schmalen Grat

[15] Das konnte die interdisziplinäre Forschungsgruppe zu Josef Forster gut zeigen, wie Thomas Röske im Katalog zur Ausstellung „Durch die Luft gehen. Josef Forster, Die Anstalt und Die Kunst" zusammenfasste. Thomas Röske (2011), Zum Beispiel Josef Forster, in: *Durch die Luft gehen. Josef Forster, die Anstalt und die Kunst*, Heidelberg, S. 10.

[16] „Als Antworten auf spezifische Leiden, die sich dem eigenen Wissen und Wollen entziehen, tragen sie die Spuren dessen an sich, worauf sie antworten. Sie erfordern daher einen Doppelblick, der sich nicht nur auf das richtet, was im Bild sichtbar wird und zum bildlichen Ausdruck kommt, sondern gleichzeitig auf das, was die Bildner darin sehen und zu sehen glauben." Waldenfels, *Die Anomalität von Kunstbildern und Patientenbildern*, S. 49. Außerdem beschreibt Waldenfels hier sehr gut, inwieweit bei einer Auseinandersetzung mit diesen Werken sowohl eine klinische als auch eine pikturale Epoché notwendig wird.

1.1 Einführung

zwischen Kunstbetrachtung und Diagnostik. Dabei sind die entwickelten Begrifflichkeiten der Einzeldisziplinen willkommen und hilfreich, besonders dann, wenn sie in ihrer produktiven, öffnenden und vermittelnden Kraft und weniger in ihrer ab- und ausgrenzenden Funktion aufzählender Benennung verstanden werden, sondern sich grundlegenden Strukturen in den sinngeladenen Werken zuwenden. Diagnostik und Kunstbetrachtung sind mitanwesend, werden mitunter gestreift, stehen aber nicht im Hauptfokus.

Mein Ansatz geht hingegen von der leiblichen Begegnung mit dem Kunstwerk und seinem Kontext aus. Die Auseinandersetzung mit Werken der Sammlung nimmt die Bewegung des leiblichen Zur-Welt-Seins (Merleau-Ponty) zum Leitfaden der Betrachtung, auf der unsere Subjektivität ruht. Damit soll der existenziellen Ebene der Werkentstehung und der Rezeption Rechnung getragen werden. Primär werden die Strukturen von leiblichen Befindlichkeiten, das Wie des Zur-Welt-Seins, das sich über die Bildeindrücke vermittelt, untersucht. Welche Wirkungen gehen auf mich als Betrachter vom Bild aus? Wie lässt sich die Erfahrung von Welt, die sich in der bildlichen Form zeigt, beschreiben? Inwiefern vermitteln sich auf leiblicher Ebene im Ausdruck zugrunde liegende Bewegungen, die das Verständnis der Werke erweitern?

Der Leib bezieht sich auf die Meinhaftigkeit des Körpers, auf das je eigene Erleben des In-der-Welt-Seins. Leibliche Verortung in der Welt heißt zugleich Objekt und Subjekt zu sein, heißt z. B. sowohl im Fluss der objektiven Zeit zu stehen als auch eine individuell subjektive Zeit zu vollziehen. Beide Seiten sind chiasmatisch miteinander verschränkt (Merleau-Ponty, s. Kap. 2), was sich in der Doppelempfindung, wenn man sich selbst berührt und zugleich berührt wird und vielen anderen Alltagserlebnissen zeigt und ein Selbstverhältnis darlegt, das wir immer schon qua Existenz sind. Zum Beispiel fühlen wir Schmerzen, können darüber nachdenken; umgekehrt speichert der Leib Erinnerungen, verleiblicht Gewohnheiten. Sowohl in der Produktion künstlerischer Werke als auch in deren Rezeption fließt dieses Spannungsverhältnis ein. Das heißt auch, dass die natürliche Einstellung als ständiger Horizont unserer Situierung nicht übersprungen werden kann, sondern einen immerwährenden Referenzraum darstellt. Als existenzielle Weise der Welterfahrung bildet die Leiblichkeit, so die Annahme dieser Arbeit, die Grundlage sowohl für den künstlerischen Schaffensprozess als auch für die Rezeption kreativer Werke. Den Strukturen von Leiblichkeit und leiblicher Resonanz zu folgen nimmt eine grundlegende Ebene in den Blick, die sowohl im Ausdruck desjenigen, der etwas darstellt, als auch im Eindruck des Betrachters, wenn auch verwandelt, wiederkehrt.

Im Folgenden konzentriere ich mich zunächst auf die Diskussion bisheriger Ansätze zu kreativem Ausdruck aus psychopathologischem Kontext (Kap. 1). Im Anschluss folgt die Auseinandersetzung damit, wie Leiblichkeit sich im Ausdrucks- und Rezeptionsgeschehen zeigt. Dies dient der Reflexion darüber, wie sich leibliche Ordnungsstrukturen in den Werken herausarbeiten lassen und inwiefern eine Annäherung an ein gezeigtes „Zur-Welt-Sein" möglich ist (Kap. 2). An drei Beispielen,

namentlich Werken von Elisabeth Faulhaber, Carl Lange und Edmund Träger (Kap. 3, 4 und 5) werden daraufhin Seherfahrungen aufgezeigt und dieser Ansatz erarbeitet und geprüft. Diese phänomenologischen Betrachtungen sind Durchführung des im ersten Teil Reflektierten, ohne einfach Anwendung einer Methode zu sein. Denn die Methode entspricht gerade einer Reflexion der Begegnung mit dem Werk. Darin sind die Momente des im ersten Teil analysierten intentionalen Geflechtes nicht getrennt, können aber als Kategorien berücksichtigt werden. Im Schlussteil (Kap. 6) werden diese Kategorien bzw. Reflexionsfelder im Angesicht der Ergebnisse der Untersuchung kurz resümiert und weitere Forschungsmöglichkeiten aufgezeigt. Dass mit diesem Ansatz trotz seines Schwerpunktes auf der subjektiven Individualität der Bildbegegnung keine Willkür, sondern grundlegende Strukturen des Menschen zwischen Gesundheit und Krankheit erkennbar werden sollen, ist das Abenteuer dieses Grenzganges, der auf die Annäherung an den persönlichen, existenziellen Stil angelegt ist. Stil bezieht sich dabei im Anschluss an Maldiney auf den Stil der Erfahrung, der sich im Werk zeigt.[17] Kreativer Ausdruck wäre dann als eine Geste der Balancefindung zu verstehen, in der das Wie der Darstellung metaphorisch auf ein Erleben verweist. Mit diesem Ansatz soll eine vorschnelle Urteilsverhängung und Instrumentalisierung der Werke aus den Disziplinen heraus verhindert werden, der Betrachter mehr involviert sein und Aspekte der vielfältigen inhaltlichen Ideen verständlicher werden, die sich in den Werken finden.

Dies gilt insbesondere (aber nicht ausschließlich) für Werke aus dem Bereich der Sammlung Prinzhorn oder der Outsider Art, die sich meist nicht primär in künstlerischen und kunsthistorischen Debatten verorten oder nicht dort verortet werden (auch wenn kulturelle Phänomene der Zeit oft Gegenstand sind), sondern häufig aus inneren und äußeren Grenzsituationen entstanden sind. Immer noch kursierende Projektionen, Mystifikationen und Abwehrhaltungen[18] im Hinblick auf Kunst aus psychiatrischem Kontext werden in Frage gestellt und mit phänomenologischen Leitlinien kontrastiert. Gemeinsame Strukturen im interdisziplinären Feld von Sozialgeschichte, Kunstgeschichte und Psychopathologie werden durch die phänomenologische Perspektive deutlich und erhalten eine Verankerung, welche produktiv auf die Praxis der Einzeldisziplinen zurückwirken kann. Darüber hinaus erschließt die Arbeit sozialgeschichtlich bisher wenig oder gar nicht bearbeitete Quellen der Sammlung Prinzhorn[19] und trägt zu Erkenntnissen hinsichtlich künstlerischer Entwürfe von Außenseitern um 1900 bei.

[17] Henri Maldiney (1966), Die Entdeckung der ästhetischen Dimension in der Phänomenologie von Erwin Straus, in: *Condition Humana – Erwin W. Straus on his 75th birthday*, Berlin; Ders. (2006), *Verstehen*, Wien.

[18] Beispiele hierfür wären Aussagen wie: „Genie und Wahnsinn gehören zusammen"; „Der wahnsinnige Künstler besitzt eine eigentliche Wahrheit und ist in der Gesellschaft der eigentlich Gesunde"; „Kunst von Irren ist keine Kunst" oder „Irre Künstler leben völlig abgeschieden in ihrer Welt" usw.

[19] In Kap. 5 werden außerdem zusätzlich Werke von Edmund Träger aus der Sammlung Vierzigmann des Bezirksklinikums Regensburg hinzugezogen.

1.1 Einführung

1.1.2 Kurzer historischer Rückblick

Der Zusammenhang von Kreativität und Wahnsinn hat die Menschen immer wieder beschäftigt.[20] Mindestens zwei Entwicklungsachsen sind für die spezifische Auseinandersetzung mit kreativen Ausdrücken aus psychopathologischem Kontext besonders wichtig: Die Geschichte und Entwicklung der Psychiatrie sowie die Sicht auf die kreativen Produkte aus der Psychiatrie.[21]

1.1.2.1 Psychiatriegeschichte[22]

In der Antike und im Mittelalter wurden Geisteskrankheiten im europäischen Raum entweder als Besessenheit von einem Dämon oder dem Teufel oder als eine Störung im Gleichgewicht der Körpersäfte aufgefasst (Viersäftelehre). Narrenkäfige und andere Orte des Wegsperrens entstanden seit dem 14. Jahrhundert,[23] in der frühen Neuzeit waren sie zugleich Zucht-, Korrektions- und Arbeitshäuser. Die Erkrankten wurden oft mit Armen, Behinderten, Schwerverbrechern oder anderen Randgruppen der Gesellschaft eingesperrt. Geisteskrankheit wurde z. B. mit einem Überwiegen des tierischen Triebes (Paracelsus) erklärt oder als Folge persönlicher Schuld und Sünde betrachtet (August Heinroth[24]). Im Zuge der Aufklärung sollten aus bürgerlicher Sicht auch psychisch kranke Menschen

[20] Als ein ideengeschichtlicher Höhepunkt gilt gemeinhin die Romantik. Die Entgrenzung zum Wahnsinn hin wurde z. B. bei Novalis und Schlegel als faszinierender Weg der Erkenntnis gesehen und führte zu dem romantischen Topos des weltabgewandten Genies, der durch den Wahn besonders ausgezeichnet ist. Für diese Idealisierung gibt es in der Literatur zahlreiche Beispiel gibt. Autoren wie E.T.A. Hoffmann, der sich am Ausgang der Romantik eher mit den Kehrseiten der Idealisierung beschäftigte, hat sich auch mit bekannten Psychiatern, wie Philippe Pinel und Johann Christian Reil beschäftigt.

[21] Parallel wäre es interessant, die Ideengeschichte zum Wahnsinn aufzeigen, die sich laut Autoren wie Gramm oder Foucault als Projektionsfläche im Verhältnis zur Vernunft darstellt. Vgl. dazu z. B. Gerhard Gamm (Hrsg.) (1981), *Der Wahnsinn in der Vernunft. Historische und erkenntniskritische Studien zur Dimension des Anders-Seins in der Philosophie Hegels*, Bonn. Oder Michel Foucault (2009), *Wahnsinn und Gesellschaft. Eine Geschichte des Wahns im Zeitalter der Vernunft*, Frankfurt am Main.

[22] Ich beziehe mich hier auf Heinz Schott und Rainer Tölle (2006), *Geschichte der Psychiatrie. Krankheitslehren, Irrwege und Behandlungsformen*, München; Dirk Blasius (1994), *„Einfache Seelenstörung". Geschichte der deutschen Psychiatrie 1800–1945*, Frankfurt am Main; Kraft, *Grenzgänger*, S. 1–105; Alfred Bader und Leo Navratil (1976), *Zwischen Wahn und Wirklichkeit. Kunst – Psychose – Kreativität*, Luzern, S. 10–28; Erwin H. Ackerknecht (1985), *Kurze Geschichte der Psychiatrie*, Stuttgart.

[23] In der arabisch-islamischen Welt gibt es noch frühere Zeugnisse über erste Einrichtungen für Geisteskranke und deren Pflege; im Abendland steht das 1396 gegründete Aachener Kloster, das wahrscheinlich Geisteskranke aufgenommen hat, an frühester Stelle. Vgl. dazu Schott und Tölle, *Geschichte der Psychiatrie*, S. 232.

[24] Johann Christian August Heinroth (1773–1811) hatte seit 1811 den ersten Lehrstuhl für Psychiatrie an der Universität Leipzig inne.

in den Genuss von neuen medizinischen Entwicklungen kommen, was allerdings in der Praxis moralische und physische Erziehung durch strenge Züchtigung bedeutete.[25] Als Behandlungsmethoden waren bis Mitte des 19. Jahrhunderts noch Ketten und Peitschen üblich, ebenso fanden Zwangsjacken, Hautreizungen, Aderlässe, Brechmittel u. ä., Drehbett, Drehstuhl, das hohle Rad oder Dauerbäder teilweise bis ins 20. Jahrhundert Anwendung.[26] Mit Wilhelm Griesingers Veröffentlichung „Die Pathologie und Therapie der psychischen Krankheiten" (1845) begann die Entwicklung einer naturwissenschaftlichen Psychiatrie, die psychische Krankheit primär als Gehirnkrankheit bzw. als somatische Störung sah.[27] In der ersten Hälfte des 20. Jahrhunderts wurden immer häufiger körperliche Eingriffe wie Lobotomie oder Gebärmutterentfernung zur Behandlung eingesetzt, später auch Insulin- oder Elektroschocks. Um die Jahrhundertwende entwickelten sich Universitäts- und Anstaltspsychiatrie immer weiter auseinander. Bevölkerungszuwachs, Industrialisierung, Urbanisierung, ein erhöhtes Sicherheitsbedürfnis der Behörden und eine rigidere Verwaltungsbürokratie führten zu einer Überfüllung der Anstalten im Kaiserreich. Im Zuge der Reformpsychiatrie um 1900 entstanden zahlreiche neue Psychiatrien an den Peripherien der Städte, wo man den Leidenden auch mit Ruhe, Bett-Kuren und Wassertherapien helfen wollte. Mit Emil Kraepelin wurde die Einteilung psychischer Krankheiten in manisch-depressives Irresein (dem Verlauf nach günstig zu beurteilen) und vorzeitige Verblödung (Dementia praecox, dem Verlauf nach als „hoffnungslos" anzusehen) üblich. Im Jahr 1911 leitete Ernst Bleuler mit dem Ausdruck „Schizophrenie" eine Wende in der Betrachtung ein, da er die Erkrankung als vielgestaltig erkannte, sich auf die individuelle Somatik der Patienten einließ und die Verlaufsprognosen kritisch in Frage stellte. Mit Karl Jaspers wurde der Begriff des Verstehens in die Psychiatrie eingebracht und methodisch reflektiert. Kurt Schneider führte in den 1930iger-Jahren weitere, wenn auch immer noch starre diagnostische Differenzierungen ein. Sigmund Freud sah im Wahn jedoch Verzweiflung, Trost und Selbstheilungsversuch und trug somit zu einer veränderten Sichtweise auf die Schizophrenie bei, in der psychotisches Erleben nicht mehr, wie noch bei Jaspers, als „unverständlich" aufgefasst wurde. Der Psychose wurde

[25] Dirk Blasius schildert die ersten Anstrengungen um Anstaltsreformen durch Ärzte wie Johann Gottfried Langermann (1768–1832) oder die exklusive und umstrittene Anstalt Siegburg (gegründet 1825) und beschreibt den Kontrast zwischen den theoretischen Debatten, der „Illusion der Machbarkeit" und den Anstaltsrealitäten sehr differenziert, u. a. Blasius, *„Einfache Seelenstörung"*, S. 36 ff. Schott und Tölle betonen, wie sehr das, was uns als Unterdrückung gilt, dem Menschenbild der Zeit entsprach und somit oft ein Stück „normales Elend" verkörperte, Vgl. Schott und Tölle, *Geschichte der Psychiatrie*, S. 419 ff.

[26] Es gab nur vereinzelt Ausnahmen, wie die Befreiung der Kranken von den Ketten durch den französischen Arzt Philippe Pinel 1793 oder die Verbannung aller Zwangsmittel gemäß dem „No-Restraint"-Prinzip in vereinzelten Anstalten durch Ludwig Meyer 1862. Vgl. Kraft, *Grenzgänger*, S. 3 f.

[27] Wilhelm Griesinger (1845), *Die Pathologie und Therapie psychischer Krankheiten. Für Ärzte und Studierende dargestellt*, Stuttgart.

1.1 Einführung

nun stattdessen ein Sinn innerhalb der psychischen Dynamiken zugeschrieben. Diese Gedanken beeinflussten in der Praxis zunächst nur wenige psychoanalytische Privatkliniken.[28]

Während des Nationalsozialismus wurden dann in Deutschland ca. 300.000 Patienten im Rahmen des Programms zur Verhinderung erbkranken Nachwuchses zwangssterilisiert und in den T-Aktionen ca. 160.000 Patienten vergast.[29] Seit den 50iger-Jahren wurden besonders die psychopharmakologische Behandlung und Forschung weiterentwickelt. Soziologische (z. B. Erving Goffman) und philosophische Ansätze (z. B. Foucault, Deleuze) stellten seit den 1960iger-Jahren zunehmend die Interaktion von Gesellschaft und Individuum ins Zentrum. Zudem wurden in der von Ronald Laing, David Cooper u. a. um 1960 begründeten Antipsychiatrie-Bewegung Diagnosen, Behandlungsmethoden und die Institution Psychiatrie selbst vehement kritisiert, zum Teil gänzlich in Frage gestellt.[30] Starre Krankheitskonzepte wurden allmählich revidiert und durch systemische und multifaktorielle Ansätze erweitert. Heute stehen besonders neurologische Forschungen und die Verfeinerung der psychiatrischen Klassifikationssysteme im Vordergrund, während psychodynamische, sozialpsychiatrische und phänomenologische Überlegungen weit weniger Aufmerksamkeit erhalten. Schizophrenie gilt z. B. heute sowohl der Symptomatik als auch des Verlaufs nach weiterhin als äußerst vielgestaltige, schwer zu fassende Krankheitsgruppe. Störungen des Denkens (Zerfahrenheit), der Affektivität (Ambivalenz) und des Antriebes (Autismus) zählen zu den Grundsymptomen, die aber im Einzelnen wechselhaft und unterschiedlich auftreten können und sich in eine Vielzahl möglicher Erscheinungsformen ausdifferenzieren.[31] Immer ist jedoch die

[28] Harry Stuck Sullivan behandelte 1921 in den USA erstmals psychotische Patienten psychotherapeutisch.

[29] Die tatsächlichen Opferzahlen sind nicht endgültig geklärt. Die akribisch geführten Listen der Tötungsaktionen verzeichnen etwas über 70.000 Opfer. Schott und Tölle gehen davon aus, dass insgesamt mindestens von 250.000–300.000 Euthanasie-Opfern ausgegangen werden muss, hinzu kamen ca. 5000 behinderte Kinder, vgl. Schott und Tölle, *Geschichte der Psychiatrie*, S. 176–178 Vgl. dazu auch Gerrit Hohendorf (2002), Euthanasie im Nationalsozialismus – die medizinische Vernichtung von Anstaltspatienten, in: *Todesursache Euthanasie. Verdeckte Morde in der NS-Zeit*, Heidelberg, S. 15.

[30] Schizophrenie wurde z. B. als Erfindung der Gesellschaft bzw. Gesellschaftsprodukt gesehen, dazu z. B. Kraft, *Grenzgänger*, S. 7.

[31] Rainer Tölle und Klaus Windgassen (2012), *Psychiatrie einschließlich Psychotherapie*, Heidelberg geben in ihrem Lehrbuch der Psychiatrie einen differenzierten Überblick über die Diagnostik, Ätiologie und Behandlungsformen. Das Spektrum der Symptome umfasst zum Beispiel: Zusammenhangsloses, alogisches Denken (innerhalb des psychotischen Erlebens nicht unbedingt sinnlos); Gedankenabreißen, Kontaminationen und Begriffszerfall; Konkretismus oder Verselbstständigung von Symbolen; Rededrang, aber auch Redehemmung, Maniriertheiten, idiosynkratische Kompositionen; Hängenbleiben an Details; Dissonanz zwischen Erleben und Gefühlsausdruck, Beziehungslosigkeit, desintegriertes Verhalten, Ich-Versunkenheit und Störungen des Ich auf verschiedenen Ebenen, Störungen des Realitätsbezuges; Halluzinationen, katatone Symptome usw. Insgesamt, so verdeutlicht Tölle, handelt es sich um eine tief greifende und weitreichende Desintegration der Beziehungen zwischen Ich und Welt. Vgl. dazu auch Nancy C. Andreasen und

gesamte Person betroffen, was sich auch ätiologisch zeigt, da in der psychiatrischen Forschung heute eine Reihe möglicher Entstehungsbedingungen nachgewiesen werden können, die immer multifaktoriell zusammenwirken.[32]

1.1.2.2 Kreative Produkte aus der Psychiatrie

Kreative Erzeugnisse von Patienten wurden immer wieder in Kuriositätenkabinetten gesammelt oder in Krankenakten als Beweis für Symptome der Krankheit bewahrt. Unter dem Deckmantel moralischer Erziehung galten Irrenhausbesuche z. B. im England des 17. Jahrhundert der Inspiration. Auguste Ambroise Tardieu veröffentlichte im Jahr 1872 in Paris erstmals eine Zeichnung eines vermutlich Schizophrenen, die um 1854 entstanden war.[33] Nicht zuletzt infolge Cesare Lombrosos „Genie und Irrsinn" (1872), der alle, etwas von der Norm abweichenden Ausdrucksformen als pathologisch verstanden wissen wollte, sah man bis in die zwanziger Jahre des 20. Jahrhunderts Krankheit und künstlerische Produktion notwendig verknüpft. In individuellen Pathografien versuchte man beinahe fieberhaft, den Zusammenhang von künstlerischer Schöpfung und Abnormität zu nachzuweisen.[34] Immer wieder stand der Bezug zu modernen Kunstrichtungen zur Diskussion. Inwiefern sind Ähnlichkeiten vorhanden? Gibt es Unterschiede zwischen „normaler" Kunst bzw. Künstlern und der Kunst bzw. Künstlern aus psychiatrischem Kontext? Der Psychiater und zeitweise Klinikleiter in Heidelberg Emil Kraepelin wollte um die Jahrhundertwende die Krankheit moderner Kunst zeigen und mischte symbolistische Blätter, auf die er Diagnosen schrieb, unter die von Patienten und hieß seine Studenten, die Modernen von den Irren zu unterscheiden.[35]

Eine neue Sichtweise brachten die Psychiater Paul Meunier, Walter Morgenthaler und Hans Prinzhorn auf. Unter dem Pseudonym Marcel Reja veröffentlichte Paul Meunier 1907 in Frankreich eine Studie, die das kreative Schaffen von Geisteskranken erstmals als eine Art Urform der Kunst verstanden wissen wollte. Walter Morgenthalers Studie zu Adolf Wölfli von 1921 sowie Prinzhorns Bildnerei der Geisteskranken (1922) folgten diesem Weg auf unterschiedliche Weise (s. u. Abschn. 1.2.1).[36]

Donald W. Black (1993), Lehrbuch Psychiatrie; Hans-Jürgen Möller, Gerd Laux und Hans-Peter Kapfhammer (2011), *Psychiatrie, Psychosomatik, Psychotherapie, Band 1: Allgemeine Psychiatrie; Band 2: Spezielle Psychiatrie*, Berlin Heidelberg.

[32] Faktoren, die zur Entstehung beitragen können, sind demnach z. B. genetisch, morphologisch, entwicklungspsychologisch, somatisch, psychoreaktiv, psychodynamisch, familiär, vgl. Tölle und Windgassen, *Psychiatrie* S. 205–221.

[33] Bader und Navratil, *Zwischen Wahn und Wirklichkeit*, S. 15.

[34] Z. B. veröffentlichte Karl Jaspers 1922 seine pathographische Studie zu Strindberg und Van Gogh. Karl Jaspers (1922), *Strindberg und Van Gogh. Versuch einer pathographischen Analyse unter vergleichender Heranziehung von Swedenborg und Hölderlin*, Bern Leipzig.

[35] Laut Bettina Brand-Claussen (2001), Geschichte einer „verrückten" Sammlung, in: *Vernissage* (7/1), S. 9.

[36] Marcel Réja (1997), *Die Kunst bei den Verrückten*, Wien Walter Morgenthaler (1985), *Ein*

1.1 Einführung

Mit dem Nationalsozialismus gab es in Deutschland jedoch eine weitere Wende: In der nationalsozialistischen Propaganda-Ausstellung „Entartete Kunst" (1937) sollte die Gegenüberstellung von Kunst aus Psychiatrien und Werken der Klassischen Moderne die Entartung der letzteren vor Augen führen. Werke der Sammlung Prinzhorn wurden für diesen Zweck missbraucht. In den 60iger- und 70iger-Jahren traten dann wiederum Psychiater wie Helmut Rennert[37] und Leo Navratil[38] mit viel rezipierten Beiträgen zur Kunst aus psychopathologischen Kontext hervor. Neben den später fragwürdig gewordenen Hoffnungen, Bilder als diagnostisches Instrumentarium verwenden zu können, spielten zunehmend die Förderung der Kreativität zur Heilung oder Stabilisierung der Patienten eine Rolle.[39]

Inzwischen geht man davon aus, dass Schizophrenie nicht unbedingt Kreativität hervorruft.[40] Wer in einer Psychose schöpferisch tätig wird, muss bereits bestimmte Fähigkeiten mitbringen. Dem biopsychologischen Perzeptions-Halluzinations-Meditations-Modell von Roland Fischer aus den 70iger-Jahren nach (1974) ist das Erregungsniveau des Zentralnervensystems entscheidend für Kreativität. Das Schöpferische und das Schizophrene gehen entlang dieses Kontinuums ineinander über.[41]

Geisteskranker als Künstler. Adolf Wölfli, Wien; Prinzhorn, *Bildnerei der Geisteskranken* Außerdem veröffentlichte Paul-Max Simon (1876), *L'Imagination dans la folie. Étude sur les dessins, plans, descriptions et costumes des aliénés*, Paris Fritz Mohr brachte 1906 im Journal für Psychologie und Neurologie den Text „Über die Zeichnungen von Geisteskranken und ihre diagnostische Verwertbarkeit" heraus: Fritz Mohr (1906), Über die Zeichnungen von Geisteskranken und ihre diagnostische Verwertbarkeit, in: *Journal für Psychologie und Neurologie* (8). Ein Jahr nach Prinzhorn erschien außerdem eine Studie von Richard Arwed Pfeifer (1923), *Der Geisteskranke und sein Werk: Eine Studie über schizophrene Kunst*, Leipzig.

[37] Helmut Rennert (1962), *Die Merkmale schizophrener Bildnerei*, Jena.

[38] Unter zahlreichen Veröffentlichungen z. B. Leo Navratil (1997), *Schizophrenie und Kunst*, Frankfurt am Main.

[39] Vgl. dazu z. B. die Textsammlung von Alfred Bader (Hrsg.) (1975), *Geisteskrankheit, bildnerischer Ausdruck und Kunst. Eine Sammlung von Texten zur Psychopathologie des Schöpferischen*, Bern.

[40] Hartmut Kraft zitiert eine Studie von Pinchers Noy, nach der nur ca. 2 % der psychiatrischen Patienten spontan beginnen, während ihrer Erkrankung, bildnerisch tätig zu werden. Vgl. dazu Kraft, *Grenzgänger*, S. 221 und Pinchers Noy (1979), Form, Creation in Art: An eco-psychological approach to creativity, in: *Psychoanalytic Quaterly* (48).

[41] Fischers Modell nach treffen sich die Wahrnehmungssteigerungen Richtung Halluzination (ergotrop) und Richtung Meditation (trophotrop) in ihren hyper-erregten Ausprägungen auf einem Spektrum wieder. Die Möglichkeit zu Kreativität ist abhängig von dem Erregungszustand auf diesem Kontinuum. Deshalb können Drogen z. B. Künstler beeinträchtigen, die sich ohnehin auf einem hohen Erregungsniveau befinden, aber umgekehrt manche, deren Niveau niedrig ist, stimulieren. Roland Fischer (1975), Das Perzeptions-Halluzinations-Meditations-Kontinuum-Modell, in: *Geisteskrankheit, bildnerischer Ausdruck und Kunst. Eine Sammlung von Texten zur Psychopathologie des Schöpferischen*, Bern, S. 75. Kraft, *Grenzgänger*, S. 83 erinnert daran, dass dies zwar ein Modell für die Erregung im kreativen Prozess darstellt, aber nichts darüber aussagt, wie es zur dazugehörigen Inspiration oder Intuition kommt, die häufig während kontemplativer und eher trophotroper Phasen auftritt.

Heute gehen wir davon aus, dass sich ebenso viele Kreative unter den Kranken wie unter den Gesunden finden.[42] Ebenso ist deutlich, dass viele der Werke der Sammlung Prinzhorn als Kunstwerke gelten können oder auf dem Kunstmarkt als solche gelten. Dazu hat auch der Künstler und Sammler Jean Dubuffet und seine Definition von „Art Brut", unter die er auch Kunst aus psychopathologischem Kontext fasste, in den 50iger-Jahren beigetragen. Nach seinem Vorbild entstanden weltweit weitere Sammlungen von „Raw Art". Roger Cardinal führte den mittlerweile zum Kunstmarktsegment gewordenen Begriff „Outsider Art" ein.

Spätestens mit der Entwicklung von Klassischer Moderne, Symbolismus, Surrealismus, Aktionskunst etc. hatten sich außerdem nicht nur die Sehgewohnheiten und Offenheit der Rezipienten gewandelt, sondern auch die Künstler. Paul Klee, Alfred Kubin, Ernst Ludwig Kirchner, Max Ernst, Salvador Dalì, Joseph Beuys, Alfred Hrdlicka, haben sich u. a. mit Kunst aus psychopathologischem Kontext auseinandergesetzt und dazu beigetragen, die Kranken und ihre Ausdrücke aus dem Schweigen heraus in den gesellschaftlichen Diskurs zu holen.[43] Ihre Beschäftigung mit verfremdeten Wahrnehmungswelten von Psychotikern und deren Ausdrucksformen stellen eine Geschichte vielfältiger künstlerischer Suchbewegungen dar. Sei es bezüglich z. B. einer Problematisierung der eigenen Innerlichkeit, einer Wertschätzung des radikal individuellen Sehens oder die Auseinandersetzung mit fragmentierten Identitäten – immer wieder wurde das Psychopathologische künstlerisch angeeignet, diente als inspirierende Fundgrube[44] und Anregung gegen „identitätsphilosophisches Denken" (Gorsen).[45] Bis heute spinnt sich der Faden dieses besonderen Blicks von Künstlern auf Werke der Sammlung Prinzhorn fort.[46]

„Krankheit" und „Kunst" sind, so zeigt der knappe geschichtliche Abriss, Begriffe, die historisch und sozial unterschiedlich gefüllt wurden und werden, sodass sie wechselnde Ordnungen und Systeme begründen. Im Forschungsfeld zu

[42] Ders., *Grenzgänger*, S. 310 f.

[43] Stefanie Poley (1990), Das Vorbild des Verrückten. Kunst in Deutschland zwischen 1910 und 1945, in: *Von Chaos und Ordnung der Seele. Ein interdisziplinärer Dialog über Psychiatrie und moderne Kunst*, Heidelberg.

[44] So verfasste Salvador Dalí z. B. 1939 eine „Unabhängigkeitserklärung der Phantasie und Erklärung der Rechte des Menschen auf seine Verrücktheit.", in: Salvador Dalí (1974), *Gesammelte Schriften*, München; Vgl. dazu Peter Gorsen (2009), Salvador Dalís fabulierte Wahnwelt im Vergleich mit Hans Prinzhorns „Bildnerei der Geisteskranken". Ein Annäherungsversuch, in: *Surrealismus und Wahnsinn*, Heidelberg; ebenso Sonja Frohoff (2013), Salvador Dalí und Carl Lange, in: *ungesehen und unerhört. Künstler reagieren auf die Sammlung Prinzhorn. Bd. 1: Bildende Kunst, Film, Video*, Heidelberg.

[45] Peter Gorsen gibt zahlreiche Beispiele für die Arten und Weisen der Aneignung und „Einschleichversuche" (Alfred Hrdlicka) der Künstler in die Erlebniswirklichkeiten von Kranken. Gorsen, *Der Dialog zwischen Kunst und Psychiatrie heute*.

[46] Vgl. dazu auch die 2013 und 2014 erschienenen Sammelbände, die diese Dialoge dokumentieren: Ingrid von Beyme und Thomas Röske (Hrsg.) (2013), *ungesehen und unerhört. Künstler reagieren auf die Sammlung Prinzhorn, Bd. 1: Bildende Kunst, Film, Video*, Heidelberg; Ders. (Hrsg.) (2014), *ungesehen und unerhört. Künstler reagieren auf die Sammlung Prinzhorn, Bd. 2: Literatur, Theater, Performance, Musik*, Heidelberg.

1.1 Einführung

kreativen Produkte aus psychopathologischem Kontext überschneiden sich die beiden Paradigmen und treten als miteinander verknüpfte Grenzbegriffe hervor, die sich aber dem Erkenntnisinteresse und der Bewertungsrichtung nach – insbesondere in praktischen Zusammenhängen auch widersprechen:[47] Während Kunstbeurteilung unter anderem besonders nach dem Nicht-Normalen und Außergewöhnlichen Ausschau hält und gerade dieses als besonders wertvoll und erfahrungserweiternd erachtet, orientiert sich die Diagnosestellung einer Krankheit hauptsächlich an der Abweichung von einer zugrunde gelegten Normalität.[48] Beide Beurteilungen brauchen also eine Norm als Maßstab, beurteilen diese aber von verschiedenen Seiten. Dies geht einher mit einer unterschiedlichen Perspektive auf den Menschen und seinen Kontext. Während die Kunstbeurteilung sich primär an historischen und ästhetischen Kriterien orientiert und besonders die produktiven Vermögen des Menschen zu Fantasie und Freiheit betont, stehen für die Bewertung von Krankheit besonders klinische, anthropologische und soziale Kriterien im Vordergrund. Das (psychiatrische) Hauptaugenmerk liegt oft primär auf der „biopsychosozialen" Betrachtung der Krankheit eines Menschen, dessen Beschränkung und Leiden oder auch der Bedrohung für den gesellschaftlichen Kontext.[49] Wann also das Phänomen Kunst aus psychopathologischem Kontext als konstruktiv oder destruktiv gegenüber dem Normalen aufgefasst wird, hat mit der Perspektive des Betrachters und dessen praktischen Notwendigkeiten zu tun. Lässt sich hinter beide Perspektiven zurücktreten? Oder können sich beide befruchten?

Strukturell ist beiden Kategorien gemeinsam, dass sie an den Grenzen des Normalen erscheinen und den „Stachel des Fremden" (Waldenfels) mitbringen.[50] Sie berühren Fremdes, das in vorhandene Ordnungen einbricht. Das beunruhigende Fremde fordert eine Antwort heraus, welche die vorhandenen Ordnungssysteme transformiert. Das gilt sowohl für den individuellen als auch den sozialen Kontext.

[47] Dazu teilweise auch Gorsen, *Der Dialog zwischen Kunst und Psychiatrie heute*, S. 3.

[48] Ronald Mundhenk macht darauf aufmerksam, dass die Inhalte des schizophrenen Erlebens dem psychiatrischen Erkenntnisinteresse eine geringe Rolle spielen und man sich verständlicherweise auf die Beratung über die Krankheit, Verbesserung, Verschlechterung der Symptome und pharmakologische Konsequenzen konzentriert. Riskiert wird damit, dass der Patient sich nicht genügend in all den Ambivalenzen des Erlebten zeigt. Ronald Mundhenk (2002), *Sein wie Gott. Aspekte des Religiösen im schizophrenen Erleben und Denken*, Neumünster, S. 17 f.

[49] Jörg Katerndahl ist der historischen Entwicklung der Vorurteile und des Konstrukts, Bildnerei und Schizophrenie notwendig zu verbinden, nachgegangen. Er geht davon aus, dass der Ansatz, nachzuweisen, dass Werke psychiatrischer Patienten und zeitgenössische Kunst sich nicht unterscheiden, im Ansatz fragwürdig ist und hebt bei seinen Untersuchungen immer wieder darauf ab, die bewusste Gestaltungstätigkeit hervorzuheben. „Als bildnerisch Tätiger ist auch der Schizophrene ein Gesunder". Jörg Katerndahl (2005), *„Bildnerei von Schizophrenen": Zur Problematik der Beziehungssetzung von Psyche und Kunst im ersten Drittel des 20. Jahrhunderts*, Hildesheim, S. 161. Insofern gesunde Anteile beim Gestalten zum Tragen kommen, sei dem zugestimmt, allerdings sagt dies noch nichts über die vielleicht spezifischen Erfahrungsräume des Erlebens z. B. in einer Schizophrenie und deren Spuren im Bild, die nicht negiert werden müssen.

[50] Bernhard Waldenfels (1990), *Der Stachel des Fremden*, Frankfurt am Main.

„Die Aufforderung des Fremden hat keinen Sinn, und sie folgt keiner Regel, vielmehr provoziert sie Sinn, indem sie vorhandene Sinnbezüge stört und Regelsysteme sprengt."[51]

Wie hat man das Normale und Anormale von Kunst und Krankheit im Forschungsfeld Kunst aus psychopathologischem Kontext bisher betrachtet? Geht man von einer klaren Urform einer Ordnung ohne Schatten aus? Oder wird eine produktive Differenzierung sichtbar, die das Normale als dynamischen Begriff begreift und Grenzzonen, offene Ränder und Übergänge auslotet?[52] Wo liegen methodische Anregungen, um so mit den Werken umzugehen, dass sie selbst als Antworten auf einbrechendes Fremdes verstanden werden können?

Im folgenden Abschnitt möchte ich aus der Fülle der Veröffentlichungen zum Forschungsgebiet Psychopathologie und Kunst exemplarisch verschiedene Ansätze vorstellen, hilfreiche Gedanken zum Phänomen unterstreichen sowie die meines Erachtens auftretenden Probleme diskutieren, um die in der Arbeit verfolgte Hypothese und Methode daran herauszuarbeiten. Die Positionen werden weitgehend ihrem historischen Verlauf nach betrachtet. Fragen nach einem stimmigen Umgang mit den Begriffen von Kunst und Krankheit sowie dem Fremden innerhalb des Geflechts beider Kategorien bilden bei dieser Untersuchung den Hintergrund, ohne dass eine endgültige Klärung beider Begriffe das Ziel bildet. Vielmehr geht es um das „Wie" des Zusammenhangs und die Suche nach einer Möglichkeit der Auseinandersetzung mit den Werken, welche die Kategorien Kunst und Krankheit unterläuft, ohne sie zu ignorieren.

1.2 Bisherige Ansätze

1.2.1 *Pioniere*

Marcel Réja, Hans Prinzhorn und Walter Morgenthaler können als Pioniere des Forschungsfelds Psychopathologie des Ausdrucks bezeichnet werden. Hinter ihren differenzierten Ansätzen treten spätere Veröffentlichungen hinsichtlich wegweisender Ideen durchaus in den Schatten. Ihnen ist es zu verdanken, dass Werke aus psychiatrischem Kontext nicht primär als Ausdruck von Defizienz und als Symptom schizophrener „Entartung" gesehen, sondern als produktive Gestaltungen ernst genommen wurden. Besonders bemerkenswert ist, dass alle drei Psychiater das Fremde, das ihnen begegnet, nicht als das schlechthin Andere ausschlossen und in den Werken nicht nur klinische Dokumente sahen. Stattdessen befragten sie den

[51] Ders. (1997), *Topographie des Fremden. Studien zur Phänomenologie des Fremden*, Frankfurt am Main, S. 52.
[52] Ders., *Die Anomalität von Kunstbildern und Patientenbildern*, S. 36 ff.

1.2 Bisherige Ansätze

Entstehungsprozess und – unterschiedlich prägnant – das Verhältnis zur Norm. Diese wird dadurch in ihrer Wandelbarkeit als immer wieder neu zu bestimmende Ordnung erkennbar.[53]

Der Psychiater Paul Meunier, selbst dichterisch und dramaturgisch tätig, veröffentlichte unter dem Pseudonym Marcel Réja bereits 1907 den Band „L'Art chez les fous", in dem er einige bildnerische Werke und Texte aus psychiatrischem Kontext vorstellte, um die Bedingungen des künstlerischen Schaffensprozesses zu untersuchen und sie mit der Kunst von Kindern und „Wilden" verglich. Dabei legte er den Akzent auf die Analogien zu „normaler" Kunst, nicht auf die Unterschiede. Besonders inspirierend ist seine einleitende Gegenüberstellung von Genie und Verrücktheit, in der er das Verrückte weder mit dem Genie identifiziert (wie z. B. die Romantiker), noch das Verrückte idealistisch als dasjenige beschreibt, das aus der Vernunft auszuschließen oder durch sie zu überwinden sei. Vielmehr sei es als eine Seite des menschlichen Geistes zu sehen, die zu deutlicheren Erkenntnissen führen könne als das Studium der Schönheit: „Das Genie zeigt den menschlichen Geist in seiner ganzen Schönheit, während der Verrückte ihn durch arglose Unbeholfenheit in seiner Nacktheit enthüllt. Wir werden hierdurch weniger geblendet, haben dafür aber die Chance, klarer zu sehen."[54]

Er sah ähnliche psychische Bedingungen bei der kreativen Produktion von Künstlern und Wahnsinnigen, spricht von Gestaltungsdrang als Lebensbedürfnis und begriff die Werke der letzteren als „embryonale Form der Kunst", die im Unterschied zu anerkannten Meisterwerken elementare Bedürfnisse ausdrücken würden.[55]

Als weitere wichtige Pionierleistungen auf dem Gebiet der Erforschung von Kunst aus psychopathologischem Kontext können Walter Morgenthalers Künstlermonografie zu Adolf Wölfli *Ein Geisteskranker als Künstler* (1921) und Hans

[53] Z. B. Marcel Réja: „Trotz der Erkrankung ihrer Schöpfer sollten diese Werke nicht als etwas angesehen werden, das keine Verbindung zum Normalen hat." Réja, *Die Kunst bei den Verrückten*, S. 19.

[54] Ebd.

[55] Réja sieht Harmoniebedürfnis, Ordnungstendenz oder auch das Bedürfnis, eine „Besessenheit mitzuteilen oder ein tyrannisches Gefühl auszudrücken" als Motivation für den schöpferischen Ausdruck, ebd., S. 161. Er legt sich auf kein allgemeingültiges Merkmal geisteskranker Bildnerei fest, beschreibt aber verschiedene Besonderheiten im Ausdruck, wie häufiges Deformieren, Wiederholungen, Symmetrien, das Fehlen von Perspektive, die Starre des Ausdrucks, das häufig vorkommende Obszöne, ideographische Zeichnungen oder die Häufung von Symbolen. Er differenziert zwischen Patientenkünstlern mit oder ohne künstlerische Vorbildung sowie den verschiedenen Abstufungen der künstlerischen Impulse (Kopien, Erinnerungen, Nachahmungen und eigene Darstellungen) und hebt besonders auf die gelegentlich begegnende Ausdruckskraft und kraftvolle Verdichtung ab, die unabhängig vom Können sei und uns in ihrer Unmittelbarkeit besonders treffe. „Zwar gibt es hier kein Können, was soll's: aber eine Seele, desto besser", ebd., S. 29. Rejás eigene Resonanz wird immer wieder zwischen den Zeilen spürbar, z. B. Verwirrung, Staunen, Befremden, Faszination.

Prinzhorns *Bildnerei der Geisteskranken* (1922) gesehen werden. Der Berner Psychiater Morgenthaler stellte in seiner Einzelfallstudie differenziert Leben und Krankheit von Adolf Wölfli vor, gab einen ersten Überblick über sein umfassendes Werk und beurteilte es anschließend unter psychologischen, psychopathologischen und künstlerischen Gesichtspunkten. Prinzhorn, selbst Kunsthistoriker, Künstler (Zeichner und Sänger) und Arzt untersuchte ein umfassendes Spektrum an Arbeiten, zeigte ungewöhnlich viele Abbildungen (170, davon 20 großformatige Farbtafeln) und entwickelte eine komplexe eigene, allgemeine Theorie der Gestaltung.[56]

Für Morgenthaler und Prinzhorn war das Erkennen von „Ursprünglichkeit" aus dem seelischen Inneren ein Bewertungskriterium des Künstlerischen. Morgenthaler sah im künstlerischen Schaffen im Anschluss an den Psychologen Hermann Ebbinghaus Objektivitätsfunktionen am Werk: „ursprüngliche Reaktionen der Seele auf Empfindungen".[57] Mit diesen Ordnung-schaffenden Funktionen (z. B. Einheit, Vielheit, Rhythmus, Zahl, Bewegung, Raumaufteilung etc.) reagiere eine angeborene seelische Disposition auf ein mystisches Erleben, das jedem Künstler eigen sei, ihm „Tiefe und Bedeutung des Rein-Menschlichen"[58] verleihe. Gerade die deutliche, „reinere"[59] Sichtbarkeit dieser Objektivitätsfunktionen in Wölflis Werken, z. B. seine Art der Bildaufteilung mache sie zu Kunst.[60] Wölflis Werke werden also durch den besonderen Kontakt zu diesem Ursprünglichen als Kunst qualifiziert.

Auch Prinzhorn suchte in der Kunst der Psychiatrie-Insassen nach etwas Ursprünglichem, Wesenhaften – verbindet diese Idee aber mit einer idealisierenden, anti-rationalistischen, kulturkritischen Gesellschaftsperspektive.[61] Er vermutete in den Werken deshalb eine ursprüngliche Kreativität, eine „reine" Kunst und Gestaltungskraft, weil diese sich bei den Kranken aus eigenem Antrieb fernab von der Gesellschaft von innen heraus Ausdruck suche. Seiner Sichtweise nach arbeiteten die Patienten weitgehend autonom und relativ unabhängig von traditioneller

[56] Ausdrucksbedürfnis, Schmucktrieb und Spieltrieb gipfelten Prinzhorn zufolge im Gestaltungsdrang des Menschen, zeigten sich in objektfreien ungeordneten Kritzeleien und entwickelten sich je nach dem Hinzukommen anderer Triebe (Ordnungstendenz, Symbolbedürfnis, Nachahmungstrieb) zu unterschiedlich gestalteten kreativen Erzeugnissen (z. B. Ornament).

[57] Prinzhorn, *Bildnerei der Geisteskranken*, S. 86.

[58] Ebd., S. 84.

[59] Vgl. Morgenthaler, *Ein Geisteskranker als Künstler. Adolf Wölfli* Insbesondere in der Zusammenfassung S. 90 f. wird das Wort „reiner" mehrfach in Bezug auf spezifisch Künstlerisches gebraucht.

[60] Seine „besonderen Fähigkeiten – Rhythmus, Raumgefühl, Rauminstinkt, Verhältnisse machen bei Wölfli den Eindruck von etwas Ursprünglichem." – ebd., S. 82. Oder auch: „die ganze Einstellung, der ganze Geist, der uns aus der Persönlichkeit und ihren Werken entgegenweht, der uns an etwas Ursprüngliches gemahnt", ebd., S. 79.

[61] Thomas Röske hat die verschiedenen Einflüsse Prinzhorns detailliert herausgearbeitet. Thomas Röske (1995), *Der Arzt als Künstler. Ästhetik und Psychotherapie bei Hans Prinzhorn (1886–1933)*, Bielefeld.

1.2 Bisherige Ansätze

Bildtradition.[62] Ausdrucksbewegungen, die sonst durch Konvention verhindert würden, könne man hier in „reiner" Form miterleben.[63] Gerade diese Suche nach Ursprünglichkeit und deren Bewertung als besonderes Merkmal des künstlerisch Wertvollen lässt sich bei allen dreien Pionieren, Reja, Morgenthaler und Prinzhorn beobachten. Die Annahme einer „Urform der Kreativität" wirkt von heute aus gesehen romantisierend, betrachtet man etwas nüchterner unter welchen besonderen Bedingungen und Grenzsituationen in psychotischen Kontexten kreativ geschöpft wird.[64]

Prinzhorns Ziel, die ihm vorliegenden Werke psychologisch in ihrem „Wesen" zu „erschauen",[65] sie unmittelbar zu erfahren und ohne „intellektuellen Apparat"[66] mitzuerleben, sollte der Einschätzung dienen, in welchem Fall wir es mit Kunst zu tun haben. Kunst bewertete er nach der Leistung, die Form mit Ausdrucksgehalt zu füllen, also nach dem Maß der Spannung zwischen lebendiger Unmittelbarkeit und Formung. Die Auswahl und Beurteilung von zehn „Fällen", die seiner Ansicht nach auf gleichwertiger Stufe mit Kunst gesehen werden können, hing letztlich von seiner Einfühlung und Wesensschau ab. Prinzhorns Kunstbegriff und starke Wertung künstlerischen Ausdrucks ist dabei (unhinterfragt) an Avantgarde-Kunst seiner Zeit geschult.

Morgenthaler trat demgegenüber deutlich bescheidener auf und stellte fest, dass er mit seiner Untersuchung mitnichten das Wesen des Künstlers insgesamt erfassen wolle, zumal er sich nur mit einigen Grundelementen befasst habe, auf die man einen solchen Schluss nicht bauen könne. Er nimmt Wölfli, wie bereits der Titel zeigt, als individuellen Künstler ernst und sein Ton gegenüber ihm und den Werken ist respektvoll und einfühlsam. Er erfasste dabei allgemeine Strukturen hinsichtlich der psychopathologischen Beurteilung als auch der Werkbeschreibung insgesamt. Wie Hemmo Müller-Suhr zu Recht bemerkt, gelang es Morgenthaler, Wölfli „als Künstler" – (man könnte ergänzen: als Menschen) – zu begreifen, „ohne ihn unter den

[62] Dies ist häufig kritisiert worden, besonders wegen folgender Aussage bei Prinzhorn: „sie stehen allem Erlernbaren der Gestaltung fern, allem Wissen und Können fern, wenn sie anfangen, spontan zu schaffen." Seit den 70iger-Jahren hat dies die kulturwissenschaftlichen Forschungen angetrieben, das Gegenteil zu beweisen. Vgl. dazu auch ebd., S. 51, der kritisiert, dass Prinzhorn sich auch in Interviews mit einigen Patienten nicht auf die spezifische Syntax der Bildnereien und den Prozess ihrer Formung einlasse, Vorbildungen nicht berücksichtige; die Persönlichkeit oder Kritik an der Institution Psychiatrie interessierten ihn nicht.

[63] In den Ausdrucksniederschlägen zeige sich ein persönlicher Stil, darin würden „ursprüngliche Formen" sichtbar, die sonst durch „Sitten, Regeln gestört und gehemmt sind", Prinzhorn, Bildnerei der Geisteskranken, S. 306.

[64] Vgl. dazu auch Kraft, *Grenzgänger*, S. 320. Dazu auch Peter Gorsen (1980), *Kunst und Krankheit. Metamorphosen der ästhetischen Einbildungskraft*, Frankfurt am Main, S. 64: „Nicht jede von der Psychopathologie oder der Kunstgeschichte beschriebene ornamentale Stereotypie trägt schon das die antinomische Denkmechanik verwerfende Siegel des Urbildes, sondern ist sehr viel häufiger Abdruck des verallgemeinernden Denkens, das im psychopathologischen Bereich von der unvermeidlichen diagnostischen Abstraktion gegenüber dem Krankheitsbild vertreten wird."

[65] Prinzhorn, *Bildnerei der Geisteskranken*, S. 1.

[66] Ebd., S. 17.

Begriff des Künstlers zu subsumieren".[67] Dadurch wird ihm das „qualitativ Individuelle" zugänglich und er muss sich nicht der Suche nach Merkmalen der Schizophrenie oder der Kunst unterordnen. Dies ist ohne Frage ein entscheidender Vorteil der Einzelstudie.

Beide, Morgenthaler und Prinzhorn, sahen den kreativen Prozess als durch die Krankheit befeuert bzw. entstanden an. Morgenthaler verstand das „Anders-Sein" Wölflis als ein „Experiment der Natur" und dessen künstlerische Betätigung und „Formungsvermögen" als einen Prozess gegen das Chaos aus Lebenskrisen.[68] Er verstand also auch die Krankheit vom Individuum her. In den ursprünglichen Ordnungsfunktionen erkannte Morgenthaler Selbstheilungskräfte. Gegentrieb zum Chaos sei die Form, aus der Uferlosigkeit entstehe Begrenztheit und Halt.[69]

Prinzhorn behandelte das Signum der Krankheit allgemeiner, sah Krankheit und Gesundheit als polare Gegensätze mit zahllosen Übergängen.[70] Dass die schöpferisch Tätigen auch Kranke seien, stand für ihn allein deshalb fest, da alle Anstaltsinsassen waren,[71] obwohl er wiederum gerade deshalb die Werke (und nicht die Personen) ins Zentrum seiner Untersuchung stellt, weil „der Glaube an die Objektivität von Krankengeschichten [ist] leicht zu erschüttern" sei.[72]

Prinzhorn war von seiner These, fernab der Gesellschaft besondere Beispiele für eine allgemeine Gestaltungsmacht zu finden, so eingenommen, dass die einzelnen Persönlichkeiten der Patientenkünstler, ihre Einbettung, ihre Vorbilder oder auch eine Kritik an der Institution der Psychiatrie keinen Platz hatten. Der von ihm diagnostizierte Kontrast, dass ungeübte Geisteskranke dennoch sinnvolle Formgedanken hervorbrächten, bestimmte seine „Wesensschau" und verhinderte ein Interesse an den Persönlichkeiten der Schaffenden und insbesondere ihre jeweiligen Krisen und Schicksale – doch ihre Werke werden zugleich als besonders ursprünglich idealisiert.[73]

[67] Morgenthaler, *Ein Geisteskranker als Künstler. Adolf Wölfli*, Nachwort von Hemmo Müller-Suur, S. 156.

[68] Ebd., S. 70.

[69] Ebd., S. 72. Es ist nachvollziehbar, dass der Gestaltungsvorgang etwas Heilendes und Sortierendes hat und dass formale Gestaltungsfähigkeit ein wichtiges Kriterium von künstlerischer Beurteilung sein kann, ist nachvollziehbar. Dass die Objektivitätsfunktionen Maßstab der Kunst und als rein, ursprünglich und das Erleben als mystisch zu charakterisieren seien, lässt u. a. die Frage aufkommen, wer mit welchen Kriterien über dieses Reine und Ursprüngliche entscheidet.

[70] Krankheit und Gesundheit, Kunst und Nicht-Kunst versteht Prinzhorn nur als „dialektisch eindeutig"; sie seien vielmehr „polare Gegensätze mit zahllosen Übergängen", Prinzhorn, *Bildnerei der Geisteskranken*, S. 7.

[71] Ebd., S. 4. Prinzhorn geht noch von der Unheilbarkeit und dem Endstadium der Krankheit aus; heute ist klar, dass psychosoziale Faktoren einen großen Einfluss auf Heilungschancen und Entwicklung der Schizophrenie haben; vgl. dazu auch Thomas Röske (2006), Das Unheimliche an künstlerischen Werken psychisch Kranker. Verdrängtes bei Hans Prinzhorn und seinen Nachfolgern, in: *Orte des Unheimlichen. Die Faszination verborgenen Grauens in Literatur und bildender Kunst*, Göttingen.

[72] Prinzhorn, *Bildnerei der Geisteskranken*, S. 301.

[73] Besonders der den Analysen unterliegende Ton lässt dies vermuten z. B. Ebd., S. 191: „Der Aufbau der Pelikangruppe aber zeugt wieder von jener traumhaften Sicherheit, mit der Ungeübte,

1.2 Bisherige Ansätze

Dennoch bietet auch Prinzhorns Werk wichtige methodische Ansatzpunkte für den hier verfolgten Ansatz der Untersuchung von Werken aus psychopathologischem Kontext. Für Prinzhorns Offenheit gegenüber den Werken aus psychiatrischem Kontext ist wesentlich, dass Prinzhorn unter Nachahmung und Abbildtendenz nicht das möglichst genaue Kopieren von etwas real Existierendem versteht. Wichtig sei nur, ob „ein Anschauungsbild aus der Darstellung von dem Beschauer möglichst genau so aufgefasst werden kann, wie es dem Bildner vorschwebte".[74] Entscheidend sei die Vorstellung, die anschaulich gemacht werden soll und in dieser sind „objektive Gegebenheiten" immer schon, bereits auf Wahrnehmungsebene „aktiv gebildet" worden.[75] Das Anschauungsbild, in das der Gestaltungstrieb gipfle, ziele gegenüber dem Erkenntnisbild nicht auf das Wissen eines Gegenstandes, sondern auf die Gestaltung des Gegebenen.[76] Dieser Gedanke erkennt die Produktivität von Wahrnehmung im Einzelnen und damit auch den individuell gestaltenden Einfluss von Inspiration und Fantasie an (auch und gerade in psychischen Grenzsituationen).[77] Prinzhorns Ansatz steht damit naturalistischen Maßstäben zur Beurteilung des Krankhaften oder des künstlerischen Status eines Werkes bzw. des Produzenten, welche z. B. Psychiater wie Helmut Rennert oder Irene Jakab noch in den 60iger-Jahren zugrunde legen (s. u.), diametral gegenüber.

Den Psychiater Prinzhorn schützen sein Kunstverständnis und seine künstlerische Erfahrung vor einer vorschnellen Definition bildnerischer Elemente als Merkmale der Schizophrenie. Er ist um eine differenzierte, vorsichtige Untersuchung möglicher pathognomonischer Merkmale bemüht, mahnt wiederholt die Unzulänglichkeit biografischer Angaben für das Verständnis der Gestaltungskraft an und verdeutlicht Ähnlichkeiten zwischen Gestaltungen schizophrener und nicht-kranker Künstler. Er wehrt sich gegen physiologische oder psychopathologische Verkürzungen, die aus Naturnähe oder Körperlichkeit im Dargestellten etwas über den Gesundheitszustand des Patienten ableiten wollten.[78] Selbst wenn sich das Ergebnis der Gestaltung im Werk in die Polarität von naturnäherer und abstrakterer Darstellung einordnen lasse, könne man daraus nicht analog auf den physiologischen oder psychischen Zustand des Künstlers schließen.[79]

Unverdorbene, Lösungen großen Stils zu finden vermögen".
[74] Ebd., S. 35.
[75] Ebd., S. 42.
[76] Diese Gedanken sind, wie Röske, *Der Arzt als Künstler* aufgezeigt hat, wesentlich von August Schmarsow und Konrad Fiedler inspiriert.
[77] Zu dieser Problematik siehe auch Kap. 2 dieser Arbeit.
[78] In der damals zeitgenössischen Debatte wurde, was auch Prinzhorn aufgreift, z. B. darüber sinniert, ob El Greco seine gelängten Figuren nur deshalb so gemalt hat, weil er an einem Sehfehler litt.
[79] Prinzhorn, *Bildnerei der Geisteskranken*, S. 346: „Der Schluss: dieser Maler malt wie jener Geisteskranke, also ist er geisteskrank, ist keineswegs beweisender oder geistvoller als der andere: Pechstein, Heckel u. a. machen Holzfiguren wie Kamerunneger, also sind sie Kamerunneger." Diese Äußerung ist auch in Bezug zu Prinzhorns Verhältnis zum nationalsozialistischen Umgang mit Kunst wichtig.

Prinzhorn sieht zum anderen aber alle untersuchten Werke als „objektive Ausdrucksniederschläge",[80] die zunächst unabhängig von der künstlerischen Bewertung als „normale Ausdrucksform"[81] anzuerkennen sei. Die Unterscheidung von Ausdruck, Gestaltung und Werk erlaubt Prinzhorn eine Fokusverschiebung auf die Untersuchung des Gestaltungsvorganges, der psychologisch allen Ausdrucks-Werken zugrunde liegt, unabhängig davon, ob man sie als Kunst bewerte oder nicht.[82] Bereits bei einer zweckfreien Betätigung, wie der Telefonkritzelei am Telefon werde zwar keine Zielvorstellung, aber eine Ausdrucksbewegung sichtbar, bei der „im Einfall des Augenblicks die Resonanz der gesamten Persönlichkeit mitschwingt".[83] Die Ausdrucksbewegung sei, so Prinzhorn, dasjenige, was grundsätzlich allen Ordnungen von Formelementen gemeinsam sei, und in ihr zeige sich wiederum eine Resonanz des Sich-Ausdrückenden. Als Element spielerischer, zweckfreier Betätigung beeinflusse sie in ihrer vitalen Bedeutung auch noch kompliziertere, zweckhaft ausgerichtete Kunstwerke. Der Kunsthistoriker Prinzhorn öffnet seinen Kunstbegriff damit zunächst dem Wahrnehmungs- und Gestaltungsgeschehen, bevor er durch seine Idealisierung einer ursprünglichen Gestaltung und der Idee einer einfühlenden Wesensschau unter der Hand einen stark wertenden und persönlich beeinflussten Kunstbegriff (wieder) einführt. Seine Unterscheidung von gestaltetem Ausdruck und Kunstbewertung erlaubt, die Frage nach dem Kunststatus zurück zu stellen.

Mir scheint es für die vorliegende Untersuchung sinnvoll, von „kreativem Ausdruck" zu sprechen, um die Werke der Sammlung Prinzhorn im Unterschied zu Bild, Kunstwerk oder Ausdruck zu fassen. Nicht etwa, um ihnen damit den Kunststatus abzusprechen, sondern um die Debatte zu fokussieren.[84] Der Begriff „Bild" bezieht sich auf Bildlichkeit insgesamt und kann damit verschiedene Arten von Bildern, z. B. auch Vorstellungen umfassen. Das Kunstwerk beinhaltet unterschiedliche Reflexionsstufen, Techniken und Allgemeingültigkeit. Status und Definition sind nicht zuletzt abhängig von gesellschaftlichen Debatten und Normen. Ausdruck wiederum betrifft den unmittelbaren Ausdruck des Lebendigen, z. B. auch die unwillkürliche Mimik einer Person. Der kreative Ausdruck bildet eine Zwischenform: Er ist beendetes Werk und eigener Gegenstand und geht damit über den Fluss des reinen Ausdrucks hinaus, die Grenzen zum Kunstwerk sind fließend.

[80] Ebd., S. 301.

[81] Ebd., S. 292: „An sich kann es gewiss keine einzige Ordnung von Formelementen geben, die nicht völlig ernst zu nehmen und – abgesehen von allem künstlerischen Werturteil – als normale Ausdrucksform anzuerkennen wäre."

[82] Röske, *Der Arzt als Künstler* hat heraus gearbeitet, inwieweit für den Arzt und Künstler Prinzhorns der Schwerpunkt in der Bildnerei der Geisteskranken noch auf der Ästhetik liegt, sich aber in den Folgewerken immer mehr zu einer Kunsttheorie ärztlichen Handelns entwickelt.

[83] Prinzhorn, *Bildnerei der Geisteskranken*, S. 22.

[84] Wie bereits an früherer Stelle gesagt, steht außer Zweifel, dass viele Werke der Sammlung Prinzhorn heute als Kunstwerke gelten können.

1.2 Bisherige Ansätze

Wie gestaltet sich nun der Einfluss der Persönlichkeit auf das Geschaffene genauer, wenn wir davon ausgehen, dass sie nicht einfach analog übertragbar ist? Es ist unmittelbar nachvollziehbar, dass in jeder kreativen Gestaltung eine Ausdrucksbewegung sichtbar wird, in der ein persönlicher Stil des Gestaltenden mitschwingt. Kann sie, wenn auch nur annäherungsweise und persönlich gefärbt, miterlebt werden- aber nicht im Sinne einer Wahrheitsschau? Welche Rolle spielt Resonanz, also die grundlegende menschliche Fähigkeit, Formen in sich lebendig werden lassen zu können, für die Gestaltung als auch für den Rezeptionsvorgang?

Während Prinzhorn die Bedeutung der Resonanz für den Produktionsvorgang berücksichtigt und ihm dies gerade als Argument gilt, die Werke der Geisteskranken ernst zu nehmen, will er dies für die Rezeption nicht gelten lassen. In seinen Schlussfolgerungen resümiert er: „Alles Gestaltete rechnet seinem Wesen nach damit, in dem Mitmenschen Resonanz zu finden"; „Die Gewißheit solcher Resonanz trägt jeden Künstler und nährt seinen Schaffensdrang.; Auch der Einsamste lebt auf dem Grunde seines Weltgefühls noch im Kontakt mit der Menschheit – sei es nur durch Wunsch und Sehnsucht". „Der Schizophrene" hingegen sei „seinem Wesen nach weder geneigt noch fähig", den Kontakt zum Menschen herzustellen. Dieses Grundgefühl spreche aber demgegenüber aus allen Werken „Normaler".[85] Die Krankheit verhindere die Resonanzmöglichkeit mit dem Gestalteten, man spüre den Abglanz eines „grauenhaften Solipsismus" darin. Dieses mangelnde Potenzial zur Resonanz sieht Prinzhorn als einzige, „vielleicht allein ganz stichhaltige" Besonderheit schizophrener Gestaltung. Diese Aussage ist in mehrfacher Hinsicht problematisch. Hinsichtlich der Produzentenseite unterstellt Prinzhorn erstens die völlige Abgeschlossenheit des Erkrankten, in der es nicht einmal den Wunsch nach Kontakt gäbe. Vorschnell beurteilt Prinzhorn hier die wesenhafte Gefühlslage des Kranken, ohne die verschiedenen Stadien schizophrener Erkrankung, Erscheinungsformen oder die besonderen Arten der Kontaktaufnahme zu berücksichtigen. Gerade die geschaffenen Werke entspringen oft Phasen nach Erkrankungsschüben, zeugen gerade von wieder möglichem Umgang mit Um- und Mitwelt und erzählen häufig vom Wunsch nach Kontakt. Zweitens spricht Prinzhorn den Werken Resonanzfähigkeit ab und schließt damit auf den allgemeinen, wesenhaften Zustand der Produzenten, was er, wie an anderer Stelle deutlich wurde, eigentlich gerade vermeiden will.[86] Prinzhorn vermischt hier Gegenstand und Person. Drittens widerspricht Prinzhorn sich selbst, denn seine Feststellung beruht ja gerade auf einer eigenen Resonanz, die viele Werke in ihm auslösten.

Weiter führen demgegenüber seine Erläuterungen, dass in denjenigen untersuchten Gestaltungen, denen es gelänge, ein Erlebnis zu vermitteln, am häufigsten Unheimliches zutage trete und dies wohl damit zusammenhänge, dass gerade solche

[85] Prinzhorn, *Bildnerei der Geisteskranken*, S. 339.

[86] Dabei widerspricht er sich selbst, da er an anderer Stelle im Buch betont, gerade die Werke und nicht die Personen ins Zentrum seiner Untersuchung stellen zu wollen, „weil der Glaube an die Objektivität von Krankengeschichten [ist] leicht zu erschüttern" sei. Ebd., S. 301.

Erlebnisse, die den Kranken sehr nahe gingen, ihre Gestaltungskräfte aktualisierten.[87] Gerade dieses Unheimliche und die eventuell darin zum Ausdruck kommende Erfahrung einer Grenzsituation ist aber eine Qualität, die sich weiter in ihren Besonderheiten untersuchen ließe, nicht zuletzt deshalb, weil sie den Betrachter in der Resonanz nicht außen vor lässt. Es braucht ein „mir", dem etwas unheimlich ist.[88] Die Kategorie des Unheimlichen verweist auf eine Norm, von der aus gesehen etwas unheimlich ist, oder bei Freud eben auf ein Verdrängtes. Dies alles könnten Ansatzpunkte sein, um das, was fremd ist, weiter zu erforschen.[89] Die Bewertung eines „grauenhaften Solipsismus" verschließt sich hingegen jeder weitere Auseinandersetzung und verstärkt die spürbare Grenze des Verstehens zu einer unüberwindbaren Kluft.

In der Tat wecken viele der Werke der Sammlung Prinzhorn in der Auseinandersetzung oft ein beunruhigendes Gefühl. Das Unheimliche macht sich u. a. dadurch bemerkbar, dass sich in den Werken z. B. Verformungen der für unsere Verankerung in der Lebenswelt zentralen leiblichen Bezüge, Zeit- und Raumordnungen, des Selbst-Verhältnisses oder auch der intersubjektiven Dimension zeigen. Atmosphären des Schwankens, des Haltlosen, Undurchdringbaren werden darin spürbar. Wodurch dies gestalterisch ausgelöst wird, wird uns noch eingehender in den Kapiteln der Bildbetrachtungen beschäftigen. Dabei geht es nicht darum, den „wohligen Schauer des Unheimlichen"[90] aufrecht zu erhalten oder die Krankheit der Kranken zu dämonisieren, sondern die Verwurzelung in der Welt, wie sie in den Werken erscheint, zu untersuchen. Darin sind Spuren der Schöpfenden und der Situation, aus der heraus sie schufen, vorhanden. Der hier verfolgte Ansatz, in welchem die leiblichen Bezüge in den Werken untersucht werden soll, will kein Wesen der Kranken

[87] Ebd., S. 340.

[88] Auf diesen Dativ des Zustoßens macht Waldenfels immer wieder aufmerksam, z. B. Waldenfels, *Topographie des Fremden*, S. 30 in Bezug auf die zugestoßene Geburt: „zu mir wurde gesprochen, bevor ich zu Anderen sprach" oder Ders., *Sinne und Künste im Wechselspiel*, S. 25; zum Thema Einfall: „Der Einfall *kommt mir* als etwas, das mir zustößt, nicht aber von mir ausgeht".

[89] Dazu gibt es natürlich von psychoanalytischer Seite und in Bezug auf Freuds wegweisenden Text zum Unheimlichen von 1919 eine Fülle an weiteren Veröffentlichungen, Sigmund Freud (1919/1978), Das Unheimliche, in: *Gesammelte Werke: Werke aus den Jahren 1917–1920*, Frankfurt am Main. In Bezug auf die Wirkung von Bildern der Sammlung Prinzhorn haben sich von unterschiedlichen Seiten Thomas Fuchs und Thomas Röske diesem Phänomen gewidmet. Thomas Fuchs (2014), Das Unheimliche. Eine phänomenologische Studie anhand von Werken der Sammlung Prinzhorn, in: *Bilderfahrung und Psychopathologie. Phänomenologische Annäherungen an die Sammlung Prinzhorn* Paderborn. Thomas Röske hat in seinem Text „Das Unheimliche an künstlerischen Werken psychisch Kranker" in Anlehnung an Freud herausgearbeitet, inwieweit „das Unheimliche" bei Prinzhorn und Nachfolgern einer spezifischen Rhetorik dient, die nicht zuletzt der Stilisierung der Kunst als besonders verrückt gilt und damit als Merkmal der Verdrängung gewertet werden könnte. Röske, *Das Unheimliche an künstlerischen Werken psychisch Kranker*.

[90] Ders., *Das Unheimliche an künstlerischen Werken psychisch Kranker*, S. 153.

1.2 Bisherige Ansätze

oder der Kunst Schizophrener entdecken, sondern einen Ansatzpunkt erörtern, von dem aus sich die geschaffenen Ordnungen in den Gestaltungen her annäherungsweise verstehen lassen.

Dass für Prinzhorn einfühlende Wesensschau und nicht z. B. annäherndes Verstehen Ziel der Untersuchung war, hing auch mit den Einflüssen der um 1900 populären Einfühlungstheorien zusammen. Prinzhorns Wesensschau orientiert sich auch an der Charakter- und Ausdruckslehre von Ludwig Klages, besonders aber an der irrationalistischen Einfühlungstheorie von Theodor Lipps und ist von polaren Denkmustern geprägt, die eine Fülle an Problemen aufweisen:[91] Vernunft- und sprachkritisch sollen bei Lipps über die Einfühlung Erfahrung und Intuition ins Zentrum rücken. Ausgehend von einem transparenten Selbstverhältnis eines sich selbst gewissen Betrachters, der losgelöst aus den Zusammenhängen des praktischen Lebens den notwendigen elitären Hintergrund mitbringt, sollen Objekt und betrachtendes Ich jeglichem empirischen Kontext enthoben sein. Die Hauptaktivität wird auf Seiten des sich einfühlenden Subjektes und dessen ästhetischer Selbstausdehnung gedacht, so dass man in einen Zirkelschluss gerät. Zudem wird die im Objekt erfahrene Lebensbejahung oder Lebensverneinung mit Kategorien von schön und hässlich verknüpft. Von Urteilsfreiheit, die gefordert ist, kann keine Rede mehr sein.[92]

Anstelle von Prinzhorns Suche nach Reinheit, Ursprünglichkeit, Wesen- und Wahrheitsschau in den Werken der Sammlung Prinzhorn soll eine heuristische Annäherung aus der Begegnung mit dem kreativen Ausdruck heraus stehen, die die Begrenztheit des Betrachters mitberücksichtigt und die geschaffenen Werke als Übergänge sieht. Statt des Festhaltens an Polaritäten von Geist, Körper und Seele gilt es, die vielen Mischformen zu denken. So ist z. B. Wissen nicht primär als störendes Element des Gestaltungsprozesses zu sehen, sondern auch als wichtiger Einflussfaktor. Rezeption ist nicht nur miterlebend, sondern auch reflektierend und Wahrnehmung von unterschiedlichen Aufmerksamkeitsstufen bestimmt.

[91] Man könnte hier Husserls Psychologismus-Kritik anführen. Vgl. Edmund Husserl (1911), Philosophie als strenge Wissenschaft, in: *Logos* (1). Einfühlungstheorien beschäftigten die Wissenschaft fächerübergreifend die Jahrzehnte vor dem Erscheinen der *Bildnerei der Geisteskranken*. Die Aufsätze von Juliet Koss und Joseph Imorde im gleichen Sammelband verdeutlichen, mit welchen gesellschaftlichen Strömungen die Einfühlungsdebatten einhergingen: Juliet Koss (2009), Über die Grenzen der Einfühlung, in: *Zur Geschichte und Gegenwart eines ästhetischen Konzeptes*, München; Joseph Imorde (2009), „Einfühlung" in der Kunstgeschichte, in: *Einfühlung. Zur Geschichte und Gegenwart eines ästhetischen Konzepts*, München.

[92] Vgl. dazu z. B. Christiane Voss (2009), Einfühlung als epistemische und ästhetische Kategorie bei Hume und Lipps, in: *Einfühlung. Zur Geschichte und Gegenwart eines ästhetischen Konzepts*, München. Ihr zufolge setzt die Zirkularität bei Lipps ein Wissen von dem Gegenstand voraus, „das doch erst das Ergebnis der Einfühlung sein sollte". „Im Rückschlageeffekt seiner Einfühlungsaktivität" erhält der Betrachter „nur die Summe seiner eigenen Projektionskraft als Eindruck von Lebendigkeit des Gegenübers zurück", ebd., S. 41.

1.2.2 Diagnostiker

Die Psychiaterin Irene Jakab veröffentlichte 1956 ihre Untersuchung „Zeichnungen und Gemälde der Geisteskranken", in der sie exemplarisch 15 „Fälle" aus einer Auswahl von 2000 Zeichnungen aus der Zeit von 1920–1950 vorstellt. Im Vordergrund stehen die Krankheitsbilder („auch die Alkoholhalluzinose ist durch die Zeichnung eines Kranken vertreten").[93] Sie zitiert unkritisch zahlreiche, zeitgenössische Einschätzungen anderer Psychiater und Psychoanalytiker des französischen und deutschen Raums und gibt so einen unfreiwilligen Einblick in den damals herrschenden, maßregelnden Ton und Umgang mit den Werken aus Psychiatrien. Ziel ihrer Arbeit ist eine Auswertung der Zeichnungen und Gemälde hinsichtlich diagnostischer und prognostischer Aussagekraft. Sie zieht eine äußerst deutliche Grenze zwischen Gesunden und Kranken und spricht letzteren einen Mitteilungswunsch und die Möglichkeit zur künstlerischen Komposition ab. Der Stoff von Halluzinationen sei dem gesunden Menschen letztlich fremd.[94] Ihre Beschreibungen integrieren zwar Beobachtungen zum kreativen Vorgang und zitieren auch Selbsteinschätzungen der Patienten, ihre Beurteilungen aber sind stark negativ wertend („ungeschickt", „schlecht", „armselig", „übertrieben", „psychischer Verfall verfolgbar").[95] Man gewinnt den Eindruck, dass eine Offenheit gegenüber Werk und Mensch fehlt, beides schnell in bestehende Kategorien eingeordnet wird. Immer wieder versteht sie eine fehlerhafte naturalistische Darstellung als Zeugnis eines mangelnden Bezugs zur Wirklichkeit. Zwar gäben sich die Kranken „die erdenklichste Mühe, das zu gestalten, was sie erleben", ließen aber Regeln und Prinzipien der Ästhetik und der Ethik außer Acht. Darin seien durch den Arzt Symptome der Krankheit zu erkennen.[96] Art der Zeichnung und Gebrauchsweise des Materials seien bei den Kranken, die an derselben Psychose leiden, gleich. So zeigten die Zeichnungen Schizophrener in besonders unbetonten Linien ein erkaltetes Gefühlsleben und bizarre Denkarten in den symbolischen Konstruktionen und isolierten Einzelheiten. Charakteristisch sei außerdem eine „Diskordanz zwischen dem ausgedrückten Gegenstand und einem latenten Inhalt".[97] Bei Manisch-Depressiven stoße man hingegen auf schnelle Bewegungen und übertriebene Farbkontraste.[98]

Auch der Psychiater Helmut Rennert sucht in seiner Forschung nach Gesetzmäßigkeiten im bildnerischen Ausdruck von Schizophrenen. In seinen Beispielen ordnet er Bildelemente Diagnosen bzw. Krankheitsverläufen zu. Er sucht anstelle eines „gefühlsmäßigen Erfassens" nach einer begrifflich klaren „Grammatik der

[93] Irene Jakab (1956), *Zeichnungen und Gemälde der Geisteskranken. Ihre psychiatrische und künstlerische Analyse*, Berlin, S. 11.
[94] Ebd., S. 10.
[95] Ebd., S. 55, 95.
[96] Ebd., S. 130.
[97] Ebd., S. 146 f.
[98] Ebd., S. 130, 146, 148.

1.2 Bisherige Ansätze

schizophrenen Bildnerei".[99] Formale Bildelemente bedeuten ihm eine noch „völlig unausgenutzte Fundgrube für Diagnostik und Verlaufsanalyse", während die Motive seiner Ansicht nach überraschend wenig aussagten und man bei aller surrealistischen Vermengung doch immer nur wieder auf Uneinfühlbares und Unheimliches stoße.[100]

Das weitgehende Fehlen von Schlagschatten z. B. verrate diskret regressive Wurzeln.[101] Unter dem Einfluss der Psychose würde sich die Aufsicht verstärken und der Horizont im Bild immer höher wandern.[102] Eine vertikale Blickwinkelverschiebung sei ein verlässlicher Anzeiger für das Auf und Ab des schizophrenen Prozesses. Aus der „heillosen Perspektivvermengung" einer Abbildung, behauptet Rennert, ließe sich ohne Zweifel der schizophrene Ursprung ableiten.[103] Rückfälle bzw. Therapieerfolg seien an den Abbildungen erkennbar und damit auch Prognosen über die Abbildungen möglich: „Nach 20 Vollkomata der Insulinkur ist endlich die flache Vorderansicht mit niedrigem Horizont wiedergewonnen."[104] Anzeichen für Schizophrenien seien z. B. der „Rückfall in primitive oder infantile Darstellungsweisen" oder die „erstaunliche Häufung zeichnerischer Stereotypien". Auch sei eine „hohe Neigung zu Geometrisierungen" Ausdruck einer erhöhten Krankheitsneigung und „stets mehr oder weniger als Regression oder Zerfall zu bewerten". Mit „Regression" bezeichnet Rennert „zeichnerischen Rückschritt".[105]

Rennert stellt zwar fest, dass nur ein Teil der Kranken auf diese Weise malt und räumt Abgrenzungsschwierigkeiten gegenüber z. B. altägyptischer, byzantinischer und moderner Kunst ein, auf seinen Ansatz hat dies aber keine Auswirkung. Er reduziert den Ausdruck in seiner Gestaltung auf ein allgemein generalisierbares Symptom. Außerdem fällt auf, dass sein Ton eine nicht anzweifelbare Deutungshoheit suggeriert, unter der die Patienten und ihre Werke zu Objekten werden und

[99] Rennert, *Die Merkmale schizophrener Bildnerei*, S. 39.

[100] Ders. (1963), Eigengesetze des bildnerischen Ausdrucks bei Schizophrenie, in: *Psychiatrie, Neurologie und medizinische Psychologie* (15), S. 283: „In der Mehrzahl malen die Schizophrenen, wenn sie überhaupt dazu zu bringen sind, mit ungeübter Hand etwas hin, das ästhetisch gar nicht anspricht, vom Motiv her ohnehin wenig ergiebig ist und manchmal sogar formale Charakteristika nicht sehr augenfällig hervortreten lässt."

[101] Ebd., S. 284.

[102] „Der weite Horizont des gesunden Erwachsenen rückt in der schizophrenen Unfreiheit aus dem Blickfeld, das mehr oder weniger auf die platte Erde beschränkt ist, in irdischer Dimension verharrt, während die Welt gleichsam die Raumorganisation und die Physiognomie verlorengeht, indem sich der Standort des Kranken verschiebt.", ebd., S. 287.

[103] „Diese findet sich schließlich ganz charakteristisch in Abb. 4, die übrigens so sicher ihren schizophrenen Ursprung verrät, dass dem Erfahrenen allein nach diesem Bild kein Zweifel an der Diagnose besteht. Aufsicht und Vorderansicht sind heillos vermengt und mit anderen perspektivischen Mängeln kombiniert.", ebd., S. 284 f.

[104] Ebd., Beschriftung von Abb. 11, Tafel IV.

[105] Er benennt dies genauer als „meist akuten, dabei recht weitgehenden, gewöhnlich aber reversiblen zeichnerischen Rückschritt". Den Zusammenhang zwischen dieser Regressionstendenz und formalen Kriterien im Ausdruck will er nachweisen, ebd., S. 283.

vorwiegend von Mängeln gesprochen wird. Da es ihm nur um formale Kriterien geht, gelingt es ihm nicht, die Werke in ihrer eigenständigen Qualität ernst zu nehmen. Ohne Berücksichtigung von Kontexten beurteilt er sie rein nach ihrer formalen Gestaltung. Diese ist aber häufig mit dem Bildinhalt verschränkt und nicht davon unabhängig. Bildinhalte zitiert er ungenau (z. B. „Straßenkreuzung" statt „Straßenmündung"),[106] lässt damit ein Bedeutungsfeld außer Acht, das nicht ohne Rückwirkung auf das Verstehen insgesamt sein kann. Pauschalisierend und defizitorientiert stellt er im *Lehrbuch für Neurologie und Psychiatrie* (1970) eine Liste von Merkmalen schizophrener Bildnerei auf, darunter z. B. auch „Überschreitung ästhetischer Regeln" oder eine Aufzählung bevorzugter Teilmotive, die in ihrer Breite beliebig werden und nicht, wie beansprucht, frei von persönlicher Wertung sind.[107]

Die Motivation von Rennert und Jakab, diagnostische Bildmerkmale festmachen zu wollen und auf Nutzen für die praktische Arbeit zu hoffen, ist verständlich. Bereits ein flüchtiger Blick auf Werke aus psychopathologischem Kontext zeigt, dass sich durchaus Gestaltungsweisen und Motive wiederholen, z. B. Heiligendarstellungen, erschreckende Tiere, sexuell aufgeladene Motive, starre Augen, isolierte, bezuglose Gegenstände oder auch bis in den letzten Winkel ornamental gefüllte Blätter. Rennerts Versuche, mittels unterschiedlicher Zeichnungen eines Patienten einen Verlauf erkennen zu wollen, zeigen zumindest, dass Zustand und unterschiedliche Ausdrucksweise überhaupt in Beziehung stehen. Wie genau, ist aus dem individuellen Zusammenhang herauszuarbeiten und als offene Frage zu behandeln. Die Diagnose reicht zum Verständnis des Phänomens aber nicht aus. Der Fachausdruck will erklären und einordnen, ohne zu verstehen. Jakab und Rennert bleiben in ihren Untersuchungen hinter Prinzhorn zurück, der bereits davor warnte, perspektivische Bemühungen oder fehlende Anschauungseinheit als Krankheitsmerkmale zu sehen, da dies mehr über den Betrachter als über den Schaffenden aussagen würde: „hüten muss man sich auch, bei abbildenden Zeichnungen Ungeschick im Strich, kindliche Züge in der Auffassung u.dgl. schon pathognomonisch zu verstehen. […] Sie treffen nicht den Vorgang im Kinde, sondern „erklären" die Abweichungen von dem konventionellen Anschauungsbild des Erwachsenen".[108]

[106] Ebd., S. 286, Abb. 6.

[107] Helmut Rennert benennt als Motive z. B. einzelne Köpfe, einzelne Augen, einzelne Ohren, Herzen, Genitalorgane (auch symbolisiert), Vögel, Fische, Insekten usw. Vgl. dazu Ders. (1966), Liste der Merkmale schizophrener Bildnerei, in: *Geisteskrankheit, bildnerischer Ausdruck und Kunst. Eine Sammlung von Texten zur Psychopathologie des Schöpferischen*, Bern. Röske weist darauf hin, dass Rennert fast ausschließlich Beispiele anderer aus vier Jahrzehnten heranzieht, Vorauswahl und Diagnosen unkritisch übernimmt und macht auf die deutende und abwertende Perspektive der behaupteten Merkmale aufmerksam. Thomas Röske (2008), Die Psychose als Künstler. Leo Navratils „Schizophrenie und Kunst" – eine Kritik, in: *Außenseiter-Kunst. Außergewöhnliche Bildnereien von Menschen mit intellektuellen und psychischen Behinderungen* Bad Heilbrunn, S. 107. Hartmut Kraft stellt außerdem fest, dass die aufgelisteten Stilmerkmale heute eher zu den Ausnahmen gehören, da sich nicht zuletzt durch die veränderten Bedingungen auch die Gestaltungsweisen geändert haben. Kraft, *Grenzgänger*, S. 60.

[108] Ders., *Grenzgänger*, S. 294.

Allein aus Merkmalen des Bildausdrucks auf bestimmte Krankheiten schließen zu wollen, erweist sich als Fehlschluss und Irrglaube, denn diese Merkmale finden sich eben nicht nur dort. Auch beim Erkrankten liegen gesunde Anteile und Fantasiemöglichkeit vor. Das Gesamtverständnis der Merkmale als „zeichnerischer Rückschritt" setzt voraus, dass Rennert dies überhaupt zu beurteilen mag. Viele Beispiele stammen von sonst gestalterisch Ungeübten, nicht selten wurde erst in der Extremsituation der Psychiatrie zum eigenen Ausdruck gefunden. Die individuelle Bedeutungsbildung dieses Prozesses, Bedeutungsfelder, Kontext und Erleben lassen sich nicht einfach überspringen – zumindest wenn es um Verständnis und nicht nur um Klassifizierungen geht. Auch wenn einige Kategorien sich im Einzelfall bestätigen, bleibt in Rennerts Umgang damit weder für den Kranken, noch den Künstler, noch das Werk und die Begegnung mit ihm Platz. Die Werke unabhängig vom persönlichen Schicksal und sozialen Kontext ihrer Entstehung zu beurteilen, verkennt, dass z. B. Geometrisierungstendenz oder Symmetrisierung als neue Ordnung gegenüber krankheitsbedingtem Realitätsverlust, aber auch z. B. als Spiegelung eines monotonen über Jahre hinweg erlebten Klinikalltags, als Spaß an Abstraktionen, Formspiel oder Vermeidung von beängstigenden Gefühlen usw. fungiert haben können. Denn Werk, Schöpfer und Rezipient stehen in Beziehung zueinander – und in einem historischen und sozialen Kontext.

1.2.3 Jenseits des Kanons

Der Künstler und Sammler Jean Dubuffet kannte und schätzte Prinzhorns *Bildnerei der Geisteskranken* sehr. Im September 1950 besuchte er die Sammlung Prinzhorn in Heidelberg, die zu diesem Zeitpunkt hauptsächlich in zwei Archivschränken aufbewahrt wurde.[109] Dubuffets und Prinzhorns Perspektiven weisen viele Gemeinsamkeiten auf und Prinzhorns Ideen unterstützten Dubuffets eigene künstlerische Suche und seinen Ideen gegen Annahmen einer Hochkultur. Diese mündeten u. a. in das Manifest von 1949 *L'Art brut préféré aux arts culturels* und die Gründung des Museums für die Collection de L'Art brut in Lausanne, die 1976 eröffnete. Dubuffet war besonders an der Abgrenzung der rohen Kunst von akademischer und

[109] Eventuell besaß Dubuffet Prinzhorns *Bildnerei der Geisteskranken* bereits 1923, ein Jahr nach Erscheinen. Nach seinem Tod wurden drei zum Teil viel benutzte Exemplare in seiner Bibliothek gefunden. Baptiste Brun (2015), Ein unumgänglicher Besuch: Dubuffet in der Sammlung Prinzhorn, in: *Dubuffets Liste. Ein Kommentar zur Sammlung Prinzhorn von 1950*, Heidelberg, ebd. S. 13. Die genauen Zusammenhänge seines Besuches in Heidelberg und der Kommentare Dubuffets zu einzelnen Werken wurden neu aufgearbeitet nachdem 2005 überraschend eine zweiseitige, maschinengeschriebene Auflistung Dubuffets über die von ihm gesichteten Werke aufgetaucht war. Ingrid v. Beyme und Thomas Röske (Hrsg.) (2015), *Dubuffets Liste. Ein Kommentar zur Sammlung Prinzhorn von 1950*, Heidelberg.

konventioneller Kunst gelegen. Er hielt erstere für authentischer und hochwertiger, weil sie intuitiv, unmittelbar und unreflektiert, entgegen normativer Begrenzungen rein aus den je eigenen Tiefen geschöpft würde.[110]

Laut Dubuffet kann es ebenso wenig eine Kunst von psychisch Kranken wie von Magen- oder Kniekranken geben. Dubuffet möchte die Krankheit aus der Betrachtung der Werke komplett auslassen und sich nur auf die besonders kreative Geste konzentrieren. *Art Brut* bezieht sich demnach dezidiert nicht auf Kunst psychisch Kranker, sondern auf Kunst, die von besonders begabten Individuen, die außerhalb normaler Einflüsse produziert worden sind.[111] Diese seien nicht durch Kultur und Bildung „beschädigt" und leicht verdaulich gemacht, sondern roh und wild und einzigartiger Ausdruck „wahrer Individualität". Weil solche Werke nicht durch Wettbewerb, Beifall und Werbung behindert wären, seien sie kostbarer als die Produktionen professioneller Künstler. Die Intensität dieser Art von Arbeiten würde kulturelle Kunst als nutzloses Spiel und trügerische Vorführung einer Gesellschaft erscheinen lassen.[112] Kultureller Mainstream würde jede wirklich neue Entwicklung verhindern und nur *Art Brut* wäre dagegen immun. Die Kriterien für Kreativität (Erfindung der Form, des Sujets und der verwendeten Mittel) unterliegen allerdings einzig Dubuffets Einschätzung und Intuition. Es ging ihm primär um die spontane, anti-intellektuelle Geste und nicht um zum Beispiel Differenzierungen in Kunst von Kindern, anderer Ethnien oder gesellschaftlicher Gruppierungen.

Dubuffets Perspektive ist die eines Sammlers und Künstlers, der nach herausragenden Werken sucht und nicht die eines Wissenschaftlers wie Prinzhorn.[113] Seine Position ist insofern bedeutsam für das vorliegende Forschungsfeld als sie eine Öffnung unseres Kunstbegriffs vorangetrieben, für eine weitere Entstigmatisierung von Kunst aus psychiatrischem Kontext gesorgt und das individuell Kreative in den Fokus gebracht hat. Mit seiner Forderung, dass jedes Kunstwerk von der Norm abweichen und somit immer ein „pathologisches" Phänomen sein müsse,[114] wird das Pathologische allerdings gegenüber einer Norm zum Diktum anstelle das Verständnis der Spannung zueinander am Einzelfall auszudifferenzieren. Zwar will die Benennung als pathologisch hier auch als Kritikvermögen an einer Gesellschaft verstanden werden. Die Tatsache, dass Dubuffet häufig in Anstalten nach „Dokumenten" für seine Sammlung forschte und die „von ihm als „hohes Fieber" bezeichnete Idee

[110] Vgl. dazu Roger Cardinal (1972), *Outsider Art*, London, S. 24–34; und John Maizels (1996), *Raw Creation: Outsider Art & Beyond*, Paris, darin besonders Kap. 3 über Dubuffet, S. 31–41.

[111] Viele Werke aus psychiatrischem Kontext galten Dubuffet als banal, alltäglich und reproduzierbar und deshalb als uninteressant.

[112] Ebd., S. 39.

[113] Thomas Röske (2015), Eine „bewundernswerte Sammlung" – Dubuffets Heidelberger Besuch im Kontext, in: *Dubuffets Liste. Ein Kommentar zur Sammlung Prinzhorn von 1950*, Heidelberg. Ebd. S. 23.

[114] Dubuffet schrieb in einem Brief an Robert Volmat, der 1950 an der Pariser Klinik Sainte-Anne eine Ausstellung mit dem Titel „L'art psychopathologique" zeigte: „la création d'art est toujours, dans tous les cas, un phénomene malsain et pathologique", zit. nach Ingrid von Beyme (2015), Die Ausstellung: Ein Gang durch Dubuffets Liste, in: *Dubuffets Liste. Ein Kommentar zur Sammlung Prinzhorn von 1950*, Heidelberg. Ebd. S. 44.

1.2 Bisherige Ansätze

des Wahnsinns als Voraussetzung" für das Entstehen wahrer Kunst sah,[115] lässt aber Fragen danach aufkommen, inwiefern dies eine zweckorientierte Ästhetisierung von sozialen Unterschieden und pathologischen Leiden vorantreibt. Es ist für Dubuffets Position außerdem nicht unerheblich, dass Besuch in der Sammlung Prinzhorn, Veröffentlichung des Manifests der Art Brut bzw. eigene Ausstellungsprojekte in eine Zeit fielen, in der sich Dubuffet nicht nur endgültig seiner künstlerischen Laufbahn zuwendete, sondern auch immer deutlicher von der surrealistischen Bewegung abgrenzen wollte. Mit Ende der 60er- und 70er-Jahre ging es auch um Deutungshoheiten in Bezug auf Kunst aus psychiatrischem Kontext.[116]

Roger Cardinal führte 1972 den Begriff „Outsider Art" als Pendant zu Art Brut zur Bezeichnung der „radically different forms of art" im englischsprachigen Raum ein.[117] Die Sammlung Prinzhorn und auch deren zeitgenössischen Annexe gelten unter Kennern der Outsider Art als Teil dieser Kunstrichtung. John Maizels, der Herausgeber der international populären Zeitschrift der Outsider Art *Raw Vision*, die seit 1989 erscheint und mittlerweile den Marktwert von Werken mitbestimmt, setzt sich in seinem Buch *Raw Creation* mit Dubuffet und den Folgen auseinander und bezeichnet diese Art der Kunst mit Formulierungen wie „wonder of the heroic expressions of those who are ever true to themselves."[118] Vergegenwärtigt man sich allerdings die Lebensumstände vieler Art Brut Künstler im Einzelnen, stellt sich die Frage, ob es wirklich um eine heroische Treue zu sich selbst geht oder ob nicht vielmehr eine Suche nach Überlebensmöglichkeiten durch Ausdruck innerhalb leidvoller Zusammenhänge am Werke ist.

Peter Gorsen macht mit Pierre Bourdieu darauf aufmerksam, dass die Ideen von *Outsider Art* und *Art Brut* eine Welt schöpferischer Freiheit und ein autonomes Geschehen behaupteten, die so nicht haltbar ist.[119] Mit Monika Jagfeld könnte man darüber hinaus am Begriff selbst kritisieren, dass durch ihn der soziale Status und nicht eine Ausdrucksweise oder ein künstlerischer Stil die Kunst definiere.[120] Ohne Zweifel stellen beide Begriffe Negativ-Definitionen dar, die aus der Abhängigkeit von dem, wovon sie sich abgrenzen wollen, nicht herauskommen. Für die hier verfolgte Untersuchung steht nicht die Frage künstlerischer Einordnung im Zentrum, insofern ist auch die Abgrenzung von kultureller und nicht-kultureller Kunst nicht entscheidend. Dubuffets Gedanken und deren weitere Fortführung in der Bewegung der Outsider Art haben sicher die Bereitschaft, sich auf die jeweilige Gestaltung als individuelle Besonderheit und individuell kreativen Ausdruck einzulassen, erhöht und die Blicke für viele Formen künstlerischen Ausdrucks in zahlreichen Schichten

[115] Brun, *Ein unumgänglicher Besuch*, S. 9.
[116] Ebd. S. 14. Röske, *„Eine bewundernswerte Sammlung"*, S. 25.
[117] Cardinal, *Outsider Art*; Roger Cardinal (1996), Introduction in: *Raw Creation: Outsider Art & Beyond*, Paris.
[118] Maizels, *Raw Creation*, Preface.
[119] Peter Gorsen (2012), Kunst jenseits und abseits der Kunst. Karriere und Krise eines epochalen Experiments, in: *Das Schöpferische in der Psychose*, Göttingen. Ebd., S. 75.
[120] Monika Jagfeld (2008), *Outside In. Zeitgeschehen in Werken der Sammlung Prinzhorn am Beispiel Rudolf Heinrichshofen*, Weimar, S. 14.

der Gesellschaft geöffnet. Der Einfluss von Krankheiten, insofern bestimmte Themenkomplexe und Strukturen in den Vordergrund geraten, ist allerdings meines Erachtens nicht von der Hand zu weisen, auch wenn er natürlich eine Frage der Bewertung bleibt. Der kreative Ausdruck als solches lässt keine diagnostischen Schlüsse zu, aber der Erfahrungshorizont des Schöpfenden lässt das Verständnis des Werkes in der Begegnung wachsen.

1.2.4 Aufbruch und Neuverortung

Der Ton zur Thematik wird bei Leo Navratil, Alfred Bader und Hemmo Müller-Suur differenzierter und offener – das Interesse am künstlerischen Gehalt und der gestalterischen Freiheit, das Bemühen um vorurteilsfreie Betrachtung und die therapeutische Arbeit mit Kunst nehmen zu, neue Definitionen und Termini werden gesucht. Sowohl Navratil als auch Bader experimentieren mit geleitetem künstlerischen Ausdruck und seinen Veränderungen im Verlauf einer Psychose. Die Offenheit gegenüber Unbewusstem insgesamt stellt symbolische Bedeutungen und die Entdeckung von Archetypen in den Mittelpunkt und zwar nicht zuletzt deshalb, um über diese gemeinsame Ur-Welt die Verbindungen des „Normalen" zum Schizophrenen insgesamt aufzuzeigen.[121]

Für den Psychiater Alfred Bader, der sich mit seinen Veröffentlichungen um interdisziplinäre und differenzierte Sichtweisen des Phänomens verdient gemacht hat, gilt schizophrene Kunst als Modellfall der Kunst überhaupt.[122] Da die moderne Malerei ähnliche Ausdrucksmittel benutze, dürfe man mit den Gestaltungsmitteln keine krankhaften Symptome mehr verbinden. Deshalb favorisiert Bader in Anlehnung an die bereits erwähnten Untersuchungen Roland Fischers zum Kontinuum des Erregungszustandes des Nervensystems die Bezeichnung „hyperphren" für Kunst aus psychopathologischen Kontext, um damit ihren ästhetischen Wert hervorzuheben und eine Abstempelung als „krankhaft" zu vermeiden. Bader vergleicht den Raum der Kreativität mit einem Zaubergarten, den er einen „hyperphrenen Zustand" nennt. Gesunde begäben sich bewusst in diesen hinein, Schizophrene seien oft bereits darin.[123] Wirklich kreatives Denken bestünde gerade in alogischer Sichtweise. Ab und an bricht aus seinen Formulierungen eine den Kranken idealisierende Sichtweise hervor, die von einer Hoffnung zeugt, hier wahre Authentizität zu treffen:

[121] Alfred Bader zitiert Navratil, der gesagt habe, die Krankheit Schizophrenie sei nur der psychotische Grenzfall jener größeren Schizophrenie, die allem Schöpferischen zugrunde liegt und ohne die es kein Menschsein gäbe. Alfred Bader (1971), Zugang zur Bildnerei der Schizophrenen vor und nach Prinzhorn, in: *Geisteskrankheit, bildnerischer Ausdruck und Kunst. Eine Sammlung von Texten zur Psychopathologie des Schöpferischen*, Bern, S. 112.

[122] Vgl. dazu außerdem Ders. (1961), Die Bildnerei der Geisteskranken. Ein Spiegel der Menschenseele, in: *Wunderwelt des Wahns*, Köln.

[123] Ders., *Zugang zur Bildnerei der Schizophrenen vor und nach Prinzhorn*, S. 112: „Nicht im Garten ist die Krankheit des Schizophrenen begründet, sondern darin, dass die Türe verschlossen ist und er nicht mehr heraus kann."

1.2 Bisherige Ansätze

„Gibt uns nicht der Irre eine bewundernswerte Lehre über die Nichtigkeit der Dinge?"[124] Mit einer Mischung aus Faszination, Ehrfurcht und Befremden behauptet Bader, das Ziel sei für den Schizophrenen, das Nicht-Ausdrückbare zum Ausdruck zu bringen, nämlich das, „was er in sich trägt" und sei in einzelnen Fällen dabei besonders dazu in der Lage, das Wesen des Dargestellten, „das Überindividuelle in der Kunst" zu erfassen.[125] Dabei agiere er in höchster Freiheit ohne Ehrfurcht vor der Anatomie oder den natürlichen Farben. „Da der Schizophrene sehr rasch arbeitet und dem spontanen Hervorquellen der Ideen freien Lauf lässt, hat er keine Zeit, Wasser- oder Ölfarben zuzubereiten und zu mischen."[126] Schizophrene bräuchten nicht zu suchen; sie produzierten „immer absolut spontan, authentisch, niemals bewusst geplant oder konzipiert."[127] Der kreative Akt sei im Rohzustand zu beobachten „bar jeder intellektuellen Überarbeitung."[128] Die von Bader gezeigten Beispiele resultieren allerdings meist aus Malateliers oder persönlicher Aufforderung; die anwesenden Therapeuten und ihr Einfluss werden nicht berücksichtigt.

Wiederholt betont er die Notwendigkeit eines intuitiven Erfassens der dargestellten Intensität, plädiert für Verständnis anstelle von Erklärungen.[129] Die Möglichkeit einer Resonanz sieht Bader in Archetypen, die im Betrachter unmittelbar ein Echo erzeugten. Die Werke seien Ausdruck dessen, was die Gesunden gerne verdrängen würden. Auch die Kategorie des Ursprünglichen kehrt wieder: sichere Kompositionen überraschten und zeugten von einem „ursprünglichen ästhetischen Geschmack."[130] In der Bewertung des schöpferischen Vorganges zur höchsten Freiheit und der häufigen Bezugnahme auf den Umgang mit Farben, wird der Zeitgeist der 70iger-Jahre spürbar.[131] Man sucht nach Kontakt mit dem Unbewussten, nach Kreativität und Bewusstseinserweiterung – gerade auch zur eigenen Selbsterkenntnis. Bader laviert daran entlang, ob oder was an den Werken verständlich sei oder nicht

[124] Ders., *Die Bildnerei der Geisteskranken*, S. 53.

[125] Bader und Navratil, *Zwischen Wahn und Wirklichkeit*, S. 59. Vgl. dazu auch Bader, *Die Bildnerei der Geisteskranken*, S. 41 f.: „Stellt ein Schizophrener ein Tier dar […] dann kann es sich nie um die naturalistische Wiedergabe eines bestimmten Tieres handeln. Er wird vielmehr Eigenschaften, die in einem weiteren Sinn dem Tier eigen sind, sowie das Wesen des Tieres selbst, mit all den Merkmalen seiner Art ausdrücken".

[126] Ders., *Die Bildnerei der Geisteskranken*, S. 42.

[127] Ders., *Zugang zur Bildnerei der Schizophrenen vor und nach Prinzhorn*, S. 117.

[128] Ebd., S. 118.

[129] Ebd., S. 119.

[130] Ders., *Die Bildnerei der Geisteskranken*, S. 48. Bader sieht im Zuge eines schizophrenen Schubes vor allem einen Zugewinn an schöpferischen Möglichkeiten mit der Abkehr von der äußeren Wirklichkeit und betont die gewonnene Originalität und den großen symbolhaften Ausdrucksgehalt in den entstehenden Formalismen. Vgl. Bader und Navratil, *Zwischen Wahn und Wirklichkeit*, S. 32.

[131] Bader spricht der Farbwahl Aussagekraft über die Entwicklungsstadien einer Psychose zu. Monochrome Gestaltungen zeugten von einem hohen Spannungszustand, grelle Farben seien demgegenüber „als günstiges prognostisches Zeichen" anzusehen, Bader, *Die Bildnerei der Geisteskranken*, S. 48.

und hebt dann besonders auf den ästhetischen Wert und Genuss ab.[132] Er anerkennt zwar die Möglichkeit sprunghafter Logik – insgesamt aber werden das Alogische und die Abkehr von der Wirklichkeit zur besonderen kreativen Leistung und der Kranke zur Projektionsfläche für Utopien von ästhetischer Freiheit stilisiert. Immerhin bemerkt er das Problematische einer rein ästhetischen Sicht und berücksichtigt, dass darüber, was Kunst ist, durchaus gesellschaftliche Rezeption mitentscheidet. Was zunächst vielleicht nur persönliche Bedeutung hat, kann für den Betrachter verbindliche Gültigkeit gewinnen.[133]

Im Ansatz von Bader (und auch von Navratil, s. u.) werden Innen und Außen des Kranken bzw. des Menschen deutlich getrennt: „Weil der Schizophrene die Welt, in der er lebt, nicht mehr als wirklich empfindet, er aber gezwungen ist, sein inneres Erleben als einzige Realität anzuerkennen, wird die Abbildung äußerer Gegebenheiten für ihn sinnlos. Seine innere Welt hingegen versucht er durch bildnerisches Gestalten in den Griff zu bekommen, zu ordnen und – wenn möglich – zu beherrschen."[134] Die hier verfolgte Untersuchung geht davon aus, dass diese Grenze nicht so scharf zu ziehen ist, da der Mensch immer „zur-Welt" und in irgendeiner Weise auf sie bezogen ist – und sei es im Nicht-Bezug. Die Innen-Außen-Grenze ist permeabel und ständig mehr oder weniger in Bewegung. Die Erfahrung einer Grenzsituation im psychotischen Schub stellt natürlich z. B. die Notwendigkeit einer Wiedergewinnung eines eigenen Standes, einer eigenen Grenze in den Mittelpunkt, diese steht aber mit dem Erleben des Außen in unmittelbarem Zusammenhang.[135] Viele Werkbeispiele der Sammlung Prinzhorn zeigen außerdem, dass die Darstellung äußerer Gegebenheiten mitnichten sinnlos für die Patientenkünstler ist, sondern evtl. gerade der Abstumpfung in den Verhältnissen der Psychiatrien entgegenwirkten und Eigenes zu sichern halfen.[136]

[132] Einmal heißt es: „Zahlreiche Bilder, deren Inhalt vollkommen verständlich ist und keinerlei Deutungsprobleme offen lässt.", ebd., S. 52. Dann wieder: „Die psychologische oder psychoanalytische Deutung fremder Werke bleibt jedoch stets, zum mindesten teilweise, unsicher. Die vom Maler selber stammende Analyse ist ebenfalls mit Vorsicht zu beurteilen, da ihm die unterbewussten Faktoren zwangsläufig entgehen.", ebd., S. 53.

[133] Bader und Navratil, *Zwischen Wahn und Wirklichkeit*, S. 59. Außerdem Bader, *Zugang zur Bildnerei der Schizophrenen vor und nach Prinzhorn*, S. 119: „heute besteht vielleicht die Gefahr, dass wir eher fast den Kranken vergessen, weil wir zu sehr von seiner schöpferischen Leistung gebannt sind, weil wir im Andersartigen den geheimnisvollen Urgrund unseres eigenen Selbst zu erkennen glauben."

[134] Bader und Navratil, *Zwischen Wahn und Wirklichkeit*, S. 34.

[135] Forschungen zur Interaktion im Autismus, zum Double-bind oder auch Körpertherapien bei Schizophrenien zeigen dies. Vgl. z. B. Hanne De Jaegher (2013), Embodiment and sense-making in autism, in: *Frontiers in Integrative Neuroscience* (7/15); Arnold Retzer (2003), *Systemische Familientherapie der Psychosen*, Göttingen; Guy Tonella (2006), Körperpsychotherapie und Psychose, in: *Handbuch der Körperpsychotherapien*, Stuttgart New York; sowie den Sammelband von Frank Röhricht und Stefan Priebe (Hrsg.) (1998), *Körpererleben in der Schizophrenie*, Göttingen.

[136] Hedwig Wilms häkelt sich Geschirr; Wilhelm Müller malte viele Mal die Aussicht aus seinem Fenster zu verschiedenen Jahreszeiten; Franz Karl Bühler zeichnete die Mitpatienten; Barbara Suckfüll notiert staccato-artig Gegenstände des Ess-Alltags; Edmund Träger (s. Kap. 6) aquarellierte die Räume der Anstalt. Vergleiche zu dieser Problematik auch die einfühlsame, vielseitige und differenzierte Arbeit von Monika Ankele (2009), *Alltag und Aneignung in Psychiatrien um 1900. Selbstzeugnisse von Frauen aus der Sammlung Prinzhorn*, Wien.

1.2 Bisherige Ansätze

Der österreichische Psychiater Leo Navratil, der das Künstlerhaus Gugging begründete und gerne den von Roland Fischer geprägten Ausdruck der „zustandsgebundenen Kunst" benutzte, trat seit den 50iger-Jahren durch seine Förderung des kreativen Ausdrucks von Psychiatriepatienten hervor. In seinen Texten charakterisierte er Stilmerkmale in der Kunst von Schizophrenen mit der Absicht, die Ausdrucksweisen in deren Kunst als psychopathologisches und psychogenetisches Phänomen besser zu verstehen, aber auch grundsätzliche Zusammenhänge künstlerischen Gestaltens zu erhellen.[137] Die 14 Merkmale schizophrenen Gestaltens führte er auf drei bzw. vier Gestaltungstendenzen zurück, die auch mit den allgemein-menschlichen kreativen Grundfunktionen identisch seien: Formalisieren, Physiognomisierung, Deformation und Symbolismus.[138] Je nach Regressionsstand würden sie offenbarer. Navratil orientiert sich dabei an psychoanalytischen Auffassungen. Die schöpferische Leistung der Kranken versteht er als Symptom, in dem unterschiedliche Bewältigungen von Triebkräften vorlägen. Die Kunstproduktion diene der Stabilisierung des Ichs, weil hier Ordnungssysteme errichtet werden oder Kontakt mit der Umwelt aufgenommen werde.

Navratil forderte seine Patienten zu bestimmten Zeichnungen auf, besonders von Menschen[139] – und stellt Verlaufsstudien vor, in welchen der veränderte Stil während und nach der Erkrankung bzw. der Behandlung (zumeist Elektrokrampftherapie oder Medikamente) beschrieben wird. Im Unterschied zu Rennert ist sein Ton einfühlsamer und das Ich wird als dynamisch begriffen. Ichlosigkeit im kreativen Prozess bedeutet nicht unbedingt Pathogenität, sondern ist eine Phase in diesem besonderen Bewusstseinsprozess. Im akuten Zustand der Psychose ließen sich häufig Manier, Pathos oder auch Stereotypien beobachten. Die Ausführung eines Planes sei ihm zufolge in diesem Zustand kaum möglich. Eine chronische Psychose hingegen zeichne sich gerade durch eine verschärfte rationale Kontrolle aus, geplante und konzipierte Arbeiten ließen sich meistens wieder bewältigen. Gerade deshalb, so Navratil, sei es unmöglich, allgemeingültige, psychologische Unterschiede zwischen dem künstlerischen Schaffen von Gesunden und chronisch Kranken anzugeben.[140] Es gäbe nur eine Kreativität. Einzig die Beweglichkeit, zwischen Bewusstseinszuständen wechseln und sie zeitlich verbinden zu können

[137] Navratil, *Schizophrenie und Kunst*; Ders. (1969), Psychose und Kreativität, in: *Geisteskrankheit, bildnerischer Ausdruck und Kunst. Eine Sammlung von Texten zur Psychopathologie des Schöpferischen*, Bern.

[138] Alle vier seien sowohl Merkmale als auch Tendenzen. Ders., *Psychose und Kreativität*. In „Schizophrenie und Kunst" unterschied er drei Tendenzen und zählte „Deformation" unter die 14 ausgeführten Stilmerkmale. Hartmut Krafts Verständnis nach sieht Navratil Deformation als notwendige Voraussetzung für jegliche schöpferische Arbeit im Sinne einer „Verwerfung scharf umrissener rationaler Denk- und Imaginationsweisen" – Kraft, *Grenzgänger*, S. 84 und nicht als negativ bewertendes Kriterium, wie Röske urteilt, vgl. Röske, *Die Psychose als Künstler*, S. 109.

[139] Orientiert an Karen Machovers und ihren in den 50iger-Jahren entwickelten Zeichentests. Karen Machover (1949), *Personality Projection in the Drawing of the Human Figure: A Method of Personality Investigation*, Springfield, Illinois.

[140] Navratil, *Schizophrenie und Kunst*, S. 120: „Auch", so stellt er fest, „beim Gesunden, erfolgt das dichterische Schaffen nicht in der normalen Bewusstseinslage des Alltags."

sowie stabilere Ich-Grenzen unterscheide Gesunde von Psychotikern. Basis für künstlerische Produktion überhaupt sei die Balance von Triebleben und geistigen, ordnenden Kräften. Kunst dient, ihm zufolge, der Überbrückung der Spannung zwischen diesen zwei Seinsbereichen, die in Wirklichkeit nicht versöhnt werden könnten. Zwischen den Extremen von klassischer und manieristischer Gebärde bewegten sich der Mensch und seine Kunst; die Psychodynamik darunter sei bei gesunden und kranken Kreativen dieselbe.[141]

Navratil führt in verschiedener Hinsicht Prinzhorns Ausführungen in „Bildnerei der Geisteskranken. Ein Beitrag zur Psychologie und Psychopathologie der Gestaltung" (1922) weiter. Nicht nur ähneln sich Titel, Aufbau und Programm beider Werke, sondern auch die Konzentration auf innerpsychische Faktoren der Krankheit und des künstlerischen Ausdrucks haben beide gemeinsam.[142] Beide suchen nach einem Verständnis von ursprünglichen Gestaltungskräften und beschreiben Stilmerkmale. Auch Prinzhorn folgt der Idee einer Spannung zweier Pole (Ausdrucksbedürfnis und Ordnungstendenz), in deren Spannung Kunst und Gestaltungskraftbegründet seien. Beide legen im Bezug darauf, wie diese Spannung auszusehen habe, das Ideal des Spätexpressionismus sowie die Lebendigkeit des Ausdrucks als Kriterium fest.

Navratils Kunstbegriff ist aber enger als bei Prinzhorn. Formalismus und Deformation im Ausdruck täten „der natürlichen Umwelt Gewalt an".[143] Formalisierung bedeute Verdrängung sowohl bei psychisch Kranken als auch bei Gesunden. Jegliche Beobachtung bezieht Navratil unmittelbar auf eine mögliche Psychodynamik.[144] Auch die einfließenden Beobachtungen an zeitgenössischen Künstlern wie Mondrian werden von der psychodynamischen Motivation her betrachtet: Hier sei das Physiognomische und Individuell-Lebendige zugunsten eines Vorstoßes in reine geistige Sphären zurückgedrängt.

Man kann Navratil dafür kritisieren, dass er seine eigene Rolle als beobachtenden und zum kreativen Ausdruck auffordernden Arzt zu wenig befragt. Oft behandelt Navratil eher Dialoge mit dem Patienten, deutet sie aber als deren eigenständige Ausdrucksweisen. Die Annahme von Archetypen mag an anderer Stelle diskutiert

[141] In der Kunst der Schizophrenen sieht er die „Urgebärde des Manierismus" verwirklicht, die er im Anschluss an den Kulturhistoriker Gustav René Hocke als ein Verhältnis der Seinsbereiche von Triebleben und Geist sieht. Genau diese Behauptung einer Verbindung von Manierismus und psychopathologischen Ausdruck sind zu Recht von Peter Gorsen, Katharina Sobota oder auch Stefanie Poley kritisiert worden. Stil- und Ausdrucksqualitäten gleichzusetzen, vernachlässige den individuellen Gestaltungsprozess in seiner besonderen Funktion. Katharina Sobota (1990), Legitimation durch Abweichung, in: *Von Chaos und Ordnung der Seele. Ein interdisziplinärer Dialog über Psychiatrie und moderne Kunst*, Heidelberg S. 124: „Manieriertes sieht nur der, dessen Bezugspunkte die Gewohnheitsklassik vergangener Jahrhunderte sind."

[142] Dies hat Thomas Röske in seinem Text „Die Psychose als Künstler" hervorgehoben; Röske, *Die Psychose als Künstler*, S. 116.

[143] Ebd., und Navratil, *Schizophrenie und Kunst*, S. 97.

[144] So sieht er z. B. Labyrinthe als Spuren eines Weges auf der Zeichenfläche. Ders., *Schizophrenie und Kunst*, S. 118. Oder es heißt: „Inkoordination introversiver und extratensiver Tendenzen kommt im gemischten Profil symbolisch zum Ausdruck", ebd., S. 84.

1.2 Bisherige Ansätze

werden. Er spricht, vermittelt durch ein Zitat Malrauxs über Kinder, dem Schizophrenen zu, ein Künstler zu sein, aber nicht, eine künstlerische Persönlichkeit zu haben. Dahinter bleibt der Gedanke von klaren Grenzen zwischen Krankheit und Gesundheit bestehen.[145] Navratil erläutert die Merkmale des Ausdrucks ausschließlich in ihrer Psychodynamik und bezieht sie per Analogieschluss auf Symptome. Die Psychose wird als kunstschöpferische Dynamik anerkannt, der Mensch, den sie betrifft, nicht.[146] Das ist deshalb problematisch, wie Thomas Röske zu Recht festgestellt hat, weil damit das materielle Ergebnis an die ärztliche Diagnose gebunden bleibt.[147] Insofern die Krankheit das Werk beeinflusst hat, mag die psychodynamische Sichtweise bestimmte Aspekte erhellen können. Als Perspektive auf den Menschen reicht sie jedoch nicht aus.

Die vorliegende Arbeit verfolgt einen Ansatz, der anstelle der Psychodynamik Erleben des Bildproduzenten und des Rezipienten und die Überkreuzung von beidem in den Vordergrund stellt. Anstelle von psychodynamischen Termini, die von außen angewendet werden, soll aus der Bildbegegnung heraus die Resonanz reflektiert werden.

Der Psychiater Hemmo Müller-Suur bemühte sich um Klärungen der Termini, Definitionen und Abgrenzungen im Zusammenhang mit Psychopathologie und Kunst. Er unterschied zwischen „Schizophrenie als Symptom" und „Schizophrensein". Zu ersterem hätte man Zugang über klinisch-symptomatologische Ansätze, zu letzterem über phänomenologisch-anthropologische Herangehensweisen. Während einerseits die Krankheit unpersönlich gemeint ist, gehe es andererseits um den kranken Menschen.[148]

„Schizophren" sei außerdem einmal als determinierendes, d. h. als sinnlich fassbar (z. B. Farbe, Klang, Geruch), einmal jedoch als modifizierendes Prädikat (z. B. vernünftig, schön, gerecht) zu verstehen. Als modifizierendes Prädikat sei schizophren ein Charakteristikum des Eindrucks schizophrener Menschen, dem sich nur in gefühlter Beziehung gewahr werden ließe. Er beziehe sich also auf einen Überschuss, der darüber hinausgeht, nur determinierend zu sein. Auch wenn fraglich bleibt, inwiefern Müller-Suur das Prädikat „schizophren" für sinnlich wahrnehmbar

[145] Die Differenz der Diagnosen Gesundheit und Krankheit bricht Navratil nur dadurch auf, dass er die gleiche Psychodynamik bei künstlerischer Produktion am Werk sieht. Er zieht aber daraus weder Folgen für den Krankheitsbegriff noch für die Gleichbehandlung der Gestaltungen als Kunst. Die Schizophrenie bleibt rätselhaft und das Verhältnis von Arzt und Krankem steht nicht in Frage.

[146] Sondern, wie Röske betont, die Originalität entspringt Navratil zufolge einzig Restitutionsversuchen innerhalb des Krankheitsgeschehens. Röske, *Die Psychose als Künstler*, S. 113.

[147] Röske kritisiert, dass die Gefahr bestünde, dass der Psychiater darüber entscheidet, wer der Künstler oder was die Kunst sei. Navratil schlösse willentliche oder spielerische Gestaltung und Phantasie oder Reaktionen auf den psychiatrischen Kontext auf Seiten der Patienten aus.

[148] „Das Prädikat schizophren [...] bezeichnet sein Schizophrensein, nicht nur die Schizophrenie, die er hat." Hemmo Müller-Suur (1971), Das Schizophrene in künstlerischen Produktionen von Schizophrenen, in: *Geisteskrankheit, bildnerischer Ausdruck und Kunst. Eine Sammlung von Texten zur Psychopathologie des Schöpferischen*, Bern, S. 132.

und determinierend hält,[149] ist für unseren Zusammenhang wichtig, dass Müller-Suur betont, dass der Zugang zum Phänomen Schizophrenie sich über den Modus der gefühlten Beziehung her ändert.

Müller-Suur hebt außerdem hervor, dass es logisch nicht möglich sei, von „schizophrener Kunst" zu sprechen, da „der spezifische Unterschied von Menschsein und Kunstwerksein" vernachlässigt würde. Ein Kunstwerk kann keine Schizophrenie haben. Die Kunst als schizophren zu beschreiben, könne höchstens Ausdruck des rein subjektiven Befremdens gegenüber etwas bestimmten Unverständlichen sein. Sinnvoll sei nur die Rede von schizophrenen Künstlern. Desweitern fände der Betrachter in der Kunst nicht die Krankheit, sondern Spuren des Krankseins wieder. Gerade nicht das Krankhafte am Kranksein dieser Menschen, sondern gerade die menschliche Fähigkeit, schöpferisch tätig sein zu können, käme zum Ausdruck – trotz der Schizophrenie.

Dennoch stellt Müller-Suur als einzige merkwürdige Gemeinsamkeit der Kunst schizophrener Künstler eine „eigenartige Symbolisierungstendenz" fest, „in der uns, vermittelt durch die künstlerische Darstellung, andeutungsweise das entgegentritt, was sich unmittelbar als Wesenszug des Schizophrenseins bei der Begegnung mit den Kranken selbst zeigen kann, wenn man ihnen mit der entsprechenden Einstellung, die zu dessen Gewahren notwendig ist, als Mensch zu Mensch entgegentritt."[150]

Er sieht also eine Parallele zwischen dem, was einem vom Werk aus und vom dahinter stehenden Kranken entgegenkommt – führt das allerdings nicht mehr näher aus.[151] Des Weiteren bemerkt Müller-Suur, dass die imaginative Differenz, d. h. auf die Realität bezogen, aber zugleich davon abgehoben zu sein, bei den Kranken verloren gehen würde. Kunstfiguren gewännen eine „unheimliche konkrete Realität".[152] Diesen „Entfremdungsproß der konkretisierenden Realisierung des Imaginativen" könne man als „Transzendenzverlust" beschreiben. Die Symbolik des „schizophrenen mundus fabulosus" sei Ausdruck einer sinnerhaltenden Funktion, die sich gegen die sinnauflösende Funktion der schizophrenen Krankheit richte.[153] Als Sinnhorizonte begegneten sie zwar ebenfalls in der Welt der Kunstwerke (z. B. Chagall, Rilke, Kafka).[154] Die Kunst des Schizophrenen sei

[149] Müller-Suur folgert aus dieser Annahme, dass schizophren als modifizierender Ausdruck ohne die determinierende Differenz ein unbestimmter Ausdruck wäre und leitet daraus ab, dass man nur „klinische Symptomatologie ohne Berücksichtigung phänomenologisch-anthropologischer Gesichtspunkte, nicht aber phänomenologisch-anthropologische Psychiatrie ohne klinisch-symptomatologische Basis betreiben könne.", ebd., S. 134.

[150] Ebd., S. 137.

[151] Man fühlt sich an die Beschreibung eines „grauenhaften Solipsismus" von Prinzhorn zurück erinnert.

[152] Müller-Suur, *Das Schizophrene in künstlerischen Produktionen von Schizophrenen*, S. 139.

[153] Ebd., S. 142.

[154] Müller-Suur unterscheidet die künstlerische Ausformung solcher Sinnbezüge desweiteren in mythologisch-archetypische Weltbezüge = Mythen, Märchen und Legenden, eine transzendental-formale Symbolik = Zeichen, Zahlen und Begriffe und irrationell-transzendente Aussageformen = religiöses, Transintelligibles und Lyrik.

1.2 Bisherige Ansätze

aber demgegenüber gerade vor dem Hintergrund des Schizophrenseins der Künstler zu sehen, weil man damit die besondere Schwierigkeit, die Krankheit in einem geistigen Akt der Bewältigung zu übersteigen, würdigen würde.[155] Ist also doch eine Transzendenz gerade durch die Produktion kreativen Ausdrucks möglich? Auch Andreas Moldzio spricht von „Überstiegs- und Objektivierungsverlust"[156] und dennoch findet im kreativen Ausdrucksprozess eine sammelnde und gestaltende Bewegung statt, die nicht so einfach unter Transzendenzverlust zu subsumieren ist. Hartmut Kraft zum Beispiel beurteilt dies mit Benedetti durchaus als Fähigkeit zur Transzendenz.[157] Auch Thomas Fuchs sieht die Möglichkeit zum Überstieg, zur „Freiheit in der Unfreiheit" in psychotischen Verhältnissen als graduell möglich, wenn auch „in ihrer Einschränkung schwerer erkennbar".[158] Es ist also vermutlich vielmehr von einem graduellen Transzendenverlust je nach Phase der Psychose, je nach Resilienz und vor allem je nach persönlichem, individuellen Kontext auszugehen.

1.2.5 *Differenzierungen und Beziehung*

Der Kölner Psychiater und Psychoanalytiker Hartmut Kraft hat in seinen transkulturellen Untersuchungen zum Kopffüssler – einer Ausdrucksform, die sowohl von Kindern, Minderbegabten, psychisch Kranken und verschiedenen Kulturen der ganzen Welt gewählt wird – die Unterschiede in der Darstellungsweise herausgearbeitet. Je nach Kontext erscheint das gleiche Motiv als zeichnerisches Entwicklungsstadium, als Regression oder bewusste kulturelle Ausdrucksform. Es ist für ihn die „Geburt des Menschenbildes", auf das Menschen mit psychiatrischen Erkrankungen zurückgeworfen werden, das aber auch und vor allem dann gewählt wird, wenn es darum geht, Grenzphänomene wie z. B. Einschlafen, Rausch, Sexualität, Tod und Wiedergeburt auszudrücken.[159] Kraft zeigt, wie entscheidend der individuelle Kontext für die Bedeutung des Geschaffenen ist. Einerseits könnte z. B. Formalisierung als ein kreativer Vorgang gesehen werden, andererseits als ein nicht zu Ende gebrachter Impuls. Außerdem verdeutlicht Krafts transkulturelle Perspektive – im Unterschied zu Navratil –, dass die historischen, sozialen und kulturellen Bedingungen nicht zu vernachlässigen sind, um eine Ausdrucksform zu

[155] Künstlerische Produktionen Schizophrener seien Koinzidenzphänomene des Zusammentreffens von unvereinbaren Gegensätzen: einem sinnzerstörenden Krankheitsprozess und einer sinnstiftenden menschlichen Tätigkeit. Müller-Suur, *Das Schizophrene in künstlerischen Produktionen von Schizophrenen*, S. 142.

[156] Andreas Moldzio (2005), Zur schizophrenen Entfremdung auf der Grundlage der Neuen Phänomenologie, in: *Symptom und Phänomen. Phänomenologische Zugänge zum kranken Menschen*, Freiburg, S. 201.

[157] Kraft, *Grenzgänger*, S. 91.

[158] Thomas Fuchs (2000), *Psychopathologie von Leib und Raum. Phänomenologisch-empirische Untersuchungen zu depressiven und paranoiden Erkrankungen*, Darmstadt, S. 4.

[159] Kraft, *Grenzgänger*, S. 72.

verstehen. Prinzhorn aufgreifend betont Kraft, dass man „von der Ähnlichkeit der Produkte nicht auf die Ähnlichkeit der zu diesen Produkten führenden Prozesse schließen könne."[160]

Kraft begegnet der Kunst von Schizophrenen ähnlich wie Navratil mit Hilfe der Freudschen Begriffe „Primärvorgang" und „Sekundärvorgang". Ersterer bezeichnet das undifferenzierte Gleiten beim Denken in Bildern, Gefühlen von Zeit- und Raumlosigkeit, Verschiebungen und Verdichtungen, deren Substruktur erst im Sekundärprozeß in eine allgemein verständliche Gestalt verwandelt werde. Dieser Sekundärprozeß ist wesentlich durch die regulierende, synthetische Funktion des Ichs bestimmt, das, so eine weitere Annahme, in der Psychose erkrankt ist. Phänomene der Formalisierung z. B. könnten als Versuch gesehen werden, dieses Ich zu rekonstruieren und zu stabilisieren.[161] „Indem dem Erleben ein stimmiger, bildhafter Ausdruck gegeben wird, erfüllt sich das Individuum sein Bedürfnis nach Selbstdefinition sowie Definitionen seiner Beziehungen zu dem von ihm wahrgenommenen und erlebten Teil seiner Umwelt."[162]

Auf eine existenzielle Verunsicherung werde mit systematisierter Bewahrung und Sicherung über formale Strukturierung geantwortet. In diesem Sinne seien sowohl Kreativität als auch z. B. Neurosenbildung als Versuche zu werten, ein intrapsychisches Problem zu lösen.[163]

Auch wenn die vorliegende Arbeit keinen freudianischen Ansatz und den damit verbundenen Vorannahmen zum Triebgeschehen und Unbewussten verfolgt, verdeutlichen die Untersuchungen von Kraft zum Kopffüssler, dass die Basis des Körpers immer wieder in unterschiedlichsten Kontexten gesucht wird, um das Selbstempfinden in der Welt und an ihren Grenzen auszudrücken.

Auch Navratil arbeitete zwar im Anschluss an die Versuche von Karen Machover[164] hauptsächlich mit Menschendarstellungen von psychisch Kranken, beurteilte aber dann den Körper relativ äußerlich in seiner Darstellung (z. B. geometrisierend), nicht im individuellen Kontext, der je subjektiven Verortung oder gar der subjektiven Resonanz des Betrachters. Dies würde bedeuten, den Körper in seiner Leiblichkeit zu verstehen.

Kraft entwickelt außerdem einen interaktionellen Ansatz, den er „Dyaden zu dritt" nennt und der in verschiedener Hinsicht Ähnlichkeiten mit der hier verfolgten Idee hat. In Abgrenzung von werkorientierten, personenzentrierten und prozessorientierten Betrachtungsweisen von Bildern psychiatrischer Patienten verfolgt er ein Verständnis der Beziehungen im Dreieck von Gestaltendem, Werk und Betrachter.[165] „Wir beschreiben nie ein Kunstwerk an sich, sondern stets eine Beziehung,

[160] Ebd., S. 79.
[161] Ebd., S. 46.
[162] Ebd., S. 133.
[163] Ebd., S. 91.
[164] Machover, *Personality Projection in the Drawing of the Human Figure*.
[165] Unter werkorientiert versteht Kraft eine klassisch kunsthistorisch, sehr aufs Formale ausgerichtete Sichtweise, die soziokulturelle und historische Gegebenheiten vernachlässige. Mittlerweile habe aber die Kunstentwicklung im Wesentlichen alle Ausdrucksformen integriert. Als personen-

1.2 Bisherige Ansätze

die wir aus unserem gegenwärtigen Wissen und Empfinden zu diesem Werk in seinem derzeitigen Kontext unter der Beachtung der Zuschreibung zu einem Künstler (dem Dritten) eingehen."[166] Die Aktualsituation des Betrachters (z. B. Vorbildung, Erwartungen), des Werkes (z. B. Präsentation, Rezeptionsgeschichte) und des Künstlers (z. B. Auftraggeber, Vorbilder) sind als Variablen der Beziehung mit zu bedenken. Kraft geht von parallelen Blickachsen zwischen den jeweiligen Dyaden innerhalb des Dreiecks aus, z. B. entsteht aus der Beziehung zwischen Künstler und Werk eine eigene Zweisamkeit, in dem das Werk einerseits erweitertes Selbst, andererseits fremdes Objekt ist und als drittes Element z. B. Vorbilder, zukünftige Kritiker oder Käufer mit anwesend sind.

Kraft hat aus unserer Sicht damit die einzelnen Bestandteile des komplexen Gesamtgefüges klar benannt, ohne aber auf die Dynamik einzugehen. Im Moment der Begegnung ist nicht mehr von parallelen Blickachsen und ständig deutlich trennbaren Positionen im Dreieck auszugehen, sondern – wie mit Merleau-Ponty im zweiten Kapitel zu zeigen sein wird – von Überkreuzungen und Verschiebungen, die nie zur Deckung kommen, aber sich überschneiden und berühren. In den gemeinsamen Zwischenräumen entstehen Überschüsse, Sinnbildungen und bleiben Lücken. Anders gesagt: Die einzelnen Elemente wie z. B. die „Aktualsituationen" von Rezipient oder Werk lassen sich benennen und analysieren und auflisten – was zweifellos hilft, die Komplexität zu reduzieren und die einzelnen Bausteine des Gesamtprozesses zu sortieren. Der hier verfolgte Ansatz zielt jedoch nicht darauf ab, das *Was* des Gesamtphänomens herauszuarbeiten, sondern sich dem *Wie* des Erscheinens des Werkes über die Reflektion wahrnehmender Resonanz anzunähern. Der Bildproduzent begegnet uns darin indirekt über sein Werk.

Kraft weist in seinem Modell „Dyaden zu dritt" auf die Bedeutung der Wertschätzung des Künstlers sowie Auffasung von psychischen Krankheiten auf Seiten des Rezipienten hin. Ob z. B. das Werk bereits einem berühmten Künstler zugeschrieben wurde oder ob wir Bilder als rein psychopathologische Dokumente sehen, hängt von den Einstellungen des Rezipienten ab.[167] Die in dieser Arbeit entwickelte Perspektive auf die Werke geht insofern einen Schritt weiter als sie mittels einer „pikturalen und klinischen Epoché"[168] den normalen Blick anhalten und auf eine andere Reflexionsstufe heben will, um dadurch so weit wie möglich

zentriert beschreibt Kraft einen Umgang, der sich primär am Urheber orientiert, das Werk oft als Krankheitssymptom und mit einer psychopathologischen Merkmalsliste behandelt. Seiner Meinung nach sollte einerseits die Gleichsetzung Bild-Symptom zurückgewiesen werden, andererseits die Beziehung zwischen Gestaltenden und seinem Werk nicht zerrissen werden, weil dies einer „Entschärfung der Bilder" gleichkäme. Eine prozessorientierte Betrachtungsweise konzentriere hingegen sich auf die Beziehungen der gestaltenden Persönlichkeit, ihrer Lebensgeschichte und dem Werk. „Für mich und mein Verständnis der Grenzgänger zwischen Kunst und Psychiatrie geht es nicht isoliert um Künstler, Patienten, Bilder oder Kunstbetrachtung, sondern um ein Verständnis der Beziehungen innerhalb dieser Dyaden zu dritt, dieses Dreiecks, dessen Eckpunkte von dem Gestaltenden, dem Werk und dem Betrachter gebildet werden."; Kraft, *Grenzgänger*, S. 92.

[166] Ebd.
[167] Ebd., S. 93.
[168] Waldenfels, *Die Anomalität von Kunstbildern und Patientenbildern*, S. 40 ff.

vom Gesehenen auf das Sehen, auf das Blickereignis zurückzugehen. Über die Resonanz des Rezipienten soll dem Gestaltungsprozess des Produzenten in seinen leiblichen Gesten nachgespürt werden.

Auch der amerikanische Psychopathologe und Psychologe Louis A. Sass trug zur differenzierten Sichtweise auf das Phänomen Kunst aus psychopathologischem Kontext bei. Er verglich in seiner umfangreichen Untersuchung *Madness and Modernism* (1992), Aspekte schizoider und schizophrener Phänomene und Erfahrungen von Patienten mit Merkmalen und Ideen in Werken von Künstlern und Denkern der Moderne. Dabei ging es ihm um eine differenzierte Sichtweise auf das komplexe Zusammenspiel von Determinismus und Freiheit in der Schizophrenie. Wahrnehmungsveränderungen will er nicht nur als Defizienz, sondern auch als Fähigkeit bzw. Strategie verstanden wissen[169] – ohne dabei zu verneinen, dass Schizophrenie in bestimmten Hinsichten Freiheitsverlust bedeutet.[170] Der Behauptung, der Verrückte würde den Verstand verlieren, setzt er entgegen, dass die Schizophrenie eher als ein Zustand der Hyperrationalität gesehen werden müsste und damit als äußerst komplexe Mischung von Willen und Abhängigkeit, Vermögen und Unvermögen.[171] Das Verhältnis von aktiver Handlung und Ausgeliefertsein gestalte sich vielschichtig, sodass fraglich sei, ob es der fehlende, kontrollierende, steuernde Wille sei, der den Schizophrenen vom Künstler unterscheide. Aktive, willentliche Anteile seien durchaus erkennbar. Manchmal würden Patienten z. B. Symptome mit Absicht übertreiben, um sich die Sicherheit des Krankenhauses zu bewahren oder Kontakt zu vermeiden.[172]

Mit viel Verständnis und großem Detailreichtum beschrieb Sass das veränderte Erleben von Schizophrenen, geht auf die Mischformen ein, hinterfragte gängige, vereinfachende Sichtweisen und zeigt, dass viele Themen und Erlebnisweisen schizophrener Patienten in Zeugnissen der Moderne wieder zu finden sind. Abgetrenntsein von der Welt, Verinnerlichung, Realitätsverlust, der kreative Umgang mit Kategorien und Begriffen,[173] „the truth-taking stare" oder „apophany" seien z. B. Themen, die sowohl in den Erfahrungen von Schizophrenen auftauchen, als auch in der Kultur der Moderne auf vielfältige Weise gesucht oder verarbeitet würden. Durch die oft erhellenden Gegenüberstellungen gelingt es ihm meist, weder die Kunst zu psychologisieren, noch den Wahnsinn zu ästhetisieren und den Blick für Unkonventionelles zu öffnen.[174] Ausschließende, abwertende Gedanken werden aufgebrochen

[169] Louis A. Sass (1992), *Madness and Modernism: Insanity in the Light of Modern Art, Literature, and Thought*, New York, S. 72.

[170] In der Schizophrenie führten dies zum Beispiel zum Verlust von Handlungsfähigkeit, dämpften Emotionalität und gäben Bedeutungen einen verstörenden, absurden Sinn. Eloquent bringt er dem Leser ein Erleben näher, in dem z. B. einzelne Dinge eine Bedeutung gewinnen, zerfallen oder merkwürdige, absurd substanzielle Bedeutungen bekommen.

[171] Sass, *Madness and Modernism*, S. 71.

[172] Ebd., S. 11, 109: „Propensity for willful unconventionality".

[173] Zum Beispiel wären in der Abweichung von Konventionen oft die Konvention noch da, würden aber „in a quasi-metaphoric fashion" überschritten. Ebd., S. 153.

[174] Wie Clifford Geertz im Klappentext zu Recht feststellt. Ebd., erschienen bei BasicBooks.

1.2 Bisherige Ansätze

und deren Einbettung in gesamtgesellschaftliche und besonders kulturelle Zusammenhänge demonstriert. Dass rationale Strukturen in den Aussagen und Werken erkennbar sind, spricht dagegen, derlei Produkte nur als „irre" und „abnorm" abzutun. Dadurch wird es nicht zum „Anderen der Vernunft"[175] stilisiert, sondern gezeigt, dass ein zutiefst menschliches Vermögen hier ebenso wirksam ist wie in der Kunst. So kann Sass auf das schillernde Paradox der menschlichen Fähigkeit zu Rationalität und Fantasie aufmerksam machen, in der große Einsichten und Kunst, aber auch Handlungsunfähigkeit, Verlust des Kontakts mit der Welt und dem eigenen Körper nah beieinander liegen.[176] Wie schon Prinzhorn macht auch Sass darauf aufmerksam, dass Ausdrucksformen nicht einfach analog auf ein dahinter stehendes körperliches Verhalten übertragen werden können.[177]

Eine weitere Stärke von Sass' Ansatz liegt darin, dass er sich deutlich an den Aussagen von Schizophrenen selbst orientiert und die vielfältig unterschiedlichen Weisen wahrzunehmen und zu antworten herausarbeitet.[178] Dass Hyperrationalität ein Merkmal verschiedener psychischer Krankheiten und besonders der Schizophrenie ist, haben auch andere Autoren zuvor untersucht oder später weiterentwickelt.[179] Als integrierende Kraft hilft sie, z. B. in psychotischen Grenzsituationen Überlebensräume zu schaffen.[180] Sass betont die menschliche Fähigkeit, Systeme und Narrationen zu

[175] Foucault, *Wahnsinn und Gesellschaft*.

[176] Sass greift einen Essay über Nietzsche und Wittgenstein von Erich Heller auf: „I shall close with this literary scholar's reflections on these two philosophers who knew very well that too much consciousness could indeed be a thoroughgoing illness. Sass, *Madness and Modernism*", S. 173.

[177] „One schizophrenic saw everything ‚as through a telescope, smaller and at a very great distance'; this was not so much a matter of actual perceptual illusion as of some subtle change of atmosphere: things seemed ‚not smaller in reality', the patient said, ‚but more in the mind [...] less related to each other and to myself as it were [...] more a mental remoteness' (noteworthy, that these alterations of spatial experience do not have a commensurate effect on behavior: the patient does not walk into things)", ebd., S. 48.

[178] Allerdings lässt sich auch eine Neigung erkennen, die Erfahrungen von Schizophrenen als besondere Einsichten in „the essence of death or eternity, of God, consciousness, or the world" zu romantisieren. Zwar sieht er natürlich, dass in der Hyperrationalität z. B. Lebendigkeit, Wärme, Aktivität, gemeinsame Bedeutungswelten und z. B. das Gefühl für physische Präsenz verloren gehen, gerade diese Grenzerfahrung würde aber die Bedeutung dieser Erlebnisweisen erst deutlich machen. Zum Beispiel, kommentiert Sass eine Patientin, die beschreibt, dass sie nach der Erfahrung „in the Land of cruel, inhuman Enlightenment" endlich wieder die Realität wahrnehmen könne,: „as if only by wandering in the Land of Light could she have found her way to this wiser kind of innocence.", ebd., S. 354.

[179] Ronald D. Laing (1976), *Das geteilte Selbst. Eine existenzielle Studie über geistige Gesundheit und Wahnsinn*, Hamburg; Thomas Fuchs (2011), Psychopathologie der Hyperreflexivität, in: *Deutsche Zeitschrift für Philosophie* (59/4).

[180] Andreas Moldzio „Der Gewinn an integrierender Kraft ist jedoch für die Schizophrenie nicht minder kennzeichnend als der Verlust der explizierenden Kraft: In manchen Sätzen Schizophrener entfaltet sich die ganze seelische Befindlichkeit und kann monumentale Prägnanz erlangen, die dem Gesunden unerreichbar ist. Die persönliche Situation tritt hier unentfaltet ganzheitlich mit einem Schlage hervor.", Moldzio, *Zur schizophrenen Entfremdung auf der Grundlage der Neuen Phänomenologie*, S. 200. Und: „Das Versagen der Objektivierung und die Hypertrophie der persönlichen Eigenwelt greifen mitunter ineinander", ebd., S. 201.

entwickeln und so z. B. auch in der vermeintlichen abnormen Verschrobenheit von Wahnsystemen überraschend scharf grundlegende menschliche Belange auszudrücken. Indem er aber nur die Endprodukte von Schizophrenen und anerkannten, „normalen" Künstlern gegenüberstellt und das Gewordensein aus unterschiedlichen Zusammenhängen außen vor lässt, werden die individuelle Dynamik, z. B. die mitunter starre Beharrlichkeit in der Ausweglosigkeit der Krankheit und der Kontext des Antwortens auf bestimmte Befindlichkeiten und Umstände vernachlässigt. Hyperrationalität und Rationalität gehen mit einem bestimmten Erleben einher, entstehen in einem bestimmten Raum von Möglichkeiten und sind begrenzt im individuellen Stil. Spuren davon zeigen sich im Werk, darauf legt die hier verfolgte Perspektive wert.

1.2.6 Gesellschaftskritik

Der Kunst-, Kultur- und Mentalitätsforscher Peter Gorsen hat die Debatte um Kunst und Psychiatrie vor allem dadurch erweitert, dass er die Interessen der Rezipienten kritisch befragte, auf die gesellschaftliche Funktion der Auseinandersetzung mit der Kunst von psychisch Kranken hingewiesen hat und die Dialoge zwischen dem ästhetischen und dem psychopathologischen Blick untersucht hat. Im Unterschied zu Navratil und Prinzhorn sollte nach Gorsen die Kunst gerade nicht archetypisch verabsolutiert werden. Er stellt sich gegen einen a-historischen Begriff der Kunst und will die historischen und sozialen Einflüsse berücksichtigt sehen, die er im Hinblick auf die Affinitäten von Kunstströmungen und psychiatrischen Themen umfassend aufgezeigt hat.[181] Die Kunst der Kranken bekomme, weil verrätselt und fremd, so analysiert Gorsen, noch in den 80iger-Jahren eine Spiegelfunktion für diejenigen Rezipienten, die sich ihrer eigenen Gesellschaft entfremdet fühlen. Der Kranke werde zum „öffentlichen Projektionsträger". Die Entfremdung, die wir in der Gesellschaft erlebten, begegne uns in der Kunst von Schizophrenie-Erfahrenen scheinbar wieder. Darin läge ein „produktives Missverständnis", weil die Rezipienten einen Negativ-Maßstab an die Hand bekämen, um falsche humanitär-heroische Ideologie zu entlarven.[182] Peter Gorsen plädierte auch für eine Erweiterung der

[181] Vgl. Gorsen, *Der Dialog zwischen Kunst und Psychiatrie heute*.

[182] Ders., *Kunst und Krankheit*, S. 57. Zweifellos hat Gorsens Beitrag die Debatte um Psychiatrie und Kunst ideologiekritisch erweitert, die sozialen Zusammenhänge und die Notwendigkeit der kritischen Befragung des eigenen Interesses verdeutlicht. Manche Widersprüche, besonders seiner frühen Texte, zeigen allerdings seine eigene Ideologie, wenn der nicht-entfremdete Kranke einerseits zum utopisch revolutionären Subjekt der Veränderung werden soll und andererseits der Wahnsinn in die Gesellschaft integriert werden soll. Dann könnte der Kranke womöglich genau dieser Utopie nicht mehr dienen. Ab und an fallen fragliche Verallgemeinerungen auf, wenn er z. B. die Gemeinsamkeit von Manierismus und schizophrener Bildnerei als Inferiorität und Unentwickeltheit bezeichnet oder die Kunst von Schizophrenen, Kindern und Primitiven in eins „mythischen Archaismus". Hier fallen wichtige, kontextuelle Differenzierungen dem Nachweis gesamtgesellschaftlicher Bewegungen von Herrschaft und Mentalitätsströmungen der Gesellschaft zum Opfer. Weder die Kunst, noch der Kranke, werden verständlicher. Vgl. z. B. Ebd., S. 59. Gorsen weist außerdem darauf hin, dass Prinzhorns Verdienst auch darin gelegen habe, auf das Spannungsver-

1.2 Bisherige Ansätze

Ausdrucksanalyse durch sozialpsychiatrische Erkenntnisse (z. B. double-bind-Modell). Die Kunstwissenschaft sollte sich dieser Art von Kunst öffnen und das gesellschaftlich-kritische Potenzial daraus aufnehmen. Dies bestünde vor allem darin, ein aufgebrochenes Subjektverständnis zu zulassen und die Existenz bildnerischer Intentionalität weiter zu befragen.

Wolfgang Welsch führte diese Gedanken weiter, indem er herausgearbeitet hat, dass Mehrdeutigkeiten statt Eindeutigkeiten und „Identität im Übergang" Grundmotive unserer Zeit sind.[183] In einem neueren Text von 2012 diagnostizierte Gorsen aber, dass die kritischen Impulse mittlerweile neutralisiert und ästhetisch nivelliert würden und die „postmoderne Hybris" alles auf die „die Konstruktion von ästhetischen Analogien und Übereinstimmungen" abgestellt habe.[184] Überall werde die „formale Gleichrangigkeit der Outsider Art mit der Insider-Kunst posaunt."[185] Das Andere, „Nichtidentische, dem Nutzen und Gebrauch Sich-Entziehende am psychotischen Ausdruckswillen bleiben ausgeklammert".[186] Dem aber fielen das eigentlich subversive Potenzial und der dialektische Diskurs über die Grenzen von Vernunft und Aufklärung zum Opfer.[187] So gelte es heute Art brut und Art culturel gegeneinander und konflikthaft anstatt nebeneinander zu positionieren.

Gorsen machte außerdem wiederholt deutlich, wie wichtig es ist, eine gemeinsame Sprache für Diagnostiker und Kunstbetrachter zu entwickeln und warnt zu Recht davor, aus einer Betroffenheits-Einfühlung in eine begriffsfeindliche Methodik zu verfallen.[188] Die gemeinsame Ausgangsbasis beider Disziplinen liege im Bereich

hältnis von Destruktivem und Konstruktivem in der Kunst aus psychopathologischem Kontext hinzuweisen und man das „Phantastische und Groteske der schizophrenen Kunst nicht auf zerstörte Formen, Deformation und Verzerrung" reduzieren könne.

[183] Vgl. dazu Wolfgang Welsch (1990), Identität im Übergang. Philosophische Überlegungen zur aktuellen Affinität von Kunst, Psychiatrie und Gesellschaft, in: *Von Chaos und Ordnung der Seele. Ein interdisziplinärer Dialog über Psychiatrie und moderne Kunst*, Heidelberg: „Daher ist die psychische Labilität, die man bislang an Kranken studieren konnte, heute zu einem Verstehensschlüssel für Normalität selbst geworden.", ebd., S. 94. Er macht den Vorschlag, die klassisch geltenden Abweichungssphären, der Kunst und der Psychiatrie, einmal zusammenzuführen und sie probehalber auf die aktuelle Problematik der Subjekt- und Identitätskonstitution aufzublenden.

[184] Häufig würden nur noch „Strukturverwandtschaften zwischen psychiatrischem und künstlerischem Bildmaterial […] unter dem Aspekt ihrer Funktionsgleichheit für die kulturelle Rezeption (Künstler, Kunstrezipienten) aufgearbeitet.", Gorsen, *Kunst jenseits und abseits der Kunst*, S. 83.

[185] Gorsen gibt Beispiele zeitgenössischer Ausstellungen, in denen, anstelle von dialogischen Gegenüberstellungen, alles unkommentiert nebeneinander gestellt werde.

[186] Gorsen, *Kunst jenseits und abseits der Kunst*, S. 83 f.

[187] Merkwürdigerweise beharrt Gorsen auf zwei Kategorien des Unterschieds zwischen Kunst aus psychiatrischem Hintergrund und Kunst aus professionellem Kontext: 1. Professionelle Kunst sei Produkt kritischer Reflexion 2. Kunst aus psychiatrischem Kontext sei prozess- und nicht werkorientiert. Der Urheber zeige an den Ergebnissen kein Interesse mehr. Das aber ist keineswegs immer klar, sondern die Verbundenheit zum eigenen Gegenüber im Bildausdruck manchmal sogar stärker. Und umgekehrt gibt es beide Fälle (Verbundenheit und Desinteresse) beim professionellen Künstler ebenso. Vgl. Ebd., S. 71 f.

[188] Dazu auch Katharina Sobota, die das Interesse am Wahn als Interesse am Metaphysikersatz analysiert und davor warnt, dass eine „Randgruppenfixierung " den Blick auf die eigentlichen Konflikte verschleiern könnte: „so umarmt der Empathiker von heute jede Randerscheinung mit einem

der ästhetischen Intuition, in der es aber nicht zu verharren gelte. Die Herausforderung bestehe darin, diese in eine differenzierte Sprache zu übersetzen und sich trotz der Fragwürdigkeit, ob das überhaupt gelingen kann, darum zu bemühen. Sonst würde das Misstrauen zwischen dem „subjektiv nacherlebenden Kunstenthusiasten und dem in zerpflückender Analyse von außerkünstlerischen Gesichtspunkten bestimmten Diagnostiker" nicht verschwinden, sondern weiter Standpunkt gegen Standpunkt stehen. Allerdings bleibt fraglich, wie dies methodisch aussehen soll, wenn Gorsen die „gesicherte Sprache" einer Universalwissenschaft fordert, die „im Dienste einer Hermeneutik apodiktischer Verbindlichkeit"[189] stehen soll. Wie aber könnte man sich eine solche Hermeneutik vorstellen? Wie kann man eine apodiktische Verbindlichkeit mit einer per definitionem offenen Hermeneutik in Einklang bringen?

Das Bewusstsein des eigenen blinden Flecks in der Betrachtung und eine kritische Haltung gegenüber gesellschaftlichen Interessenslagen sind zweifellos wichtige Korrektive gegenüber z. B. einer Wahrheits- oder Wesensschau, aburteilenden Klassifizierungen oder ästhetischer Gleichmacherei. Auch ist die Sprengkraft des bildnerischen Schaffens im Unterschied zur Sprache auszuleuchten. Die sprachliche Übersetzung an den Gehalt einer Bildbegegnung oder eine Resonanz bleibt immer eine Annäherung, die nie „unschuldig" ist, die aber am Werk nachgeprüft und intersubjektiv austariert werden kann. Bedeutungsüberschüsse und Verluste des Erfahrungsgehaltes sind immer Teil solcher sprachlichen Übersetzungen. Der Autor im Hintergrund des Bildes wird gewusst und gespürt und er entzieht sich, wird nur indirekt und mittelbar, nicht unmittelbar erfahren. Ein präsentisches Nachspüren *und* ein Deuten im Bewusstsein der unüberwindbaren Lücke ermöglichen vielleicht eine Begegnung. Während die klassische Hermeneutik und Phänomenologie auf ein lückenloses Sinngeschehen abzielen, sollte das Fremde und die „Begegnung mit dem ganz Anderen der Psychose"[190] produktiv gegenwärtig bleiben. Fremd hieße, so hat es Waldenfels treffend formuliert, nicht einfach anders, sondern beschriebe eine grundsätzlich irreduzible Asymmetrie zwischen dem Eigenen und dem Fremden. Es ist durch die Erfahrung des Sich-Entziehenden beschrieben, dass es nur gibt, indem etwas sich entzieht. „Sichentziehen bedeutet ein Geschehen, eine Bewegung, die sich zwischen zwei Instanzen oder Bereichen abspielt, aber weder auf eine der beiden Instanzen noch auf eine dritte Instanz zurückzuführen ist."[191] Als „Widerfahrnis" zieht es uns zugleich an und fordert uns heraus. Es ist auf uns bezogen, indem es sich uns entzieht.

einzigen, elastischen Klammergriff", Sobota, *Legitimation durch Abweichung*, S. 124. Außerdem dazu Frank Frengenberg (1999), Die Innenseite der Außenseite in: *Obsession. Morton Bartlett, Eugene von Bruenchenhein, Henry Darger, Paul Humphrey*, Köln, S. 15: „Dem Ausgrenzen folgt die Umarmung mit derselben prompten Zuverlässigkeit".

[189] Gorsen, *Kunst und Krankheit*, S. 61.

[190] Ders., *Kunst jenseits und abseits der Kunst*, S. 84.

[191] Bernhard Waldenfels (2009), Das Unsichtbare dieser Welt oder: Was sich dem Blick entzieht, in: *Die Sichtbarkeit des Unsichtbaren*, München S. 18.

1.2.7 Kunst- und kulturwissenschaftliche Perspektive

Prinzhorns Ausdruck von Seelischem wird seit langem besonders von kulturwissenschaftlicher Seite zu Recht die These des offensichtlichen Einflusses des Zeitgeschehens auf die Werke der Sammlung Prinzhorn entgegen gehalten, um damit das gesellschaftliche Eingebundensein der Psychiatrie, der Patienten, Ärzte und somit auch der Werke zu verdeutlichen. Die Forschung des Museums Sammlung Prinzhorn bettet heute die Kunst der Psychiatrie-Erfahrenen meist in die gesellschaftlichen Bezüge ein, forscht einzelnen Künstlerpatienten nach und zeigt künstlerische Vorbilder oder Nachahmer auf. Dabei steht im Vordergrund, den jeweiligen künstlerischen Eigensinn herauszustellen, die Werke als Kommunikationsangebote zu verstehen, ihre Struktur als vielstimmig gelten zu lassen und Stellungnahmen oder Reflexe zur Gesellschaft der Zeit herauszuarbeiten.

Zahlreiche Veröffentlichungen des Museumsteams zeigen, wie wichtig ein kritischer Umgang mit den vorliegenden und zu erarbeitenden Quellen (noch immer finden sich manchmal neue Krankenakten) und ein Bewusstsein für die historischen und krankheitsfördernden Rahmenbedingungen der Entstehungszeit (z. B. Krieg, Hunger, Industrialisierung) für die Interpretation der Werke ist. Die Kontexte entmystifizieren den Schaffensprozess, leisten wichtige Beiträge zum Verständnis der Werke und nehmen sie als künstlerische Ideen und kritische Einwände gegen herrschende Strukturen ernst. Häufig ist z. B. von Hospitalisierungsschäden und Reaktionen auf rigide gesellschaftliche Normen der Kaiserzeit auszugehen.[192] Patienten waren außerdem je nach Anstaltskontext unterschiedlichen Möglichkeiten des Kontakts mit Kultur und anderen Einflüssen der Zeit ausgesetzt und brachten natürlich eine je individuelle Geschichte von Vorerfahrungen oder Vorbildern mit. Vielfach werden durch die Nachforschungen, Werkanalysen und Biografien, sowie die Förderung von Künstlerdialogen ehemals Stigmatisierte in die Geschichte der Menschen zurückgeholt und kunsthistorisch eingebunden.[193]

Um eine instrumentalisierende und womöglich ideologische Psychologisierung der Schaffenden hinter den Werken zu vermeiden und die Vielstimmigkeit der Deutungsperspektiven zu erhalten sowie zum Teil aus Mangel an Informationen, wird die Frage des Krankheitserlebens meist mehr oder weniger zurück gestellt. Wir können darüber schwer urteilen und für die Beurteilung der Qualität der Werke scheint es auch nicht entscheidend.[194] Psychische Krankheit wird nicht als Störung, sondern als eine Form von Krisenbewältigung begriffen und in ihrem psychosozialen Kontext gesehen.[195] Reicht Krisenbewältigung allein aber aus, um den qualitativen

[192] Mitunter ist der Wahn auch zur lebensrettenden Identität geworden, als Antwort auf Zusammenbruch und Internierung, vgl. Jagfeld, *Outside In*, S. 12.
[193] Boehm, *Die Kraft der Bilder*. Bettina Brand-Clausen sprach vom einzigartigen Gedächtnisspeicher und Forschungsraum für umfassende mentalitätsgeschichtliche, ästhetische und historisch-anthropologische Fragestellungen. Brand-Claussen, *Geschichte einer „verrückten" Sammlung*, S. 14.
[194] Röske, *Die Psychose als Künstler*, S. 114: „Eine Psychose kann genauso wenig Kunst schaffen, wie ein Psychiater festlegen kann, was Kunst ist."
[195] Brand-Claussen, *Geschichte einer „verrückten" Sammlung*, S. 14; Ders. (2002), Zwischen Ächtung

Sprung einer Psychose zu verstehen? Monika Jagfeld will mit ihrer Untersuchung „Outside In" Vorstellungen eines ahistorischen Wahns entgegen wirken.[196] Sie setzt das „Outside In" einer „prinzipiell ausgrenzenden Definition als Outsider Art einerseits, sowie dem generalisierenden Verständnis eines „Inside out" in Werken psychisch Kranker andererseits"[197] gegenüber, demzufolge die Kranken nur ihr abgeschlossenes Inneres zum Ausdruck bringen würden, „Die Konzentration auf den Status der Person als PatientIn impliziert „Krankheit" als Folie der Werkbetrachtung und -analyse und schließt Werk und Schöpfer von kunst- wie soziohistorischen Diskursen aus."[198] Die innere Persönlichkeit bleibe gleichgesetzt mit dem Wahnhaften. Dem gegenüber möchte sie die Anstaltsinsassen und ihre Werke als „Seismografen gesellschaftlicher Sehnsüchte, Fantasien, Konventionen, Ordnungen und deren Brüche"[199] betrachten. Jagfeld sieht zu Recht die Rezeption des Zeitgeschehens als eine Überlebensstrategie, Welt wieder verfügbar zu machen und sich als Teil des Kollektivs zu begreifen. Am Beispiel der Bildergeschichten von Rudolf Heinrichshofen zeigt sie, wie durch die Aneignung zeitgenössischer Zeichen von Autorität die eigene Ohnmacht kompensiert wird. Unter dem Stichwort „gezeichnete Autobiographie" hat Jagfeld die historischen Einflüsse, Vorlieben und Versatzstücke, die Heinrichshofen zum Material wurden, um eine autobiografische Bildergeschichte „als Selbst-Behauptung und Erinnerungsbuch", „Einspruch und Beweisführung gegen die gesellschaftliche Ausgrenzung"[200] zu schaffen, herausgearbeitet. Die erlebte Ohnmacht verstärkte, so ihre Deutung, sein Festhalten an Ikonen der Macht und satirische Formen seines kreativen Ausdrucks.[201] Heinrichshofens Erkrankung – die Psychiater der damaligen Zeit diagnostizierten einen „Verfolgungswahn – wird als Krise und Teil des Lebens, die sein Werk prägt, aber nicht definiert", betrachtet. Im Schlussresümee allerdings zieht sie auch das Fazit, dass die persönliche Geschichte Heinrichshofens „Bildfülle und narrative Dynamik"

und Achtung. Die Geschichte der Sammlung Prinzhorn, in: *Sammlung Prinzhorn. Wunderhülsen & Willenskurven. Bücher, Hefte und Kalendarien*, Jena, S. 13. Thomas Röske betonte, dass die psychotischen Erfahrungen näher an eigenen Erfahrungen von Grenzen und Entfremdung sind, als wir gemeinhin denken und plädiert dafür, das Unheimliche, dass der Umgang mit psychischen Krankheiten oft bedeutet, abzubauen. Röske, *Das Unheimliche an künstlerischen Werken psychisch Kranker*, S. 157.

[196] Jagfeld fragt mit Gorsen, ob sich ein „Schlussstrich unter alle historischen Diskussionen über die schöpferische Psychose ziehen lasse", um „damit die „nichtnormale" kranke Psyche aus der künstlerischen Verantwortung auszuschließen und nur noch das Talentierte und Professionelle zu schätzen." Jagfeld, *Outside In*, S. 14.

[197] Ebd., S. 13.

[198] Ebd.

[199] Ebd., S. 247.

[200] Ebd., S. 250.

[201] „Mit der Identität eines politischen Karikaturisten als Kämpfer gegen das konform definierte „Böse" sucht sich Heinrichshofen die Würde des rechtschaffenen Bürgers zu bewahren." Über eine vehemente Rezeption zeitgenössischer antisemitischer Feindbilder würde Heinrichshofen trotz des Ausschlusses aus der Gesellschaft durch seine Internierung nach einer elitären Teilnahme an der Gesellschaft streben. Ebd., S. 250 f.

1.2 Bisherige Ansätze

seines Werkes „determiniert"[202] „Persönliches wird auf die Außenwelt projiziert und in der Abrechnung mit dem Weltgeschehen die Auseinandersetzung mit dem Ich gesucht."[203] Der psychoanalytisch geprägte Terminus der Projektion scheint mir zu technisch und von einer klar abgegrenzten Innenwelt auszugehen, um das Ineinanderblenden von persönlicher Geschichte und gesellschaftlichem Kontext im kreativen Prozess zu fassen. Als Teil des individuellen Werdens und Gewordenseins fließt die Außenwelt in Symbolen, Thematiken etc. natürlich in den kreativen Ausdruck ein, wird aber im Freiraum Bild auch persönlich gewendet und verformt. Gerade weil, wie auch Jagfeld erkennt, die Chiffren, Symboliken und Assoziationsmöglichkeiten am Was des Dargestellten unverständlich dicht werden und den Betrachter zu einer Fülle von eigenen Projektionen und Ergänzung von Lücken auffordern, scheint mir zusätzlich ein anderer Ansatzpunkt notwendig. Zweifellos sind die Erfahrungsräume des schöpferisch Tätigen vom Zeitgeschehen geprägt, die individuelle Funktion im Werk wird aber erst als Antwort auf das Befinden verständlicher, für das Ohnmacht als Beschreibung vielleicht nicht ausreicht. Deshalb beginnt die vorliegende Untersuchung nicht über die Zeichen der Zeit im Werk eine Annäherung an die Werke und eine Auseinandersetzung mit Gesellschaft, sondern mit der leiblichen Resonanz auf die Gestaltung und befragt den kontextuellen Rahmen erst im Anschluss daran. Das, was leiblich irritiert, stellt den Ausgangspunkt dar, nicht das, was als Material des Zeitgeschehens wiederzufinden ist. Dies liefert zwar Indizien, ersetzt aber nicht die aufmerksamen, wahrnehmenden Betrachtungen, die den leiblichen Empfindungen der Bildbegegnung nachspüren.[204] Zu verfolgen, wie eine Gestaltung wirkt anstelle einer reinen Identifikation dessen, was zu sehen ist, könnte den Betrachter nicht nur als Wissenden, sondern auch als Berührten integrieren. „Statt direkt auf das Fremde zuzugehen und zu fragen, was es ist und wozu es gut ist, empfiehlt es sich, von der Beunruhigung durch das Fremde auszugehen. Das Fremde wäre das, worauf wir antworten und zu antworten haben."[205]

Nach der allgemeinen Einführung in die Fragestellungen und die Auseinandersetzung mit verschiedenen historischen Positionen innerhalb des Forschungsgebietes „Kunst aus psychiatrischem Kontext", werden im folgenden Kapitel die methodischen Prämissen des hier verfolgten Ansatzes genauer dargestellt. Dabei stehen insbesondere die Dimensionen des Leiblichen im Geflecht von kreativem Ausdruck und Rezeption im Fokus.

[202] „Bildfülle und narrative Dynamik sind von der Vorgeschichte der Einweisung und nicht zuletzt von mehreren Ausbrüchen des Internierten aus der Anstalt determiniert. Denn es sind gerade seine Reisen und Wanderungen, die der wieder Eingesperrte aus der Erinnerung zu lebhaften und farbigen Bildgeschichten arrangiert.", ebd., S. 247. Inwiefern determiniert aber hier nicht auch seine Krankheit, insofern sie die Wahrnehmungsweise der Welt verändert?

[203] Ebd., S. 248.

[204] Jagfeld deutet insofern eine ähnliche Richtung an, indem sie im Schlussresümee darauf hinweist, dass „das Wahrnehmen der eigenen Rezeptionsverhaltens" und das eigene Gegenübertragungs-Problem in der Annäherung an eine Autobiografie immer mit zu berücksichtigen sei, ebd., S. 250.

[205] Waldenfels, *Topographie des Fremden*, S. 51.

Literatur

Ackerknecht, Erwin H., *Kurze Geschichte der Psychiatrie*, Stuttgart, 1985.
Alloa, Emmanuel, *Das durchscheinende Bild. Konturen einer medialen Phänomenologie*, Zürich, 2011.
Ankele, Monika, *Alltag und Aneignung in Psychiatrien um 1900. Selbstzeugnisse von Frauen aus der Sammlung Prinzhorn*, Wien, 2009.
Bader, Alfred, Die Bildnerei der Geisteskranken. Ein Spiegel der Menschenseele, in: Alfred Bader, *Wunderwelt des Wahns* (S. 33–58), Köln, 1961.
– Zugang zur Bildnerei der Schizophrenen vor und nach Prinzhorn, in: Alfred Bader, *Geisteskrankheit, bildnerischer Ausdruck und Kunst. Eine Sammlung von Texten zur Psychopathologie des Schöpferischen* (S. 107–120), Bern, 1971.
– (Hrsg.), *Geisteskrankheit, bildnerischer Ausdruck und Kunst. Eine Sammlung von Texten zur Psychopathologie des Schöpferischen*, Bern, 1975.
Bader, Alfred und Navratil, Leo, *Zwischen Wahn und Wirklichkeit. Kunst – Psychose – Kreativität*, Luzern, 1976.
Bernet, Rudolf und Kapust, Antje (Hrsg.), *Die Sichtbarkeit des Unsichtbaren*, München, 2009.
Beyme, Ingrid von, Die Ausstellung: Ein Gang durch Dubuffets Liste, in: Ingrid von Beyme und Thomas Röske, *Dubuffets Liste. Ein Kommentar zur Sammlung Prinzhorn von 1950* (S. 30–45), Heidelberg, 2015.
Beyme, Ingrid von und Röske, Thomas (Hrsg.), *ungesehen und unerhört. Künstler reagieren auf die Sammlung Prinzhorn, Bd. 1: Bildende Kunst, Film, Video*, Heidelberg, 2013.
– (Hrsg.), *ungesehen und unerhört. Künstler reagieren auf die Sammlung Prinzhorn, Bd. 2: Literatur, Theater, Performance, Musik*, Heidelberg, 2014.
Blasius, Dirk, *„Einfache Seelenstörung". Geschichte der deutschen Psychiatrie 1800–1945*, Frankfurt am Main, 1994.
Boehm, Gottfried, Die Kraft der Bilder, in: Thomas Fuchs, et al., *Wahn Welt Bild. Die Sammlung Prinzhorn. Beiträge zur Museumseröffnung* (S. 1–11), Heidelberg, 2001.
Brand-Claussen, Bettina, Geschichte einer „verrückten" Sammlung, in: *Vernissage* (7/1), S. 6–14, 2001.
– Zwischen Ächtung und Achtung. Die Geschichte der Sammlung Prinzhorn, in: Bettina Brand-Claussen und Erik Stephan, *Sammlung Prinzhorn. Wunderhülsen & Willenskurven. Bücher, Hefte und Kalendarien* (S. 9–13), Jena, 2002.
Brun, Baptiste, Ein unumgänglicher Besuch: Dubuffet in der Sammlung Prinzhorn, in: Ingrid von Beyme und Thomas Röske, *Dubuffets Liste. Ein Kommentar zur Sammlung Prinzhorn von 1950* (S. 8–15), Heidelberg, 2015.
Cardinal, Roger, *Outsider Art*, London, 1972.
Cardinal, Roger Introduction in: John Maizels, *Raw Creation: Outsider Art & Beyond* (S. 8–9), Paris 1996.
Dalí, Salvador, *Gesammelte Schriften* (Hrsg. v. Axel Matthes und Tilbert Diego Stegmann), München, 1974.
De Jaegher, Hanne, Embodiment and sense-making in autism, in: *Frontiers in Integrative Neuroscience* (7/15), S. 1–19, 2013.
Didi-Huberman, Georges, *Was wir sehen, blickt uns an. Zur Metapsychologie des Bildes*, München, 1998.
Fabris, Adriano, Lossi, Annamaria und Perone, Ugo, *Bild als Prozess. Neue Perspektiven einer Phänomenologie des Sehens*, Würzburg, 2011.
Fink, Eugen, Vergegenwärtigung und Bild. Beiträge zur Phänomenologie der Unwirklichkeit [1930], in: Eugen Fink, *Studien zur Phänomenologie. 1930–1939*, Den Haag, 1966.
Fischer, Roland, Das Perzeptions-Halluzinations-Meditations-Kontinuum-Modell, in: Alfred Bader, *Geisteskrankheit, bildnerischer Ausdruck und Kunst. Eine Sammlung von Texten zur Psychopathologie des Schöpferischen* (S. 75), Bern, 1975.
Foucault, Michel, *Wahnsinn und Gesellschaft. Eine Geschichte des Wahns im Zeitalter der Vernunft*, Frankfurt am Main, 2009.

Literatur

Frengenberg, Frank, Die Innenseite der Außenseite in: Claudia Dichter, Udo Kittelmann und Susanne Zander, *Obsession. Morton Bartlett, Eugene von Bruenchenhein, Henry Darger, Paul Humphrey* (S. 12–19), Köln, 1999.

Freud, Sigmund, Das Unheimliche, in: Sigmund Freud, *Gesammelte Werke: Werke aus den Jahren 1917–1920* (5. Aufl., S. 229–271), Frankfurt am Main, 1919/1978.

Frohoff, Sonja, Salvador Dalí und Carl Lange, in: Ingrid von Beyme und Thomas Röske, *ungesehen und unerhört. Künstler reagieren auf die Sammlung Prinzhorn. Bd. 1: Bildende Kunst, Film, Video* (S. 96–101), Heidelberg, 2013.

Fuchs, Thomas, *Psychopathologie von Leib und Raum. Phänomenologisch-empirische Untersuchungen zu depressiven und paranoiden Erkrankungen*, Darmstadt, 2000.

– Psychopathologie der Hyperreflexivität, in: *Deutsche Zeitschrift für Philosophie* (59/4), S. 565–576, 2011.

– Das Unheimliche. Eine phänomenologische Studie anhand von Werken der Sammlung Prinzhorn, in: Sonja Frohoff, Thomas Fuchs und Stefano Micali, *Bilderfahrung und Psychopathologie. Phänomenologische Annäherungen an die Sammlung Prinzhorn* (S. 63–83), Paderborn, 2014.

Gadamer, Hans-Georg, Zuwachs an Sein. Hermeneutische Reflexion und bildende Kunst, in: Gottfried Boehm, *Wie Bilder Sinn erzeugen. Die Macht des Zeigens* (S. 243–268), Berlin [1996] 2007.

Gamm, Gerhard (Hrsg.), *Der Wahnsinn in der Vernunft. Historische und erkenntniskritische Studien zur Dimension des Anders-Seins in der Philosophie Hegels*, Bonn, 1981.

Gorsen, Peter, *Kunst und Krankheit. Metamorphosen der ästhetischen Einbildungskraft*, Frankfurt am Main, 1980.

– Der Dialog zwischen Kunst und Psychiatrie heute, in: O. Benkert und P. Gorsen, *Von Chaos und Ordnung der Seele. Ein interdisziplinärer Dialog über Psychiatrie und moderne Kunst* (S. 3–53), Berlin Heidelberg, 1990.

– Salvador Dalís fabulierte Wahnwelt im Vergleich mit Hans Prinzhorns „Bildnerei der Geisteskranken". Ein Annäherungsversuch, in: Thomas Röske und Ingrid von Beyme, *Surrealismus und Wahnsinn* (S. 75–98), Heidelberg, 2009.

– Kunst jenseits und abseits der Kunst. Karriere und Krise eines epochalen Experiments, in: Stavros Mentzos und Alois Münch, *Das Schöpferische in der Psychose* (S. 71–87), Göttingen, 2012.

Griesinger, Wilhelm, *Die Pathologie und Therapie psychischer Krankheiten. Für Ärzte und Studierende dargestellt*, Stuttgart, 1845.

Günzel, Stephan und Mersch, Dieter (Hrsg.), *Bild. Ein interdisziplinäres Handbuch*, Stuttgart 2014.

Heidegger, Martin, Der Ursprung des Kunstwerks, in: Martin Heidegger, *Heidegger Studies 5* (S. 5–22), [1931–32] 1989.

Hohendorf, Gerrit, Euthanasie im Nationalsozialismus – die medizinische Vernichtung von Anstaltspatienten, in: Bettina Brand-Claussen, Maike Rotzoll und Thomas Röske, *Todesursache Euthanasie. Verdeckte Morde in der NS-Zeit* (S. 9–18), Heidelberg, 2002.

Husserl, Edmund, Philosophie als strenge Wissenschaft, in: *Logos* (1), S. 289–341, 1911.

– *Phantasie, Bildbewußtsein, Erinnerung: Zur Phänomenologie der anschaulichen Vergegenwärtigungen; Texte aus dem Nachlass (1898–1925)* (Husserliana, Bd. 23, Hrsg. v. Eduard Marbach), Dordrecht, 1980.

Imorde, Joseph, „Einfühlung" in der Kunstgeschichte, in: Robin Curtis und Gertrud Koch, *Einfühlung. Zur Geschichte und Gegenwart eines ästhetischen Konzepts* (S. 127–142), München, 2009.

Jádi, Inge, Irrgartenconstellationspanoptikumbahnhofverlegenheitenbeschwerdebilder, in: *Vernissage* (7/1), S. 18–47, 2001.

– Überlegungen zu Rezeption, Wirkung und Potenz der Sammlung Prinzhorn, in: *Psychoanalyse im Widerspruch. Psychiatrie. Zur Situation der Psychiatrie an den Hochschulen.* (24/48), S. 19–43, 2012.

Jagfeld, Monika, *Outside In. Zeitgeschehen in Werken der Sammlung Prinzhorn am Beispiel Rudolf Heinrichshofen*, Weimar, 2008.

Jakab, Irene, *Zeichnungen und Gemälde der Geisteskranken. Ihre psychiatrische und künstlerische Analyse*, Berlin, 1956.

Jaspers, Karl, *Strindberg und Van Gogh. Versuch einer pathographischen Analyse unter vergleichender Heranziehung von Swedenborg und Hölderlin*, Bern Leipzig, 1922.

Kapust, Antje und Waldenfels, Bernhard (Hrsg.), *Kunst. Bild. Wahrnehmung. Blick: Merleau-Ponty zum Hundertsten* (1. Aufl.), Paderborn, 2010.

Katerndahl, Jörg, *„Bildnerei von Schizophrenen": Zur Problematik der Beziehungssetzung von Psyche und Kunst im ersten Drittel des 20. Jahrhunderts* (Studien zur Kunstgeschichte, Bd. 167), Hildesheim, 2005.

Koss, Juliet, Über die Grenzen der Einfühlung, in: Robin Curtis und Gertrud Koch, *Zur Geschichte und Gegenwart eines ästhetischen Konzeptes* (S. 105–126), München, 2009.

Kraft, Hartmut, *Grenzgänger zwischen Kunst und Psychiatrie* (3. Aufl.), Köln, 2005.

Laing, Ronald D., *Das geteilte Selbst. Eine existenzielle Studie über geistige Gesundheit und Wahnsinn*, Hamburg, 1976.

Laner, Iris Elisabeth, *Revisionen der Zeitlichkeit. Zur Phänomenologie des Bildes nach Husserl, Derrida und Merleau-Ponty* (Phänomenologische Untersuchungen Bd. 33), Paderborn, 2016.

Machover, Karen, *Personality Projection in the Drawing of the Human Figure: A Method of Personality Investigation*, Springfield, Illinois, 1949.

Maizels, John, *Raw Creation: Outsider Art & Beyond*, Paris, 1996.

Maldiney, Henri, Die Entdeckung der ästhetischen Dimension in der Phänomenologie von Erwin Straus, in: Walter von Baeyer und Richard M. Griffith, *Condition Humana – Erwin W. Straus on his 75th birthday* (S. 210–232), Berlin, 1966.

– *Verstehen*, Wien, 2006.

Merleau-Ponty, Maurice, Das Auge und der Geist, in: Christian Bermes, *Das Auge und der Geist. Philosophische Essays* (S. 275–317), 2003.

Mohr, Fritz, Über die Zeichnungen von Geisteskranken und ihre diagnostische Verwertbarkeit, in: *Journal für Psychologie und Neurologie* (8), S. 99–140, 1906.

Moldzio, Andreas, Zur schizophrenen Entfremdung auf der Grundlage der Neuen Phänomenologie, in: Dirk Schmoll, *Symptom und Phänomen. Phänomenologische Zugänge zum kranken Menschen* (S. 185–203), Freiburg, 2005.

Möller, Hans-Jürgen, Laux, Gerd und Kapfhammer, Hans-Peter, *Psychiatrie, Psychosomatik, Psychotherapie, Band 1: Allgemeine Psychiatrie; Band 2: Spezielle Psychiatrie* (4. Aufl.), Berlin Heidelberg, 2011.

Morgenthaler, Walter, *Ein Geisteskranker als Künstler. Adolf Wölfli*, Wien, 1985.

Müller-Suur, Hemmo, Das Schizophrene in künstlerischen Produktionen von Schizophrenen, in: Alfred Bader, *Geisteskrankheit, bildnerischer Ausdruck und Kunst. Eine Sammlung von Texten zur Psychopathologie des Schöpferischen* (S. 130–143), Bern, 1971.

Mundhenk, Ronald, *Sein wie Gott. Aspekte des Religiösen im schizophrenen Erleben und Denken*, Neumünster, 2002.

Nancy, Jean-Luc, *Am Grund der Bilder*, Zürich, 2006.

Navratil, Leo, Psychose und Kreativität, in: Alfred Bader, *Geisteskrankheit, bildnerischer Ausdruck und Kunst. Eine Sammlung von Texten zur Psychopathologie des Schöpferischen* (S. 92–101), Bern, 1969.

– *Schizophrenie und Kunst*, Frankfurt am Main, 1997.

Noy, Pinchers, Form, Creation in Art: An eco-psychological approach to creativity, in: *Psychoanalytic Quaterly* (48), S. 229–256, 1979.

Pfeifer, Richard Arwed, *Der Geisteskranke und sein Werk: Eine Studie über schizophrene Kunst*, Leipzig, 1923.

Poley, Stefanie, Das Vorbild des Verrückten. Kunst in Deutschland zwischen 1910 und 1945, in: Otto Benkert und Peter Gorsen, *Von Chaos und Ordnung der Seele. Ein interdisziplinärer Dialog über Psychiatrie und moderne Kunst* (S. 55–90), Heidelberg, 1990.

Prinzhorn, Hans, *Bildnerei der Geisteskranken. Ein Beitrag zur Psychologie und Psychopathologie der Gestaltung*, Berlin, 1922.

Literatur

Réja, Marcel, *Die Kunst bei den Verrückten* (Hrsg. v. Ch. Eissing-Christophersen und D. Le Parc), Wien, 1997.
Rennert, Helmut, *Die Merkmale schizophrener Bildnerei*, Jena, 1962.
– Eigengesetze des bildnerischen Ausdrucks bei Schizophrenie, in: *Psychiatrie, Neurologie und medizinische Psychologie* (15), S. 282–288, 1963.
– Liste der Merkmale schizophrener Bildnerei, in: Alfred Bader, *Geisteskrankheit, bildnerischer Ausdruck und Kunst. Eine Sammlung von Texten zur Psychopathologie des Schöpferischen* (S. 55–58), Bern, 1966.
Retzer, Arnold, *Systemische Familientherapie der Psychosen*, Göttingen, 2003.
Richir, Marc, Der Sinn der Phänomenologie in „Das Sichtbare und das Unsichtbare", in: Alexandre Metraux und Bernhard Waldenfels, *Leibhaftige Vernunft. Spuren von Merleau-Pontys Denken* (S. 86–109), München, 1986.
– Epoché, Flimmern und Reduktion in der Phänomenologie, in: Rudolf Bernet und Antje Kapust, *Die Sichtbarkeit des Unsichtbaren* (S. 29–44), München, 2009.
– Über die phänomenologische Revolution: einige Skizzen, in: Hans-Dieter Gondek, Tobias Nikolaus Klass und Laszlo Tengelyi, *Phänomenologie der Sinnereignisse* (S. 62–77), München, 2011.
– Über die Darstellung in der Psychopathologie, in: Sonja Frohoff, Thomas Fuchs und Stefano Micali, *Bilderfahrung und Psychopathologie* (S. 51–62), Paderborn, 2014.
Röhricht, Frank und Priebe, Stefan (Hrsg.), *Körpererleben in der Schizophrenie*, Göttingen, 1998.
Röske, Thomas, *Der Arzt als Künstler. Ästhetik und Psychotherapie bei Hans Prinzhorn (1886–1933)*, Bielefeld, 1995.
– Das Unheimliche an künstlerischen Werken psychisch Kranker. Verdrängtes bei Hans Prinzhorn und seinen Nachfolgern, in: Klaus Herding und Gerlinde Gehrig, *Orte des Unheimlichen. Die Faszination verborgenen Grauens in Literatur und bildender Kunst* (S. 138–158), Göttingen, 2006.
– Die Psychose als Künstler. Leo Navratils „Schizophrenie und Kunst" – eine Kritik, in: Georg Theunissen, *Außenseiter-Kunst. Außergewöhnliche Bildnereien von Menschen mit intellektuellen und psychischen Behinderungen* (S. 103–117), Bad Heilbrunn, 2008.
– Zum Beispiel Josef Forster, in: Thomas Röske und Doris Noell-Rumpeltes, *Durch die Luft gehen. Josef Forster, die Anstalt und die Kunst*, Heidelberg, 2011.
– Eine „bewundernswerte Sammlung" – Dubuffets Heidelberger Besuch im Kontext, in: Ingrid von Beyme und Thomas Röske, *Dubuffets Liste. Ein Kommentar zur Sammlung Prinzhorn von 1950* (S. 16–29), Heidelberg, 2015.
Sartre, Jean-Paul, *Das Imaginäre. Phänomenologische Psychologie der Einbildungskraft*, Hamburg 1971 [franz. 1940].
Sass, Louis A., *Madness and Modernism: Insanity in the Light of Modern Art, Literature, and Thought*, New York, 1992.
Schott, Heinz und Tölle, Rainer, *Geschichte der Psychiatrie. Krankheitslehren, Irrwege und Behandlungsformen*, München, 2006.
Schürmann, Eva *Erscheinen und Wahrnehmen. Eine vergleichende Studie zur Kunst von James Turrell und der Philosophie Merleau-Pontys*, München, 2000.
Sepp, Hans Rainer und Embree, Lester (Hrsg.), *Handbook of Phenomenological Aesthetics*, Dordrecht, 2010.
Sepp, Hans Rainer und Trinks, Jürgen (Hrsg.), *Phänomenalität des Kunstwerks*, Wien, 2006.
Simon, Paul-Max, *L'Imagination dans la folie. Étude sur les dessins, plans, descriptions et costumes des aliénés*, Paris, 1876.
Sobota, Katharina, Legitimation durch Abweichung, in: Otto Benkert und Peter Gorsen, *Von Chaos und Ordnung der Seele. Ein interdisziplinärer Dialog über Psychiatrie und moderne Kunst* (S. 107–128), Heidelberg 1990.
Sternnagel, Jörg, *Pathos des Leibes. Phänomenologie ästhetischer Praxis*, Zürich, Berlin 2016.
Tölle, Rainer und Windgassen, Klaus, *Psychiatrie einschließlich Psychotherapie* (16. Aufl.), Heidelberg, 2012.

Tonella, Guy, Körperpsychotherapie und Psychose, in: Gustl Marlock und Halko Weiss, *Handbuch der Körperpsychotherapien* (S. 734–740), Stuttgart New York, 2006.

v. Beyme, Ingrid und Röske, Thomas (Hrsg.), *Dubuffets Liste. Ein Kommentar zur Sammlung Prinzhorn von 1950*, Heidelberg, 2015.

Voss, Christiane, Einfühlung als epistemische und ästhetische Kategorie bei Hume und Lipps, in: Robin Curtis und Gertrud Koch, *Einfühlung. Zur Geschichte und Gegenwart eines ästhetischen Konzepts* (S. 31–48), München, 2009.

Waldenfels, Bernhard, Zerspringen des Seins. Ontologische Auslegung der Erfahrung am Leitfaden der Malerei, in: Alexandre Metraux und Bernhard Waldenfels, *Leibhaftige Vernunft. Spuren von Merleau-Pontys Denken* (S. 144–161), München, 1986.

– *Der Stachel des Fremden*, Frankfurt am Main, 1990.

– *Topographie des Fremden. Studien zur Phänomenologie des Fremden* (Bd. 1), Frankfurt am Main, 1997.

– Das Unsichtbare dieser Welt oder: Was sich dem Blick entzieht, in: Rudolf Bernet und Antje Kapust, *Die Sichtbarkeit des Unsichtbaren* (S. 11–28), München, 2009.

– *Sinne und Künste im Wechselspiel. Modi ästhetischer Erfahrung*, Frankfurt am Main, 2010.

– Die Anomalität von Kunstbildern und Patientenbildern, in: Sonja Frohoff, Thomas Fuchs und Stefano Micali, *Bilderfahrung und Psychopathologie. Phänomenologische Annäherungen an die Sammlung Prinzhorn* (S. 33–51), Paderborn, 2014.

Welsch, Wolfgang, Identität im Übergang. Philosophische Überlegungen zur aktuellen Affinität von Kunst, Psychiatrie und Gesellschaft, in: Otto Benkert und Peter Gorsen, *Von Chaos und Ordnung der Seele. Ein interdisziplinärer Dialog über Psychiatrie und moderne Kunst* (S. 91–106), Heidelberg, 1990.

Kapitel 2
Zum Ausdrucksgeschehen im Ausgang von Merleau-Ponty

Zusammenfassung Wie ist der Zusammenhang von Leib, Wahrnehmung und Ausdruck im Ausgang von Merleau-Ponty zu verstehen? Welche Konsequenzen ergeben sich für die leiblichen Dimensionen im Ausdrucks- und Rezeptionsgeschehen? Zentral ist die Figur des Chiasmus, durch welche die Genese von kreativem Ausdruck und seiner Rezeption als ein Netz von Wandlungsprozessen deutlich werden kann. Ein Exkurs ist der Zeiterfahrung gewidmet, die für Merleau-Ponty die ontologische Grundlage bildet, um die Dynamik des Leibes zu verdeutlichen. Kreativer Ausdruck und dessen Rezeption setzen nicht im luftleeren Raum an, sondern beginnen mit der leiblichen und verleiblichten Perspektive des Schaffenden und des Rezipienten. Strukturen des Leibes liegen beiden Prozessen zugrunde und bilden deshalb ein verbindendes Element, das als Grundlage für einen Zugang, z. B. von Werken der Sammlung Prinzhorn, gesehen werden kann. Die Annahme ist, dass wir in der Rezeption von künstlerischen Ausdrücken einem „Zur-Welt-Sein" und damit Strukturen der Erfahrung im Umgang mit Befindlichkeiten gewahr werden. Erfahrungen und Anmutungen transportieren sich über Gestik und Stil im Ausdrucksgeschehen, die aber nicht als feste, greifbare Substanz, sondern als Struktur im Übergang zu denken sind. Aus den Überlegungen aber auch rückwirkend aus den Bildreflexionen der drei Folgekapitel ergeben sich abschließend sechs implizite Reflexionsfelder.

2.1 Einleitung

Ein vom Leib ausgehender methodischer Zugang zum kreativen Ausdruck? Was sollte das genauer sein? Merleau-Pontys bildphänomenologische Ideen und deren Weiterführungen von Gottfried Boehm, Thomas Fuchs, Bernhard Waldenfels und Henri Maldiney zum Ausgangspunkt zu nehmen, hat mehrere Gründe. Zum einen erscheint es hinsichtlich des Untersuchungsgegenstandes stimmig, einen Ansatz zu wählen, bei dem die Berührung durch das Bild und dessen „Bewohnen" im Vordergrund stehen, um so den verschiedenen Disziplinen, die unterschiedlich auf Werke der Sammlung Prinzhorn zugreifen, Möglichkeiten einer gemeinsamen Grundlage aufzuzeigen (vgl. Kap. 1). Zum anderen sind die Werke, die in den folgenden

Kapiteln untersucht werden, aus Grenzsituationen entstanden, welche die Weltwahrnehmung und Bewegung in der Welt in einer spezifisch veränderten Weise bestimmten. Reflexionen zum Ausgangspunkt zu nehmen, welche die Leiblichkeit konsequent in der Verflochtenheit des Subjekts mit der Welt verorten, hilft, so die Annahme, nicht nur Bildobjekte zu untersuchen, sondern daraus die basalen Weisen, Welt zu bewohnen, mit ihr umzugehen und ihr eine Bedeutung zu geben, besser zu verstehen. Denn der Leib beschreibt nicht einfach nur eine bestimmte Richtung der Phänomenologie, sondern beeinflusst eine „Verständnisstruktur".[1] Seine Bedeutung für das Ausdrucks- und Rezeptionsgeschehen im kreativen Prozess steht in diesem Kapitel im Vordergrund.

Umgekehrt wirken die Einzelbetrachtungen der nächsten Kapitel insofern auf die theoretischen Reflexionen dieses Kapitels zurück als sich durch sie für die bildphänomenologische Forschung zum einen Kategorien herauskristallisieren, um Bilder in ihrer spezifischen Wahrnehmungsstilistik zu erkunden. Zum andern zeigt der Fokus auf die Bildbegegnung, dass es weniger einer Theorie des Bildes als Erzeugnis des Bewusstseins oder der künstlerischen Wertung bedarf. Vielmehr kann besonders eine Theorie der Tätigkeit des Bildens von Ausdruck sowie einer Ausbuchstabierung der Verflochtenheit von Gestaltungsvorgang und Rezeption des Gestalteten, Spezifika bildlicher Sprache erhellen sowie Grundbewegungen von zunächst scheinbar unverständlichen Werken verdeutlichen. Wie Boehm treffend gezeigt hat, ist das Bild gleichermaßen Gegenstand wie Verfahren, so dass es sinnvoll ist, sich die Mechanismen und Wirkungsweisen von Bildern am Konkreten vor Augen zu führen. Darüber hinaus zeigt sich, dass die kritische Ontologie Merleau-Pontys einen geeigneten Rahmen zur Erkundung von Bildern bietet, weil sie davor bewahrt, in eine teleologische Substanzmetaphysik abzugleiten und Bilder als Übergänge begreifbar werden lässt.

2.1.1 Leib, Wahrnehmung, Ausdruck im Ausgang von Merleau-Ponty

Was meint „Leib"? Der Begriff „Leib" geht etymologisch auf dieselbe althochdeutsche Wurzel wie „Leben" zurück, während der später aufkommende Begriff Körper mit dem Leichnam in Zusammenhang steht.[2] Bereits in diesen sprachlichen Wurzeln zeigt sich eine Unterscheidung zwischen einer Sicht auf den Körper als Objekt und Ding sowie auf seine subjektive Lebendigkeit und Dynamik als Leib.[3] Strukturell

[1] Lara Huber (2013), *Der Philosoph und der Künstler. Maurice Merleau-Ponty als Denker der réflexion*, Würzburg Ebd., S. 20.
[2] Vgl. dazu Friedrich Kluge (1999), *Etymologisches Wörterbuch der deutschen Sprache*, Berlin, S. 478, 511.
[3] In anderen Sprachen ist diese Unterscheidung so nicht vorhanden. Im Französischen unterscheidet Merleau-Ponty z. B. „corps propre" (Leib) und „corps", im Englischen wird vom „lived body" und „body" gesprochen.

betrachtet bezieht der Leib sich zunächst auf die Meinhaftigkeit des Körpers. Der Leib endet nicht an den physischen Körpergrenzen, sondern greift aus. Er bezieht sich nicht auf eine eigene, losgelöste Dimension, stattdessen ist die leibliche Perspektive immer die besondere einer inkarnierten Vernunft und eines bestimmten, gefühlten Körpers. Mit Leib sind die Sphäre des subjektiven Erlebens, das Wie und das dynamische Zentrum unserer selbstverständlichen Lebensvollzüge angesprochen. Er „antwortet auf die Frage: ‚Wodurch? Womit? oder Wie?', nicht auf die Frage: ‚Wer? Oder Was?' Er eröffnet ein leibliches ‚Merk- und Wirkfeld', ist ‚Empfindungsträger' und ‚Ausdrucksorgan', sowie ‚Orientierungszentrum'".[4] Mit Leib ist das Zentrum räumlichen Existierens gemeint, das durch Wahrnehmung, Bewegung, Verhalten und soziale Beziehungen immer schon mit der Welt verwoben ist. Leiblichkeit betrifft genuin vorsprachliche Bereiche, z. B. Färbungen, Rhythmen, Atmosphären. Wie empfinden wir z. B. die Ausgedehntheit unseres Körpers im Raum, wenn wir hungrig sind oder wenn wir uns freuen? Inwiefern werden Dinge wie ein Bleistift, ein Hammer oder auch ein Musikinstrument als Verlängerung unseres Leibraums erfahren? Welche Ausstrahlung hat eine Person und wie nehmen wir diese wahr?

Am Leib werde deutlich, so Merleau-Ponty, dass das Subjekt immer schon in einer Welt und zur Welt ist, bevor es sich selbst in bewusster Selbsterkenntnis ergreift. Der Terminus „Zur-Welt-Sein" lehnt sich eng an Heidegger „In-der-Welt-Sein" an. Merleau-Ponty will aber den dynamischen Charakter einer immer im Gang befindlichen Auseinandersetzung durch die Richtung auf die Welt hin betonen. Für Heidegger gilt das „In-der-Welt-Sein" als Modus des „Verfallenseins", aus dem es sich durch Ergreifen der Eigentlichkeit zu befreien gilt. Gerade diese Art von beinahe linearem Überstieg würde Merleau-Ponty außer Acht lassen, da der Leib in jeder Gegenwart aufs Neue Richtmaß der Möglichkeiten ist. Es ist immer schon eingebettet, gerichtet und Ausdrucksgeschehen. Nie lassen sich unabhängig vom leiblichen Blickwinkel Erfahrungen machen. Statt von einem Subjekt, sei es deshalb sinnvoller, so Waldenfels, von einem leiblichen Selbst zu sprechen, da wir nicht *auch* leiblich, sondern durch und durch leiblich verfasst sind.[5] In unserem Tätigsein einverleiben wir uns Welt und bringen unsere Perspektive zum Ausdruck. Merleau-Ponty zufolge drücke sich, z. B. in der motorischen Bewegung des Leibes auf die Welt hin, bereits eine Intentionalität aus, die von Motiven getragen ist, die sich aus den Zusammenhängen der Existenz entwickelt haben und stetig weiterentwickeln und ausdifferenzieren. Einer bewusst entschiedenen Intentionalität liege immer schon eine fungierende Intentionalität zugrunde, die sich aus den komplexen Bezügen dessen, was wir geworden sind, ergibt, ohne ausschließlich darauf zurückführbar zu sein. Durch die leibliche Existenz ist das Subjekt immer schon bereits auf bestimmte Weise auf die Welt bezogen und sieht sie aus spezifisch räumlichen, zeitlichen und intersubjektiven Perspektiven. Leiblichkeit bezieht sich also auf die Formen unseres Existierens, die Wirklichkeit unseres Gegenwärtigseins, das sich

[4] Bernhard Waldenfels (1999), *Sinnesschwellen. Studien zur Phänomenologie des Fremden*, Frankfurt am Main, S. 21.
[5] Ders. (2011), Radikalisierte Erfahrung, in: *Phänomenologie der Sinnereignisse*, München, S. 30.

z. B., wie Fuchs ausdifferenziert hat, mit Richtungsraum, Stimmungsraum, personalen Raum, Lebensraum und geschichtlichen Raum weiter beschreiben ließe.[6]

Gerade in der Wahrnehmung – und damit auch in der Wahrnehmung von Bildern – sind diese leiblichen Verwobenheiten mit der Welt besonders im Vordergrund. Merleau-Ponty hob die besondere Relevanz des Leibes als unhintergehbaren Teil unserer Erfahrung in kritischer Weiterführung von Husserls Analysen hervor. Als „dritte Dimension" mit einer besonderen chiasmatischen Struktur grenzte er ihn von naiven empiristischen und rationalistischen Sichtweisen auf den Leib ab. Beide Traditionen unterwürfen auf unterschiedliche Weise die ständige Anwesenheit und invariable Perspektive des Leibes, die bereits im Wahrnehmungsgeschehen vollzogen werde, nachträglichen Konstrukten.[7] Beide stülpten den Phänomenen die Maske der Objektivität über, wodurch ihnen die Gegenstände und ein tieferes Verständnis der Welt in ihrer Lebendigkeit gerade entgingen. Die empiristische Perspektive verstünde z. B. den Prozess der Wahrnehmung im Wesentlichen als Reiz-Reaktions-Modell und die Erkenntnis damit als passive Hinnahme einer Welt an sich, in denen Dinge, Reize und Empfindungen als feststehende Entitäten genommen würden. Demgegenüber betonten intellektualistische Strömungen, dass das Subjekt über die Aufmerksamkeit und die Bestimmung des Gegenstandes der Wahrnehmung zu sich selbst komme. Wahrnehmung würde kategorisiert anstatt erhellt. Erkenntnis erscheine als aktives Konstituieren einer Welt durch das Bewusstsein und stünde in der Gefahr, in eine unverletzliche Subjektivität verlegt zu werden. Damit aber bleibe die Welt „sublimiert" in einem Ideal absoluter Wahrheit. Der empirische Forscher unterschlage seinen eigenen Anteil an der Wahrnehmung und setze für die Analyse von Reizen bereits ein Ganzes voraus. Dem idealistischen Wissenschaftler mangele es demgegenüber an der Einsicht in die „Kontingenz der Anlässe des Denkens".[8] Das Faktum der Phänomene, der „Eigensinn des Seienden"[9] und der Widerstand der Passivität seien, so Merleau-Ponty, indes nicht durch Urteile zu beheben.[10] Empiristische und rationalistische Traditionen der Wissenschaft versäumten es, die Phänomene ihrer Untersuchung zu „bewohnen". Dies sei die Folge des Umgangs mit dem Leib, der entweder als physischer Gegenstand unter anderen Dingen oder aber als reine Innerlichkeit gesehen werde. Während die Empiristen ihn dementsprechend äußerlich vermessen würden, werde bei den Rationalisten die immer

[6] Thomas Fuchs (2000), *Leib, Raum, Person. Entwurf einer phänomenologischen Anthropologie*, Stuttgart; Ders. (2000), *Psychopathologie von Leib und Raum. Phänomenologisch-empirische Untersuchungen zu depressiven und paranoiden Erkrankungen*, Darmstadt. Ebd., S. 3 entwirft er ein Sphärenmodell mit eben jenen oben genannten Räumen.

[7] Merleau-Ponty greift damit eine spätestens mit Kant klassisch gewordene Gegenüberstellung zum Verständnis des Verhältnisses von Subjekt und Welt auf, die in der Folge zu weiteren Fragen in Bezug auf die Gewissheit unseres Wissens geführt hat. Natürlich reduziert Merleau-Ponty hier zugunsten der Explikation seines dritten Weges bewusst Positionen, die in solcher Reinform selten verwirklicht sind.

[8] Maurice Merleau-Ponty (1966), *Phänomenologie der Wahrnehmung*, Berlin, S. 49.

[9] Christian Erich Schröder (1990), Maurice Merleau-Ponty. Phänomenologie an den Grenzen der Subjektivitätsphilosophie, in: *Philosophen des 20. Jahrhunderts*, Darmstadt, S. 171.

[10] Ebd., S. 178.

2.1 Einleitung

schon vorhandene Einbettung und Bezogenheit des Subjekts vernachlässigt. Merleau-Ponty betonte demgegenüber die vermittelnde Dimension des Leibes, „diesseits" empiristischer und intellektualistischer Perspektiven. Der Leib sei weder nur Bewusstsein noch nur Körper, sondern sowohl das eine als auch das andere, eine Ganzheit von beidem im Vollzug – oder wie Thomas Fuchs es formuliert: „Leiblichkeit ist die Bewegung, in der Innen und Außen ineinander übergehen."[11]

Leiblichkeit meint also hier keinen Zustand oder ein ursprünglicheres, reineres Erleben, sondern eine Beweglichkeit, eine Schwingungsfähigkeit, ein Sich-Befinden in Bewegung – ausgreifend und zu sich zurückkommend – immer ein Zugleich von körperlicher Verwobenheit und mehr oder weniger deutlichem Bewusstsein davon. Im Wahrnehmen bin ich zur Welt, bezogen und so immer auch außer mir, ohne mich zu verlassen. Dieser ständige Prozess geht der Identifizierung in Sprache voraus. Er beschreibt das Befinden, sich immer schon irgendwo und irgendwie vorzufinden. Dies eigene Befinden ist ein Apriori unserer Existenz, eine transzendentale Möglichkeitsbedingung unseres Daseins.[12]

In der Wahrnehmung, so Merleau-Ponty, gehe das Subjekt immer schon mit einem bestimmten Verhalten auf die Welt zu und werde umgekehrt von der Welt immer wieder dazu aufgerufen, zu neuer Balance und Kohärenz zu finden. Dinge, Situationen und Menschen forderten auf, wahrgenommen zu werden, zugleich würden sie nur durch die Aufmerksamkeit eines leiblichen Selbst gesehen, das wiederum der Begrenzung der eigenen Perspektive und der Kontingenz der Anlässe unterliege.[13] In wahrnehmender Bewegung und im Bewegt-Werden stellen wir immer wieder ein Gleichgewicht her und geben uns dabei einen Ausdruck, werden sichtbar für andere.

Da wir immer schon situiert sind, sind wir nicht mehr einfach ein Ich und ein Ding, sondern ein Selbst, das im Affiziert werden außer sich und bei sich ist. Selbst- und Fremdbezug sind verschränkt in der leiblichen Kontaktgrenze während einer Tätigkeit. Leiblichkeit entspricht insofern einer Schwelle zur Welt, einem Übergang, in dem das Ausgreifen auf die Welt immer wieder zu sich zurückkommt. „Ich bin nie ganz da, wo ich bin".[14] Waldenfels hat herausgearbeitet, dass „sich selbst fremd zu sein" genuin zur jeweiligen leiblichen Subjektivität (z. B. Geburt, Tod) und unserem Lebensvollzug gehöre. Dass, was sich uns entzieht – sowohl innerleiblich als auch im Bezug zur Welt – markiere eine Fremdheit, die sich nicht aufheben lasse. In seiner begrenzten Offenheit zur Welt sei der Leib zu sich selbst verschoben, wodurch eine absolute Identität unmöglich sei. Das zu sich verschobene Wahrnehmungsfeld von Selbst und Welt, in dem jeder situiert sei, zeige eine Struktur, so

[11] Fuchs, *Leib, Raum, Person*, S. 25.

[12] „In diesem ‚wie einem ist' bringt das Gestimmtsein das Sein in sein ‚Da' ", Martin Heidegger (2006), *Sein und Zeit*, Tübingen S. 134.

[13] Subjekt und Objekt würden in ihrer Verwiesenheit aufeinander begriffen, indem „das Subjekt den im Objekt ausgebreiteten Sinn übernimmt und das Objekt die Intentionen des Subjekts", Merleau-Ponty, *Phänomenologie der Wahrnehmung*, S. 161.

[14] Bernhard Waldenfels (1997), *Topographie des Fremden. Studien zur Phänomenologie des Fremden*, Frankfurt am Main, S. 35.

Merleau-Ponty, die sich durch Unbestimmtheiten und nicht auflösbare Ambiguitäten auszeichne. Bestimmte Perspektiven, im Sinne von Richtungen und Spannungsverhältnissen, seien darin spürbar. Existenzielle Ambiguitäten bedeuten für Merleau-Ponty aber keine überwindbare Unvollkommenheit des Bewusstseins oder den ständigen Wechsel eines Standpunktes, sondern werden als Ausdruck der besonderen chiasmatischen Struktur unserer Existenz und insofern als eine ontologische, irreduzible Bestimmung verstanden.[15]

Kann aber eine solche Struktur überhaupt irgendwelche Erkenntnisse in der Bildbetrachtung gewährleisten? Sind der Leib und seine Wahrnehmung nicht gerade durch diese Uneindeutigkeit ein zu vages Mittel der Bilderkenntnis? Die vorliegende Untersuchung wird der Aufforderung Merleau-Pontys folgen, die Phänomene zu bewohnen, sich darin sehend und wahrnehmend einzurichten und das reflektierend aufzunehmen, was leiblich erspürt werden kann. Die Möglichkeit dessen wird dabei geprüft, ist sie doch z. B. in Bezug auf Bilder aus schizophrenen Kontexten durchaus in Frage gestellt worden.[16] Besonders soll dabei herausgearbeitet werden, was und wie in diesem Bewohnen wahrgenommen werden kann.

Trotz seiner zueinander verschobenen Struktur und der inhärenten Fremdheit ist der Leib als lebendiger Eigenraum meines Körpers und vorsprachliche Schwelle zur Welt wesentlich für Kohärenzerfahrung und Resonanz.[17] Im Alltagsgeschehen erleben wir den Fluss von Innen und Außen und zwischenleibliche Begegnungen häufig als selbstverständlich. Wir synchronisieren uns mit der Umgebung, wenn wir uns z. B. durch eine volle Fußgängerzone bewegen oder Fahrradfahren gelernt haben. In Lernvorgängen, Krankheit oder im Kontakt mit dem Anderen wird spürbar, dass der Leib nicht einfach Einheitserleben eines geschlossenen, reinen Ichs ist und sich somit der Reduktion auf ein Bewusstsein oder einen Körper widersetzt. Wir sind im normalen leiblichen Vollzug Identität einer Differenz, die jederzeit diastatisch auseinander treten kann, ohne völlig in einer Seite Bewusstsein oder Körper aufzugehen. Während der Leib uns im normalen Lebensvollzug selbstverständlich begleitet, wird er erst bei „Störungen" durch Neues, was das bisherige Gleichgewicht

[15] Die deutsche Übersetzung von Ambiguität in „Zweideutigkeit" kritisiert Plügge zu Recht, weil darin suggeriert werde, es ginge um zwei Seiten, die nur gedeutet werden müssten. Die Ambiguität ist bei Merleau-Ponty aber eine existenzielle. Herbert Plügge (1967), *Der Mensch und sein Leib*, Tübingen, S. 66.

[16] „Wenn das kranke Selbst malt oder zeichnet, ist das nicht sein Blick, auch nicht ein anonymer Blick." Marc Richir argumentiert, dass dies daran liege, dass die Bildschöpfer selbst keinen Leib bewohnten, sondern im schizoiden Prozess einer Spaltung von Leib und Körper bzw. des Selbst im Bezug zur Welt zum Opfer fielen. Thomas Fuchs geht in eine ähnliche Richtung und sieht einen Zusammenhang zwischen dem psychopathologischen Kontext im Ausdrucksprozess, der eine Blickbegegnung möglicherweise verhindere und zieht Parallelen zwischen der Bildbegegnung und der direkten Begegnung mit einem wahnkranken Patienten. Thomas Fuchs (2014), Das Unheimliche. Eine phänomenologische Studie anhand von Werken der Sammlung Prinzhorn, in: *Bilderfahrung und Psychopathologie. Phänomenologische Annäherungen an die Sammlung Prinzhorn* Paderborn; Marc Richir (2014), Über die Darstellung in der Psychopathologie, in: *Bilderfahrung und Psychopathologie*, Paderborn. Ebd., S. 56.

[17] Vgl. auch die Darstellungen von Patienten, deren Resonanzfähigkeit nach Gehirnschädigungen verloren gegangen ist bei Fuchs, *Leib, Raum, Person*, S. 232–234.

auseinander bringt, spürbar, z. B. im eigenen Missbefinden bei Krankheit oder Müdigkeit, in der Begegnung mit anderen oder in Lernprozessen, wenn z. B. der Tanzschritt erst konzentriert erarbeitet werden muss, bevor wir ihn vergessen können, weil er uns selbstverständlich geworden ist oder auch z. B. in habitualisierten und einverleibten Normen, die uns zunächst leiblich irritieren, wenn wir sie in einer anderen Kultur oder in einer sonst für uns ungewohnten Weise erleben. Erst an diese Erfahrung schließt sich eine Unterscheidung in Innen und Außen, in Körper und Bewusstsein überhaupt an. Sie ist eine nachträgliche Abstraktion.[18] Herbert Plügge formuliert dies in Bezug auf Gesundheit und Krankheit treffend: „Fremd und Eigen" sind hier im leiblichen Bereich keine Gegensätze. Besser heißt es deshalb: „befremdend"; und es heißt besser: „dadurch zum eigenen werdend. Es sind Aspekte eines Erwerbs."[19] Im Bewusst werden, z. B. eines kranken Fußes, wird er mir (schmerzlich) als meiner bewusst.[20] Auch in psychischen Krankheiten wird der Leib als Körper oft besonders bewusst, wenn die Selbstverständlichkeit und somit die „transparente Struktur des Leibes" verloren geht. Einheitliche und spontane Handlungsbögen können nicht mehr realisiert werden, weil sich z. B. in der Hypochondrie der gesamte Fokus auf die körperlichen Vorgänge richtet. In der Schizophrenie findet häufig eine regelrechte „Entkörperung" statt und geht mit einer Hyperreflexivität einher, in der jede Handlung gezielter Einwirkung und Planung bedarf.[21] Insbesondere die Beweglichkeit einer selbstverständlichen Balancefindung ist dann besonders erschwert oder unmöglich geworden. Um den Prozess des Leibes in seiner ständigen Ausgleichsbewegung einer zueinander verschobenen Struktur besser zu verdeutlichen und daraufhin die Struktur eines kreativen Ausdrucks zu untersuchen, soll im nächsten Schritt genauer auf die chiasmatische Struktur und ihre spezifischen Charakteristika eingegangen werden.

2.1.2 *Chiasmatische Struktur*

Chiasma steht für den griechischen Buchstaben „Chi". Als rhetorische Wort- bzw. literarische Stilfigur verstehen wir unter Chiasmus, dass syntaktische Einheiten (Worte, Wortgruppen, Sätze) über Kreuz gestellt werden, sodass sich eine Struktur vom Typ AB|BA ergibt. Der Chiasmus ist darüber hinaus aber auch ein Terminus, den Merleau-Ponty in seinem unabgeschlossenen Spätwerk *Das Sichtbare und das*

[18] Plügge, *Der Mensch und sein Leib*, S. 32: „Innen und Außen sind letzten Endes abstrakte Begriffe und lassen sich eher mit Missbefinden und Weltbezug beschreiben."
[19] Ebd., S. 76.
[20] Ebd., S. 12: „,entfremdet' und ,eigen' sind zwar logisch Widersprüche, aber im Bereich der leiblichen Selbsterfahrung durchaus vereinbar. Und nicht nur vereinbar, sondern sich gegenseitig fordernde Charakteristika. […] Erst, wenn es sich mir zu entziehen droht, wird das bisher nie Bemerkte zum unschätzbar Eigenen."
[21] Vgl. dazu Wolfgang Blankenburg (1971), *Der Verlust der natürlichen Selbstverständlichkeit: ein Beitrag zur Psychopathologie symptomarmer Schizophrenien*, Stuttgart. Thomas Fuchs (2011), Psychopathologie der Hyperreflexivität, in: *Deutsche Zeitschrift für Philosophie* (59/4).

Unsichtbare nennt, um die Verflochtenheit von Mensch und Welt zu versinnbildlichen und zu zeigen, inwiefern Differenz und Identität im Subjekt zusammen zu denken sind. Er beschreibt die besondere Struktur des Menschen, gleichzeitig Subjekt und Objekt zu sein und immer im Austausch mit der Welt zu stehen: das Kontaktfeld in Tätigkeit, das wir selbst sind. Mit dem Begriff Chiasmus versucht Merleau-Ponty also eine komplexe ontologische Gesamtbewegung greifbar zu machen. Dazu zwei Beispiele:

„Das Chiasma ist nicht nur Austausch Ich-Anderer […], es ist auch Austausch zwischen mir und der Welt, zwischen dem phänomenalen Leib und dem objektiven Körper, zwischen dem Wahrnehmenden und dem Wahrgenommenen: Was als Ding beginnt, endet mit dem Bewusstsein, was als Bewusstseinszustand beginnt, endet als Ding […] Dieses doppelte Chiasma […] bedarf einer Beziehung zum Sein, die sich aus dem Inneren des Seins ergibt."[22]

Deutlich wird, dass mit Chiasmus eine Grundstruktur gemeint ist, die sowohl die intersubjektiven als auch die Verhältnisse von Körper und Leib, Ding und Bewusstsein beschreiben soll.[23] Außerdem ist von dem Anfang und dem Ende einer Bewegung die Rede und einem Austausch zwischen den verschiedenen Teilen, die chiasmatisch in Bezug stehen. Sich dem zweifachen Chiasmus anzunähern kann dem Zitat nach nur aus der direkten Beziehung erreicht werden, nicht von außen.

„Es gibt keine Koinzidenz von Sehendem und Sichtbarem. Aber jedes macht Anleihen beim anderen, nimmt sich vom anderen oder greift auf dieses über, überkreuzt sich mit dem anderen, ist im Chiasmus mit dem anderen. In welchem Sinne bilden diese vielfältigen Chiasmen nur einen einzigen: nicht im Sinne einer Synthese, einer ursprünglich synthetischen Einheit, sondern immer im Sinne der Übertragung, des Übergreifens, der Seinsausstrahlung."[24]

Diesem Zitat ist zu entnehmen, dass es um ein nicht-deckungsgleiches Verhältnis geht: eine Person ist zugleich passiv sichtbar und aktiv sehend. Beide Seiten gehören nicht nur untrennbar zusammen, sondern verschränken und überschneiden sich und stehen in einem gemeinsamen Wirkungsgefüge. Das Sichtbare wirkt auf den Sehenden zurück und umgekehrt. Die Art der Beziehung zwischen beiden Seiten soll die Figur des Chiasmus verdeutlichen. Zwei Seiten sind zueinander verschoben und gehören doch als eines zusammen. Der gemeinsame Grund liegt dabei in einer gegenseitigen Beeinflussung und Gesamtbewegung, nicht in einer identischen

[22] Maurice Merleau-Ponty (1986), *Das Sichtbare und das Unsichtbare*, München, S. 274.

[23] Interessant in diesem Zusammenhang ein Text von Rodolphe Gasché. Er zeigt die Geschichte des Chiasmus auf und inwiefern der Chiasmus zunächst als eine Figur der Totalisierung und Parallelisierung verstanden wurde, welche die Differenz in einem höheren Ganzen vereint. Zudem vergleicht Gasché auch u. a. die Auffassung Derridas mit der Merleau-Pontys. Beide denken den Chiasmus gerade als eine Totalität und Koinzidenzen verhindernde Figur, allerdings von unterschiedlichen Perspektiven her: Derrida im Hinblick auf die Unabschließbarkeit von Interpretationen, Merleau-Ponty von der Endlichkeit der Erfahrung her. Rodolphe Gasché (1998), Über chiastische Umkehrbarkeit, in: *Die paradoxe Metapher*, Frankfurt am Main. Vgl. dazu auch Marc Richir (1986), Der Sinn der Phänomenologie in „Das Sichtbare und das Unsichtbare", in: *Leibhaftige Vernunft. Spuren von Merleau-Pontys Denken*, München.

[24] Merleau-Ponty, *Das Sichtbare und das Unsichtbare*, S. 328.

Einheit. Außerdem wird deutlich, dass vielfältige Chiasmen letztlich in einer Grundbewegung aufgehen, der im Folgenden vertiefend am Zeiterleben, welches sozusagen das Paradigma des Chiasmus ist, verdeutlicht werden soll.

2.2 Exkurs: Zeit und Zeitlichkeit im Chiasmus

Die Figur des Chiasmus wird von Merleau-Ponty in *Das Sichtbare und das Unsichtbare* genannt und auf den recht schwierigen metaphysischen Terminus des „Fleisch" bezogen. Waren in der *Phänomenologie der Wahrnehmung* die Unhintergehbarkeit des Leibes und das „Zur-Welt-Sein" im Moment der leiblichen Wahrnehmung zentrale Themen, wollte Merleau-Ponty später zeigen, dass wir immer schon vom gleichen, nicht materiell gedachten „Stoff" wie die Welt sind. „Fleisch" sollte die immer schon vorhandene Verbundenheit und Verwandtschaft des Menschen mit der Welt auch in ihren unbewussten und nicht sichtbaren Dimensionen beschreiben, und zwar in der Fähigkeit, „sich aus der Spaltung seiner eigenen Masse aus sich selbst hervorzuholen" und sich damit dem Augenblick anzunähern, in dem die noch stumme Erfahrung zum Ausdruck kommt.[25] Man kann diskutieren, inwiefern Merleau-Pontys Denken hier eine tief greifende Wende im Unterschied zum Frühwerk vollzogen hat, zumal er in einer Arbeitsnotiz selbstkritisch dazu Stellung genommen hat.[26] Mir scheint allerdings, dass sie bereits insbesondere im Zeitlichkeitskapitel in der *Phänomenologie der Wahrnehmung* angelegt ist, dann aber im Spätwerk radikalisiert wird.[27] Gerade die dort beschriebene Struktur der Zeiterfahrung kann Hinweise geben, die das Verständnis und die Greifbarkeit des Chiasmus erleichtern und so in einem zweiten Schritt auch eine Struktur an die Hand geben, um die Thematik von Ausdruck und Ausdrucksverstehen im Hinblick auf Kreationen der Sammlung Prinzhorn genauer zu differenzieren.

Im Zeitlichkeitskapitel entfaltet Merleau-Ponty bereits eine chiasmatische Figur am Beispiel der Zeit (ohne sie explizit „Chiasmus" zu nennen) und verbindet darüber die zunächst anthropologisch-phänomenologisch angelegte Untersuchung von

[25] Ebd., S. 191. Für „Fleisch" [chair], gibt es „in der traditionellen Philosophie keinen Namen [...] Das Fleisch ist nicht Materie, es ist nicht Geist, nicht Substanz. Um es zu bezeichnen, bedürfte es des alten Begriffes „Element" [...] d. h. im Sinne eines generellen Dinges, auf halbem Wege zwischen dem raum-zeitlichen Individuum und der Idee, als eine Art inkarniertes Prinzip [...] nicht Tatsache oder Summe von Tatsachen und doch am Orte und am Jetzt haftend.", ebd., S. 183 f. Die französischen Konnotationen des Begriffes chair (= Fleisch) sind mit der deutschen Übersetzung nicht wirklich einholbar. „En chair et en os" steht ebenso für höchstpersönlich, leibhaftig und wahrhaftig. Fleisch hat eine Eigenbewegung, es wird also, so der Gedanke, in der Bewegung erst zum Phänomen.

[26] Ebd., S. 253: „Die Probleme, die ich in der Ph.P. [Phénoménologie de la perception, S.F.] gestellt habe, sind unlösbar, weil ich dort von der Unterscheidung „Bewusstsein"-„Objekt" ausgehe".

[27] Ähnlich sieht dies Waldenfels, wenn er schreibt, *Das Sichtbare und das Unsichtbare* sei „keine Kehre, aber der Versuch, seine eigenen Anfänge radikaler zu wiederholen.", Bernhard Waldenfels (1995), *Deutsch-Französische Gedankengänge*, Frankfurt am Main, S. 114.

Leib und Wahrnehmung mit einer transzendental-ontologischen Ebene. Die Diskussion verschiedener Aspekte des Phänomens Zeit – besonders in kritischer Weiterführung von Theorien Husserls, Heideggers und Bergsons – kulminiert schließlich in der Figur „Zeit als Subjekt, Subjekt als Zeit". Sie soll die Erfahrung der Zeit, die unserer leiblichen Existenz zugrunde liegt, verdeutlichen und das „Scharnier" liefern, um die ständige Kommunikation zwischen Subjekt und Welt zu verstehen. Zeit ist zum einen die apriorische Bedingung unserer Erfahrung als auch der Ausdruck der Bedingtheit des Erkennens überhaupt. Zeit betrifft uns als vorausgesetzte Gesetzmäßigkeit unseres Erkennens und Begrenzung des Lebens, d. h. wir nehmen immer zeitlich wahr und wir sind endlich. Zeit erfordert einen endlichen Betrachter, einen Augenzeugen im Raum und ist als Ganzes nicht überschaubar, sondern die Verknüpfung von Zeitpunkten hängt von einer Betrachterperspektive ab. Merleau-Ponty beschäftigt sich also mit den subjektiven und objektiven Facetten des Phänomens Zeit. Einerseits bestimme unsere subjektive Perspektive, ob etwas als gegenwärtig, vergangen oder zukünftig wahrgenommen werde. Erst der Betrachter verleihe einer Zukunft oder Vergangenheit Gegenwart. Andererseits seien die Dinge in der Welt präexistent. Dinge seien in der Welt gegenwärtig, die nur innerhalb der subjektiven, zeitlichen Perspektive als vergangen erlebt werden. Damit ist die Frage nach der Zeit mit der Frage nach dem Sein und dessen Bewegung verknüpft. Liegt der Zeit ein ewig unwandelbares (Parmenides) oder ständig bewegtes Sein (Heraklit) zugrunde? Heraklit und Parmenides setzten, so kritisiert Merleau-Ponty beide, einen absoluten Augenzeugen voraus. Die Einheit des Seins ist einerseits immer und unverändert. Das einzelne Seiende hingegen steht aber andererseits in der Perspektive ständigen Wandels.

Die Gegenwart eines subjektiven Horizontes verweist auf einen Hintergrund, der über diese Sichtgrenzen hinausgeht. Das Sein ist immer mehr als die beschränkte, endliche Perspektive eines Subjektes erfassen kann. Das Subjekt steht in ihm eigenen Horizonten, durch die das Jetzt näher bestimmt ist und die Gegenwarten zu einem zukünftigen oder vergangenen Zeithorizont wird. Aber die Zeit ist nicht im Bewusstsein, das Subjekt verfügt nicht über seine Zukunft und seine Vergangenheit, sondern ist ihr auch ausgeliefert. Die Zeit bedrängt auch, indem man sich einer Gegenwart, Vergangenheit oder auch dem Vergehen von Zeit nicht entziehen kann.[28] Die Erfahrung einer bestimmten Vergangenheit, einer aufziehenden Zukunft wird durchlebt. Bestimmende Denkakte halten das Vergehen von Zeit nachträglich fest. Zeit kann es aber nicht in der Identifizierung von Zeitpunkten geben, sondern es kann sie nur dort geben, wo sie nicht gänzlich entfaltet ist, wo Vergangenheit, Gegenwart und Zukunft nicht im gleichen Sinne „sind". In Auseinandersetzung mit den verschiedenen Polen von Zeit und Sein entwickelt Merleau-Ponty den durchaus auch bildlich zu verstehenden Satz „Zeit als Subjekt, Subjekt als Zeit". Was ist mit diesen beiden chiasmatisch verschränkten, semantischen Einheiten in der Struktur „Zeit als Subjekt, Subjekt als Zeit" gemeint?

Zeit als Subjekt: einer einzelnen Gegenwart kommt nicht die Möglichkeit zu, eine Vergangenheit oder eine Zukunft als Erleben herbeizuführen. Sie ist vielmehr

[28] Merleau-Ponty, *Phänomenologie der Wahrnehmung*, S. 471.

2.2 Exkurs: Zeit und Zeitlichkeit im Chiasmus

selbst Teil einer einzigen Gesamtbewegung Zeit, die sich uns entzieht. Wir sind ihrem Verlauf z. B. durch Geburt und Tod ausgeliefert und erfahren dies als Zeitlichkeit.[29]

Subjekt als Zeit: der Leib ist immer schon zeitlich auf etwas gerichtet, das er im Vollzug einnimmt und „bewohnt". Das Subjekt bindet den Zeitfluss in synthetisierenden Akten und bewahrt ihn in sich abschattenden Erinnerungen. Die Abschattungen vergangener Momente sind durch den wahrnehmenden Leib hindurch im Subjekt bewahrt. Dies ist die Basis der Erfahrung von Zeitigung, ist Ekstase.[30] Diese Erfahrungsrichtungen von Zeitlichkeit einerseits und Zeitigung andererseits sind unauflöslich miteinander verstrickt, ohne deckungsgleich zu sein. Zeit ist sowohl die apriorische Bedingung unserer Erfahrung als auch der Ausdruck der Bedingtheit des Erkennens überhaupt. Sie betrifft uns als Gesetzmäßigkeit und Begrenzung des Lebens.[31] Interessant für meine weiteren Fragestellungen ist außerdem das „als" in dieser Figur „Subjekt als Zeit, Zeit als Subjekt". Denn es macht den Schnittpunkt aus, in der sich beide Bewegungsrichtungen übereinander gelegt kreuzen. Es stellt ein enges Verhältnis zwischen Subjekt und Zeit her, ohne ein Identitätsverhältnis abzubilden. Zwei semantische Ebenen werden so aufeinander bezogen, dass sie in ihrer jeweiligen Geschlossenheit aufgeweicht werden. Durch das „als" wird ein besonderes Ineinander beider „Konzepte" verdeutlicht. Beide Seiten stehen in notwendiger Beziehung, denn die Zeit ist für ein Subjekt und das Subjekt ist in der Zeit.

[29] Auf die Frage, inwiefern die Zeit dann wirklich als Subjekt gelten kann, kann in diesem Zusammenhang nicht weiter eingegangen werden. Vgl. dazu auch die differenzierten Unterscheidungen verschiedener Ansätze hierzu bei Stefano Micali (2015), Subjektive und objektive Zeit, in: *Mensch und Zeit*, Wiesbaden.

[30] Merleau-Ponty führt hier Heideggersche und Husserlsche Ansätze zusammen und diese damit jeweils ein Stück über sich hinaus. Die Idee eines absoluten, zeitkonstituierenden Bewusstseinsflusses, die Husserl hervorhob, bringt er mit dem Gedanken Heideggers einer Ek-stase von Zeit zusammen, indem er beide als ständiges Spannungsfeld der Wahrnehmung versteht. Er bindet sie aber außerdem an die Bewegung des Leibes. Dieser Leib ist ständiger Übergang und verkörpert die Grenzen einer endlichen Existenz. Er bildet im Gegenwartsmoment der Wahrnehmung die Vermittlung von Innen und Außen *und* den Augenblick von Sinnbildung.

[31] Aus beiden Bewegungsrichtungen formt Merleau-Ponty den fast sinnbildlichen Ausdruck „Zeit als Subjekt, Subjekt als Zeit". Bildlich betrachtet befindet sich das „zweifache" Subjekt in der Mitte der relationalen Verschränkung, während der Ausdruck „Zeit" dieses gedoppelte Subjekt wie eine Klammer umschließt. Betrachtet man das Ganze noch dreidimensional – also in Anlehnung an Merleau-Pontys Suche nach der dritten Dimension und der zentralen Bedeutung des Leibes – könnte der Terminus wie eine Figur vor einem Hintergrund gesehen werden. Der Hintergrund ist zugleich eine Unbestimmtheit, welche die Präsenz der Subjekts erst hervortreten lässt, denn beim Identifizieren der Figur im Vordergrund, wir der Hintergrund immer mit wahrgenommen. Er ist notwendig, um die Umrisse der Figur überhaupt erkennen zu können. Als Untergrund wird er mitempfunden – als eine zweite Ebene. Umgekehrt: Erst dadurch, dass etwas in den Vordergrund tritt, konstituiert sich der Hintergrund als solcher. Er ist also immer ebenso mit angesprochen. Merleau-Ponty hat hier einen Grundgedanken der Gestaltpsychologie auf ein ontologisches Verhältnis übertragen und mit dem phänomenologischen Grundgedanken der Intentionalität verknüpft. Er hat dabei aber die Gestaltpsychologie dafür kritisiert, dass sie die Gestalt als eine physische Realität auffasst und damit einer empiristischen Weltsicht verhaftet bleibt. Vgl. dazu auch Birgit Frostholm (1978), *Leib und Unbewusstes. Freuds Begriff des Unbewussten interpretiert durch den Leib-Begriff Merleau-Pontys*, Bonn, S. 27.

Das Subjekt wird von Zeit in ihrem Gesamtzusammenhang überstiegen und verfügt dennoch über Zeit im Sinne einer „festgelebten" Zeit. Im französischen Original steht „comme", das im Zusammenhang mit der Zeit mit „gerade als" übersetzt werden kann und dadurch umso mehr auf einen Moment des Übergangs, einer Bewegung zwischen den beiden Ebenen verweist. Das Übergehen des Einen in das Andere und umgekehrt überlappt sich in dem Kreuzungspunkt des (gedoppelten) „als". Damit ist wiederum der Leib selbst gemeint. Die ewige Selbstbewegung der Zeit wird wieder an ein subjektives Präsenzfeld, die leibliche Gegenwart eines Subjekts zurückgebunden. Die Zeit ist ständige Veränderung, aber im Wandel erhält sich ein einzelnes Geschehen als materielle Ausformung der Gesamtbewegung Zeit im einzelnen Subjekt. Das „als" ließe sich also als Übergangsmoment, als Durchgang durch den Leib verstehen. Als wahrnehmender, zeitlicher Leib ist er selbst Übergang.[32] Der Leib ist immer schon zeitlich auf etwas gerichtet, das er im Vollzug einnimmt und „bewohnt". Der Leib ist das, was zum einen Zeit ansammelt und übergehend synthetisiert und zugleich das Moment, durch das hindurch Augenblicke zur Reife kommen. Der Leib ist durch seine chiasmatische Verfasstheit zwar der Drehpunkt, aber kein reiner Selbstbezug, weil sich immer zwei Richtungen in seiner Präsenz überkreuzen: das „als" liegt zweifach übereinander. Waldenfels schreibt dazu: „Wer mit dieser Möglichkeit [reinen Selbstbezugs, Hinzufügung durch S. F.] rechnet, verkennt die Bedingungen, unter denen sich der Leib als Leib konstituiert. Er verkennt jenes winzige, aber bedeutsame „als", mit dem wir vom gelebten Leib abrücken."[33]

Ohne nun auf die weiteren Folgerungen Merleau-Pontys aus der Analyse der Zeit in Bezug auf Sinn, Freiheit und Reflexion einzugehen, sei an dieser Stelle zusammenfassend festzuhalten: Diese Analyse der Zeit-Struktur kann deshalb zum Verständnis des Chiasmus beitragen, weil sie verdeutlicht, dass wir es in den scheinbar getrennten Elementen Zeit und Sein 1. mit verschiedenen Bewegungen zu tun haben, die sich 2. im Leib kreuzen, gerade weil sie nicht ohne diesen in Bewegung sein können. Die Figur des Chiasmus gruppiert sich um ein „als", das den Leib darstellt, durch den Erfahrung immer hindurch geht. Die Beziehung beider Richtungen von Zeiterfahrung ist räumlich gleichzeitig da. In der Identifikation dieser Gegenwart bin ich immer schon darüber hinaus und in einer neuen Gegenwart. Aus diesem Paradox, immer nachträglich zu sein, ist kein Entrinnen. Im Handeln, Reflektieren, Wahrnehmen und sich Ausdrücken vollziehen wir die Einheit von Affizierendem und Affiziertem und bestimmen Geschehnisse in der Zeit.[34]

[32] Darin kommt die ständige Differenz zwischen „Selbstgegenwart" und „Situiert-Sein-in-Gegenwart" zum Ausdruck; das Subjekt ist sich selbst nie völlig gegenwärtig.

[33] Bernhard Waldenfels (2005), *Idiome des Denkens. Deutsch-Französische Gedankengänge*, Frankfurt am Main S. 74.

[34] Seewald merkt mit Hammer und Waldenfels kritisch an, dass Merleau-Ponty die Berücksichtigung der Eigenbefindlichkeit des Leibes in seiner Rückwirkung auf die Wahrnehmung vernachlässigt. Vgl. Jürgen Seewald (1989), *Leiblichkeit und symbolische Entwicklung. Implizite Sinnprozesse in systematischer und genetischer Betrachtung*, unv. Diss., Philipps-Universität Marburg, S. 16.

2.2 Exkurs: Zeit und Zeitlichkeit im Chiasmus

Merleau-Ponty nennt das erläuterte Zusammenspiel der Bewegungsrichtungen, diese „Spannung der Existenz" dialektisch. Er versteht aber darunter keine Dialektik im Sinne von Hegel, die im Umschlag der Synthese eine neue Stufe erreicht, in der alles Vorhergehende aufgehoben ist, sondern „zwei Ansichten einer Umkehrbarkeit, welche selber letztlich das Wahre ist."[35] Bei Hegel wird die Synthese als Vermittlungsfigur beschrieben, in der im Umschlag das eine durch das andere ist und umgekehrt, so z. B. in der Sinnlichen Gewissheit der Phänomenologie des Geistes: „Ich habe die Gewissheit durch ein anderes, nämlich die Sache, und diese ist ebenso in der Gewissheit durch ein anderes, nämlich durch Ich"[36] Eigentlich, so hat Rudolf Boehm überzeugend gezeigt, kann er aber in seinen Vermittlungsfiguren nur nachweisen, dass das andere, hier: die Sache, nicht ohne das eine, hier: das Ich ist.[37] Darin aber steckt die entscheidende Wendung Merleau-Pontys. Im Chiasmus bedeutet Dialektik keine Aufhebung in einer neuen Vermittlungsfigur des zu sich findenden Geistes, sondern ein in Beziehung stehendes Wechselverhältnis, in dem die Ambiguität und gedoppelte Struktur der phänomenologisch sichtbaren Grundverhältnisse unüberholbar bleibt und nicht aufzuheben ist, sich aber inhaltlich wandeln kann. Die Struktur des Chiasmus beschreibt aber auch nicht einfach ein ständiges „Sowohl als auch", sondern Kippmomente, Richtungen und Überschüsse in der Erfahrung eines Phänomens.[38]

Das Besondere ist also nicht nur, beide Erfahrungsweisen (z. B. subjektive und objektive Zeiterfahrung; Zeitigung und Zeitlichkeit) im Zusammenhang zu denken und sie übereinander zu legen, sondern sie in Bewegung, dauerhaft verschränkt und außerdem zugleich die Differenz der Bewegungsweisen und Richtungen in einer Figur zu fassen.[39] Im Kapitel zum Chiasmus in Das Sichtbare und das Unsichtbare beschreibt Merleau-Ponty den Leib wie folgt: „der empfundene und empfindende Leib seien wie Vorderseite und Rückseite oder schließlich wie zwei Segmente eines einzigen Kreislaufs, der oben von links nach rechts und unten von rechts nach links

[35] Merleau-Ponty, *Das Sichtbare und das Unsichtbare*, S. 204.
[36] Georg Wilhelm Friedrich Hegel (1988), *Phänomenologie des Geistes*, Hamburg, S. 70.
[37] Rudolf Boehm (1970), Chiasma, Merleau-Ponty und Heidegger, in: *Durchblicke. Martin Heidegger zum 80. Geburtstag*, Frankfurt am Main, S. 385.
[38] Siehe dazu auch Waldenfels, der davor warnt, das „weder noch" einfach in ein „sowohl als auch" zu verwandeln, Waldenfels, *Deutsch-Französische Gedankengänge*, S. 112. Weder ein idealistischer Aufstieg oder eine Rückkehr zu einem reinen Ursprung ist demnach möglich, sondern die permanente Verschränkung verweist auf die Teile des Chiasmus zurück und differenziert sich im immer wieder neuen Übergang durch die Leiblichkeit im Frühwerk bzw. durch das Fleisch im Spätwerk.
[39] In existenziellen Grenzsituationen verändert sich dieses Sein-zur-Welt, der Fluss wird auf extreme Weise gestört, ruft umso mehr zu besonderen Integrationsleistungen auf. Von phänomenologischer Seite wurden die Veränderungen des Leiberlebens bei verschiedenen psychischen Krankheiten untersucht. Es ist nicht mehr der Geist oder der Körper, der erkrankt oder verändert ist, sondern der Fluss der Erlebnisfähigkeit. Insbesondere die implizite Struktur des Leibes geht verloren, sodass sich Wahrnehmungen transformieren, Vgl. Fuchs, *Psychopathologie der Hyperreflexivität*.

verläuft, der aber in beiden Phasen nur eine einzige Bewegung ausmacht."[40] In diesen Richtungen liegen eine Bestimmungsbewegung und eine Bekundungsbewegung zugleich.

Fassen wir nach dem vertiefenden Exkurs zur Erfahrung der Zeit zusammen: Mit der Figur „Zeit als Subjekt, Subjekt als Zeit" zeigt Merleau-Ponty, dass die Figur des Chiasmus sich auf ein Wechselverhältnis des Leibes bezieht, in dessen Konstitution als Leib sich zwei Bewegungen dauerhaft verschränken. Diese Bewegungen sind erstens eine Bestimmungs- und zweitens eine Bekundungsbewegung, die dialektisch und umkehrbar aufeinander bezogen sind, sich aber nicht aufheben. Zeit wird durch das Subjekt bestimmt, synthetisiert und verleiblicht, sozusagen „festgelegt" (1), und die Zeit bekundet sich durch ein Subjekt, das dem Zeitverlauf ausgeliefert ist (2). Das Subjekt kann nicht ohne Zeit sein. Die Bewegung des Chiasmus ist als eine aufspaltende Bewegung zu verstehen, die zugleich einen gleichzeitigen Ablauf zweier wechselseitig verschränkter Bewegungen beschreibt, die Merleau-Ponty auch als Umkehrung oder Umwendung einer Verflechtung versteht. Sie gruppiert sich um ein (zweifaches) „als", das den Leib darstellt und zum Ausdruck bringt, dass beide Bewegungen niemals deckungsgleich sind. Wahrnehmend zur-Welt-sein, Erfahrungen zu machen und sich auszudrücken heißt notwendig, diese Bewegungen zu durchschreiten. Es heißt auch, dass die eigene gegenständliche Welt erst durch die Leiblichkeit entsteht und der Leib sich aus dieser Begegnung heraus konstituiert.

Merleau-Ponty führt in *Das Sichtbare und das Unsichtbare* den Chiasmus als eine Eigenbewegung des „Elementes" Fleisch weiter. Damit ontologisiert er die Idee des Chiasmus stärker und verschiebt den Fokus auf das Ausdrucksgeschehen insgesamt.[41] Das Fleisch habe eine Eigenbewegung, es bringe durch Drehung oder Einrollung in sich selbst Ausstülpungen und Höhlungen zum Vorschein. „Das Sein ist ein Feld von Phänomenen, die durch das Fleisch als Element zusammen gehalten werden."[42] Eine solche Höhlung wäre z. B. ein einzelner Leib in seiner besonderen Doppelrolle als Sehender und Gesehener, Empfindender und Empfundener, Unsichtbarer und Sichtbarer. Er ist Teil des Fleisches, das sich durch ihn phänomenalisiert.

Was bedeutet dies nun alles für das Verständnis von Ausdrucksgeschehen, kreativem Ausdruck und Rezeption?

[40] Merleau-Ponty, *Das Sichtbare und das Unsichtbare*, S. 181.

[41] Waldenfels hat mit Bezug auf eine Auslegung von Jacques Taminiaux darauf aufmerksam gemacht, dass ein Satz Husserls aus den Cartesianischen Meditationen sich als Leitsatz vom Früh- bis ins Spätwerk Merleau-Pontys durchzieht: „Der Anfang ist die reine und sozusagen noch stumme Erfahrung, die nun erst zur reinen Aussprache ihres eigenen Sinnes zu bringen ist.", Edmund Husserl (1950), *Cartesianische Meditationen und Pariser Vorträge*, Den Haag, § 16. Merleau-Ponty zitiert diesen Satz immer wieder, lässt aber das „sozusagen" verschwinden und konzentriert sich damit mehr auf die Problematik des Übergangs von Erfahrung in Ausdruck anstelle der Problematik des Anfangs der Erfahrung. vgl. dazu Waldenfels, *Deutsch-Französische Gedankengänge*, S. 106.

[42] Richir, *Der Sinn der Phänomenologie in „Das Sichtbare und das Unsichtbare"*, S. 105.

2.3 Leib im Ausdrucksgeschehen[43]

Im zweiten Teil des Kapitels werden die erläuterten Überlegungen zum Leib und seiner Zeitstruktur auf das Ausdrucks- und Rezeptionsgeschehen bezogen, so dass folgende Themenkreise und Fragen im Vordergrund stehen:

1. **Jemand drückt sich aus.** Wenn der Leib ontologisch gemäß der dargestellten chiasmatischen Zeitstruktur verfasst ist, hat dies Auswirkungen auf das Ausdrucksgeschehen. Da der Leib Bedingung der Möglichkeit von Ausdrucksleistungen und Wahrnehmungen überhaupt ist, müssten sich die Strukturen des Leibes im Prozess des Sich-Ausdrückens wiederfinden. Wir können nicht anders, als wahrnehmend und ausdrückend unsere existenzielle Bewegung des Zur-Welt-Seins (als Bekundung und Bestimmung) zu vollziehen. Das heißt: 1., der Produzent wirkt mit seiner leiblichen Chiasmus-Struktur in den Ausdruck hinein, bekundet und bestimmt sich im Ausdruck. Im Ausdrucksprozess ist qua Leiblichkeits- und dessen besonderer Zeitstruktur klar, dass der Schöpfende im Ausdrucksprozess sowohl Material bestimmt und formt, als auch, dass er sich darin zeigt. 2. sich in Bildern auszudrücken (gerade in Extremsituationen von Dysbalance oder Erstarrung), kann als Weg und Bewegung der Balancefindung gesehen werden kann. Wie lässt sich dieser Prozess genauer beschreiben? Wie kommt die Erfahrung zum Ausdruck? Ist von einer Analogie auszugehen? Aber wie entsteht dann Neues?
2. **Das Werk ist ein Gewordenes.** Wenn sich der Chiasmus des Leibes in den Ausdruck hinein verlängert, dann kann der kreative Ausdruck nicht wie z. B. in Hegels Ästhetik gedacht, nur das sinnliche Scheinen der Idee sein, die über die Entäußerung und Entfremdung zu sich selbst findet und in der Selbstbewegung des Begriffs (des absoluten Geistes) aufgehoben wird. Sondern: Das beendete Werk ist Ergebnis, Gewordenes eines Gestaltungs- und Übersetzungsprozesses des Zwischenraums von Produzent und entstehendem Ding, in dem sich ein Mensch bestimmt und bekundet. Die Entäußerung eines kreativen Ausdrucks, die in der Entstehung noch eng mit dem Schöpfenden verbunden ist, der sich darin „zeitigt" und verzeitlicht wird, wird in die Welt entlassen. Der kreative Ausdruck, z. B. ein gemaltes oder gezeichnetes Bild, unterscheidet sich vom Fluss des alltäglich, leiblich-subjektiven Alltagsvollzug dadurch, dass es ein Eigenes in der Welt geworden ist. Es ist von jemandem hervorgebracht, aber dann aus dessen weiteren Lebensverlauf gelöst – und enthält doch Spuren dieses Menschen. Merleau-Ponty vergleicht das Kunstwerk mit dem Leib (s. u.). Und doch hebt sich der Ausdruck als Stillgestelltes vom lebendigen Leib ab. Welche Gemeinsamkeiten und Unterschiede gibt es?

[43] Ausschnitte des zweiten Teils dieses Kapitels wurden 2014 erheblich gekürzt und zusammengefasst in einem Aufsatz von mir aufgegriffen, waren dort aber nicht in die Gesamtüberlegungen dieser Arbeit eingebettet. Vgl. Sonja Frohoff (2014), Gesten der Resonanz. Dimensionen des Leiblichen im Geflecht von kreativem Ausdruck und Rezeption, in: *Bilderfahrung und Psychopathologie*, Paderborn, S. 85–111.

3. **Jemand rezipiert das Werk.** Der kreative Ausdruck gewinnt darin eine eigene Präsenz, dass er in der rezipierenden Wahrnehmung aufgenommen und realisiert wird. In der Rezeption verbindet sich das Zur-Welt-Sein des Betrachters mit den entgegentretenden Chiasmen des Bildes. In der Kontaktaufnahme richten wir uns im kreativen Ausdruck ein, orientieren uns darin von unserem Körper her, identifizieren Bekanntes und spüren sehend der Resonanz nach. Ein Wahrnehmungsstil trifft auf einen Stil des kreativen Ausdrucks. Was geschieht im Zwischen von Betrachter und kreativem Ausdruck, in dem zugleich Spuren eines Anderen enthalten sind? Wie lassen sich die Elemente dieses Aufeinandertreffens beschreiben? Wie lässt sich dem Zur-Welt-Sein des Produzenten näher kommen?

2.3.1 Jemand drückt sich aus

Der Ausdrucksprozess ist nicht loslösbar von den Strukturen der Leiblichkeit. Um ihn genauer zu erläutern, wähle ich einen indirekten Weg und gehe zunächst auf die Unterschiede der Sichtweisen von Hermann Schmitz und Maurice Merleau-Ponty ein. Der kontrastierende Vergleich ermöglicht wichtige Differenzierungen hinsichtlich des Leib-Begriffes und verdeutlicht, inwiefern unterschiedliche Annahmen zum Ausdrucksprozess mit bestimmten ontologischen Voraussetzungen verknüpft sind und zeigt die Bedeutung, die einer chiasmatischen Sichtweise zukommt. „Der Maler ‚bringt seinen Leib' ein", wie Merleau-Ponty mit Paul Valery in *Das Auge und der Geist* formulierte.[44] Auch der Begründer der Neuen Phänomenologie Hermann Schmitz beschreibt den künstlerischen Ausdrucksprozess als einen leiblichen.[45] Im Nachspüren von Bewegungssuggestionen würden sich, so Schmitz, die Ausdrucksgestalt und ihr Motiv langsam formen:

> „Der Leib, nicht der Geist des Künstlers, empfängt die Inspiration: Ein gedanklich oder gefühlshaft konzipiertes Motiv wächst im eigenleiblichen Spüren von Bewegungssuggestionen zu der Gestalt hin, als die es dann beim Übergang in ein sicht-, hör-, oder tastbares Medium, buchstäblich oder gleichsam das Licht der Welt erblicken kann. Das Kunstwerk ist also eine objektivierte, vom leiblichen Befinden inspirierte Gebärde, ein in feste Form geronnener Tanz."[46]

Zentral ist für Schmitz im Ausdrucksgeschehen das eigenleibliche Spüren, das auf etwas hinwächst. Die Entstehung eines Werkes ist ihm weniger der Prozess einer anschaulich vorstellenden Fantasie, „sondern ein Wissen des eigenen Leibes um die sich anbahnende Bewegung."[47] Seine Metapher des Objekt gewordenen Tanzes greift die Bewegungen des kreativen Prozesses auf, die es braucht, bis eine Gestaltung zum Erscheinen kommt. Das Bild erinnert an Überlegungen von Erwin

[44] Maurice Merleau-Ponty (2003), Das Auge und der Geist, in: *Das Auge und der Geist. Philosophische Essays*, S. 278.
[45] Hermann Schmitz (1966), *Der Leib im Spiegel der Kunst*, Bonn, S. 83.
[46] Ebd., S. 77.
[47] Ebd., S. 76.

2.3 Leib im Ausdrucksgeschehen

Straus zum präsentischen Raum, der im Tanz erfahren wird. Die Wechselwirkung von wahrnehmender Empfindung und Bewegung falle demnach im Tanz besonders deutlich auf. Die entstehende Gestalt sei nicht zweck- und zielgerichtet und das Pathische trete in raumzeitlicher Gegenwart im leiblichen Erleben besonders hervor.[48] Auch Schmitz verdeutlicht, dass der Leib des schöpferischen Menschen dem entstehenden Werk nicht als neutrales Vollzugsorgan einer Idee dient, sondern ihm durch sein spezifisches, eigenleibliches Befinden und seine nachspürenden Bewegungen besondere Individualität verleiht. Schmitz erfasst in seinen Worten besonders gut die suchend nachspürende Selbstvergessenheit, die langsame Entstehung, das Aufgehen im Tun und das Erleben einer inneren Bewegtheit im kreativen „Geburtsakt", von der Künstler immer wieder berichten. Allerdings weist seine Konzeption des Leibes drei zentrale Probleme auf, die das Verhältnis zum Körper und die Sichtweise von Gefühlen und Fantasie im Kontakt zur Welt betreffen und damit auch Auswirkungen auf das Verständnis des Ausdrucksgeschehens haben.[49] Schmitz orientiert sich fast nur am introspektiv erfassbaren Erleben und trennt den Leib vom materialen Körper ab. Er versteht den Leib abgekoppelt von den fünf Sinnen des Körpers, welche ein Körperschema und das Wahrnehmen von Flächen und Linien, aber nicht das eigenleibliche Spüren von Engung und Weitung ermöglichen würden, auf der sein Leibbegriff aufbaut. Der Körper wird von ihm auch nicht organisch betrachtet, sondern als Summe seiner Teile. Daraus ergibt sich, wie Fuchs hervorgehoben hat, „die Aporie, wie das Verhältnis von phänomenalem Leib zum materialen Körper zu denken ist", die bei Schmitz nicht wirklich gelöst werde und in einen „Erscheinungsmonismus" führe.[50] Auch Waldenfels kritisiert u. a. an der Schmitzschen Herangehensweise, dass er zwischen tastbarem sinnlich-wahrnehmbaren Körper und unsinnlich-gespürtem Leib unterscheide und so alle Widersprüche im Zugleich von Körper und Leib ausblende, aber: „Wenn ich vom Leib spreche, so bin ich schon über reines Spüren hinaus."[51]

Für das Ausdrucksgeschehen lässt Schmitz dementsprechend außen vor, dass das Ausdrucksgeschehen nicht nur harmonischen Fluss bedeutet, sondern auch mit Widerständen zu tun hat. Wenn z. B. um einen adäquaten Ausdruck gerungen werden muss, wenn der Körper dem Fluss des Tanzes durch Verletzung oder Erschöpfung behindert wird, oder wenn sich ein Gestaltender am Material abarbeitet, dann ist dies nicht nur das Wachstum einer gefühlten oder gedachten Gestalt im Inneren, sondern ein vielschichtiger Prozess von Wechselwirkungen, welcher die immer wieder zu findende Balance als Einheit in Handlungen und motorischen

[48] Vgl. dazu Erwin Straus (1956), *Vom Sinn der Sinne. Ein Beitrag zur Grundlegung der Psychologie.*, Berlin Heidelberg, S. 160 ff. und Fuchs, *Leib, Raum, Person*, S. 62.
[49] Schmitz sieht den Leib als Dynamik von Engung und Weitung, Schwellung und Spannung und protopathischer und epikritischer Tendenz an, die sich in das Geschaffene übersetze.
[50] Fuchs, *Leib, Raum, Person*, S. 82 ff.
[51] Waldenfels, *Sinnesschwellen*, S. 47. Waldenfels kritisiert darüber hinaus, dass in der Konsequenz der Trennung von Leib und Körper die Differenz zwischen Leiberfahrung und Erfahrung des Leibes als Leib sowie die Differenz von Eigenem und Fremdem verloren gehe. Das Fremde werde bei Schmitz zur Erweiterung des Eigenen.

Bewegungen ausmacht. Die verschiedengestaltige Ko-Respondenz von Leib und Körper sowie Bewusstsein ist eng miteinander verwoben und lässt ein Außerachtlassen des Körperlichen nicht wirklich zu.[52] „Leibliches bedient sich in seiner Welthaftigkeit des Körperlichen nicht so sehr als Instrument, sondern mehr als Weg."[53] Die Unmittelbarkeit, die Schmitz einfordert, ist so gesehen nicht einzulösen. Auch hinsichtlich der Rolle der Fantasie für den Schöpfungsprozess ist vermutlich eher davon auszugehen, dass die anschauliche Vorstellung der Fantasie eng mit dem leiblichen und körperlichen Erleben und Erlebten zusammenhängt und nicht einfach wie bei Schmitz dem leiblich Gespürten entgegenzustellen ist.[54]

Das weitgehende Ausblenden des Zusammenwirkens von Leib und Körper kommt auch in Schmitz' Verständnis auf Gefühle zum Ausdruck. Er betrachtet Gefühle als ergreifende Atmosphären und vernachlässigt, wie Fuchs zu Recht kritisiert, deren Interpersonalität. Fuchs hat gezeigt, dass es nicht nur sinnvoll ist, zwischen Gefühlen, Stimmungen und Atmosphären zu differenzieren, sondern auch, inwiefern viele Gefühle gerade besonders personengebunden und mit dem Körper verwoben sind. Als Ausdruck der inneren und äußeren Situation, in der eine Person steht, könnten sie als eine besondere Form der intentionalen Zuwendung und Beziehungsaufnahme verstanden werden. Sie integrierten, so Fuchs, leibliche Empfindung, äußere Wahrnehmung und Bewertung zu einer Einheit.[55] Für das Ausdrucksgeschehen heißt dies, dass auch in Bezug auf den affektiven Gehalt eines Ausdrucks nicht von einer reinen Leiblichkeit ausgegangen werden kann, die ausschließlich von Atmosphären ergriffen wird. Das je persönliche Bezogen- und Gewordensein und nicht nur Bewegungssuggestionen finden ihren Weg in den kreativen Ausdruck. Das Zur-Welt-Sein, das sich im Ausdruck zeigt, verdichtet sich in Prozessen von Widerständen, sozialen Beziehungen und Situationen zu Ausdrucksgesten und Bedeutungen, die das Subjekt in der Welt verorten. Die Erfahrung kommt also über Prozesse von Widerständen und Balancefindung einer jeweiligen psychophysischen Einheit in der Welt zum Ausdruck. Beide, Merleau-Ponty und Schmitz, betonen zwar den Prozess der Gestaltung aus dem leiblichen Befinden heraus. Im Unterschied zu Schmitz' Auffassung reiner leiblicher Empfindungen geht es Merleau-Ponty um Bewegungen des Ineinander, der Verwobenheit, Gleichzeitigkeit und vor allem der zirkularen Reversibilität z. B. von Aktivität und Passivität, von Ergreifen und Ergriffen-werden, von Bestimmung und

[52] Auch wenn Schmitz' Fokus auf ein reines leibliches Spüren teilweise in einfühlsamen Beschreibungen mündet, bleiben diese dennoch merkwürdig ungebunden und kontaktlos. Seine Betrachtung kommt dort an ihre Grenzen, wo es um die zusammenhängenden Prozesse von Körper und Leib geht. Ohne die Verwobenheit von Leib und Körper zu berücksichtigen wird man der vielfältigen Spannung im Ausdruck aber nicht gerecht, die gerade auch mit dem existenziellen Verhältnis, Körper und Leib zu sein, umgehen. Bereits die Entwicklung des Kindes zeigt die körperliche Orientierung durch Tasten, Mundeln und Kriechen, die dazu beiträgt, den eigenen Körper als Leib zu übernehmen. Vgl. dazu z. B. Fuchs, *Leib, Raum, Person*, S. 140 ff.

[53] Plügge, *Der Mensch und sein Leib*, S. 46.

[54] Richir, *Der Sinn der Phänomenologie in „Das Sichtbare und das Unsichtbare"*, S. 96: „Das Sinnliche lässt sich dem Intelligiblen keineswegs entgegensetzen, vielmehr sind beide in demselben Gewebe miteinander verflochten."

[55] Fuchs, *Leib, Raum, Person*, S. 231.

2.3 Leib im Ausdrucksgeschehen

Bekundung im Ausdrucksgeschehen.[56] Leibliches wäre dann Vorgang, der einen Menschen in der Welt verortet.[57] Inspiration wäre mit Merleau-Ponty dann nicht nur Schmitz entsprechend ein Empfangen des Leibes, sondern immer mit der Bewegung der Expiration gekoppelt. Merleau-Ponty vergleicht die Bewegung des kreativen Ausdrucks mit dem Atmen und dem Zusammenhang von Sichtbarem und Sehendem, auf den wir bereits im Zusammenhang mit der Bewegung des Elementes Fleisch Bezug genommen haben: „Es gibt tatsächlich eine Inspiration und Expiration des Seins, ein Atmen im Sein, eine Aktion und Passion, die so wenig voneinander zu unterscheiden sind, dass man nicht mehr weiß, wer sieht und wer gesehen wird, wer malt und wer gemalt wird."[58] In der Ausdrucksbewegung würde demnach die immer schon vorhandene Verwobenheit mit der Welt aufgenommen. Anstelle „vom Raum oder vom Licht zu sprechen", gehe es darum, „den Raum und das Licht, die da sind, sprechen zu lassen".[59] Merleau-Ponty beschreibt in *Das Auge und der Geist* die Arbeit des Malers als ein suchendes Fragen und Finden. Die Malerei verleihe dem Sein Sichtbarkeit, indem der Maler aufnehme, was sich in ihm geformt habe. Dem Sehen komme dabei, Merleau-Ponty zufolge, eine besondere Rolle im Malprozess zu. Es werde darin zur Geste und dies Sehen sei „ein Sehen, das wir nicht bewirken, sondern, das in uns wirkt."[60] Motorik, Wahrnehmung und Empfindung sind im Vorgang, sich auszudrücken, eins. Das Sehen wird im Ausdruck als Geste sichtbar.

Der Künstler Artaud hat das kreative Geschehen seines Zeichenprozess als körperliche Gesten beschrieben, die versuchen, objektiven Gegebenheiten von Raum und Zeit entgegen zu wirken. „Aber was ich zeichne, sind nicht mehr von der Fantasie auf das Papier transponierte Themen der Kunst, es sind keine affektiven Figuren, es sind Gesten. [...] körperliches, rabiates Wettern gegen die Zwänge der räumlichen Form, der Perspektive, des Maßes, des Gleichgewichtes".[61] In dieser

[56] Diese besondere Struktur der Umkehrung oder Umwendung einer Verflechtung vernachlässigt vollständig Frank Vogelsang, der aus dem Chiasmus einen Parallelismus macht, in dem es Aufstieg und Abstieg gibt. Er deutet die überkreuzten Linien so, dass sie rechts und links mal mehr nach oben (Richtung Bewusstsein) oder unten (Richtung Körper) weisen. Damit aber lässt er Gleichzeitigkeit und Umschlag in der chiasmatischen Bewegung außen vor, Frank Vogelsang (2011), *Offene Wirklichkeit. Ansatz eines phänomenologischen Realismus nach Merleau-Ponty*, München.

[57] Merleau-Ponty geht davon aus, dass immer schon eine ursprüngliche Intentionalität im Zugang zur Welt wirkt, während Schmitz Intentionalität als ein nachträgliches Produkt sieht, dass erst im Anschluss an die Explikation eines Einzeldinges möglich wird. Damit geht einher, dass bei Merleau-Ponty Horizontale und Vertikale in der Arbeit des Fleisches zum Tragen kommen, während Schmitz primär die Vertikale – d. h. die Herausbildung der Person aus dem leiblichen Spüren in der Bestimmung der Dinge – betont.

[58] Merleau-Ponty, *Das Auge und der Geist*, S. 286.

[59] Ebd.

[60] Ebd.

[61] Peter Gorsen berichtet von einer Ausstellung zu den Briefzeichnungen Artauds und Van Goghs und beschreibt sie als „permanente Selbsterfahrung, Selbstdarstellung, das Einfangen der psychophysischen Befindlichkeit". „Körperbewußte, prozeßorientierte, aktionistische Mitteilungsform"; „Kartographie des Selbst.", Peter Gorsen (1990), Der Dialog zwischen Kunst und Psychiatrie heute, in: *Von Chaos und Ordnung der Seele. Ein interdisziplinärer Dialog über Psychiatrie und moderne Kunst*, Berlin Heidelberg, S. 5.

Beschreibung kommt die körperlich bestimmte Auseinandersetzung mit Widerständen als Teil des kreativen Prozesses zum Ausdruck.

Maldiney beschreibt das Entstehungsmoment eines schöpferischen Ausdrucks ebenfalls als ein genuin subjektives, das gerade aller Objektivität entflieht: „Am Anfang jedes Kunstwerks steht ein Schrei, eine Geste, oder was es auch sonst immer sei, etwas, das von der Linie der Objektivität abweicht."[62] Merleau-Ponty zufolge sei Kunst nicht Konstruktion und eingeübtes Verhältnis, sondern „unartikulierter Schrei".[63] Diese spezifisch subjektiven Bewegungen des Ausdrucksgeschehens, die in allen drei Zitaten angesprochen sind, sprechen das Moment der Ekstase, dem Streben nach Freiheit von objektiven Bedingungen an. Das weiße Blatt bietet einen Möglichkeitsraum, sich dorthinein zu entwerfen. Hier können Tische fliegen, Menschen auf dem Kopf gehen oder Farbräume sich ergießen. Das Bild des Schreis greift auf, dass kreativer Ausdruck im Prozess von Druck befreit wird und in seiner Subjektivität die Artikulation in einer äußeren Form erst noch finden muss. Jeder erste gesetzte Strich ist darin die Geburt einer neuen, eigenen Form. Im weiteren Dialog mit der Form im Material, ihrer Resonanz und der inneren Suchbewegung des Schöpfenden entstehen weitere Differenzierungen, bis dieser Prozess im neuen Gegenstand zu einem Ende gefunden hat.[64]

Die Gesten radikaler Subjektivität sind also nicht unabhängig von objektiven Verhältnissen. Das Material stellt den Produzenten vor bestimmte Grenzen, lässt nur bestimmte Gesten und Formen durch die ihm eigenen Bedingungen zu. Der Produzent, mehr oder weniger geübt, findet sich in dem Material zurecht, in der Auseinandersetzung damit entsteht das Werk. Es ist keine bloße Abbildung eines Inneren oder einer reflektierten Absicht, sondern Resultat einer körperlich-leiblichen Beschäftigung mit dem vorliegenden Material und darauf ausgreifenden Bewegungen. Der Moment, aktiv Material zu formen und sich darin zu bestimmen, geht mit dem Bestimmt-werden von den Bedingungen einher, die sich wiederum im Ausgedrückten zeigen. Neben dem Material bedeutet dies auch: Etwas fällt ins Auge, wird entdeckt, drängt sich auf, fordert auf, wahrgenommen und ergriffen zu werden. Dazu können z. B. auch Einfälle und Assoziationen, die in den Sinn

[62] Henri Maldiney (1966), Die Entdeckung der ästhetischen Dimension in der Phänomenologie von Erwin Straus, in: *Condition Humana – Erwin W. Straus on his 75th birthday*, Berlin, S. 224.

[63] Merleau-Ponty bezieht sich mit dieser Aussage in *Das Auge und der Geist* auf Hermes Trismegistos, siehe Merleau-Ponty, *Das Auge und der Geist*, S. 224. Er hatte bei seinen Überlegungen besonders Künstler wie Cezanne, aber auch Max Ernst vor Augen (die er im Text zitiert) und es ist fraglich, inwiefern seine Beschreibungen auch noch für Kunstformen unserer Zeit (conceptual art o. ä.) gelten können. Allerdings bleiben Merleau-Pontys Überlegungen nach wie vor für den kreativen Ausdrucksprozess als solchen aktuell.

[64] Maldiney weist auf die Eigenbewegung und besondere Struktur der Form im malerischen Ausdruck hin. Die Form sei nicht nur der Idee Dienende, sondern selbst ein Werden. Gerade dies unterscheide sie von Symbol oder Zeichen. Das Symbol zeige, so Maldiney, bereits eine bewohnte Welt an, sei bereits „gestifteter Sinnträger". Das Zeichen sei bereits Ur-teil, die Form aber „Ur-sprung" und in ihrem Erscheinen und Werden weltbildend. Mit Bezug auf Paul Klee, Gottfried Semper und Hans Prinzhorn hebt Maldiney den Weg der Gestaltung hervor. Jede Form greife aus, existiere „im Hinausgreifen auf den Raum, den sie besetze und verwandle." Maldiney, *Die Entdeckung der ästhetischen Dimension in der Phänomenologie von Erwin Straus*, S. 228.

2.3 Leib im Ausdrucksgeschehen

kommen, gehören. Inhalt und Form des Ausdrucks entspringen gehen weder rein aus dem aktiven, bewussten Wollen, noch ausschließlich aus einem passiven Empfangen. „Der Maler übersetzt deshalb keine innere Vorstellung ins Äußere der Farben, sondern er arbeitet zwischen den Flecken, Linien und Formen, richtet sich ein, baut sie um, ist so sehr Autor wie Medium seines Tuns."[65] Die Werke spiegeln strukturell den Schöpfenden und seine Situation und gehen doch auch darüber hinaus; sie knüpfen an die vorhandene Welt an, sind Teil von ihr und doch auch Konstruktionen einer eigenen Welt.[66] Der Produzierende weiß nicht vollständig über seinen Ausdruck Bescheid, obwohl er zugleich ganz darin war. Nicht wird eine Erfahrung einfach linear übersetzt, sondern innerhalb von Möglichkeitsräumen des Materials transformiert und bearbeitet. Die Erfahrung drängt von sich aus dazu, sie zum Ausdruck zu bringen. Der Ausdruck ist eine Form der Auseinandersetzung mit der Erfahrung. Ausdruck ist immer auch Abweichung vom „Eigenen" oder wie Waldenfels treffend formulierte: „Ein Ausdruck, der dem Auszudrückenden alles verdankt, wäre kein *schöpferischer* Ausdruck mehr, während Schöpfung, die dem Auszudrückenden gar nichts verdankt, kein schöpferischer *Ausdruck* mehr wäre."[67] Jede Schöpfung ist auch Entdeckung, Hervorbringung eines neuen Feldes von Phänomenen, denn: „Eine Erfindung, die völlig Herrin ihrer selbst wäre, würde nicht finden, sondern nur wiederfinden."[68] Eine neue Ordnung wird im geschaffenen Objekt errichtet, die, von Erfahrung inspiriert, im Zwischenraum zur Welt ein Eigenleben gewinnt.[69] Ein latenter Sinn findet eine Form. Der kreative Ausdruck entsteht im Prozess des Dialogs als ein neues Phänomen aus einer Bewegung, die sich in der Verwobenheit des Zur-Welt-Seins des Sich-Ausdrückenden vollzieht.

Vom Produzenten her betrachtet kommt im Werk ein in der Auseinandersetzung mit der Situation gewonnenes leibliches Gleichgewicht zum Ausdruck. Kreative Ausdrücke sind immer auch mehr oder weniger persönliche Gesten und Ordnungen zu sich hin, zur eigenen Selbststabilisierung, auch und gerade im Kontext der Entstehung. Benedetti zitiert eine Aussage des Malers Braque über den kreativen Prozess: „Er sei außerordentlich sensitiv gegenüber der Atmosphäre, die ihn umgebe, dadurch bildet sich eine Art „Imprägnation"; daraus werde ein Art Halluzination,

[65] Gottfried Boehm (2006), Wiederkehr der Bilder, in: *Was ist ein Bild?*, München S. 21.

[66] Im schöpferischen Prozess verdichtet sich das Erleben einer inneren und äußeren Situation im Umgang mit konkretem Material. Ein komplexes Gemenge einer Person, z. B. Erinnerungen, Gewohnheiten, Lebenskontexte, Bildungshorizonte, Ausdrucksfähigkeiten, Vermögen im Umgang mit dem Material, Fantasie, die umgebende Atmosphäre, Traditionen, Rituale, Zeitgeist, affektive Gehalte und Wissenszusammenhänge liegen in den Handlungen und Empfindungen der Ausdruckshandlungen. Prozesse von implizitem und explizitem Wissen und Stimmungsräumen wirken ein. In unterschiedlicher Stärke durchzieht das Erfahrene, Gelernte und Erlebte den eigenen, im permanenten Fluss des Austausches zur Weltgewachsenen Leibraum und hinterlässt Spuren im Werk.

[67] Waldenfels, *Deutsch-Französische Gedankengänge*, S. 115.

[68] Ders., *Radikalisierte Erfahrung*, S. 29.

[69] Vgl. dazu auch László Tengelyi (2007), *Erfahrung und Ausdruck. Phänomenologie im Umbruch bei Husserl und seinen Nachfolgern*, Dordrecht.

welche sich in einen Zwang verwandle. Um sich davon zu befreien, müsse er malen, als ginge es auf Leben und Tod."[70] Auch der Patientenkünstler Karl Genzel aus der Sammlung Prinzhorn beschreibt dies in ähnlicher Weise: „Wenn ich ein Stück Holz vor mir habe, dann ist da drin eine Hypnose. Folge ich der, so wird etwas daraus; sonst aber gibt es Streit."[71]

Zusammenfassend könnte man sagen: Die Produktion eines kreativen Ausdrucks kann als Rettung zu sich hin gesehen werden, indem im Ausdrucksgeschehen der Leib als „ein sein Gleichgewicht suchendes Ganzes erlebt-gelebter Bedeutungen" sich realisiert.[72] Dies ist ein Prozess, der nicht von vorn herein klar ist, sondern den Schöpfenden selbst überraschen kann: „Das Ereignis des Sichtbar-Werdens kommt selbst noch mit ins Bild, ein Unsichtbares, das uns selbst nicht immer klar ist, eine Fremdheit, die sich leibhaft in die Ordnungen des Sichtbaren […] einschreibt."[73]

Das Ereignis des Erscheinens vollzieht sich im Zwischenraum der Bezogenheit zur Welt. Zum Ausdruck kommt dieses Zwischen und der Prozess des Produzenten darin. Die Erfahrung kommt über Prozesse von Widerständen und Balancefindung, Bezogen- und Gewordensein zum Ausdruck. Ein Jemand hat das Werk geschaffen und das ist darin auf spezifische Weise sichtbar und spürbar. Es ist also durchaus eng an ihn geknüpft, ohne dass der Schöpfende darauf festzuschreiben ist. Vielmehr ist es als Momentaufnahme zu verstehen.[74] Dieser Prozess im Zwischen von Produzent und entstehendem Ausdruck führt zu einer Gestaltung, die von diesem Ereignis des Erscheinens erzählt, z. B. in seiner Rhythmik und dem Stil, wie auf den Raum ausgegriffen wird.

2.3.2 Das Werk als Gewordenes

Merleau-Ponty zieht in der Phänomenologie der Wahrnehmung eine direkte Parallele zwischen individuellem Leib und Kunstwerk:

[70] Zitiert nach Hartmut Kraft (2005), *Grenzgänger zwischen Kunst und Psychiatrie*, Köln, S. 91 ff.

[71] Hans Prinzhorn (1922), *Bildnerei der Geisteskranken. Ein Beitrag zur Psychologie und Psychopathologie der Gestaltung*, Berlin, S. 167. Karl Genzel (1871–1925) erhielt1907 die Diagnose „Dementia Praecox". Prinzhorn würdigte ihn unter dem Pseudonym „Karl Brendel" mit seinen geschnitzten Holzskulpturen als einen der zehn schizophrenen Meister in der Bildnerei der Geisteskranken.

[72] Merleau-Ponty, *Phänomenologie der Wahrnehmung*, S. 184; Ders., *Das Auge und der Geist*, S. 305: „vielmehr ist es der Maler, der in den Dingen geboren wird wie durch eine Konzentration und ein Zu-Sich-Kommen des Sichtbaren." Hier klingt die mediale Funktion des Malers stark an.

[73] Waldenfels, *Deutsch-Französische Gedankengänge*, S. 106.

[74] Winnicotts Übergangsprojekt als intermediärer Raum, einem Bereich zwischen Innen und Außen, zwischen Fantasie und Realität, könnte dafür Vorbild sein. Vgl. dazu auch Leo Navratil (1997), *Schizophrenie und Kunst*, Frankfurt am Main, S. 29; sowie Ferenc Jádi (1997), Zwei Fälle. Begriff und Auslegung bei Otto Stuss und Carl Lange in: *Kunst und Wahn*, Köln, S. 207: „Erlebt wird das Eigene an einem anderen Ort. Stimmigkeit und Kohärenz der Bildlichkeit, sowie Ausgewogenheit der Bildfügung, spielen dabei eine weit größere Rolle als früher angenommen."

2.3 Leib im Ausdrucksgeschehen

„Ein Roman, ein Gedicht, ein Bild, ein Musikstück sind Individuen, d. h. Wesen, in denen Ausdruck und Ausgedrücktes nicht zu unterscheiden sind, deren Sinn nur in unmittelbarem Kontakt zugänglich ist und die ihre Bedeutung ausstrahlen, ohne ihren zeitlich-räumlichen Ort zu verlassen. In diesem Sinne ist unser Leib dem Kunstwerk vergleichbar. Er ist ein Knotenpunkt lebendiger Bedeutungen, nicht das Gesetz einer bestimmten Anzahl miteinander variabler Koeffizienten."[75]

Die Parallelisierung öffnet den Blick für die gemeinsamen Strukturen von Werk und Individuum. Mit dem Hinweis auf die Ähnlichkeit von Individuum und Kunstwerk weist Merleau-Ponty zunächst auf die besondere Subjektivität hin, welche den Gegenstand zu einer Kulmination von Bedeutungen macht, die sich nicht einfach unter Variablen und Gesetze subsumieren lassen. Werke teilen mit dem Individuum die Eigenschaft, dass Ausdruck und Ausgedrücktes untrennbar in einer eigenen Ganzheit miteinander verbunden sind. Beiden, kreativem Ausdruck und Individuum ist wesentlich, dass nicht ein Ausdruck im Sinne eines Zeichens auf etwas Ausgedrücktes verweist, sondern Ausdruck und Ausgedrücktes in eins und zugleich in diesem geschaffenem Objekt sind. Der kreative Ausdruck weist eine deiktische Qualität auf, d. i. das Ausgedrückte ist unmittelbar da und nicht etwa dahinter zu entschlüsseln: Eine eigene Präsenz, die zeigt. Damit ist keine Wahrheitsschau gemeint, sondern die Art der Erscheinungsweise, deren zeigender Charakter sich auch durch Begriffe nicht aufheben oder vollständig beschreiben lässt. Besonders Gottfried Boehm hat wiederholt darauf hingewiesen, dass bildhaftes Erscheinen nicht restlos in Sprache zu übersetzen ist und Bildausdrücke eine eigene Potenz aufweisen.[76] Die Macht des Bildes bestehe demnach darin, dass es simultane Realitäten zeige, dass es den Augen zeigende Gesten eröffne, die sich vor einem bestimmten Hintergrund realisieren und nicht im Sagen aufgehen.[77] Sinnbeziehungen darin eröffnen sich nicht vom Allgemeinen her, sondern nur aus der jeweiligen Begegnung. Zum Beispiel strahlt der kreative Ausdruck eine bestimmte Atmosphäre als Ganzes aus, die sich aus den Verhältnissen und Beziehungen der Einzelteile heraus ergibt und als Gesamtausdruck nicht darauf reduzierbar ist, sondern darüber hinausgeht. Die Lebendigkeit dieser Bedeutungen ist in ihrer atmosphärischen Ausstrahlung in der Begegnung spürbar und nicht aus einer Referenz oder Repräsentation abzuleiten. Merlau-Ponty spricht außerdem vom „Knotenpunkt lebendiger Bedeutungen". In der Einheit des Erscheinens sind unterschiedliche Fäden verbunden, die in ihrer Differenz als ein Ganzes präsent sind und zeigen. Im kreativen Ausdrucks- und Darstellungsprozess haben sich die Bestimmungs- und Bekundungsbewegung, wie oben bereits erläutert, zu einem eigenen Gegenstand verdichtet. Die Momente des leiblichen Vollzugs, sich auszudrücken, sind zu einem eigenen Ausdruck im Gegenstand zusammengeronnen, zu einem Punkt, von dem her sich die Bedeutungen aufspannen.

[75] Merleau-Ponty, *Phänomenologie der Wahrnehmung*, S. 181.

[76] z. B. Gottfried Boehm (1978), Zur Hermeneutik des Bildes, in: *Die Hermeneutik und die Wissenschaften*, Frankfurt am Main, S. 453 ff.

[77] Axel Müller (2005), Wie Bilder Sinn erzeugen. Plädoyer für eine andere Bildgeschichte, in: *Bild-Zeichen. Perspektiven einer Wissenschaft vom Bild*, München S. 39.

Die künstlerischen Produkte sind sozusagen manifestierte Doppelempfindungen. Doppelempfindung meint die besondere Erfahrung des Menschen, wenn eine Hand die andere berührt, sich als berührend und gleichzeitig als berührt zu erfahren und weist auf die besondere gedoppelte Struktur des Leibes hin. Man kann den kreativen Ausdruck als stillgestellten gedoppelten Chiasmus verstehen. Der erste Chiasmus bezieht sich auf das allgemeine Als-ob, das ein bildlicher Ausdruck durch verschiedene Selbstdifferenzierungen immer aufweist.[78] Der zweite Chiasmus zielt auf Elemente von Selbstreflexivität sowohl hinsichtlich der Darstellungsbedingungen als auch hinsichtlich des Ausdrucksgehaltes. Beide Aspekte möchte ich kurz entlang von Darlegungen von Gottfried Boehm und Axel Müller ausdifferenzieren.

1. *Die Struktur von Sichtbarem und Unsichtbarem.* Im Anschluss an hermeneutische und phänomenologische Traditionen hat Gottfried Boehm den Begriff „ikonische Differenz" geprägt, der die besondere Explikationskraft von Bildern zu fassen sucht.[79] Er greift eine Unterscheidung auf, die bereits Platon im Sophistes traf, wo Theaitetos die besondere Erfahrung von Bildern als Verflechtung von Seiendem und Nichtseiendem beschreibt.[80] Ein Bild drücke, wie Boehm zu Recht betont, nicht einfach Sachlagen aus, die durch Ähnlichkeitsverhältnisse zu beschreiben sind. Ein perfektes „Als-ob" würde gerade zum Verlust der Bildlichkeit führen. Es gelte also, über die Ähnlichkeitsbeziehungen des Sichtbaren hinaus, auch das im kreativen Ausdruck arbeitende Unsichtbare zu berücksichtigen. Im Sichtbaren ist Unsichtbares enthalten, so dass nicht mehr von einem reinen Abbildungsverhältnis die Rede sein kann. Das Unsichtbare, das sichtbar wird, ist auch nicht einfach nichts, sondern weist spezifische Charakteristika auf, z. B. Unschärfen und Unbestimmtheiten. Während der Begriff Unbestimmtheit in einer logozentrierten Perspektive suggeriere, so Boehm, dass man diese Momente nur bestimmen müsste, zeigten sich im bildlichen Ausdruck gerade hier die Öffnungsmomente zu verschiedenen Sinnrichtungen hin. Boehm nennt das Bild deshalb auch eine „stehende

[78] „Das Als markiert den Auftritt des Bildes als Bild; ohne dieses Als gäbe es weder Bildgehalte noch Bildintentionen, noch gäbe es ein spezifisches Bildverstehen, das dem Verstehen des Bildes als einem bildhaften Zeichen vorausgeht." Bernhard Waldenfels (2010), *Sinne und Künste im Wechselspiel. Modi ästhetischer Erfahrung*, Frankfurt am Main, S. 132.

[79] So z. B. in Boehm, *Wiederkehr der Bilder*, S. 15; in Ders. (2007), Unbestimmtheit. Zur Logik des Bildes, in: *Wie Bilder Sinn erzeugen. Die Macht des Zeigens*, Berlin, S. 251; oder die Selbstdarstellung der Nationale Forschungsschwerpunkt (NFS) in Ders. (2011), Ikonische Differenz. Glossar. Grundbegriffe des Bildes, in: *Rheinsprung 11. Zeitschrift für Bildkritik* (1). Boehm hat den Terminus für verschiedene Verhältnisse und Paarungen (Materie und Idee, Ganzes und Einzelnes, Figur und grund, Sein und Erscheinen) verwendet, die sich mal auf die Unterschiede zu begrifflicher Sprache beziehen, und mal darauf, wie das Ikonische den Logos der Sprache immer schon begleitet und insgesamt auf eine Begründungsfigur für eine eigene Ontologie des Bildes abzielt. Da z. B. der gemalte Baum nicht von Ort und Kontext seines Erscheinens abzulösen sei, während wir einen realen Baum in seinen Veränderungen und seiner Substanz wahrnehmen würden, fände im bildlichen Ausdruck ein besonderer Zuwachs an Sein statt. Ders., *Zur Hermeneutik des Bildes*, S. 454: Der Grund, die Identität von Sein und Erscheinen basiere „real auf der prinzipiellen Unausgefülltheit der Zwischenräume, also Grenzen, Zusammenspiel von Farben und Formen, Unbestimmtheiten". Der Grund trage den Charakter des Potentiellen und damit „das dem Bilde eigentümliche ontologische Substrat".

[80] Platon (1994), *Sophistes*, 339b–341b.

2.3 Leib im Ausdrucksgeschehen

Potentialität".[81] Er versucht, die Unbestimmtheit als eine Art aufgeladenen Urgrund und Potentialität des Materials anzunehmen, das zwischen Materie und Energie schwankt. In seinem Aufsatz: *Unbestimmtheit – Zur Logik des Bildes* greift Boehm auf die Husserlsche Unterscheidung der Abschattung bei der Wahrnehmung eines Gegenstandes zurück, um darüber den Charakter der Unbestimmtheit im Bild zu fassen. Dass, wie Husserl zeigte, die sichtbare Vorderseite eines Gegenstandes eine unsichtbare Rückseite impliziere, verdeutliche, dass hier Potentielles, Unsichtbares und andere mögliche Sichtweisen immer schon mit wahrgenommen werden.[82] Im Bild wandere diese Unbestimmtheit nun „von der Rückseite in den Grund der Darstellung selbst." Und: „Bilder sind opak, und die Transparenzen, die sie eröffnen, haben damit zu tun, dass der Grund der Darstellung materiell, vieldeutig und undurchdringlich erscheint."[83] Dieser Grund sei „Träger von Energie", durch den sich Wirkungen entfalten könnten. Während Boehms Betrachtungen, dass die Elemente des Unbestimmten im Bild gerade auch dessen besondere Potenzialität ausmachen können, Fruchtbares zum speziellen Charakter der Bildlichkeit hervorbringen, scheint mir die angedeutete Ontologie problematisch, auch weil die Begriffe „Unbestimmtheit" und „Unsichtbarkeit" verschwimmen. Unbestimmtes und vielleicht auch Unbestimmbares, z. B. unscharfe, angedeutete Bildelemente, lassen sich zwar als Ränder des Sichtbaren auffassen, an denen sich mitunter Unsichtbares mit Sichtbarem verwebt. Damit ist aber nicht das faktisch Unsichtbare der Abschattung gemeint, auf das sich Husserl bezieht. Es besteht die Tendenz, den Grund als bewegte Materie zu mystifizieren. Das Zwischen des Zur-Welt-Seins des Produzenten und entstehendem Gegenstand als Grund würde in den Hintergrund rücken. Im fertigen Werk finden allerdings meist keine direkten Prozesse am Material mehr statt. Das Material bewegt sich nicht selbst, sondern wurde trotz allen Aufforderungscharakters, das von ihm ausgehen mag, geformt. Der Prozess ist dem abgeschlossenen Ausdruck vorgelagert. Boehm betont zwar immer wieder zu Recht das Körperhafte, Materielle des Bildes, das im Ausdrucksgeschehen, wie oben erläutert, beispielsweise produktive Widerstände eröffnet, vernachlässigt aber m. E. den Ursprung aus dem Zur-Welt-Sein einer Person.

Dies hängt meines Erachtens mit zwei Problemen zusammen. Zum einen geht Boehm ausschließlich vom Werk aus. Damit entsteht die Tendenz, den Ursprung des Bildhaften im kreativen Ausdruck primär als mystischen und unbestimmbaren Urgrund zu sehen, anstatt den Menschen, der in und aus seinem jeweiligen Kontext schuf, auch theoretisch-systematisch zu berücksichtigen. Zum anderen zeigt seine Rezeption von Merleau-Ponty, dass er dessen Figur des Chiasmus zwar als wegweisend ansieht, sie aber in einer Art Kräfte-Parallelismus aufgehen lässt.[84]

[81] Müller, *Wie Bilder Sinn erzeugen*, S. 49: „Jedes Bild beziehe seine Bestimmungskraft aus der Liaison mit dem Unbestimmten".

[82] Georg Stenger (2009), Generativität des Sichtbaren: Phänomenologie und Kunst, in: *Die Sichtbarkeit des Unsichtbaren*, München, S. 172: „Das Sichtbare ist sozusagen eine Abschattung des Gesehenen."

[83] Boehm, *Unbestimmtheit. Zur Logik des Bildes*, S. 252.

[84] Ders. (1986), Der stumme Logos, in: *Leibhaftige Vernunft. Spuren von Merleau-Pontys Denken*,

Der Chiasmus bedeutet aber nicht einfach eine Figur der parallelen Verkörperung, sondern ist als ontologische Figur des Weltbezugs zu verstehen, in dem Subjekt und Objekt wechselseitig und verschoben aufeinander verweisen. Im Ausdrucksgeschehen verändert sich das Verhältnis von Sichtbarem und Unsichtbarem. Unsichtbares begleitet Sichtbares immer als seine andere Seite, seine Randzone und markiert den Überschuss an Erfahrung.[85] Die Abschattung, von der Husserl ausgeht, gibt es im Bild zwar auch – wir ergänzen also z. B. nicht-sichtbare Anteile eines dargestellten Gegenstands und nehmen ihn auch durch diese Ergänzung als den dargestellten Gegenstand wahr – aber das Unbestimmte im Sinne eines Überschusses der Begegnung ist davon zu unterscheiden. Und dies Unsichtbare und Unbestimmte ist keine höhere Wahrheit, die sich im Werk verkörpert, sondern immer mit dem Sichtbaren verschränkt. Man könnte (mit Merleau-Ponty und Waldenfels) sagen, die Unsichtbarkeit entspringt der Sichtbarkeit.[86] Die positive Unbestimmtheit, so sollte ergänzt werden, steht in einem gewissen Bezug zum Kontext des Entstehens und Zeigens sowie dem Bestimmbaren. Das Unbestimmbare im Ausdruck, die dessen besondere Potenz als eigenständiges Etwas ausmacht, meint keine Unendlichkeit, in der willkürlich alles Platz hat. Sie ist nicht boden- und endlos, sondern höchstens leer. Überschüsse und Ränder gehen bei aller schwierigen begrifflichen Greifbarkeit von einem bestimmten Ort im Hier und Jetzt aus.[87]

München, S. 295: „Es ist nicht länger sinnvoll, das Tun, welches zum Bild führt, als den Vorgang einer Übertragung zu beschreiben, der Eindrücke aus dem kognitiven Bewusstsein ins äußere Medium aus Leinwand und Farbe versetzt. Auge und Bewusstsein fügen sich ins Parallelogramm der Kräfte und Bewegungen, in dem Gesehenes und Sehendes auf ihre stumme Wechselwirkung hin artikuliert werden." Leib und Chiasmus kommen hier als zentrale Termini in ihrer Dynamik und speziellen Struktur des Zur-Welt-Seins zu kurz. Zum einen fügt sich nicht ein losgelöstes Auge in den Prozess des Gestaltens, sondern der Maler mit seinem Leib. Zum anderen ist nicht von einem Parallelogramm auszugehen, sondern von Überkreuzungen und Verschiebungen von Gesehenem und Sehendem. Allerdings könnte Boehms etwas unscharfe Rezeption Merleau-Pontys zum Teil auch auf dessen nicht immer eindeutigen Umgang mit Körper und Leib zu tun haben: so zitiert Merleau-Ponty in *Das Auge und der Geist Paul Valery* im französischen Original: Der Maler leihe seinen Körper, „apporte son corps", Maurice Merleau-Ponty (1964), *L'oeil et l'esprit*, Paris, S. 16. Die deutsche Übersetzung vermerkt hingegen „Leib". Es ist aber ein Unterschied, ob der Körper primär als ausführendes Instrument gemeint wird oder als empfindender und empfundener Leib daran beteiligt ist. Während ersteres auf ein technisches Verhältnis abhebt, indem z. B. meine Hand ausführendes Organ ist, bezieht sich letzteres gerade auf unser jeweilig individuelles Zur-Welt-Sein. Gerade in Bezug auf das Verhältnis zwischen dem Menschen und seinem künstlerischen Ausdruck ist die Bedeutung dieses Unterschiedes unübersehbar. Künstler zeigen und wandeln wahrgenommene Sichtweisen der Welt und führen nicht ausschließlich Techniken durch.

[85] Gottfried Boehm hat vermutlich die Arbeit des Fleisches in seiner Rezeption von Merleau-Ponty im Sinn, wenn er Materie und Energie „im Grund" arbeitend sieht. Ausgehend von Merleau-Pontys ontologischem Konzept des Fleisches, wäre allerdings demgegenüber hervorzuheben, dass die vertikalen Bewegungen sich mit horizontalen kreuzen. Die eigene Höhlung, die ein Subjekt in der Bewegung des Fleisches bildet, stellt eine Vertikale in der horizontalen Bewegung des Fleisches dar, Beide sind verschränkt, nicht arbeitet nur die Horizontale eines Grundes.

[86] Bernhard Waldenfels (2009), Das Unsichtbare dieser Welt oder: Was sich dem Blick entzieht, in: *Die Sichtbarkeit des Unsichtbaren*, München S. 17.

[87] Umgekehrt ist Vorsicht geboten, nicht nur das Sichtbare allein im Blick zu haben. Stenger, *Generativität des Sichtbaren*, S. 175: „Solange man das Sichtbare für bare Münze nimmt und das in

2.3 Leib im Ausdrucksgeschehen

2. *Die Differenz von Was und Wie.* Boehms Schüler Axel Müller hat an Analysen von Magrittes „Die Beschaffenheit des Menschen 1" und Dürers „Selbstbildnis von 1500" die ikonische Differenz als Spannung von Was und Wie im Bild demonstriert. Insofern das Abbild (z. B. bei Magritte der Blick durch ein Fenster oder bei Dürer das stilisierende, frontale Portrait) die Rahmenbedingungen mitthematisiere (bei Magritte als mitgemalter Fensterrahmen, angedeutete Staffeleibeine und fliegende Zylinder in der Landschaft; bei Dürer als Ineinsblendung mit einer Abbildung Christi), entstünden Sinntiefen, Verdopplungen und Verweisungsstrukturen, die dennoch zirkulär auf sich selbst *als* dieses Bild verweisen. Inmitten der Materialität des Bildes stelle sich eine wahrnehmbare und bedeutsame, d. h. Sinn generierende bzw. sinnstiftende Differenz ein. Diese fiele z. B. bei Werbebildern einer Einheitsbotschaft zum Opfer. Sinn entstehe aus der Differenz, das ein Was sein Wie in einer bestimmten Weise mit zeige und thematisiere. Damit würden beide Kunstwerke zugleich auf die Beschaffenheit des Menschen in seiner Selbstreflexivität verweisen und zugleich ein einmaliges Ereignis zeigen. In diesem würden poetische Bild-Metaphern kreiert, die sich nicht in der Anwendung bestimmter Darstellungsregeln erschöpfen. Darüber hinaus betont Müller treffend: „Bilder wollen und können ihre Bindung ans empirische Material, mehr noch an eine bestimmte Sichtweise der Welt und damit ihre Bindung an die Individualität einer Realisierung nicht abstreifen."[88] Müller hebt also die Selbstreferentialität des Kunstwerks, seine Körperhaftigkeit und Individualität hervor. Indem der Ort des Bildes als Bild sein Wie der Sichtbarkeit mitthematisiere, wird die besondere eigene Perspektive reflektiert. Allerdings lässt Müller im Verhältnis von Was und Wie außen vor, dass es neben dem technischen Wie der Darstellung auch das Wie des Ausdrucks gibt, das sich ins Bild transportiert. Das genuin subjektiv Ausdruckshafte unterläuft und durchkreuzt mitunter den Darstellungsprozess im je individuellen Gestaltungsprozess. Es begleitet die leibliche Geste und das Erleben im Schöpfungsprozess, der wie bereits erläutert, immer auch eine Abarbeitung und Gestaltung des Materials ist. Wie Waldenfels treffend formuliert:

„Der bloße Ausdruck wäre im äußersten Fall nur noch Ausdruck seiner selbst, er wäre gleichsam ein Bildschrei, während umgekehrt die allen subjektiven Beiwerks entkleidete Sachlichkeit eine triviale Tatsache wäre ohne das Pathos der Sachlichkeit, das auf mehr gerichtet ist als auf das Vorhandene."[89]

ihm arbeitende Unsichtbare nicht mit sieht, erfasst man eigentlich nur Reduktionismen und Plattitüden. Anderseits liegt genau darin das Erschwernis aller Interpretation künstlerischer Werke, dass diese mit der gewöhnlichen Wirklichkeitsauffasung und den ihr entsprechenden Horizonten brechen, d. h. dass das in den Kunstwerken ‚Sichtbare' sich solange versperrt, als man das in ihnen arbeitende Unsichtbare nicht berücksichtigt und nicht ‚sieht'". Ebd., S. 181: „Erst aufgrund „des Unsichtbaren" kann etwas sichtbar werden". „Gehen Husserl und Heidegger, noch […] vom Sichtbaren zum Unsichtbaren und wieder zurück, so ist Merleau-Ponty bestrebt, eine durchgehende Verschränkung von Sichtbarem und Unsichtbarem aufrecht zu erhalten.", ebd., S. 183.

[88] Müller, *Wie Bilder Sinn erzeugen*, S. 86.
[89] Waldenfels, *Sinnesschwellen*, S. 118 f.

Das Wie der Gestaltung ist unauflöslich und bestimmend für das Was der Darstellung und betrifft Räume des Pathischen. Ähnlich zum Verhältnis von Körper-Leib im Kontext zur Welt ist das kreative Produkt geformt-erlebt Material innerhalb eines bestimmten Kontextes, das einen aktuell fühlbaren Ausdruck transportiert. Wir haben es also im kreativen Ausdruck mit der „als-Struktur" einer Darstellung von etwas als etwas zu tun. Darin ist die verdichtete Form des je leiblichen Zur-Welt-Seins enthalten und damit auch ein bestimmtes „Wie der Befindlichkeit".

Dieses Wie lässt sich weiterführend mit Maldiney als Stil beschreiben, der dem Entstehen der Formen aus dem Prozess des Zwischen im Zur-Welt-Sein des Produzenten entspringt.[90] Er betrifft die „nicht-thematischen Formen des menschlichen Daseins".[91] Egal, was gegenständlich dargestellt ist, es sucht (sich) immer auch eine Befindlichkeit Ausdruck. Während Sinn, so Maldiney, sich auf das Gnostische beziehe, so verweise der Stil auf das pathische Moment.[92] „Stil ist die Weise der Erfahrung, welche die konstitutive Dimension ausmacht und den ursprünglichen Gebungsakt belebt."[93]

Merleau-Ponty vergleicht den Stil mit einer „Weise, Situationen zu begegnen".[94]

> „Es gibt kein Individuelles, […], das nicht einen gewissen Stil aufweist und verkörpert, eine gewisse Art und Weise, im Bereich des Raumes und der Zeit, für den es zuständig ist, zu walten, ihn hervorzuheben, zu gliedern und um ein ganz und gar virtuelles Zentrum herum seine Strahlen zu verbreiten."[95]

Im Ausdruck wird der Stil der Wahrnehmung eines Menschen sichtbar. Ein Stil kann verfestigt sein, eine gewisse Beharrlichkeit aufweisen und damit die Tendenz zum Wesenhaften entwickeln, ist aber nicht selbst als Wesen aufzufassen, sondern kann sich über die Zeit verändern. Der entstandene kreative Ausdruck steht für sich und zeigt einen bestimmten, darin gewordenen Stil – losgelöst vom Produzenten und dennoch mit dessen Spuren verbunden.

[90] „Stil" hat als Grundbegriff der Kunstgeschichte eine umfassende Geschichte und unterschiedliche Konzeptualisierungen erfahren. Eine gute Übersicht über die verschiedenen Positionen gibt der Band von Caecilie Weissert (Hrsg.) (2009), *Stil in der Kunstgeschichte. Neue Wege in der Forschung*, Darmstadt. Im Sinne Merleau-Pontys und Maldineys ist damit nicht Stil als Ausdruck der Einheit einer Epoche gemeint, als Stilideal, oder eine bestimmte Norm des Stils, wie z. B. von Vasari und Winckelmann gedacht. Auch kein „Kunstwollen" als Formprinzip einer Epoche oder wertfreies, deskriptives Element, wie Riegl betont hat. Eher wird die individuelle Geste damit gemeint, aber nicht im Sinne einer Technik, sondern in ihrer Weise, einen Rhythmus, eine Bedeutung zu setzen. Nicht aber bezieht sich dies auf bloß individuellen Ausdruck sondern meint etwas durchaus darin liegendes Objektives in der Begegnung zur Welt hin.

[91] Henri Maldiney (2006), *Verstehen*, Wien, S. 116: „Die Wahl der symbolischen Themen und ihre Einsetzung geht aus der stilistischen Identität ihrer Weise des Erscheinens im menschlichen Feld und der nicht-thematischen Formen des menschlichen Daseins hervor."

[92] Ders., *Die Entdeckung der ästhetischen Dimension in der Phänomenologie von Erwin Straus*, S. 223. Ebd., S. 232: „Der Stil teilt das pathische Moment im ästhetischen Moment eines Mitdabeiseins mit, in dem unser Seinkönnen nicht mehr den Seinssinn der Sorge, aber auch nicht von sich abfällt, um sich dem Unmittelbaren zu überlassen. Das Nahe ist nicht das Unmittelbare. Die Kunst ist kein Rückzug auf die angebliche Unschuld der irdischen Gärten. Sie ist Ur-sprung, welcher das in der Landschaft verlorene zum staunenden Dasein im Offenen verwandelt."

[93] Ebd., S. 211.

[94] Merleau-Ponty, *Phänomenologie der Wahrnehmung*, S. 378.

[95] Ders., *Das Sichtbare und das Unsichtbare*, S. 154.

Der Ausdruck ist außerdem ein Gewordenes *und* ein Werden. Er zeigt einen Ausschnitt aus einem lebendigen Prozess des Vollzuges und des Seins der Existenz dieses bestimmten Produzenten. Nicht alles ist darin enthalten und doch alles, was diesen einen Ausdrucksprozess ausmachte. Zur spürbaren Lebendigkeit des Ausdrucksgegenstandes gehört, dass ein Prozess des Gewordenseins wahrnehmbar ist – ein Jemand hat etwas gestaltet im Ausdruck. Die besondere Verdichtung und Aufladung durch das je subjektive Eingebettetsein, aus dem der Ausdruck hervorging und das darin spürbar ist, unterscheidet den künstlerischen Ausdruck z. B. von einem Gebrauchsobjekt.

Ein kreativer Ausdruck wäre, betrachtet man ihn ontologisch von der Eigenbewegung des Fleisches her, das gerade aktuell Sichtbare. Der Gegenstand weist also eine eigene Zeit-Struktur und insbesondere eine eigene Zeitlichkeit auf. Merleau-Ponty geht so weit, die Werke als eigene Wesen zu bezeichnen. Trägt diese Parallelisierung von Individuum und Kunstwerk vollständig? Die Zeitigungsakte sind an den Schöpfenden und den Rezipienten gebunden. Der entstandene kreative Ausdruck ist ein Gegenstand, dem keine eigene Resonanzfähigkeit und Eigendynamik zukommt. Zwar zeigt er Widerstände, Ungreifbares, fordert auf und mitunter heraus, appelliert einzig durch seine Präsenz und bewirkt Reaktionen, aber er interagiert nicht selbst.[96] Vielmehr treffen sich im aktuell Sichtbaren eine Vergangenheit und eine Zukunft. Im Gegenstand ist ein Prozess zu Ende gekommen. Dieser frühere Prozess dessen, der sich ausdrückte, ist spürbar. Zudem verweist der Gegenstand auf einen zukünftigen Prozess, nämlich meinen Wahrnehmungsprozess als blickender Rezipient.

2.3.3 *Jemand rezipiert*

Der kreative Ausdruck führt eine Art „zweites Dasein" im Betrachter. Der Prozess der Bedeutungsgebung ist selbst ein lebendiger Dialog, dessen Verwobenheit sich mit der subjektiven Sphäre des Betrachters nicht aufheben lässt. Auch der Rezipient geht mit seiner spezifischen Leiblichkeit auf das Werk zu. Auch er leiht seinen Leib im Sinne eines Resonanzraumes der Begegnung in der Wahrnehmung eines Bildes. „In der Bildwahrnehmung steht uns nicht einfach ein Objekt gegenüber, sondern ein leiblich verfasstes Selbst und ein Werk begegnen und verflechten sich durch und

[96] Diese stünde im Kontrast zu z. B. Bredekamps Schwerpunktsetzung, Bilder als handlungsfähig zu sehen, insofern sie uns beherrschen und gefangen nehmen können. Bredekamps Theorie des Bildaktes will die Bilder als Sprechende verstehen, denen drei Arten von Bildakten (schematisch, substitutiv und intrinsisch) unterlegt werden können und gibt zahlreiche historische Beispiele dazu, welche die enormen Kräfte erläutern, die von Bildern ausgehen können. Auch aus der politischen Bildergeschichte könnte man zahlreiche Beispiele anführen. Dennoch scheint mir aus erkenntnistheoretischer Perspektive die Idee zu weit zu gehen, von der Wirkungskraft auf die Eigenaktivität zu schließen, und Bilder quasi so aufzufassen, als hätten sie ihre Gestalt selbst gewählt. Im Doppelspiel von Anorganik und Eigenleben wird meines Erachtens dann der Schwerpunkt zu sehr auf letzteres gelenkt. Natürlich nehmen uns Bilder gefangen, aber es ist uns klar, dass wir ein Bild vor uns haben. Vgl. Horst Bredekamp (2010), *Theorie des Bildakts. Frankfurter Adorno-Vorlesungen 2007*, Berlin.

durch inmitten eines bestimmten Milieus."⁹⁷ Werk, Spuren des Herstellers darin und Bildbetrachter sind in ein unsichtbares, doch bedeutungsgeladenes Zwischengeschehen verwickelt. Dieses Geschehen fügt sich keiner klassischen Subjekt-Objekt-Beschreibung. Im Bild begegnen wir einem Anderen und in dieser Begegnung vollzieht sich ein sinnbildendes Ereignis. Das Sinnereignis im Raum der Begegnung, so schreibt Marc Richir, „ist weder das Produkt von Schicksalhaftigkeit, noch das Resultat des Willens."⁹⁸ Der Sinn hat vielmehr ein Eigenleben, in dem über die beiden subjektiven, wahrnehmenden und sich in der Bilderfahrung kreuzenden Fantasien an den Rändern von Bestimmtem gerade in den Unbestimmtheitszonen Neues entsteht. Sinn und die Logik von Bildern werden wahrnehmend realisiert; die Kraft des Zeigens braucht das betrachtende Auge, um sich zu realisieren.⁹⁹ Erst im Akt der Betrachtung wird aus Materie Sinn, so Boehm.¹⁰⁰ Im Moment der Begegnung gibt es eine Verbundenheit von Produzent und Werk sowie Rezipient und Werk, die eine strukturelle Ähnlichkeit in Bezug auf Wahrnehmung und Ausdrucksgeschehen hat. Beide Prozesse (Gewordenes eines Produzenten und Werdendes eines Rezipienten) kreuzen und begegnen sich im Gegenstand bzw. dessen Wahrnehmung. Am Phänomen des Ausdrucks begegnen dem Betrachter Spuren eines bestimmten Weltzuganges einer sich ausdrückenden Person, die sich mit ihrem eigenen Wahrnehmungszugang verbinden kann. Mir begegnet als Betrachter ein Blick, der, ebenso wie ich, von der doppelten Existenzweise des Leibes bestimmt ist. Vier Momente dieses Vorganges im Zwischen der Rezeption möchte ich im Folgenden ausführen und aus den Äußerungen unterschiedlicher Denker herausarbeiten: a. Bewohnen, b. Sehen, c. Resonanz, d. Sprache.

a) *Bewohnen*
Merleau-Ponty macht in *Das Auge und Der Geist* darauf aufmerksam, dass das Bild nicht einfach als Ding identifiziert wird, sondern mein Blick darin spazieren geht. Er eignet sich den Raum des Bildes im Umherwandern an. Die Philosophie, so die Aufforderung Merleau-Pontys, solle sich den Maler zum Vorbild nehmen und die Dinge, wie bereits erwähnt, „bewohnen". Welche Momente umfassen dieses Bewohnen? Zum einen gehört sicher das Moment der respektvollen Annäherung, einer offenen, ernsthaften Zuwendung dazu, welche die Möglichkeit des Zuhörens und Sehens zulässt. Sich umschauen und wahrnehmen. Raum, Zeit und Stille für diesen Augenblick der Intimität einer Begegnung zuzulassen und sich diesem ein Stück weit hingeben. Man wohnt dort noch nicht, sondern beginnt einen Prozess des Bewohnens. Dieser Entscheidungsmoment wird durch Aspekte von Bildbegehren

[97] Frohoff, *Gesten der Resonanz. Dimensionen des Leiblichen im Geflecht von kreativem Ausdruck und Rezeption.* Ebd., S. 11.
[98] Marc Richir (2011), Über die phänomenologische Revolution: einige Skizzen, in: *Phänomenologie der Sinnereignisse*, München, S. 76.
[99] Gottfried Boehm (2008), *Wie Bilder Sinn erzeugen: Die Macht des Zeigens*, Berlin, S. 34, 44.
[100] Ebd., S. 53: „Aus Materie wird Sinn, weil die visuellen Wertigkeiten im Akt der Betrachtung aufeinander reagieren."

2.3 Leib im Ausdrucksgeschehen

(wir wollen sehen und lenken unsere Aufmerksamkeit) oder auch den Appell von Bildern produktiv gestört. Im Begehren steckt ein Moment des operationalen Zugriffs und des Fokus auf bestimmte Teile des Bildes. Und: Bilder fordern uns auf, bevor wir entscheiden, uns ihnen zu zuwenden. Wie Waldenfels immer wieder betont: Etwas macht sich bemerkbar. Ich werde davon als Betrachter getroffen und antworte darauf: Die Doppelbewegung eines Pathos, dass mir etwas auffällt und ich antwortend auf etwas aufmerke, gehören trotz ihrer zeitlichen Verschobenheit zusammen und sind aus dem Zwischengeschehen, in das Bildhersteller und Bildrezipient verwickelt sind, nicht wegzudenken. Im Prozess des Bewohnens greift die Bewegung immer wieder auf den Pathos zurück, welcher der Antwort, die ich wahrnehme, vorausgeht. Im Spalt zwischen beiden Momenten öffnet sich der Raum für Sinnbildungen, die den Akten freier, subjektiver Sinngebung vorgelagert sind. Dies heißt auch, dass wir uns nicht erst hineinversetzen müssen, sondern immer schon darin sind und von dort her blicken.

Eine leichte Akzentverschiebung vollzieht Maldiney, indem er dieses „Schon-dabei-Sein" besonders betont und es genauer als ein Dabei-Sein beim Erscheinen der Formen fasst.[101] Gerade „in der Weise seines Erscheinens" offenbare das Kunstwerk „das Ereignis seiner Grundlegung."[102] Dieses Entstehungsereignis liege in der je subjektiven Ausdrucksgeste begründet, die „einen eigenen rhythmischen Zusammenklang" vollbracht habe.[103] Der Rhythmus forme bereits unseren Blick, insofern werde das Bewohnen *nur* durch die Strukturen des Werkes selbst bestimmt. Allerdings, so ließe sich diesem Verständnis hinzufügen, hat die Wirkungsmöglichkeit nicht nur mit Wahrnehmung, Einbildungskraft und Fantasie zu tun, sondern auch mit Aufmerksamkeit. Eine Entscheidung, sich (weiter) zuzuwenden und sich gegenüber dem, was einem entgegenkommt, (weiter) zu öffnen, ist erforderlich. Das Bewohnen des kreativen Ausdrucks ist eine Kommunikation, die zwischen dem Ereignis, bereits aufgefordert, berührt, gebannt worden zu sein und der Handlung, weiter darauf zuzugehen, zuzuhören oder hinzusehen, hin- und her mäandert. Die Rezeption vollzieht sich im Zwischenraum von mir und dem kreativen Ausdruck, dort kreuzen sich Wirkung und Aufmerksamkeit. Im Kreuzungsbereich der eigenen Leiblichkeit mit der Welt lässt sich im Bewohnen der Dinge und Bewohntwerden durch das Andere die Differenz zwischen dem Dort und dem Hier spüren, zwischen uns und dem Gegenstand als Gegenstand. Das Hier und das Dort werden deutlicher. Das Gegenüber wird als Gegenstand meiner Aufmerksamkeit aus dem Fluss der Lebenswelt herausgehoben: Es gibt keine Verschmelzung, aber die besondere Wahrnehmung einer Schwellensituation zwischen dem Hier und dem Dort. Das Bewohnen findet also auf der Schwelle im Zwischen von mir und dem Gegenstand statt.

[101] Maldiney, *Die Entdeckung der ästhetischen Dimension in der Phänomenologie von Erwin Straus*, S. 219.

[102] Ebd., S. 218.

[103] Ebd. Vgl. auch Samuel Thoma (2014), Une psychopathologie à l'impossible – eine Psychopathologie hin zum Unmöglichen. Henri Maldiney zum 100. Geburtstag, in: *Sozialpsychiatrische Informationen* (44/1).

Es ist vielleicht eher mit einer Bewegung vergleichbar, die hin und her schwingt, im Aufnehmen mal mehr dort beim Entgegenkommendem, mal mehr bei den eigenen Eindrücken ist. Es ist eine Bewegung, die getroffen, ausgreift und wieder zurückkommt und „eher dem Bilde gemäß oder mit ihm" sieht, wahrnimmt und empfindet.[104] Merleau-Ponty spricht vom Verstehen des Stils der Erfahrung im Gegenüber, indem ich z. B. in der Bildbetrachtung die Art, Situationen zu begegnen, „in einer Art Nachahmung übernehme, selbst wenn ich außerstande bin, sie zu definieren".[105] Dies ist keine Analogie, sondern ein Berührt- und Getroffensein. Wir haben es nicht mit der Vorstellung eines Gegenstandes zu tun, sondern mit einer jeder Objektivation vorausliegenden Empfindungsgegebenheit.

Wolfram Hogrebe hat daran erinnert, dass im Griechischen Bilder als Lebewesen (zoa – Tiere) bezeichnet wurden, also als lebendige Gegenüber, die uns ansprechen und ein Echo hervorrufen, ohne dass wir bereits wissen, warum und wieso.[106] Ein entgegenkommendes Verstehen, das den Gegenstand daraufhin befragt, was es einem sagen will, geht von diesem ersten Echo aus. In der Resonanz böten wir dem Gegenüber „ein partnerschaftliches Du", im Sinne einer präpersonalen, emphatischen Zuwendung an.[107] Trotz verschiedener Ähnlichkeiten ist der kreative Ausdruck, auch wenn die subjektiv verdichteten Spuren eines Anderen darin spürbar sind, doch kein eigentliches, echtes Du. So unterscheiden sich z. B., um dies hier zumindest anzudeuten die Qualität der Lebendigkeit, die Fülle der Möglichkeiten, die Weise der Zeitigung und Zeitlichkeit. Eine weitere Ähnlichkeit zwischen einem Du und einem kreativen Ausdruck ist aber neben Widerfahrnis und Aufforderung z. B. der Charakter des Sich-Entziehens. Im Vorgang des Bewohnens richten wir uns im Ausdruck ein, ohne je ganz darin anzukommen. Das Bild bleibt immer ein Anderes, dessen Verständnis ich mich annähern kann, das mir vertraut wird, aber das auch in der Nähe eine Ferne behält und sich nicht gegen den eigenen Standort eintauschen lässt. Dieses nahe Ferne oder auch das ferne Nahe charakterisierten eine Widerständigkeit, die sich dem Zugriff immer wieder entzieht.

Der Zwischenraum des Bewohnens unterscheidet sich von der Wahrnehmung eines Gebrauchsgegenstandes, weil ich im kreativen Ausdruck leibliche, körperliche (sowie geistige) Qualitäten und Bewegungen wahrnehmen kann, die mir strukturell auch eigen sind. Mit Boehm könnte man es auch als (einen) Eintritt in ein Zeigefeld beschreiben, dem eben eine besondere Logik des Deiktischen zukomme. Uns ist immer klar, dass es ein Bild ist, das wir vor uns haben, und trotzdem werden

[104] Merleau-Ponty, *Das Auge und der Geist*, S. 300. Bilderfahrung beschreibt nach Waldenfels, dass für uns etwas als etwas im Bild sichtbar wird, bevor wir das Bild als Bild ansehen. Das Bild bestimmt sich als ein Worin besonderer Art. Es ist kein Objekt, das wir zusätzlich noch sehen, sondern ein Medium des Sehens, das am Sehen selbst beteiligt ist und dessen wir als Medium gewahr werden. Waldenfels, *Sinne und Künste im Wechselspiel*, S. 43.
[105] Merleau-Ponty, *Phänomenologie der Wahrnehmung*, S. 378.
[106] Wolfram Hogrebe (2010), Protodeixis. Was zeigt sich zuerst?, in: *Zeigen. Die Rhetorik des Sichtbaren*, München, S. 375.
[107] Ebd., S. 376. „Wir investieren in den Gegenstand das, was wir in Dinge als Personen investieren und was wir selbst zu sein beanspruchen, nämlich freie Wesen zu sein.", ebd., S. 381.

2.3 Leib im Ausdrucksgeschehen

wir davon in einer besonderen Weise angesprochen, die sich von sonstigen Gegenständen unterscheidet. Boehm betonte die besondere Orientierung des Bildes am Körperhaften, durch die wir die Wahrnehmung von einem bestimmten „Dieses" aus Nähe, Ferne, Rechts und Links, Oben und Unten organisieren.[108] Vor dem Hintergrund des bisher Ausgeführten zum Zusammenhang von Produktions- und Rezeptionsgeschehen lässt sich sagen, dass nicht nur ein Zeigefeld, sondern auch ein Erfahrungsfeld (meines als Betrachter und das dessen, der sich ausdrückte) betreten wird.

b) *Sehen*

Nach Merleau-Ponty ist gerade das Sehen nicht einfach eine Sinneswahrnehmung, sondern hat eine Qualität, die uns mit dem „Gewebe des Seins" (Merleau-Ponty), das uns z. B. im kreativen Ausdruck begegnet, empfindend verbindet. Sehen, Wahrnehmen und Empfinden gehören demnach zusammen. In der Wahrnehmung eines kreativen Ausdrucks verbinden wir aber automatisch angedeutete, imaginäre und vorhandene Linien innerhalb der Gesamtgestalt und gehen Bewegungssuggestionen nach. Wir folgen Schwüngen, Abgrenzungen und Verläufen der Gesamtorganisation der Strukturen und Kontraste und werden gerade auch dadurch den besonderen Rhythmen und Dynamiken im Bild gewahr.

Nach längerer Betrachtung und Wanderung im Bild, kann man z. B. bemerken, dass der Blick immer wieder bestimmten Bewegungsverläufen folgt. Sie strukturieren, organisieren und bestimmen also das Bildganze, den Raum und den Rhythmus des Ausdrucks und „steuern" unsere Sehbewegung und Wahrnehmung. Während das Nachspüren auf den Gegenstand ausgreift und seiner Wirkung in mir nachgeht, bildet der Leibkörper die Orientierung, von der aus, z. B. Räumlichkeit wahrgenommen wird. Im Fragen, Suchen und Assoziieren von Begriffen wirkt unser, aus der Exzentrizität der Person gewonnenes Wissen sowie die sprachliche Erfahrung mit. Man könnte vielleicht sagen: Während der Körper Orientierung und Schwere des *Was* bildet, ermöglicht der Leib die Nuancen des *Wie* wahrzunehmen. Was und Wie sind im Sehvorgang verschränkt. Im Betrachten gehen wir innerlich mit den Bewegungen unserer Augen mit. Wir werden im Sehen bewegt und bewegen uns mit. „Der Blick [...] hüllt die sichtbaren Dinge ein, er tastet sie ab und vermählt sich mit ihnen."[109] Mit Erwin Straus könnte man ergänzen, dass die einzelnen Sinne auf unterschiedliche Weise pathischen und leibgebunden Charakter aufweisen und damit Situationen in ihren unterschiedlichen Facetten erst erschließen.[110] Im Wandern

[108] Gottfried Boehm (2010), Das Zeigen der Bilder, in: *Zeigen. Die Rhetorik des Sichtbaren*, Paderborn, S. 44: „es ist also nicht darum so, dass in Bildwerken körperliche Sachverhalte dargestellt werden, sondern im System der Darstellung selbst spiegelt sich bereits die leibliche Befindlichkeit." An der Organisation zeigender Gebärden in den Bildern transportierten sich, so Boehm, „Spannungen schwankenden Ausdrucksniveaus" und „Emotionalität", „die sich zu unterschiedlichen Affekten verdichten kann", ebd., S. 34.

[109] Merleau-Ponty, *Das Sichtbare und das Unsichtbare*, S. 175. Siehe dazu auch die Kritik von Waldenfels, *Sinnesschwellen*, S. 43 ff.

[110] Dazu, z. B. Fuchs, *Leib, Raum, Person*, S. 59; Straus, *Vom Sinn der Sinne*, S. 151, 168. Maldiney, *Die Entdeckung der ästhetischen Dimension in der Phänomenologie von Erwin Straus*, S. 221:

unserer Blicke durch das Bild identifizieren wir benennend, analysieren Bekanntes und lassen dies in die Wahrnehmung der Gesamtgestalt einfließen. Zugleich wirkt das Ausdruckshafte auf uns. Unser Blick wird gelenkt und wir können nachträglich prüfen, wie das passiert. Mein Sehen wohnt sich selbst bei oder wie Hogrebe formuliert hat: „Im Sehen trete ich mir im Gesehenen immer auch als einem mich Sehenden entgegen."[111] Das heißt aber nicht, dass das Bild mich sieht, sondern ich kann, insofern ich als Betrachter in einer bestimmten Perspektive auf den kreativen Ausdruck zugehe, im Betrachtungsvorgang merken, wie ich *in meinem Wahrnehmungsstil* auf das Werk reagiere. Wir begleiten unsere Sehbewegungen und sehen, wie die Form sich in unserem Blick zeigt. Darin entsteht sie neu *und* ich kann mir meiner sehenden Perspektive bewusst werden. Begegnen wir uns dann aber in der Rezeption nur selbst? Merleau-Ponty geht es über Hogrebes Ansatz hinaus nicht nur um eine Selbstreflexion am Bild, sondern um ein Gewahrwerden des Zwischenraumes. Im Sehen bin ich nicht mehr nur bei mir, sondern werde dem Ausdrucksgeschehen gewahr, dessen ich selbst Teil bin und das meinem Lebensvollzug notwendig ist.[112] Um die oben erläuterten Bewegungen des Chiasmus aufzugreifen: Wir bestimmen nicht nur im Sehen, sondern bekunden uns auch. Gerade weil der Mensch durch seinen Leib „weder ausschließlich sichtbares Ding noch ausschließlich Sehender" sei, sondern „die bald herumschweifende und bald in sich gesammelte Sichtbarkeit", verfüge er, so Merleau-Ponty „über sein Sehen der Welt nicht so, als fände dieses Sehen in einem privaten Gehäuse statt".[113] Sondern: Sehen geschieht aus dem Kontakt zu den Dingen heraus, in deren Sichtbarkeit komme eine „geheime Sichtbarkeit" zum Vorschein, die das Echo der Dinge in uns betrifft. Das gilt für den Rezeptionsvorgang genauso wie für die Produktion. Im kreativen Ausdruck treffen sich zwei subjektive Erfahrungsstile, nämlich die Geste des Gewordenseins und die des Werdens in der Wahrnehmung.

c) *Resonanz*

Im Moment des Bewohnens eines kreativen Ausdrucks liegt die Zone der Resonanz.[114] Der sichtbare und sehende Leib sind kein Gegenstand, sondern „ein für alle anderen Gegenstände empfindlicher Gegenstand, der allen Tönen ihre Resonanz

„Das Sehen, das Hören, die anderen Sinne vermitteln uns nicht bloß sinnliche Eindrücke mit Vorstellungswert, sondern die gleichen Farben und die gleichen Töne, welche uns die Gegenstände erschließen, herrschen über unsere Stimmung und gestalten unser Verhalten nach festgelegten, unsere Umwelt stimmenden Gesetzen, welche unserer Empfänglichkeit sozusagen erst eine Situation erschließen."

[111] Hogrebe, *Protodeixis*, S. 376.

[112] Merleau-Ponty, *Das Auge und der Geist*, S. 331: „das Sehen ist weder ein bestimmter Modus des Denkens noch eine Selbstgegenwart, es ist mein Mittel, von mir selbst abwesend zu sein, von innen her der Spaltung des Seins beizuwohnen, durch die allein ich meiner selbst innewerde."

[113] Ders., *Das Sichtbare und das Unsichtbare*, S. 181.

[114] Der Begriff der Resonanz wird in den letzten Jahren von verschiedenen Disziplinen aus verstärkt aufgegriffen und beforscht. Eine Übersicht dazu zeigt der Sammelband: Thiemo Breyer, Michael B. Buchholz, Andreas Hamburger, Stefan Pfänder und Elke Schumann (Hrsg.) (2017), *Resonanz – Rhythmus – Synchronisierung. Interaktionen in Alltag, Therapie und Kunst*, Bielefeld.

2.3 Leib im Ausdrucksgeschehen

gibt, mit allen Farben mitschwingt und allen Worten durch die Art und Weise, in der er sie aufnimmt, ihre ursprüngliche Bedeutung verleiht."[115] Im Sehen wird die Ganzheit des Leibes als Resonanzraum spürbar. Resonanz ist das, was widerhallt und bezeichnet das Mitschwingen im Erleben von Zwischenleiblichkeit, also unsere strukturelle Fähigkeit zur Verbindung, Interaktion und affektiver Abstimmung. Die erklingenden Resonanzen sind als solche nicht aktiv erzeugt, auch wenn ich sie beeinflussen kann, sondern geschehen und werden aufgenommen. Wir leihen unseren Körper und Leib in der Rezeption eines kreativen Ausdrucks, nehmen den kreativen Ausdruck und die eigenen Resonanzen wahr. Das Ausdruckshafte am Gegenüber übersetzt sich z. B. in eine leibliche Empfindung und damit in einen Eindruck. „Der Leib ist ein Resonanzkörper, der die innerseelischen ebenso wie die zwischenmenschlich erzeugten Schwingungen hörbar werden lässt."[116] Resonanz kann nie überstiegen werden, selbst wenn wir uns zeitweise zu ihr distanzieren können. Sie kann aber in ihrer Schwingungsfähigkeit trainiert oder auch abgestumpft sein und verläuft somit auf einem Spektrum von Dissonanz und Konsonanz, Distanzierung und Verschmelzung.[117] Fuchs unterscheidet außerdem zwischen komplementärer und mimetischer Resonanz. Erstere betreffe die Wirkung der Ausdrucksrichtung, die sich fortsetze, so dass der Betrachter z. B. vor einem ausgestreckten Finger zurückweicht. Letztere beziehe sich auf die unwillkürliche Nachahmungstendenz z. B. von Heiterkeit, Gähnen oder Schmerzempfinden im Gegenüber.

Resonanz betrifft aber nicht nur das emotionale Mitschwingen, sondern das gesamtleibliche Erleben. Ich trete mit dem, was ich aktual in dieser Situation in Raum und Zeit bin, in Resonanz, die insofern eine vermittelt unmittelbare ist. Dazu gehören z. B. auch Assoziationen, die je eigene verleiblichte Geschichte oder das Wissen, welche die Resonanzen beeinflussen. Zwar sind die zwischenleibliche Kommunikation und das reziproke Ausdrucksgeschehen über die pathische Resonanz primär präreflexiv, aber nicht unabhängig vom reflexiv Gewordenen.[118] „Bilder wirken nicht für jeden Betrachter zu jeder Zeit auf gleiche Weise."[119]

[115] Merleau-Ponty, *Phänomenologie der Wahrnehmung*, S. 276.

[116] Fuchs, *Leib, Raum, Person*, S. 248. Er sieht, mit Bezug auf die Säuglingsforschung Daniel Sterns, den Ursprung der Zwischenleiblichkeit und damit des Resonanzbodens und des Gelingens von Resonanz in der Mutter-Kind-Kommunikation, die wesentlich leiblicher Mitvollzug ist. Vgl. auch ebd., S. 197 ff. und 245 ff.

[117] Ebd., S. 250.

[118] Marion Lauschke unterscheidet mit Rückgriff auf die Psychologie der Kunst (1922) des Psychologen und Philosophen Richard Müller-Freienfels (1882–1949) und John Deweys Erfahrungstheorie der Kunst weitere Aspekte von Resonanz. Verschiedene automatische motorische Bewegungsantworten beeinflussen demnach die emotionalen Zustände des Betrachters. Die intrapersonale Resonanz erst verbindet sensorische, motorische, emotionale und kognitive Ebenen, so dass die motorische Resonanz für die ästhetische Erfahrung relevant wird. Beide Denker gehen von einer Kontinuität dieser Ebenen aus. Vgl. Marion Lauschke (2017), Dynamisierung von Bildräumen oder Resonanz als ästhetische Strategie gelingenden Lebens, in: *Resonanz – Rhythmus – Synchronisierung. Interaktionen in Alltag, Therapie und Kunst*, Bielefeld, S. 472.

[119] Ebd., S. 473.

„Resonanz ist kein Gefühlszustand, sondern ein Beziehungsmodus",[120] schreibt Hartmut Rosa. Das Mitschwingen mit den erscheinenden Formen wird möglich, weil sich das Eigene synchron mit dem Gesehenen verbinden kann, da es eine Verwandtschaft zwischen dem sich ausdrückendem Leib und dem rezipierenden Leib gibt. Merleau-Ponty: „Wenn das Sehen ein Tasten mit dem Blick ist, dann muss es sich ebenfalls in die Ordnung des Seins, das es uns enthüllt, einschreiben, dann darf der Sehende der Welt, die er betrachtet, selber nicht fremd sein. Sobald ich sehe, muss das Sehen mit einer komplementären oder anderen Sicht synchronisiert sein: mit der Sicht meiner selbst von außen, so wie ein Anderer mich sehen würde, der sich inmitten des Sichtbaren eingerichtet hat und dieses von einem bestimmten Orte aus sieht. Lassen wir für den Augenblick außer Acht, wie weit diese Identität zwischen Sehendem und Sichtbaren geht, der Sehende kann das Sichtbare nicht „besitzen", außer er ist von ihm besessen, außer er ist von ihm."[121] Das Moment des Synchronen, d. i. den gleichen Ort in Zeit und Raum zu teilen und aus dem gleichen Element des Lebendigen zu stammen, ist Voraussetzung für die Wahrnehmung von Resonanzen, welche wiederum für die Wahrnehmung des Ausdruckshaften am kreativen Ausdruck entscheidend sind. Uns kommt im Sehen etwas entgegen, dass uns nicht fremd ist und dem wir nicht fremd sind. Wir teilen die Bewegung des Lebendigen, weil wir leiblich sind. Aber es ist eben nicht nur das Synchrone, sondern auch das Asynchrone, das eine Schwingungsfähigkeit möglich macht: Wären wir keine Anderen, könnten wir nicht Resonanz für etwas oder andere sein und es gäbe keinen Widerstand, an dem sich ein Widerhall bilden und formen könnte. Wären wir vollständig Andere und überhaupt nicht mit dem Anderen und seinem kreativen Ausdruck verbunden, könnten wir nicht in Resonanz ertönen. Synchrones Miteinander- und Auseinandertreten gehen im Ereignis des Mitschwingens Hand in Hand.[122] Insofern ist das Resonanzgeschehen auch in der Rezeption kein „Ineinandertauchen von Leiblichkeiten", sondern ein „wechselseitiges Abtasten" und damit „ständige Brechung der mimetisch-komplementären Ausdrucksresonanz an der ‚Resistenz' des Anderen".[123] Es entsteht ein gemeinsamer Stimmungsraum. Dieser ist im

[120] Hartmut Rosa, *Resonanz*, Berlin, 2016, S. 288.

[121] Merleau-Ponty, *Das Sichtbare und das Unsichtbare*, S. 177.

[122] Merleau-Ponty beschreibt den Übergang von natürlichem Bewegtwerden in den „künstlichen" Ausdruck einer Linie: „‚Die Natur ist im Inneren', sagt Cézanne. Qualität, Licht, Farbe, Tiefe, die sich dort vor uns befinden, sind dort nur, weil sie in unserem Leib ein Echo hervorrufen, weil er sie empfängt. Jenes innere Äquivalent, jene sinnliche Formel *(formule charnelle)* ihrer Gegenwart, die die Dinge in mir erwecken, warum sollten sie nicht einen wiederum sichtbaren Linienzug hervorrufen, in der jeder andere Blick die Motive wiederfinden würde, die seiner Sicht der Welt unterliegen?" Ders., *Das Auge und der Geist*, S. 281. Der Augenblick gegenwärtiger Wahrnehmung in je eigener Perspektive wird hier betont. Die Gegenwart der Welt wird innerlich über den Widerhall in uns vernommen. Diese Resonanz kann nur entstehen, weil wir Teil der Welt sind. Das Echo in unserem Leib ist wesentlich für die Linie, die dadurch hervorgerufen wird. Ein anderer würde daraufhin eine eigene Resonanz haben, eine andere Linie hervorbringen, welche mit dessen jeweiligen Bezogenheiten in Verbindung steht.

[123] Fuchs, *Leib, Raum, Person*, S. 251.

2.3 Leib im Ausdrucksgeschehen

intersubjektiven Austausch von ständiger Angleichung und Abstimmung zweier Individuen geprägt, während dieser Prozess in der Rezeption von kreativen Ausdrücken sozusagen stillgestellt ist. Strukturelle Ähnlichkeiten sind aber vorhanden. Das kreative Werk hat eine bestimmte Ausstrahlung und der Rezipient bringt eine bestimmte Gestimmtheit mit.[124] Die kinästhetische Komponente visueller Resonanz löst Irritationen oder Schwindel aus, auf den wir mit körperlichen Ausgleichsversuchen antworten.[125] „Das Ineinander von Selbstbezug und Selbstentzug" als Grundlage für leibliche Resonanz.[126] Dass wir uns immer auch ein Stück weit selbst fremd sind, bildet strukturell die Möglichkeit, gegenüber anderem Fremden offen zu sein, d. h. die Schwingungsfähigkeit kann dort besonders sensibilisiert sein, wo die eigene Fremdheit bewusst ist.

Im Moment der Resonanz wird also ebenso das Verbindende, als auch das Trennende deutlich, zeigt sich etwas, das Aussagen über mich, den kreativen Ausdruck und das Ereignis der Begegnung zunächst gemischt enthält. Von dort her können Unterscheidungen vorgenommen werden, die allerdings die Ebene der Zwischenleiblichkeit nie aufheben, höchstens in ihren Rückwendungen verändern und vertiefen. Vielmehr weist die Resonanz auf ein zunächst den Leib ergreifendes Geschehen und die „Wirkung auf meinen Leib umschreibt seinen Bedeutungsbereich".[127] So wird aus dem, was in der Resonanz beeindruckt, auffällt und

[124] Caroline Welsh hat ausgeführt, inwiefern in den medizinischen und ästhetischen Debatten des 18. Jahrhunderts das Resonanzmodell zunächst eng mit der Vorstellung von Nervenverbindungen und mechanistischen, analogen Übertragungen von Schwingungen wie bei einem Musikinstrument verbunden war. Ohne direkte Berührung schwingen Saiten, die den gleichen Ton aufweisen, mit einer angeschlagenen Seite mit. Im Laufe des 18. Jahrhunderts veränderte sich diese Idee über u. a. Lessing, Sulzer und Reil hin zu einem Stimmungsmodell des selbsttätigen Gemüts. Nun lag die Betonung mehr auf dem individuellen Gestimmtsein und der Frage, wie mit einem angeschlagenen Ton in Resonanz getreten wird. Damit, so Welsh, entstand ein organisches Modell, das Eigendynamik und Selbsttätigkeit in den Vordergrund stellte und so einen Raum unendlich vieler Wechselwirkungen zwischen Reiz und Reaktion zu denken, ermöglichte. Interessant für die vorliegende Untersuchung ist daran nicht nur der Zusammenhang von einer Sichtweise des Körpers, des Leibes und der Auffassung von Gefühlsübertragung, sondern insbesondere das Zusammenwirken von jeweiliger Gestimmtheit und Erklingen in Resonanz. Caroline Welsh (2009), Resonanz-Mitleid-Stimmung: Grenzen und Transformationen des Resonanzmodells im 18. Jahrhundert, in: *Resonanz. Potentiale einer akustischen Figur*, München.

[125] Darauf hat Marion Lauschke hingewiesen, die die motorische Resonanz bei Bildern von den Reaktionen bei akustischen Wahrnehmungen unterscheidet, S. 464.

[126] Waldenfels, *Sinnesschwellen*, S. 12.

[127] Merleau-Ponty, *Phänomenologie der Wahrnehmung*, S. 275. Wenn wir uns erneut die Ontologie Merleau-Pontys ins Gedächtnis rufen, könnte man sagen, dass der Rezipient und das zu rezipierende Werk sowohl eine horizontale Linie der Synchronizität als auch jeweils eine vertikale Linie der Asynchronizität bilden. Die eigene Höhlung des Subjekts stellt eine Vertikale in der horizontalen Bewegung des Fleisches dar, die eine bestimmte Gestimmtheit und besonders auch eine eigene Geschichte mitbringt, welche die Resonanz beeinflussen. Dass der Rezipient normalerweise nicht vom Gesehenen überflutet wird, hat damit zu tun, dass der Wahrnehmende ein eigener Chiasmus ist, eine eigene leibliche Ambiguität, eine Person in einem bestimmten Körper mit einem eigenen Erfahrungsraum und eigener Gerichtetheit.

einfällt, eine bestimmte Richtung deutlich, die auch mit der genuin gewordenen Perspektive des Rezipienten zu tun hat. Gerade weil das Werk eine Mischung aus Spiegelung und Konstruktion ist – ein Übergang, ein Zeugnis einer Transzendenzbewegung – lässt sich das im Ausdruck Erkannte nicht einfach auf den Produzenten übertragen. Erstens ist dieser immer schon auch darüber hinaus, zweitens bin ich nicht der Andere, drittens lassen sich diese Aussagen nicht im Dialog nachprüfen. Dennoch ist meine eigene Resonanz nicht völlig willkürlich oder bezuglos zum Werk – und damit indirekt auch zum Schaffenden.

d) *Sprache*

„Im Antworten, darunter das ‚antwortende Hinsehen und Hinhören', verwandelt sich das, wovon ich getroffen bin, in das, worauf ich antworte."[128] Im Zwischen, im Übergang von Empfangen und Aufmerken, Bekundung und Bestimmung entstehen erste Benennungen. Aus diesem Versenken in den Zwischenraum von begegnendem Werk und mir entsteht aus dem Zusammenspiel von Wahrnehmung, Resonanz und fragendem Suchen ein erster Ausdruck. In der Benennung bringen wir die ersten Resonanzen z. B. in Begriffe. Die schöpferische Seite, den Ausdruck zu erzeugen, wiederholt sich im Betrachten des Werkes, lässt das Sehen als schöpferisch hervortreten. „Reden und Schreiben bedeutet, eine Erfahrung übersetzen, die doch erst zum Text wird durch das Wort, das sie wachruft."[129] Auch die Stimmigkeit des Wortes lässt sich unmittelbar an der inneren Resonanz prüfen. Außerdem ist damit eine semantische und sozial vermittelte Urteilsebene betreten: der Raum der Sprache, der intersubjektives Nachprüfen und Dialog zulässt. „Trifft dieses Wort zu, oder noch nicht ganz?" Nur die fragende Person selbst kann für sich oder im Dialog mit anderen über die Kunst die eigenen Urteile immer wieder an der Wahrnehmung prüfen. Das aber bedeutet mehr, als die Theorie am empirischen Material zu erproben, denn als Rezipient trete ich mit meiner Existenz, dem Selbstverhältnis, das ich qua leiblicher Existenz bin, in den Dialog. Bekundungs- und Bestimmungsbewegung flossen nicht nur in den zu betrachtenden kreativen Ausdruck, sondern finden sich auch in der interpretierenden Betrachtung des Rezipienten. Zu Antworten stellt eine neue Ordnung her, aber auch in dieser gibt es einen Überschuss.[130] In den sprachlichen Antworten liegt immer schon ein Mehr gegenüber dem Gesehenen. Im Werk begegnet eine eigene Unendlichkeit, der sich eine Betrachtung und Inter-

[128] Waldenfels, *Radikalisierte Erfahrung*, S. 30.
[129] Ebd., S. 35.
[130] Ebd., S. 36. „Das Antworten schließt ein Hören auf die Stimme des Fremden ein, jedoch keine Hörigkeit, denn Antworten, die wir geben, sind zu erfinden, nicht bloß wiederzufinden. Andererseits liegt das, worauf wir antworten und zu antworten haben, nicht in unserer Hand und entstammt nicht unserer freien Erfindung. Unsere Eigenheit, die aus dem Antworten erwächst, hat ihren Schwerpunkt außer sich im Fremden, auf das wir antwortend eingehen." Ders., *Topographie des Fremden*, S. 84.

pretation nur annähern kann, alleine deshalb, weil auch der Zugang des Rezipienten notwendig perspektivisch ist (Ich bin nicht der Andere, lebe in einer anderen Zeit, nehme anders wahr). Der Dialog mit dem Kunstwerk unterscheidet sich von dem zweier Menschen, weil das Gegenüber nur bedingt antworten kann und uns zwar Spuren der schaffenden Existenz vermittelt, aber auf die Wahrnehmung und Verantwortung des Fragenden angewiesen ist.[131] Eine ethische Dimension kommt also hinzu.

2.4 Implizite Reflexionsfelder

Für die in den nächsten Kapiteln folgenden Bildbegegnungen bedeuten die bisherigen Überlegungen methodisch, dass zunächst ein Werk ins Zentrum gestellt wird und die Resonanzen der Seherfahrung, des Spazierengehens durch das Bild, welches unabdingbar zum Prozess des Bewohnens und der Bilderfahrung gehört, ausführlich durchbuchstabiert, nachvollziehbar gemacht und nach Strukturmomenten sortiert werden. Im nächsten Schritt wird der Blick auf weitere Bildbegegnungen hin geöffnet, um zu sehen, ob weitere Werke der gleichen Person auf ähnliche oder abweichende Strukturen hinweisen. Damit soll gesichert sein, dass wir es mit grundlegend ähnlichen Gesten eines Bildschöpfers zu tun haben, nicht mit einmaligen Elementen. Anschließend wird der Kontext in Form von Biografien, Krankenakten und eigenen Aufzeichnungen der Künstlerpatienten erläutert und reflektiert. Interpretationsansätze aus eher psychiatrischen bzw. psychodynamischen als auch kunst- und kulturwissenschaftlichen Perspektiven bilden abschließend die Übergänge zu einer Annäherung an die existenzielle Ausdrucksgestik und den besonderen Rhythmus des Gestaltens der einzelnen Künstlerpatienten.

Die subjektive Resonanz bildet den Ausgangspunkt jeder Reflexionsbewegung der Bildbetrachtung. Dennoch bedeutet dieser heuristische Ansatz keine subjektive Willkür, sondern eine spürende und reflektierende Haltung, welche die eigene Wahrnehmung besonders in den Vordergrund rückt. Entdeckt werden soll, was in der Begegnung an vorsprachlichen Strukturen zutage tritt. Darüber, so die hier vorgetragene Idee, lässt sich vielleicht dem Moment der existenziellen Ambiguität, aus dem heraus der jeweilige Ausdruck entstanden ist, näher kommen. Das Ziel liegt nicht in einer Interpretation, die, im Sinne einer klassischen Hermeneutik, Sinn entschlüsselt. Weder interessiert nur die Form des Werkes, noch nur der Inhalt des Dargestellten, sondern eine Annäherung an das Erleben der geschaffenen Bilder.

[131] Ders., *Sinnesschwellen*, S. 12: „Es fragt sich dann, wie wir vom Leib sprechen können, ohne in Schweigen zu verfallen und ohne den Leib umgekehrt in Sprache zu verwandeln. Eine leibgemäße Sprache findet sich nur, wenn unser leibliches Sprechen das Sprechen über den Leib immerzu übersteigt."

Welche Gesten zeigen sich und von woher? Welche Atmosphären widerfahren uns? Welche intersubjektiven Dimensionen, welcher Umgang mit dem Körper zeigt sich uns? Welcher Blick zur Welt zeigt sich uns über die leiblichen Strukturen? Das Zur-Welt-Sein trägt Züge von Zeitlichkeit, Räumlichkeit, intersubjektiver Bezogenheit, eines Umganges mit Körperlichkeit, die spezifische Atmosphären erzeugen. Sechs Reflexionsfelder, bestimmen implizit die folgenden ausführlichen Bildreflexionen der Werke von Elisabeth Faulhaber, Carl Lange und Edmund Träger. Sie entwickelten sich aus der Reflexion auf die dort gemachten Seherfahrungen und werden in Kapitel sechs noch einmal explizit aufgegriffen. An ihnen können leibliche Bezüge im kreativen Ausdruck offenbar gemacht werden.

A. Empfindungsräume (z. B. Atmosphären und Stimmungen)
B. Körper (z. B. Wie der Dinglichkeit)
C. Zwischenräume (z. B. Zwischen der Dinge und zum Umraum)
D. Beziehung zum Betrachter (z. B. Betrachter-Raum und Berührtwerden)
E. Raumordnungen und Perspektive
F. Zeitliche Rhythmen

Der Auswahl der Werke liegt eine gewisse Zufälligkeit, die vielleicht auch Affinitäten der Auswählenden geschuldet sind, zugrunde. Man hätte vielleicht auch Werke anderer Patientenkünstler nehmen können, um phänomenologische Erscheinungsweisen zu untersuchen. Auch können die drei folgenden Kapitel prinzipiell als jeweils geschlossene Einheiten gelesen werden. Dennoch zeigt gerade die Zusammenschau dreier sehr unterschiedlicher Beispiele eine Bandbreite an Ausdrucksbewegungen, Kontexten und Techniken, die im Kontrast das Potenzial des hier verfolgten Ansatzes deutlich machen kann. Auch die unterschiedliche und reichhaltige Komplexität der individuellen Gestaltungsgesten und Reflexionsfelder wird erst im Vergleich deutlich. Alle sechs Reflexionsfelder spiel(t)en in allen Bildbegegnungen eine Rolle (vgl. Zusammenfassung Kap. 6). Es zeigen sich aber Schwerpunkte der bildlichen Gesten: Elisabeth Faulhabers Zeichnungen verdeutlichen besonders die Bedeutung von Zwischenräumen und Körperdarstellungen. Carl Langes Zeichnungen lassen insbesondere die Wirkung zeitlicher Dimensionen der Simultaneität erahnen und setzen den hier verfolgten Ansatz zu symbolischen Deutungen in Bezug. Die Aquarelle Edmund Trägers vermitteln vornehmlich das Gewicht der bildräumlichen Organisation.

Werke im Lichte der Leiblichkeit zu betrachten, bedeutet, so lässt sich aus den obigen Überlegungen zusammenfassen, auf den Moment Acht zu geben, in dem uns in der Wahrnehmung etwas berührt. Es bedeutet, eine Öffnung auf den Zwischenraum und das Geschehen hin, das zwischen einem Betrachter und einem kreativen Ausdruck, in dem ein anderer Mensch seine Spuren hinterlassen hat, stattfindet. In der bewussten Offenheit und Aufmerksamkeit auf dieses Zwischen und seine Überraschungen besteht die Chance einer Verwandlung bzw. einer Erfahrung, deren Ausgang ich vorher nicht weiß. Die Beunruhigung des Blickes soll aufgenommen und im Rückgang auf das Blickereignis und einer Bereitschaft,

2.4 Implizite Reflexionsfelder

sich überraschen zu lassen, eine „pikturale und klinische Epoché"[132] geübt werden. Eine solche Methode versucht, Ambiguitäten und Widersprüche nicht aufzulösen, sondern als notwendige Voraussetzung, als fortwährenden Anfang der Reflexion zu begreifen.[133] Dieser Ansatz birgt keine höhere Wahrheit, sondern einen existenzielleren Ansatzpunkt an den Verflechtungen, die wir immer auch sind, eine Art „wahrnehmende Reflexion". Keine Wesens- oder Wahrheitsschau, kein Rückgang auf eine Unmittelbarkeit ist gemeint, wie sie z. B. noch Hans Prinzhorn im Anschluss an Ludwig Klages favorisierte. Da es hier um präreflexive Bereiche geht, die bildlich und sprachlich kommuniziert und vom Rezipienten wahrgenommen werden, bewegen wir uns immer schon in vermittelten Unmittelbarkeiten.

In den folgenden Bildbegegnungen geht es also um den Balanceakt, Fremdes zu bewohnen, ohne es zu nivellieren, um daraus ein Verständnis zugrunde liegender leiblicher Gesten und des Zur-Welt-Seins zu gewinnen. Welche Antwortmöglichkeiten gibt es, in denen die Bilder nicht entschärft werden, indem das Fremde in einen fertigen Sinnhorizont eingehüllt wird? Was sich in diesem Zwischen im Idealfall ereignet, wäre eine Dialektik, die das, was sich in der offenen Situation an leiblicher Resonanz anbietet, im Sinne einer kreativen Antwort aufgreift, eine erste Richtung bestimmt und damit wieder auf das Werk zugeht, sodass im Hin und Her ein Dialog entsteht. Dies wäre keine Dialektik, die in Vermittlungsfiguren aufgeht, sondern ein Beziehungsverhältnis. An der Schwelle der Begegnung wird das Zwischen und die Lücke zum Anderen hin nie überstiegen. Stattdessen wird ein Überschuss in Betracht gezogen, der den Blick für die Möglichkeitsräume des Geschaffenen öffnet. Zwar sind die zwischenleibliche Kommunikation und das reziproke Ausdrucksgeschehen über die pathische Resonanz primär präreflexiv, aber nicht unabhängig vom reflexiv Gewordenen. Denn die eigene eingeschränkte Perspektive, der historische Kontext, die uneinholbare Erfahrung innerer und äußerer Grenzsituationen im Hintergrund der kreativen Ausdrücke der Sammlung Prinzhorn gründen in einer strukturell unaufhebbaren Asymmetrie des Zwischen. Die Gefahr, zu viel Eigenes in das Begegnende hinein zu legen, bleibt immer, aber auch die Chance, die Möglichkeitsräume des kreativen Ausdrucks in den Blick zu bekommen und staunend verwandelt zu werden. Die „offene Flanke" (Waldenfels) der Fremdheit unserer selbst und des Anderen bedeutet immer einen Überschuss an beunruhigendem und belebenden Mehr.[134]

[132] Waldenfels macht darauf aufmerksam, dass wir im Falle von Werken aus der Sammlung Prinzhorn sowohl eine pikturale als auch eine klinische Epoché brauchen, um den eigenen Blick als Blickereignis zugänglich zu machen und vorschneller psychopathologischer oder künstlerischer Wertung zu entgehen. Ders. (2014), Die Anomalität von Kunstbildern und Patientenbildern, in: *Bilderfahrung und Psychopathologie. Phänomenologische Annäherungen an die Sammlung Prinzhorn*, Paderborn, S. 41; Vgl. dazu außerdem Ders., *Sinne und Künste im Wechselspiel*, S. 51 ff.

[133] Ders., *Sinne und Künste im Wechselspiel*, S. 128: „Der Betrachter wird aufmerksam auf das Aufmerksamkeits- und Wahrnehmungsgeschehen mittels einer potenzierten Form der Aufmerksamkeit."

[134] Ders., *Idiome des Denkens*, S. 74.

Literatur

Blankenburg, Wolfgang, *Der Verlust der natürlichen Selbstverständlichkeit: ein Beitrag zur Psychopathologie symptomarmer Schizophrenien*, Stuttgart, 1971.

Boehm, Gottfried, Zur Hermeneutik des Bildes, in: Hans-Georg Gadamer und Gottfried Boehm, *Die Hermeneutik und die Wissenschaften* (S. 444–471), Frankfurt am Main, 1978.

– Der stumme Logos, in: Alexandre Métraux und Bernhard Waldenfels, *Leibhaftige Vernunft. Spuren von Merleau-Pontys Denken* (S. 289–304), München, 1986.

– Wiederkehr der Bilder, in: Gottfried Boehm, *Was ist ein Bild?* (S. 11–38), München 2006.

– Unbestimmtheit. Zur Logik des Bildes, in: *Wie Bilder Sinn erzeugen. Die Macht des Zeigens* (S. 199–213), Berlin, 2007.

– *Wie Bilder Sinn erzeugen: Die Macht des Zeigens* (2. Aufl.), Berlin, 2008.

– Das Zeigen der Bilder, in: Gottfried Boehm, Sebastian Egenhofer und Christian Spies, *Zeigen. Die Rhetorik des Sichtbaren* (S. 19–54), Paderborn, 2010.

– Ikonische Differenz. Glossar. Grundbegriffe des Bildes, in: *Rheinsprung 11. Zeitschrift für Bildkritik* (1), S. 170–176, 2011.

Boehm, Rudolf, Chiasma, Merleau-Ponty und Heidegger, in: Vittorio Klostermann, *Durchblicke. Martin Heidegger zum 80. Geburtstag* (S. 369–393), Frankfurt am Main, 1970.

Bredekamp, Horst, *Theorie des Bildakts. Frankfurter Adorno-Vorlesungen 2007*, Berlin, 2010.

Breyer, Thiemo, et al. (Hrsg.), *Resonanz – Rhythmus – Synchronisierung. Interaktionen in Alltag, Therapie und Kunst*, Bielefeld 2017.

Frohoff, Sonja, Gesten der Resonanz. Dimensionen des Leiblichen im Geflecht von kreativem Ausdruck und Rezeption, in: Sonja Frohoff, Thomas Fuchs und Stefano Micali, *Bilderfahrung und Psychopathologie* (S. 83–111), Paderborn, 2014.

Frostholm, Birgit, *Leib und Unbewusstes. Freuds Begriff des Unbewussten interpretiert durch den Leib-Begriff Merleau-Pontys* (1. Aufl.), Bonn, 1978.

Fuchs, Thomas, *Leib, Raum, Person. Entwurf einer phänomenologischen Anthropologie*, Stuttgart, 2000.

– *Psychopathologie von Leib und Raum. Phänomenologisch-empirische Untersuchungen zu depressiven und paranoiden Erkrankungen*, Darmstadt, 2000.

– Psychopathologie der Hyperreflexivität, in: *Deutsche Zeitschrift für Philosophie* (59/4), S. 565–576, 2011.

– Das Unheimliche. Eine phänomenologische Studie anhand von Werken der Sammlung Prinzhorn, in: Sonja Frohoff, Thomas Fuchs und Stefano Micali, *Bilderfahrung und Psychopathologie. Phänomenologische Annäherungen an die Sammlung Prinzhorn* (S. 63–83), Paderborn, 2014.

Gasché, Rodolphe, Über chiastische Umkehrbarkeit, in: Anselm Haverkamp, *Die paradoxe Metapher* (S. 437–455), Frankfurt am Main, 1998.

Gorsen, Peter, Der Dialog zwischen Kunst und Psychiatrie heute, in: O. Benkert und P. Gorsen, *Von Chaos und Ordnung der Seele. Ein interdisziplinärer Dialog über Psychiatrie und moderne Kunst* (S. 3–53), Berlin Heidelberg, 1990.

Hegel, Georg Wilhelm Friedrich, *Phänomenologie des Geistes*, Hamburg, 1988.

Heidegger, Martin *Sein und Zeit* (19. Aufl.), Tübingen 2006.

Hogrebe, Wolfram, Protodeixis. Was zeigt sich zuerst?, in: Gottfried Boehm, *Zeigen. Die Rhetorik des Sichtbaren* (S. 375–386), München, 2010.

Huber, Lara, *Der Philosoph und der Künstler. Maurice Merleau-Ponty als Denker der réflexion*, Würzburg, 2013.

Husserl, Edmund, *Cartesianische Meditationen und Pariser Vorträge* (Husserliana, Bd. 1, Hrsg. v. Stephan Strasser), Den Haag, 1950.

Jádi, Ferenc, Zwei Fälle. Begriff und Auslegung bei Otto Stuss und Carl Lange in: Ingried Brugger und Patricia Allderige, *Kunst und Wahn* (S. 207–217), Köln, 1997.

Kluge, Friedrich, *Etymologisches Wörterbuch der deutschen Sprache* (23. Aufl.), Berlin, 1999.

Kraft, Hartmut, *Grenzgänger zwischen Kunst und Psychiatrie* (3. Aufl.), Köln, 2005.

Literatur

Lauschke, Marion, Dynamisierung von Bildräumen oder Resonanz als ästhetische Strategie gelingenden Lebens, in: Thiemo Breyer, et al., *Resonanz – Rhythmus – Synchronisierung. Interaktionen in Alltag, Therapie und Kunst* (S. 461–476), Bielefeld 2017.

Maldiney, Henri, Die Entdeckung der ästhetischen Dimension in der Phänomenologie von Erwin Straus, in: Walter von Baeyer und Richard M. Griffith, *Condition Humana – Erwin W. Straus on his 75th birthday* (S. 210–232), Berlin, 1966.

– *Verstehen*, Wien, 2006.

Merleau-Ponty, Maurice, *L'oeil et l'esprit*, Paris, 1964.

– *Phänomenologie der Wahrnehmung*, Berlin, 1966.

– *Das Sichtbare und das Unsichtbare*, München, 1986.

– Das Auge und der Geist, in: Christian Bermes, *Das Auge und der Geist. Philosophische Essays* (S. 275–317), Hamburg, 2003.

Micali, Stefano, Subjektive und objektive Zeit, in: Gerald Hartung, *Mensch und Zeit* (S. 185–203), Wiesbaden, 2015.

Müller, Axel, Wie Bilder Sinn erzeugen. Plädoyer für eine andere Bildgeschichte, in: Stefan Majetschak, *Bild-Zeichen. Perspektiven einer Wissenschaft vom Bild* (S. 77–96), München 2005.

Navratil, Leo, *Schizophrenie und Kunst*, Frankfurt am Main, 1997.

Platon, *Sophistes* (Sämtliche Werke, Bd. 3, Hrsg. v. Ursula Wolf), 1994.

Plügge, Herbert, *Der Mensch und sein Leib*, Tübingen, 1967.

Prinzhorn, Hans, *Bildnerei der Geisteskranken. Ein Beitrag zur Psychologie und Psychopathologie der Gestaltung*, Berlin, 1922.

Richir, Marc, Der Sinn der Phänomenologie in „Das Sichtbare und das Unsichtbare", in: Alexandre Metraux und Bernhard Waldenfels, *Leibhaftige Vernunft. Spuren von Merleau-Pontys Denken* (S. 86–109), München, 1986.

– Über die phänomenologische Revolution: einige Skizzen, in: Hans-Dieter Gondek, Tobias Nikolaus Klass und Laszlo Tengelyi, *Phänomenologie der Sinnereignisse* (S. 62–77), München, 2011.

– Über die Darstellung in der Psychopathologie, in: Sonja Frohoff, Thomas Fuchs und Stefano Micali, *Bilderfahrung und Psychopathologie* (S. 51–62), Paderborn, 2014.

Schmitz, Hermann, *Der Leib im Spiegel der Kunst*, Bonn, 1966.

Schröder, Christian Erich, Maurice Merleau-Ponty. Phänomenologie an den Grenzen der Subjektivitätsphilosophie, in: Margot Fleischer, *Philosophen des 20. Jahrhunderts* (S. 171–178), Darmstadt, 1990.

Seewald, Jürgen (1989), *Leiblichkeit und symbolische Entwicklung. Implizite Sinnprozesse in systematischer und genetischer Betrachtung*, unv. Diss., Philipps-Universität Marburg.

Stenger, Georg, Generativität des Sichtbaren: Phänomenologie und Kunst, in: Rudolf Bernet und Antje Kapust, *Die Sichtbarkeit des Unsichtbaren* (S. 169–189), München, 2009.

Straus, Erwin, *Vom Sinn der Sinne. Ein Beitrag zur Grundlegung der Psychologie.*, Berlin Heidelberg, 1956.

Tengelyi, László, *Erfahrung und Ausdruck. Phänomenologie im Umbruch bei Husserl und seinen Nachfolgern* (Phaenomenologica), Dordrecht, 2007.

Thoma, Samuel, Une psychopathologie à l'impossible – eine Psychopathologie hin zum Unmöglichen. Henri Maldiney zum 100. Geburtstag, in: *Sozialpsychiatrische Informationen* (44/1), S. 32–37, 2014.

Vogelsang, Frank, *Offene Wirklichkeit. Ansatz eines phänomenologischen Realismus nach Merleau-Ponty* (Fermenta Philosophica), München, 2011.

Waldenfels, Bernhard, *Deutsch-Französische Gedankengänge* (Bd. 1, 1. Aufl.), Frankfurt am Main, 1995.

– *Topographie des Fremden. Studien zur Phänomenologie des Fremden* (Bd. 1), Frankfurt am Main, 1997.

– *Sinnesschwellen. Studien zur Phänomenologie des Fremden* (Bd. 3), Frankfurt am Main, 1999.

– *Idiome des Denkens. Deutsch-Französische Gedankengänge* (Bd. 2), Frankfurt am Main 2005.

– Das Unsichtbare dieser Welt oder: Was sich dem Blick entzieht, in: Rudolf Bernet und Antje Kapust, *Die Sichtbarkeit des Unsichtbaren* (S. 11–28), München 2009.

– *Sinne und Künste im Wechselspiel. Modi ästhetischer Erfahrung*, Frankfurt am Main, 2010.

– Radikalisierte Erfahrung, in: Hans-Dieter Gondek, Tobias Nikolaus Klass und Laszlo Tengelyi, *Phänomenologie der Sinnereignisse* (S. 19–36), München, 2011.
– Die Anomalität von Kunstbildern und Patientenbildern, in: Sonja Frohoff, Thomas Fuchs und Stefano Micali, *Bilderfahrung und Psychopathologie. Phänomenologische Annäherungen an die Sammlung Prinzhorn* (S. 33–51), Paderborn, 2014.

Weissert, Caecilie (Hrsg.), *Stil in der Kunstgeschichte. Neue Wege in der Forschung*, Darmstadt, 2009.

Welsh, Caroline, Resonanz-Mitleid-Stimmung: Grenzen und Transformationen des Resonanzmodells im 18. Jahrhundert, in: Karsten Lichau, Rebecca Wolf und Viktoria Tkaczyk, *Resonanz. Potentiale einer akustischen Figur* (S. 103–122), München, 2009.

Kapitel 3
Elisabeth Faulhaber: Besetzte Zwischenräume

Zusammenfassung Zeichnungen von Elisabeth Faulhaber (1890–1921), die zwischen 1914–1921 in der Anstalt Dösen bei Leipzig mit der Diagnose „Jugendirresein" lebte, zeigen einen faszinierenden Umgang mit Zwischenräumen. In der reflektierenden Begegnung mit einigen ihrer Zeichnungen wird dieser Umgang als zentrale Spannungsstruktur von Nähe und Distanz deutlich, der sich in Bezug auf die Raumgestaltung, Zeitstruktur, der Atmosphäre, der Figurenverhältnisse und hinsichtlich einzelner Körperdarstellungen weiter ausdifferenzieren lässt. Faulhabers Biografie, ihre eigenen Aufzeichnungen, Krankenakte und kultureller Kontext werden außerdem berücksichtigt, um die den Zeichnungen zu Grunde liegende Gestaltungsgeste nach angemessenen Abständen zu erforschen und mögliche Interpretationsansätze herauszuarbeiten. Basis dafür ist die ausführliche Seherfahrung, deren bildphänomenologische Bedeutung für die Rezeption und das Verständnis von Ausdruck hiermit vorgeführt wird, die aber auch die Herausarbeitung von sechs impliziten Reflexionsfeldern leiblicher Bilderfahrung (siehe Kap. 2 und 6) beeinflusst hat.

3.1 Einleitung

Von Elisabeth Faulhaber sind rund 553 Zeichnungen, verteilt auf zwei Kladden und vier Schreibhefte sowie 40 Einzelblätter erhalten, auf denen sie vorwiegend Menschen, Paare, Gruppen, häufig Frauen portraitierte.[1] Das gesamte Spektrum reicht von Tierzeichnungen über Einzel-, Paar-, und Gruppenportraits, Gebäudeansichten bis hin zu breiigen Kreide- und Kohleflächen, die in der Binnenstruktur überzeichnet werden. Häufig zeigt sie Szenen des Alltags: Menschen treffen sich auf der Straße, sitzen um eine große Tafel, posieren wie auf einem Familienfoto oder eilen vorüber. Das Dargestellte füllt das Format häufig bis zum Rand, scheint es fast zu sprengen

[1] Die Bilder sind weder datiert, noch signiert. Aufgrund von Hinweisen auf den Bildern und in den Texten lässt sich vermuten, dass alle zwischen 1916 und 1918 entstanden sind. Meist verwendet sie einen weichen Bleistift, immer wieder auch Kohle, Kreide oder Farbholzstifte, manchmal überzieht sie die Bilder zusätzlich mit Wasser.

und in ihm eingesperrt zu sein. Figuren und Grund darunter gehen oft ineinander über, ein mittlerer Grauton ist vielen Zeichnungen gemeinsam, aus dem sich wenige Momente leuchtend herausheben. Vereinzelt setzt sie auch Farbstifte ein. Unruhe und Spannung werden besonders durch die verschiedenen, aufeinandertreffenden Schraffuren spürbar. In beinahe jeder Zeichnung benutzt Elisabeth Faulhaber die für sie typische kreisende Linie. Als würde sie Maschen aneinandersetzen, beschreibt sie Kreise, die stoffliche Wirkung entfalten. Oft hat diese Kringellinie eine dekorierende Funktion, säumt Kleider und Hutränder oder lässt strickend ganze Gestalten entstehen.[2] Demgegenüber fällt die ruhige, regelmäßige Schraffur auf, mit der sie häufig Gesichter oder Kleidungen ausmalt. Mit klarem Strich erfasst sie Passformen genau, charakterisiert variantenreich schmückende Details der Kleidung und unterscheidet prägnant die Unterschiede der immer wieder verschiedenen äußeren Einkleidung. Ihre Figuren haben oft eine unmittelbare Präsenz, die berührt.[3]

Elisabeth Faulhaber erzählt Augenblicke kleiner Geschichten. Die scheinbare Harmonie wirkt zunächst oft freundlich, friedlich und verspielt, mitunter zärtlich oder lustig. Sie beobachtet genau und zeigt besondere Stimmungsmomente, die teilweise autobiografische Zusammenhänge aufweisen.[4] Genauer betrachtet verbergen sich in den schlichten Bildmotiven fast immer rätselhafte, verstörende Momente, welche die scheinbare Harmlosigkeit brechen.

Viele ihrer Zeichnungen zeigen thematisch und der Gestaltung nach ein ambivalentes Feld zwischen bedrängender Nähe und unüberbrückbarer Distanz. Strukturell kommt dies in raumsprengenden, aufdringlich dichten Gestaltungen und verschobenen Größenverhältnissen sowie in der Spannung von rastloser, flüchtiger Bewegung und hölzerner Starre zum Ausdruck. Darüber hinaus wird der Kontakt der dargestellten Figuren untereinander in verschiedener Weise behindert. Personifizierte Zwischenräume, kleine Geisterköpfe und übergroße Nähe der Personen stören Begegnungen, deren Nähe gewünscht und doch bedrohlich scheint. Grenzen zum Anderen und zum Umraum verschwimmen. Maskenhafte Blicke, die sich nicht treffen, bewahren Distanz, während zugleich Berührungen Nähe suggerieren. An der Darstellung einzelner Körper wird außerdem die beunruhigende, verharrende Bewegungsunfähigkeit in der Ambivalenz deutlich: Verdrehte Körper streben in zwei Richtungen zugleich und schweben wie elektrisierte Marionetten über dem Boden.

[2] Siehe z. B. Bettina Brand-Claussen und Brigitta Bernet (Hrsg.) (2004), *Irre ist weiblich. Künstlerische Interventionen von Frauen in der Psychiatrie um 1900*, Heidelberg, S. 139.

[3] Prinzhorn führte zwei Werke Elisabeth Faulhabers als Beispiele des Kapitels „Spielerische Zeichnungen mit vorwiegender Abbildetendenz" an. Er bemerkt dass der dort gezeichnete Kopf „von einer ungebildeten Schizophrenen" durch deren „unbefangene Vereinfachung und die gleichmäßige Ausfüllung der Haar- und Körperpartie mit Ringelzügen", die das gezeigte Portrait „überraschend bildmäßig" wirken lasse. Hans Prinzhorn (1922), *Bildnerei der Geisteskranken. Ein Beitrag zur Psychologie und Psychopathologie der Gestaltung*, Berlin, S. 74–76.

[4] Sie schreibt selbst in einer der Kladden: „Ich habe durch die Wiederholung meines Lebenslaufes und Erziehens die Bilder in das Buch gemalt, wo als die Eltern als Kinder mit uns gewesen sind …", Aufzeichnungen von Elisabeth Faulhaber aus dem Heft, Inv. Nr. 3678, Sammlung Prinzhorn, (S. 8 recto).

3.2 Brodelnder Kopf

Ich werde im Folgenden zunächst anhand einer ausführlichen Seherfahrung einer Zeichnung Elisabeth Faulhabers diese, ihren Zeichnungen zentrale Spannungsstruktur von Nähe und Distanz herausarbeiten (Abschn. 3.1), insbesondere in Bezug auf die Raumgestaltung, die Zeitstruktur, die atmosphärischen Eindrücke und die Bezüge der Gestaltungselemente untereinander. Anschließend ziehe ich weitere Bildbeispiele heran, um mit ihrer Hilfe die Beobachtungen hinsichtlich der Figurenverhältnisse und der Darstellung einzelner Körper weiter zu untersuchen (Abschn. 3.2). Nach einem Exkurs zu Biografie, Krankenakte und dem kulturellen Kontext (Abschn. 3.3) fasse ich die strukturellen Ergebnisse noch einmal vertiefend zusammen und skizziere mögliche Interpretationslinien (Abschn. 3.4).

3.2 Brodelnder Kopf

Ein flüchtiger Blick auf die erste Zeichnung (Abb. 3.1) nimmt ein Gewirr von Bleistiftstrichen unterschiedlichster Struktur und eine unruhige Atmosphäre wahr. Die Strukturen stellen sich so dicht und gedrängt dar, dass man zwar sieht, dass sich einzelne Linien darin besonders formgebend abheben, zugleich aber die beinahe einheitlich graue Masse wahrnimmt. „Voll" mag einem als erste Bezeichnung der Atmosphäre in den Sinn kommen, ein erstes Urteil könnte „Gekritzel" lauten.

Aus dem undurchsichtigen Gewimmel vieler Köpfe erkennen wir bei genauerer Betrachtung ein weibliches Profil mit großer Nase und breitem Kinn, das einen mächtigen Hut mit sehr breiter Krempe trägt, welcher fast zwei Drittel des Blattes einnimmt. Im Detail fallen einzelne Bildteile auf, wie die aneinanderhängenden, girlandenartigen Kopfreihen in der Hutkrempe, eine liegende Figur mit Jackett, die den Abschluss des Hutes bildet, vier darum im Halbkreis gruppierte Köpfe oder auch der hochgeschlossene Kragen.

Sehend abtastend wandert der Blick durch das Bild und entdeckt dabei die Bildstruktur. Wir folgen Schwüngen, Linien und Sprüngen und werden damit der Dynamiken und Spannungen im Bild gewahr – unser Blick wird z. B. von dem fallenden Schwung der von links oben nach rechts unten oval gestreckten, den zentralen Bildraum einnehmenden Hutkrempe geleitet, springt dann zum darunter verborgenen Gesicht, landet auf dem harten Strich des Mundes, der zur rechten oberen Bildecke und damit auf die Rückseite der Figur verweist. Dann werden die kreisenden Bewegungen ins Auge fallen, die Ränder und freie Flächen ausfüllen und im Kontrast stehen zu dem spitzeren Gewebe der auf dem Rücken liegenden Figur im oberen Teil des Hutes oder der Gitterstruktur der Oberbekleidung der Frau.

Die Figuren am oberen Ende des Hutes sind ineinander verwoben, mindestens fünf Gesichter und Figuren mit geisterhaften Umrissen sind im Halbkreis um die liegende männliche Figur im Profil und ohne Beine zu erkennen. Sie wirken zum Teil kindlich, beinahe wie Spielzeugpuppen. Besonders die zackige Schraffur von dessen Anzugjacke, sein Gesicht, das von einem gegenüberliegenden Gesicht mit

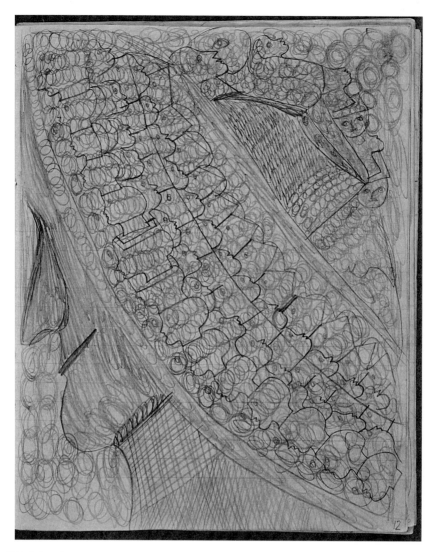

Abb. 3.1 Elisabeth Faulhaber, ohne Titel (Heft), 20,8 × 16,7 cm, um 1917, Bleistift in linierter Schulkladde, Sammlung Prinzhorn Heidelberg, Inv. Nr. 3797/2 fol 12 recto

3.2 Brodelnder Kopf

auffällig großem Auge umflossen wird sowie eine handpuppenartige, unglücklich blickende Figur fallen auf. Der liegende Mann hat keine Beine. An deren Stelle ist ein weiterer vager Kopf mit starrem, ernstem Blick erkennbar. Die gesamte Gestaltung lebt von den wechselnden Strukturen, die sich dem Blick erst nach und nach erschließen und die jeweils andere Gefühlsqualitäten und Resonanzen erzeugen. Die teils hektischen, unruhigen Schraffuren stehen im Kontrast zu den beinahe meditativ kreisenden Reihen, die noch die letzte Ecke des Blattes füllen. Kreise und Gitter scheinen ordnen und zentrieren zu wollen und zeigen zugleich eine aufgewühlte Stimmung wie auch versteckendes Umkreisen. Die endlosen Schraffuren wirken ebenso bedrängend wie verdeckend. So springt einem diese Fülle und Dichte lebendig und wuselig entgegen und zugleich scheint etwas überdeckt zu werden, in die Ferne zu geraten. Der knappe Abstand zum Rand unterstützt das Gefühl der Enge und Beklemmung des Raumes, als wollte sich die Figur weiter ausbreiten. Linien und Kreise bilden manchmal diffuse und undeutliche Formen, lassen dann wieder sehr klare Strichführung erkennen. So stehen der präzise Teilungsstrich der Hutkrempe und die schablonenartig, konturierten Umrisse der Kinderköpfe im Kontrast zur unregelmäßigeren, verwischenden Kringellinie. Erstere fordern eine ruhigere, gerichtete Handführung, während letzteres mehr wie nebenbei geschieht. Was wurde davon zuerst gesetzt? Partien, wie links unterhalb des Kinns oder der vordere Streifen des Hutes wirken wie nachträglich ausgefüllt, als seien dort „Grenzlinien" ab und an durch Flüchtigkeit und Schnelligkeit überschritten. Die Kopfgirlanden sind dagegen vermutlich später auf die Kringellinien gesetzt.

Diese Kringellinien verweilen länger in indirekter, mäandernder Bewegung als ein gerichteter Strich, entwickeln eine stoffliche Struktur. In der vorliegenden Zeichnung hat die kreisende Bewegung des Stiftes die Köpfe der zentralen Krempenfigur mit einem gestrickten Teppich oder Netz unterlegt. Textähnlich füllt sie Reihe für Reihe, Zeile für Zeile dicht parallel untereinander und folgt in diesem Bereich der gleichen Richtung. Dabei sind die Kreise, besonders an den Ansatzpunkten, sehr häufig mehrfach übereinander gesetzt, als müsste der Schwung für die Zeile erst gewonnen werden oder als würde viel überschießende Energie in die Bewegung fließen.

Die Gitterstruktur am Kragen, noch verstärkt durch die quellenden, dekorierenden Kringel am Kragenansatz, muten uns heute einschnürend und einengend an: Der Strich wirkt wie ein verschließendes, versteckendes Auskreuzen. Der parallele, harte Zug des zusammengekniffenen Mundes greift die Linie des Kragenansatzes verstärkend auf. Vertieft man sich in die Hals- und Mundpartie, löst die Betrachtung ein Moment des Luftanhaltens aus. Diese parallelen Linien von Kragenansatz und Mund haben eine wichtige Bedeutung für den Gesamtaufbau. Ohne sie würde die Gesamtkomposition zerfließen. Denn besonders in den Ecken links unten und rechts oben lässt die Kringellinie die Gesamtgestalt zu einer Fläche verschwimmen. Schwärzung und Orthogonale von Mund und Kragenansatz verursachen eine Spannung zu diesem Brodeln, welche das Ganze zusammenhält.

Die Gestaltung ist außerdem stark raumgreifend. Der Blick findet keine leere Fläche zum Ruhen. Eher wirkt die gesamte Figur in das Bildformat gezwängt, das

eigentlich nicht ausreicht. Umso mehr wird dadurch die interne Dichte und immer weiter treibende Bewegung spürbar. Unser Sehen folgt im vorliegenden Fall eine weitgehend interne Bewegungsstruktur, die entweder in einzelnem Hin-und her-Springen innerhalb des Bildes verbleibt oder den Bildraum sprunghaft verlässt. Zum Beispiel kommt das Auge wiederholt auf Blickbewegungen innerhalb der brodelnden Hutkrempe zurück. Hier folgt der Blick dem Auf und Ab der der diagonal geschwungenen Linien oder springt zwischen den Blickrichtungen der Kopfgirlanden in der „lärmenden" Hutkrempe hin und her, die sich fast janusköpfig abwechseln. Oder aber, das Sehen springt zwischen dem Gesicht und der liegenden Figur am Hinterkopf hin und her. Denn die Nase stößt an den Bildrand und lässt unser Auge automatisch auf die andere Seite der Bildgrenze springen. Auch der zusammengekniffene Mund weist orthogonal zur Krempe auf sie bzw. den liegenden Mann zurück. Es gibt also im Wesentlichen vier Blickbewegungen und Bezugnahmen des Betrachterblickes auf das Bild: a. Der Blick in die einen hineinziehende Krempe, der dann dem Verlauf der teilenden Linie darin folgt. b. Das Springen zwischen den Blickrichtungen der Kopfgirlanden. c. Das Springen zwischen Gesicht der Frau und liegender männlichen Figur. d. Das Springen zu einem Ruhepunkt außerhalb des Bildes.

Die Zeichnung zeigt also viel interne Bewegung, Sprunghaftigkeit und unruhiges Hin- und Her sodass durch die Richtungslosigkeit der Bewegung doch gleichzeitig der Eindruck von Erstarrung in der Bewegung entsteht. Die kreisende Linie beschreibt Unendlichkeit ebenso wie Geschlossenheit. Schwingend stellt sie einen Raum her, umschließt ihn und grenzt das Innere vom Äußeren ab. Die Bewegung kehrt immer wieder zum Anfang zurück und gewinnt daraus den Schwung für den nächsten Kreis. Sie erzeugt einen monotonen, verwebenden Fluss, der immer weiter bis ins Endlose kreist. Es entsteht der Eindruck, dass die Zeichnerin in der Bewegung kaum zum Ende kommen wird. Die Nase im Profil steht entgegen der Leserichtung und deutet eine Innen- oder Rückschau an. Kopf und Umgebung sind quirlig und übervoll. Der Präsenzraum des Bildes ist von der zurück gewendeten Haltung und der dichten Gegenwart bestimmt. Die kreisende Linie, das dichte Übereinander von Strukturen, die angedeutete Innen- bzw. Rückschau vermitteln den Eindruck, dass die sprudelnde Rastlosigkeit in der Gegenwart verharrt. Trotz der vielen Bewegung innerhalb des Bildes ist zugleich eine Starre spürbar.

Zu diesem Eindruck tragen auch der verschlossene Mund, das hölzerne Gesicht und der geheimnisvolle, verborgene Blick der Frau unter dem Hut bei. Ein Blickkontakt mit der dargestellten Frau, die dem Betrachter ihren geöffneten Hinterkopf zuwendet, ist nicht möglich und ihr Mund demonstriert, betont zusammengekniffen, Schweigen. Demgegenüber vermittelt das durch Längsstriche flächig gezeichnete Gesicht Weichheit und zugleich eine gewisse Hölzernheit. Die angeklebt aussehende, große Nase zeigt einen deutlichen, schwungvollen Strich vom nicht sichtbaren Augeninneren zum Nasenloch. Tränen würden entlang dieser Partie herunter rinnen. Als Betrachter ertappt man sich immer wieder dabei, den Blick zu suchen oder ihn automatisch zu ergänzen. Wirkt das Lächeln verschmitzt oder verkniffen? Man kann sich leicht vorstellen, dass die Augen, könnte man sie sehen, verschlossen wären. Die Frau wirkt nach innen gerichtet und der Hinterkopf wäre

3.2 Brodelnder Kopf

der Eingang zu dieser Innenansicht. Der abgewendete Blick verstärkt die Hinwendung des Betrachters zu der brodelnden Masse der Kinderköpfe in der geflochtenen Hutpartie, in der sich der Blick immer wieder verliert. Das hängt auch damit zusammen, dass die beharrlich wiederkehrende Kringellinie im Hut auch den Hintergrund der Frau bildet. So scheint es, als könne man durch den Hut hindurchsehen. Vordergrund und Hintergrund kleben eng zusammen. Zugleich wirkt der Hut durch die klare Mittellinie, die ihn teilt, wie ein offenes Gefäß, in dem sich die fünf Girlanden der starren Köpfe hintereinander schichten.

Die anfängliche Bestimmung der Kopfbedeckung als Hut, diente, so zeigt sich nach und nach im Sehprozess, nur als vorübergehende Brücke ins Bild. Sie ist ein erster Ansatzpunkt, um sich zu verständigen und erste Gestalteinheiten und unmittelbare Ähnlichkeiten zu erkennen. Es gibt keine klare, geschlossene Gestalt eines Hutes, sondern im ersten Betrachten setzen wir die oberen Figuren als Deckel des Hutes hinzu, obwohl deren Umriss dies nicht unbedingt deutlich zeigt. Vielmehr bildet die scheinbare „Hutkrempe" eine eigene, abgeschlossene Gestalt, die durch breiten Rand betont ist. Einerseits wirkt sie wie ein offenes Gefäß oder andererseits flächig betrachtet, wie die Form einer Vagina. Sehen wir die zentrale Figur als Gefäß mit einer durchsichtigen Vorderwand, ist dessen Öffnung uns nicht zugewandt, sondern zeigt zur oberen Bildecke, dem Bereich, der den Kopf übersteigt. Wir können hineinsehen, doch zugleich ist eine Abgrenzung gezogen. Mit dem Aspekt der Vagina wird etwas sonst Verborgenes auf dem Kopf präsentiert. Etwas sehr Nahes, Intimes wäre damit veräußerlicht, zum Hut geworden, in Distanz zum Körper geraten, klebte ihm aber noch an. Ihr Zugang bliebe durch die klare Teilungslinie in der Darstellung verschlossen.

Diese vexierbildhafte Struktur, die zwischen Hutkrempe, geöffnetem Hinterkopf (offenes Gefäß) und Vagina changiert, bleibt die dominante Figur, bei der man als Betrachter immer wieder verharrt. Das Hin- und Her der rund 60 kleinen Kopfbüsten (mal vollständiger und klarer konturiert, mal geometrisch stilisierter) verstärkt diesen Eindruck von richtungsloser Erstarrung in der Bewegung in genau dieser Figur. Einerseits sind diese Köpfe stereotyp formalisiert. Aneinanderreihung und Umrisslinien unterstützen diesen Eindruck. Andererseits tragen sie durch die leichten Unterschiede zum Teil individuelle Ausdrücke (mal ist der Kopf leicht schräg, mal der Mund mehr geöffnet, das Auge an einer anderen Stelle). Die Grenzen der nach unten blickenden Köpfe wirken, als hätten die nach oben Sehenden kleine Stäbe im Mund. Sie kleben also nicht genau janusköpfig aneinander, sondern sind leicht zueinander verschoben. Je länger man als Betrachter bei den Kopfreihen verweilt, desto mehr wirken sie stumm und erstarrt sowie lärmend und bewegt zugleich. Die einzelnen Figuren sind formalisiert, zeigen zwar Unterschiede, die aber doch in der Fülle als Einzelne untergehen. Die Darstellung schwankt zwischen diesen verschiedenen Gestalten und Stimmungen und bleibt für den Betrachter mehrdeutig.

So, nicht mehr primär als Hut betrachtet, treten der liegende Mann und die umkreisenden Figuren auch strukturell eher hinter die dominante, mehrdeutige, mittige Gestalt zurück. Diese wirkt, als würde sie auf der weiblichen und männlichen Figur liegen, welche sich beide durch die verstärkten, geraden und zackigen Linien auch

der Gestaltung nach deutlich von ihr unterscheiden. Noch mehr wird dadurch die Trennung von Innen- und Außenraum betont, die übereinander zu liegen kommen, so dass das Innere sozusagen körperlich nach außen gestülpt wirkt. Zugleich entstehen durch die kreisenden Kringel im Hintergrund des Kopfes und im Inneren der Hutkrempe Übergangsmomente, die gerade diese Trennung von Innen und Außen wieder auflösen. Trotz vorhandener Grenzlinien verschwimmt beides gleichzeitig ineinander. Innen und außen sind nicht mehr klar trennbar. Der Blick changiert zwischen beiden. Der Innenraum wirkt nach außen geöffnet, zur Schau gestellt, präsentiert und bleibt in seiner wuseligen Dichte doch ungreifbar. Das Innere bleibt verborgen, während der äußere Raum überzulaufen scheint.

Versetze ich mich als Betrachterin in die dargestellte Person, stelle mir vor, von ihr aus auf die Welt zu sehen, stellt sich Nervosität ein. Die Rastlosigkeit überträgt sich. Fast beruhigt es, dass es Bildgrenzen gibt, die halten. Der Blick, verborgen und zurückgenommen, schützt und hält die Distanz zum Außen aufrecht. Das hölzerne Gesicht fühlt sich undurchdringlich und erstarrt an. Eine Atmosphäre des Rückzugs vermittelt sich, die dargestellte Frau scheint sich in der eigenen, überfüllten Welt zu verstecken. Die imponierende Krempe des Hutes schafft auch durch den verborgenen Blick Distanz, will ähnlich der sonst bei Elisabeth Faulhaber häufig dargestellten Mode etwas präsentieren, im Äußeren zur Schau stellen und hält auf Abstand.

Die raumgreifende Wucht der zahlreichen Details lässt den Betrachter auf Distanz gehen, weil die Dichte einem zu nah tritt, Einzelheiten der Wahrnehmung verschwimmen lässt und das Auge an den brodelnden, hineinziehenden Strukturen nicht zur Ruhe kommt. Das Gezeichnete vermittelt die Atmosphäre eines „Immer weiter" ohne Ruhepunkt, in der alles fortwährend gleichzeitig ins Bild drängt und kaum darin zu bändigen ist. Teilende Linien und umschließende Kreise sortieren und grenzen zwar ab, scheinen sich aber in den gedrängten Schraffuren beinahe aufzulösen. Dem Betrachter stülpt sich diese Rastlosigkeit in der mehrdeutigen Zentralfigur nach vorne hin entgegen, so dass man automatisch zurücktritt und auf Distanz geht. Auch, weil die Gestalt erst dann besser gesehen werden kann, wenn man weißen Umraum hinzunimmt, sonst behindert die zu nahe, sich aufdrängende Nähe das Erkennen.

Nähe und Distanz bestimmen im allgemeinen subjektiven Erleben den Abstand, in dem etwas nachwirkt, wie sehr etwas in die zeitliche und räumliche Ferne geraten ist oder wie präsent etwas – eine Erinnerung, eine Erfahrung oder ein Zukunftsereignis – ist. Abgehoben von linearen, objektivierten Zeitverläufen geschieht die subjektive Empfindung von zeitlicher Nähe eines Ereignisses mitunter dazu konträr bzw. damit chiasmatisch verschränkt. Auch in räumlicher Nähe und Distanz zeigen sich messbare und erlebte Abstände zueinander verschoben. Wie etwas räumlich und zeitlich subjektiv erlebt wird, ist nicht deckungsgleich mit dem, wie es objektiven Messungskriterien nach erscheint. Und die Spannbreite der Verschränkung ist je nach Mensch verschieden. Das Zusammenspiel von Nähe und Distanz im Kontakt zur Welt wiederum erfordert eine Spannung zwischen beiden, die ein Spektrum und Beweglichkeit darin ermöglicht. Sie bilden sozusagen die Kehrseiten einer

3.2 Brodelnder Kopf

Medaille, verhalten sich relativ zueinander. Erst in der Beweglichkeit und Kommunikation miteinander entfalten sich Nähe und Distanz als Rhythmus des Lebens.

In unserer Beispielzeichnung scheint das Verhältnis von Nähe und Distanz nicht mehr in Spannung zueinander und beweglich, wie mehr oder weniger Distanz, sondern wirkt als sei beides in ein „Entweder-Oder" auseinander gebrochen. Entweder man ist in der Unruhe der zentralen Krempe bzw. dem Hin und Her der Hauptfiguren „gefangen" oder befindet sich außerhalb des Bildes. Ähnlich verhält es sich mit dem Verhältnis von Starrheit und Bewegung. Wir entnehmen der Zeichnung viel rastlose Bewegung, während sie im Gesamteindruck holzig und starr bleibt und beinahe zu einer einheitlichen grauen Masse verschwimmt. Auch in diesem Zusammenhang scheint der Punkt erreicht, in dem dauernde Bewegung in Starrheit umschlägt, anstatt dass sich beides relativ zueinander bestimmt. Die Dialektik bricht auseinander und verhärtet sich in einem „Entweder-Oder". Die beengende und bedrängende Nähe schlägt in Distanz um, weil die Dinge in so großer Nähe verschwimmen und als Einzelne verloren gehen. Es gibt kaum Zwischenbereiche im Abstand der Dinge und Strukturen.

Dieses besondere Verhältnis von Nähe und Distanz bestimmt auch die Beziehungen der Figuren im Bild untereinander. Nicht nur verwischen die Übergänge zwischen den einzelnen Gebilden und Personen, besonders durch die verwebende, alles bestimmende Kringellinie, sondern sie kleben immer wieder dicht aneinander. So liegt dem Gesicht des starr liegenden Mannes am Hinterkopf der Umriss eines Kopfes gegenüber. Beide überlagern sich eng. Es wirkt, als würde das geisterhafte Gesicht, dessen Auge weit aufgerissen ist, aufgesaugt oder in es eingedrungen. Beide sind nicht trennbar, das geistartige Gesicht erscheint als vervollständigendes Anderes des Einen, anstatt dass man zwei getrennte Gesichter wahrnimmt. Auch die 3 bzw. 4 den Mann umrundenden Figuren hängen aneinander, ohne dass die Grenzlinien der einzelnen Gestalten immer unterscheidbar sind. Die Girlanden der Kinderköpfe sind so eng aufeinander gesetzt, dass ein genaues Betrachten erforderlich ist, um sie auseinander zu dividieren.

Das Thema Nähe und Distanz betrifft in der vorliegenden Zeichnung Faulhabers also sowohl die Wirkung auf den Betrachter, als auch das Verhältnis der Figuren und Gestaltungselemente zueinander. Es zeigt sich 1. in der räumlichen Gestaltung des Blattes, das überzulaufen scheint und in der Strukturen verschwimmen und verbacken, sodass die Fülle keine Distanz der Elemente untereinander erlaubt; 2. in der zeitlichen Struktur, die kaum ein Nacheinander zulässt; sondern einen in unendlicher Bewegung erstarrten, überberstenden Präsenzraum zeigt; 3. in der Wirkung auf den Betrachter, der in Distanz gehen muss, um besser zu erkennen; 4. in der Atmosphäre, die zugleich bedrängend als auch geheimnisvoll-distanziert ist; 5. in der Beziehung der Figuren untereinander und den Übergängen von Figuren und Grund. Die Untersuchung des letzten Punktes möchte ich im Folgenden anhand weiterer Bildbeispiele vertiefen und erläutern, da sich von hier aus weitere Themen und Strukturen der Gestaltungsweise herauskristallisieren, der Art und Weise, wie Formen bei Elisabeth Faulhaber zum Ausdruck gebracht werden.

3.3 Zwischenräume

Die enge Überlagerung von Gestalten und das Verschmelzen von Figuren und Grund treten in den sonstigen Zeichnungen von Elisabeth Faulhaber ausgesprochen häufig auf, meistens verbunden mit Motiven, welche die Themen Nähe und Distanz auch inhaltlich aufgreifen. Dies betrifft zum einen Begegnungen von Männern und Frauen (a), eines der häufigsten Motive von Elisabeth Faulhaber, zum anderen zeigt sich dies bei der Darstellung von Personen in Gruppen (b). Wiederholt geht es inhaltlich und in der formalen Darstellungsweise um die Ambivalenz von Kontaktaufnahme und Kontaktabwehr. Mann und Frau finden nicht friedlich zusammen, sondern das Zusammentreffen enthält in der Darstellung immer wieder mehrdeutige Elemente, welche den ersten Eindruck zum Kippen bringen und in Frage stellen. Häufig findet sich in den Begegnungen ein verwobenes, drittes Element, in dem die Ambivalenz von Nähe- und Distanzeinnahme kulminiert bzw. darin erstarrt. Immer wieder konzentrieren sich die Mehrdeutigkeiten in diesen Bildmomenten.

3.3.1 Begegnungen von Männern und Frauen

In Abb. 3.2 sehen wir zum Beispiel eine zärtliche, liebevolle Begegnung eines fest auf dem Boden stehenden Jugendlichen, der einer jungen, lächelnden Frau in langem Mantel, die Hand unter das Ohr bzw. in den Nacken legt. Die Frau legt sich in die Berührung hinein, ihre Hand berührt seinen Mantel. Die Kontaktaufnahme wird für den Betrachter dadurch behindert, dass beiden Personen im Hintergrund jeweils eng ein Gesicht gegenübersteht. Besonders hinter dem jungen Mann ist das Profil einer Frau mit großem Hut so hineingedrängt, dass die Nase des Jungen in ihr Auge zu stoßen scheint. Außerdem wirkt der dominante Hut der angeschnittenen Zwischengestalt wie ein umgekehrter Keil, ein störendes Element zwischen dem sich begegnenden Paar. Oberhalb des Hutes ist ein Männerkopf zu erkennen, in dessen Auge wiederum die Hutschleife der jungen, lächelnden Frau hineinragt. Die einerseits zärtliche Geste der Nähe zwischen den beiden Hauptfiguren wird durch die anderen Personen und die unklaren Abgrenzungen aufgewühlt, bedrängt und gestört. Die vier Figuren sind so ineinander verschränkt, dass sie schwer voneinander zu trennen sind. Der Andere rückt hier bedrohlich nah und verschwimmt zugleich mit dem Umraum, ist nicht vollständig sicht- und greifbar. Denn ein gewisser Abstand ist notwendig, um das Gegenüber als Gegenüber zu sehen. Hier aber sind alle Personen unauflöslich miteinander verbunden, darin erstarrt und nicht mehr als Einzelne vorhanden.

Etwas aus der Distanz betrachtet wirkt die gesamte Gestaltung wie eine expressiv reduzierte Darstellung einer gedrängten Menschenmenge, in der die Personen hintereinander stehen. Im Detail und bei genauerer Betrachtung verwischen die Übergänge, wie z. B. am Kinn der Frau ersichtlich, welches sich mit dem Hut der dazwischen gedrängten Frau verbindet. Auch die hinter dem Jungen angeschnittene Frau mit dem großen Hut scheint an ihn angeklebt zu sein. Die spitz zulaufende

3.3 Zwischenräume

Abb. 3.2 Elisabeth Faulhaber, ohne Titel (Heft), 20,8 × 16,5 cm, um 1917, Bleistift in einem Heft, Sammlung Prinzhorn Heidelberg, Inv. Nr. 3728/ 35 verso

Hutpartie der hinteren Frau wirkt durch den parallelen Winkel zum linken Arm der lächelnden Frau wie ein grob skizzierter angedeuteter zweiter Arm (ohne Hand und etwas dunkler). Dies erzeugt den Eindruck, als würde sie die Arme gegenüber dem jungen Mann öffnen. Wieder changiert also das Zwischenelement zwischen verschiedenen Gestaltdeutungen, hier: Hut und Arm. Überraschend an dieser Zeichnung ist außerdem, dass einzig der junge Mann stabil auf dem Boden steht, während die zwei weiblichen Figuren schweben. Im Hintergrund verschwindet eine weitere angedeutete, weibliche Gestalt wie im Nebel, in welche die massive Hutkrempe am Oberkopf hinein stößt.

Die Mühe, Kontakt aufzunehmen, ist spürbar. Die Sicht ist nicht frei, sondern das Auge der hinteren Frau liegt so dicht am Gesicht des Jungen, dass er in der Gefahr scheint, vom Auge verschluckt zu werden. Nur seitlich kann er vorbeischauen, um mit der Frau rechts Kontakt aufzunehmen und selbst dann behindert die Hutkrempe die Sicht. Einander zu sehen, ist nur mit Mühe, an den bedrängenden Anderen vorbei, möglich. Aber auch die Verbindungen der zwei Bildprotagonisten selbst enthalten weitere Besonderheiten. Ihre Haltung zu ihm wirkt steif, festgeklemmt, ihr rechter Arm marionettenhaft gestreckt. Und: Die zärtliche Berührung des Jungen zeigt durch die unklare Unterlegung seines Arms zugleich ein Verwachsensein mit der Frau, die von ihrer Seite her, besonders vom Hals her, merkwürdig

Abb. 3.3 Elisabeth Faulhaber, ohne Titel (Heft: „Meine liebe Freundin"), 20,7 × 16,7 cm, um 1917, Bleistift in einem Heft, Sammlung Prinzhorn Heidelberg, Inv. Nr. 3708/ fol 25 verso

eingeklemmt wirkt. Das dynamisch-spontane Moment der Berührung erscheint so gesehen wie versteinert.

In Abb. 3.3 sehen wir ebenfalls eine zärtliche Geste zwischen Mann und Frau, die behindert wird. Sie stehen hintereinander, ihre Hände berühren sich heimlich, verstohlen. Die Frau lächelt, während der Mann mit markantem Zigarillo im Mund einen eher verdrießlichen und starren Eindruck macht. Die Hüte in ihren konträren Strukturen (Kringel bei ihr, Linie bei ihm) berühren sich ebenfalls. In der unteren Bildpartie laufen die dekorierende Kringellinie ihres Mantels und die verlängerten Striche seines Anzugs aufeinander zu. Bei genauerem Hinsehen ist eine weitere Figur, ein kleines Gesicht zu erkennen, das, dem Mann gegenüber gesetzt, zwischen den beiden Bildprotagonisten liegt. Der Mann und das kleine Gesicht teilen zum Teil die gleiche begrenzende Linie. Die körperliche Nähe der kleinen Figur zum männlichen Kopf ist sozusagen absolut gesetzt, indem sie sich passgenau an sein Gesicht fügt. Sie könnten sich küssen, wenn seine Zigarette das kleine Gesicht nicht auf Mundhöhe überlagerte. Seine Nase stößt wiederum in das Auge des kleinen Gesichtes. Außerdem fällt hier die gleichmäßige, senkrechte Schraffierung aller drei Körper bzw. deren Bekleidung, sowie des Hintergrundes auf, welche die Übergänge

3.3 Zwischenräume

an manchen Stellen zerfließen lässt. Einzig durch stärkere Linien oder vereinzelt klare, begrenzende Linien heben sich die Figuren ab. Die Beine des Mannes sind nur leicht angedeutet und Teil des Hintergrundes, was ihn leicht schwebend erscheinen lässt. Die kleine Figur zwischen den beiden Hauptfiguren schafft gleichermaßen Verbindung und Abstand. Während ihre leicht schraffierte Oberbekleidung aus dem Mantel der Frau zu wachsen scheint, verbindet sich ihr Kopf mit dem Hut des Mannes. Die Nasen-Kinn-Partie stellt das Moment der berührenden Verbindung her. Aufgrund der einander nicht treffenden Blicke, der verstohlenen Atmosphäre der Heimlichkeit, ihres schmunzelndes Lächelns und seines Schwebens, könnte man die kleine Figur auch als Verlängerung ihres Hinterkopfes verstehen, in dem sich die konkret verbildlichten Hintergedanken eines Kusses, oder sogar mehr entspinnen. Der auffällige Strich der Zigarette, der das kleine Gesicht unterhalb des Mundes kreuzt, findet eine Parallele im kleinen, unauffälligen, scheinbar belanglosen Verbindungsstrich auf Höhe der Hüften zwischen beiden großen Figuren, sodass ein Verständnis angedeuteter Penetration nahe liegt. Die kleine Figur wäre, so verstanden, wie ein abgebildeter Wunsch nach Einheit und Verschmelzen zu verstehen. Zugleich aber verhindert die kleine Figur, die an eine Handpuppe erinnert, ein Näherkommen. Sie schiebt sich wie ein Abstandshalter zwischen Frau und Mann. Die Nähe der kleinen Figur zum Mann wirkt bedrängend, denn beide sind sich zu nah, um einander sehen zu können. Außerdem wirken Blick und Mundzug sehr ernst, starr, hölzern, fast wachsam. Die trennende Linie zum Mann hin ist deutlich gezogen und mittels der kleinen Schleife am Hals einmal mehr betont.

Versetzt man sich in die Frau hinein, spürt man den Umraum und besonders den Anderen im Rücken, auch ohne ihn sehen zu können. Die Anwesenheit des Mannes wirkt auf die Frau. Die gespürte Nähe zu ihm wird also in einem personifizierten Zwischenraum verbildlicht, der Ernst und Starre ausstrahlt. Die Frau hat keinen Abstand mehr zum Anderen. Im Kontakt scheint durch die zu enge Nähe die eigene Einzelheit verloren zu gehen oder in Gefahr zu sein. Durch die Zigarette des Mannes sind beide, die kleine Figur als Verlängerung der Frau und des Mannes, unauflöslich miteinander verbunden. Der Kontrast von erstarrter Wachsamkeit der kleinen Figur und verschmitztem Lächeln der Frau legen erneut ambivalente Gefühle in Bezug auf den Kontakt zum Anderen nahe. Der Kontakt wird einerseits gewünscht, schlägt aber um oder beinhaltet gleichzeitig die erstarrte, bedrängende Nähe, die keinen Abstand in Sichtweite mehr erlaubt. Die Abgrenzungen vom Umraum verwischen an einzelnen Stellen.

Auch Abb. 3.4 zeigt eine Begegnung zwischen einem diesmal schnauzbärtigen, grinsenden Mann mit Helm, der einer Frau sehr nah kommt, die den Kopf kokett und schwungvoll von ihm ab- und dem Betrachter zugewendet hat. Beide Körper scheinen aneinander geklebt, die männliche Figur beinahe aus der Dekoration ihres Mantels im Brust- und Bauchbereich oder auch dem Regenschirm heraus zu quellen. Geste und Ausdruck der Frau (im Hintergrund eine kleine, abwehrende Hand vor seinem Mund und seiner Nase) sind zweideutig und changieren zwischen Nähe- und Distanzwunsch. Der Mann hat diesmal überhaupt keine Beine. Seine mit der Kreislinie dicht gewebte Oberbekleidung geht in eine Art Haarmähne und in den

Abb. 3.4 Elisabeth Faulhaber, ohne Titel (Heft), 20,8 × 16,5 cm, um 1917, Bleistift in einem Heft, Sammlung Prinzhorn Heidelberg, Inv. Nr. 3728/ 29 verso

Besatz des Regenschirms über, den die Frau vor ihrem Bauch in der Hand hält. Auch hier taucht wieder ein kleines Gesicht auf, diesmal im Hinterkopf des Mannes auf Ohrenhöhe. Deren Haar verwebt sich ebenfalls mit Hintergrund und Oberbekleidung des Mannes. Die kindlich-weibliche Figur im Kopf des Mannes blickt ernst und erstarrt und bildet einen deutlichen Kontrast zu dem grinsenden Mann. Sie drängt sich diesmal nicht als dritte Figur zwischen die beiden sich Begegnenden, ist aber mit dem gesamten Szenario verwachsen und beobachtet wachsam. Ihre dichten Locken gehen in die nicht mehr klar abgrenzbaren Haare des Mannes über. Denkt man sich diesen und seinen dominierenden Blick weg, so wirkt seine Oberkleidung wie ein Kleid der kleinen Figur, die dann in den Regenschirm der Frau übergeht. Die abwehrende Hand zwischen Mann und Frau könnte der Größe und Richtung nach auch der kleinen Figur zugeschrieben werden. Sie wirkt seltsam vereinzelt und kann keiner der drei Gestalten klar zugeordnet werden.

Die Nähe des Mannes zur Frau wirkt aufdringlich, befremdlich und durch die fehlenden Füße merkwürdig irreal und gespenstisch. Als Betrachter springt man immer wieder zwischen den beiden Gesichtsausdrücken hin und her, die ein unterschiedliches Begehren spiegeln. Auffallend ist außerdem, dass die Gesichter, insbesondere das der Frau, sowie ihre Hand, welche den gebogenen Knauf des Regenschirms umfasst, kaum bzw. nicht schraffiert sind. Dies erstaunt hinsichtlich

3.3 Zwischenräume

der sonst bei Elisabeth Faulhaber durchweg vollgezeichneten Flächen. In diesem Fall heben sie sich leuchtend heraus. Der Eindruck wird verstärkt, dass sich ihr Gesicht aus dem Umraum heraus windet. Es scheint dem Betrachter entgegenzukommen, gleichsam aus dem Hintergrund herauszutreten, und doch auch weiter in das verstrickte, dichte Gewusel hineingezogen zu werden. Wieder wird darin ein Hin und Her zweier Bewegungsrichtungen deutlich, aus dem es kein Entkommen gibt. Die Suche nach Nähe, Abwehr und die ambivalenten Zwischenräume sind hier in einer Gestalt zusammengewachsen verbildlicht. Wieder rückt etwas, jemand zu Leibe, ist räumlich unauflösbar mit der weiblichen Person verbunden und erlaubt keinen Abstand. Dem Gewusel der Bedrängung durch die Abwendung entfliehen zu wollen, aber den männlichen, schnauzbärtigen Soldat nicht von der Brust lösen zu können, und die viel zu kleine, hilflos abwehrende Hand vermitteln ein Gefühl der Panik. Zugleich erscheint der zur Seite gedrehte, leicht lächelnde Kopf kokett spielend und auffordernd. Dass die männliche, geisthafte Figur gleichermaßen aus ihr heraus zu wachsen, wie sie von außen zu bedrängen scheint, verstärkt den Eindruck einer Erstarrung im Hin- und Her zweier Richtungen. Erneut deutet sich außerdem ein Verschwimmen des Innen- und Außenraums an. Kommt der Geist von außen, von innen oder erwächst er aus dem Regenschirm? Dies unterstützt wiederum den ambivalenten Charakter im Ausdruck der Frau, gleichzeitig angezogen und abgestoßen zu sein. Veranschaulicht die kleine Figur eine warnende Stimme? Oder ein Kind? In jedem Fall ist sie mit dem Mann verwachsen, liegt eng über seinem Ohr und besitzt ein besonders großes, angstvoll geweitetes Auge.

Abb. 3.5 zeigt erneut ein Paar, das sich gegenübersteht. Diesmal ist die schmale Frau mit gekringelt-gewebtem Oberteil und einem Hut mit Federn dicht an den linken Rand gedrängt. Sie trägt eine kleine, eckige Handtasche am rechten, erhobenen Arm. Bei genauerem Hinsehen kann man ihre rechte, dicht vor dem Bauch erhobene, abwehrende Hand erkennen. Da sie in eine Kreisschraffur eingebettet sind, hebt sie sich kaum vom Hintergrund ab. Oberhalb davon, unterhalb der Brust, ebenfalls innerhalb der Kreisschraffur, befindet sich eine Art Federschmuck am Gürtel, der zugleich wie die zweite linke Hand erscheint. Ihr gegenüber, beinahe mittig im Bild, sehen wir einen Mann mit großem Kopf, teilweise kariertem Mantel, gekringeltem Hut, starrem Gesichtsausdruck, verbissen lächelnd. Sein linker Arm ist erhoben und die grob skizzierte, faustähnliche Hand berührt die Frau auf Hüfthöhe. Sie hat den Mund leicht geöffnet und macht einen schwachen, erstarrten und zugleich ihm zugewandten Eindruck. Ihr Kopf ist in seine Richtung gebeugt, ihr Blick gesenkt. Er wirkt demgegenüber energisch, gewalt- bzw. kraftvoll, aufrecht in der Haltung. Seine stark geschwärzten Augen sind weit aufgerissen und blicklos. Seine Dominanz in der Bildmitte drückt die Frau im Bildraum nach links zurück. Der Hintergrund zeigt auf der linken Seite schräge, strahlenförmige Verbindungsschraffuren von der Frau aus zum Mann, deren Linien auch über das Gesicht der Frau und des Mannes fahren und ihr Strahlenzentrum auf Höhe ihres Bauches haben. Auf der anderen Seite, im rechten Bildbereich, sind diese strahlenförmigen Linien mit vertikaler Kringellinie übermalt. Dies unterstützt einmal mehr den Eindruck, dass die Frau hier an die Wand gedrängt ist und dass diese

Abb. 3.5 Elisabeth Faulhaber, ohne Titel (Heft), 20,8 × 16,5 cm, um 1917, Bleistift in einem Heft, Sammlung Prinzhorn Heidelberg, Inv. Nr. 3728/ 22 verso

Bedrängung sexueller Natur ist. Einerseits sind die abwehrenden Hände erst bei genauerem Hinsehen erkennbar, andererseits gerade durch die schwärzende Kreisschraffur betont. Die Abwehr ist spürbar und doch auch sehr kraftlos, als würde sie im Hintergrund verschwinden. Zugleich wird der Blick des Betrachters immer wieder auf den geschwärzten Kreis gelenkt, der den Zwischenraum der Begegnung markiert, wo Nähe, resignierendes Überlassen und Distanzwunsch verwischen. Durch die geschwärzte Kreisstruktur erscheinen die Hände[5] wie ein von ihrem Körper unabhängiges Ding im Zwischenraum der beiden Personen. Der Blick vom Werk ausgehend erzeugt Verwirrung und Schwindel. Hastige Bewegung, grobe, getriebene Blicke und Angst vor dem Arm des Mannes sind spürbar und lassen den Atem anhalten. Die stechenden Hutfedern im Nacken tragen ebenfalls zu dem Gefühl eingeschränkter Bewegungsfreiheit bei und die herben Schraffuren vermitteln, durch ihr und sein Gesicht hindurch, eine Atmosphäre von Grobheit und Gewalt. Während die Schraffur seines Gesichtes dieselbe wie im Hintergrund die gleiche des Hintergrundes ist, wodurch er Teil des Umraums wird und sich nur durch die

[5] Die obere der beiden Hände erscheint doppeldeutig, könnte auch als Gürtelschmuck statt Hand gemeint sein.

3.3 Zwischenräume

Gesichtskontur davon absetzt, wirken die Striche durch ihr Gesicht wie Aus- bzw. Durchstreichungen.

Alle vier Beispiele von Paarbegegnungen thematisieren motivisch deutlich Ambivalenzen in der Kontaktaufnahme, zeigen zugleich Elemente von Kontaktsuche und Kontaktabwehr der Frau zum Mann. Nie ist der Zwischenraum frei und der zur Begegnung notwendige Abstand gegeben, sondern Verwachsungen und Verschmelzungen im Zwischenraum behindern und blockieren. Der oder das Andere rückt bedrohlich nahe. Verbildlicht ist dies in der Gestaltung der Zwischenräume der Figuren, die personifiziert sind oder Störelemente enthalten. Immer tritt dabei etwas zu nahe (ein Hut, eine Figur, ein Körper, eine Hand) und verursacht dadurch verschiedene Ausprägungen und Bewegungen einer Distanznahme (steife Haltung, abgewandter Blick, Herauswinden, abwehrende Hände). Die dargestellten Personen reichen meist dicht an den oberen Bildrand, haben keinen Umraum. Auch dies unterstützt den Eindruck von Bedrängung. Hinzu kommen die immer wieder verschwimmenden Übergänge zum Hintergrund und dem Umraum. Sie tragen zum einen dazu bei, dass der Andere nicht greifbar oder klar sichtbar wird, gespenstisch und flüchtig wirkt. Besonders bei den flächigen, feinen Längsschraffuren entsteht der Eindruck, als sollte die Figur wieder zum Verschwinden gebracht werden, als würde sie in ihrer Umgebung wieder untergehen. Zum anderen wird so betont, wie die dargestellte Frau von der Situation aufgesogen ist und die Tendenz hat, an Kontur zu verlieren. Die Abwehr mit den Händen wie im letzten Beispiel verliert durch die flächendeckenden Schraffuren an Kraft und löst sich in den Hintergrund auf.

Markante Umrisslinien, deutliche Hervorhebung von Gesichtszügen und Gliedmaßen, Passformen oder auch die klar markierten Augen werden oft durch einen fast malerischen, eine Linie mehrfach wiederholenden Strich betont. Mittels Längs, Quer-, Diagonal-, Kringel-, Bogen-, und Kreuzschraffuren sowie Spiral- und Zackenlinien in unterschiedlicher Größe und Stärke, mal mit ruhiger, mal mit spontaner, schneller Bewegung gesetzt, stellt Elisabeth Faulhaber zahlreiche Details und Strukturen dar. Mal beharrlich kleinteilig und konstant, mal ungezügelt, spontan und stürmisch. In dieser Fülle, Unruhe und Kleinteiligkeit hat die abwechslungsreiche Gestaltung regelmäßig die Tendenz, zu einer Fläche zu verschwimmen. Diese räumlich entgleitenden Übergänge von Figur und Grund verstärken auf der zeitlichen Ebene den Eindruck von Flüchtigkeit, von vorübergehenden Momenten, die nur kurz sichtbar werden. Besonders die Kringellinien oder Schraffuren, die noch die letzte Fläche des Blattes ausfüllen, wirken manchmal wie abwesend, als wären sie nebenbei entstanden. Die Flüchtigkeit wird davon bestimmt, dass sich vieles in die Menge der Schraffuren und Überdeckungen hin auflöst, und so kein Verhältnis-zu-etwas findet. Sie hat also die Qualität eines Nicht mehr oder Immer-Weniger-Sichtbaren, nicht etwa die eines Noch-Nicht. Das heißt, durch die konstante Bewegung des Stiftes auf der gleichen Fläche und das beständige Ausfüllen mit Strukturen entsteht nachträglich die Tendenz zum Verschwinden bzw. der Verlust von Abgrenzungen, die da waren und auf denen durch starkes Nachziehen erneut bestanden wird. Die Grenzen der einzelnen Personen scheinen auch durch ein späteres Überzeichnen wieder in Gefahr zu geraten sowie erneut verteidigt zu werden. Diese

zwei Bewegungsrichtungen im Gestaltungsvorgang – Auflösen der Grenzen in den Hintergrund sowie Abgrenzungen durch verstärkte Linienziehungen wieder zu betonen – werden als Ringen der Zeichnerin spürbar. Als ob im Verharren des Bleistiftes auf dem Papier das Dargestellte immer mehr und immer wieder entgleitet.

Ist die Thematik der Ambivalenz auf die Darstellungen von Paaren begrenzt, bei denen der Zusammenhang mit sexuellem Begehren und Verschmelzungswünschen sowie der Verschmelzungsabwehr näher liegt? Im Folgenden soll die Thematik von Nähe und Distanz sowie die Frage der Abgrenzung des Einzelnen und dessen Körper anhand dreier Beispiele von Gruppendarstellungen weiter untersucht werden.

3.3.2 Gruppen

Bei den Gruppendarstellungen fallen mitunter, neben den wiederkehrenden verschwimmenden Übergängen und hölzernen, erstarrten Haltungen, die räumlichen Verschiebungen auf. Außerdem stehen bestimmte einzelne Personen durch bestimmte Gestaltungsweisen oft im Kontrast zum Rest der Gruppe.

Die Abb. 3.6 zum Beispiel zeigt sechs weibliche Personen. Zwei sind dem Betrachter zugewandt, von den restlichen vier im Profil blicken drei nach links und eine nach rechts. Wieder sind viele Details an der Kleidung und den Hüten, wie Knopfleisten, Kragen o. ä. sorgfältig und mit klarem Strich ausgeführt. Besonders ins Auge fällt die nach links blickende Frau im Profil mit der großen Nase und der mächtigen Kopfbedeckung, die schwer nach hinten in die Nackenpartie zu ziehen scheint. Sie hält den Arm starr am Körper, wobei undeutlich ist, ob sie etwas am Körper trägt, oder die Hand seitlich am Rock aufliegt. Angeschnitten hinter ihr steht eine weitere Person, die trotz der räumlichen Nachordnung größer ist. Sie hat die gleiche Haltung. Hut, Kleidung, Gesicht liegen aber so dicht hinter der vorderen, dass die Übergänge nicht mehr deutlich zu erkennen sind. Es wirkt, als würde die vordere Gestalt teilweise in der hinteren aufgehen. Kopfbedeckung, Oberkörper und Nase wachsen aus der vorderen Person heraus, die so in den Bildhintergrund vergrößert bzw. verdoppelt erscheint. Eine weitere Frau ist dahinter im Seitenprofil noch größer dargestellt und blickt in die gleiche Richtung. Auffällig sind die Nasen, die übergroß und angeklebt erscheinen. Zwei weitere Figuren haften dicht an der Zweier- bzw. Dreiergruppe an. Unten links ist frontal eine Mädchenfigur zu erkennen, die auf den Zehenspitzen steht oder über dem Boden schwebt und in die gleiche Richtung der seitlich geschichteten Köpfe blickt. Ihr Haar verliert sich im Hintergrund. Am oberen Ende des mächtigen, sackähnlichen Hutes sehen wir einen nach rechts gewendeten, erhobenen Kopf, dessen Haltung angebunden, steif und unnatürlich nach hinten gebogen wirkt. Im Kontrast zu diesen aneinander hängenden Figuren steht die frontal dargestellte Frau am rechten Bildrand. Zwar teilt ihr Arm auch die gestrichelte Gestaltungslinie, welche sie mit der dichten Gruppe der linken Bildhälfte verbindet, doch wirkt sie distanzierter. Sie sieht den Betrachter an, hat mehr Eigenraum und Abstand zur restlichen Gruppe. Es gibt eine Spannung

3.3 Zwischenräume 119

Abb. 3.6 Elisabeth Faulhaber, ohne Titel (Heft), 20,8 × 16,5 cm, 1916, Bleistift in einem Heft, Sammlung Prinzhorn Heidelberg, Inv. Nr. 3748/ 25 verso

zwischen der Armpartie, dem unteren Teil des Rockes – beides ist in dem Rest der Gruppe verwurzelt – und der aus der Gruppe herausgedrehten Haltung. Einerseits wirkt die Person gebunden und hineingezogen in die Gruppe, andererseits, als sei sie in der Bewegung, sich heraus zu lösen. Sie lehnt sich an ein pflanzenartig aufstrebendes Gebilde am linken Bildrand, das sie auf Schulterhöhe umschmiegt. Die Frau rechts außen ist Teil des Ganzen und zugleich sieht sie mit leichter Distanz auf die eng überlagerte und miteinander verbackene, erstarrte Figurengruppe. Wesentlich tragen zu diesem Eindruck auch die Blicke bei. Die Figuren sehen alle in verschiedene Richtungen, während die rechte Figur den Betrachter direkt anblickt, als sei sie gerade gerufen worden. Ebenso wie in den Paardarstellungen hält Elisabeth Faulhaber ein Moment des Dazwischen, der Ambivalenz fest. Während in der Gruppe gedrängte Verschmelzungen und starre Nähe in den Haltungen der Personen vorherrschen, zieht sich die rechte Frau heraus, geht auf Distanz.

Distanz und Nähe zu den Anderen ordnen sich dabei nicht zu stabilen Größenverhältnissen der Personen zueinander. Was klein im Hintergrund sein müsste, drängt sich von dort bedrängend nach vorne. Die verschobenen Größenverhältnisse erzeugen ein instabiles, unsicheres Gefühl und keinen sicheren, ruhigen Ort der Wahrnehmung. Sie lösen Schwindel aus. Die bedrückende Nähe der anderen Personen

Abb. 3.7 Elisabeth Faulhaber, ohne Titel, 16,2 × 19,7 cm, um 1917, Bleistift auf Durchschlagpapier, Sammlung Prinzhorn Heidelberg, Inv. Nr. 3782a

vermittelt eine Atmosphäre von Unruhe und Anspannung. Besonders die überstreckte Figur im Hintergrund der Überlagerungen wirkt wie festgebunden, angespannt und um Atem ringend.

Auf Abb. 3.7, einem Einzelblatt, ist eine Straßenszene zu erkennen. Neun weibliche Gestalten, Frauen und Mädchen, laufen durcheinander bzw. aufeinander zu. Als erstes fällt das Hölzerne, Schwebende der Figuren auf. Sie fliegen in unterschiedlichen Distanzen über dem Boden, was besonders durch die nach unten zeigenden Fußspitzen und ihr Drängen zum oberen Bildrand verstärkt wird. Sie scheinen wie von unsichtbaren Marionettenfäden gezogen und auf ungewöhnliche Weise aneinander zu stoßen, als würden sie übereinander zu fallen. Mal berührt eine Nase das Kinn einer Entgegenkommenden, mal die Stirn einen Hinterkopf. Die Gestaltungsweise lässt die Figuren ungelenk, taumelnd zusammenstoßend und gezogen erscheinen. Kleider, besonders bei der dritten, vierten und fünften Figur von links, gehen ineinander über, tragen das gleiche Muster und lassen die Dargestellten aneinander kleben. Hinter der mittigen, sehr starren und nach hinten überbeugten Frau ist ein großer Kopf mit aufgestecktem Haar zu erkennen, der ähnlich der letzten Abbildung, aus dem Kopf herauszuwachsen scheint, sodass erneut die Größenverhältnisse

3.3 Zwischenräume

verschwimmen. Strenge, lang gestreckte Gestalten am Bildrand versperren den Ausblick und rahmen die anderen ein. Fast alle Frauen haben die Münder geöffnet, scheinen zu sprechen Es bleibt unklar mit wem, denn die Blicke treffen kein Gegenüber, sondern jede scheint unabhängig von den anderen in eine bestimmte Richtung gezogen zu werden. Trotz der zahlreichen, körperlichen Berührungen und Überschneidungen wirken die Personen vereinzelt und unnahbar – sowohl untereinander als auch dem Betrachter gegenüber. Zwar sind hier Zwischenräume vorhanden, aber sie erfüllen nicht die Funktion eines Zwischenraumes, im Sinne eines Abstandes.

Die Frau links vorne fällt insofern aus der Gruppe heraus, weil sie als einzige ein dunkler geschwärztes Gesicht und außerdem einen verdrehten Körper hat. Sie ist gleichzeitig in entgegengesetzte Richtungen orientiert, zeigt aus dem Bild, steht und schaut in Richtung des anderen Bildrandes. Vorderansicht des Körpers und nach links weisende Hand passen nicht zu dem stark nach rechts gewendeten Kopf und den Füßen. Der gekringelte Kragenansatz ist bei ihr besonders hoch gezogen, reicht bis ans Ohr und erweckt den Eindruck einer zugeschnürten Kehle. Es verursacht beinahe körperliche Schmerzen, sich in diese haltlose Bewegungsunfähigkeit eines verdrehten Körpers hinein zu spüren. Die Erstarrung in einer gleichzeitigen Ausrichtung auf zwei Richtungen löst ein Gefühl der Leere aus und lässt den Atem anhalten. Ist das Gesicht dunkel vor Scham, vor Atemnot? Sie steht etwas mehr auf dem Boden als die anderen und beobachtet die anderen aus etwas mehr Distanz. Der Umraum ist hier wie Vakuum, in dem man haltlos schwebt und sich nicht bewegen kann. Die Zeit scheint stehen geblieben und der Kontakt zu anderen nicht möglich. Die schwebenden Marionetten wirken fremdbestimmt.

Auf beiden Blättern mit Gruppendarstellungen steht eine Gruppe der Anderen im Kontrast zu derjenigen Figur, die sich herauszuwinden scheint und in zwei Bewegungsrichtungen zugleich erstarrt ist. Im zweiten Beispiel potenziert sich dies in der Verbildlichung eines extrem verdrehten Körpers, der zur Bildmitte hin und zugleich aus dem Bild heraus strebt. Außerdem gibt es in beiden Darstellungen eine Frau, die mit einer zweiten, deutlich größeren hinter ihr eng verwachsen ist. Die Gruppe der Anderen zeichnet eine Steifigkeit und häufig eine Instabilität aus – besonders durch die wechselnden Größenverhältnisse und schwebenden Füße – welche die Dargestellten untereinander kontaktlos wirken lässt. Die Nähe der Berührung zeigt sowohl im nur flüchtigen Kontakt als auch bei Verschmelzung bereits eine hohe Distanz der dargestellten Figuren untereinander. Dieses Phänomen begegnet also nicht nur in den Zeichnungen von Begegnungen zwischen Mann und Frau, sondern auch in den Zeichnungen von Frauengruppen. Auch, so wird nun deutlich, geht es jeweils um eine bestimmte Frau innerhalb der Gruppe, die als Bildprotagonistin erkennbar wird, sowie um deren spezifische Ambivalenz. Diese wird hier auch als Thema von Individuation und Abgrenzung gegenüber den Anderen im Allgemeinen erkennbar: Dazugehören und nicht dazugehören, sein Eigenes finden. Die Darstellung des verdrehten Körpers, der im Körper leibhaftig veranschaulichten Ambivalenz, hat etwas Bedrohliches, Gewaltvolles. Sie kehrt motivisch auch in anderen Zeichnungen von Elisabeth Faulhaber wieder.

3.3.3 Verdrehte Körper

Ein ähnlich verdrehter Körper begegnet dem Betrachter auch als Teil der Dreiergruppe in Abb. 3.8. Herr und Dame im Hintergrund, einander zugewandt, lächeln sich an. Im Hintergrund sind Vorhänge, evtl. Theaterlogen angedeutet. Der Mann hat begrüßend den Hut gezogen. Die Dame trägt eine auffallend kleine, beinahe verstümmelt wirkende Nase. Davor, die Frau teilweise überdeckend, steht eine weitere Frau mit dicht gewebtem und auffällig dekoriertem Kleid und Lockenkopf. Ihre Hand und ihr Körper weisen zum linken Bildrand, während ihr Kopf unnatürlich um 180 Grad gedreht zum rechten Bildrand gewendet und dabei zugleich zurückgebeugt ist. Während die Körperhaltung also den Gang nach rechts aus dem Bild signalisiert, unterstützt durch die zeigende Geste des Armes, wirkt ihr Kopf wie gebannt auf die Szene bzw. den Mann gerichtet und anatomisch unnatürlich verdreht. Ihr Blick liegt ernst und beobachtend auf dem Mann. Einerseits wirkt sie aus der Zweierbegegnung ausgeschlossen, andererseits mit ihr verschmolzen, da die zweite Frau mit ihr verwachsen scheint. Geht es also überhaupt um eine Dreierbegegnung oder – wie bereits in den Paardarstellungen – um die widerstrebenden Gefühle einer

Abb. 3.8 Elisabeth Faulhaber, ohne Titel (Heft: „Meine liebe Freundin"), 20,7 × 16,7 cm, um 1917, Bleistift in einem Heft, Sammlung Prinzhorn Heidelberg, Inv. Nr. 3708/ 6 verso

3.3 Zwischenräume 123

Frau im Kontakt zum männlichen Gegenüber? Die zweite Frau steht zwar hinter ihr und ist auch durch die längst gestreifte Kleidung der Verbindung mit dem Mann zugeordnet. Zugleich aber liegen beide Frauen so dicht übereinander, dass sie wie eine Figur wirken. Als würde die eine aus der anderen wie eine große Puppe heraustreten. Räumliches und zeitliches Erleben ziehen sich in dieses Moment der Zweier- oder Dreierbegegnung zusammen. Der Blick kommt immer wieder auf das Dreieck, das sich zwischen den drei Gesichtern bildet, zurück. Die Ambivalenz, einerseits ausgeschlossen und körperlich abgewandt, andererseits aber gebannt starrend und in unauflöslicher Nähe verstrickt zu sein, zeigt in einem Augenblick verdichteter Gleichzeitigkeit, dort und nicht dort zu sein. In die Erstarrung der Haltung mischt sich erstauntes Entsetzen der vorderen Frau, die durch die Körperhaltung bewegungsunfähig ist, obwohl sie doch im Weg-Gehen begriffen scheint.

Abb. 3.9 zeigt zwei hintereinander stehende, nach rechts gewendete Frauen. Die vordere, jüngere, in ein dichtes Kringellinien-Gewand gekleidet, hat den Kopf tief gebeugt und der linken Frau den Rücken zugewendet, sodass unmittelbar der Eindruck von schuldhafter Scham entsteht. Die zweite Person blickt verbissen und betrübt. Durch ihre leichte Rückbeugung, die starre Haltung und die großen, fast toten Augen wirkt sie abwesend und unzugänglich. Sie scheint älter als die verzweifelte Frau auf der rechten Seite und sehr streng. Auch dies unterstützt die Atmosphäre

Abb. 3.9 Elisabeth Faulhaber, ohne Titel (Heft), 20,8 × 16,5 cm, um 1917, Bleistift in einem Heft, Sammlung Prinzhorn Heidelberg, Inv. Nr. 3728/ 66 verso

von Beschämung. Überkreuzt wird der Körper der rechten Frau von einer hellen, mannshohen schlauch-, phallus-, oder schlangenartigen Figur voller größerer Kringel, die an der Spitze in einer schwarzen Kreisfläche kulminieren, die vor der Stirn der zweiten Person liegt. Außerdem wächst aus diesem Gebilde im unteren rechten Bereich eine Art Blume heraus, die aber auch als sehr viel hellerer Arm der Frau gemeint sein könnte. Die Frau scheint sich an diese längliche Figur gleichermaßen anzulehnen, sie zu umarmen, wie von ihr erdrückt zu werden, zumal durch sie der Kopf vom restlichen Körper getrennt wird. Merkwürdig ist außerdem die körperliche Haltung der gebeugten Frau. Ihre Hände und Arme sind in Richtung der Frau gestreckt und berühren deren Bauch bzw. Unterleib. Zusammen mit dem in die andere Richtung tief gebeugten Kopf erweckt dies den Eindruck, jemand würde mit auf dem Rücken gefesselten Händen zum Schafott gebracht. Zugleich stellt der Oberkörper einen zur zweiten Frau am linken Rand hin gewölbten, möglicherweise schwangeren Bauch mit einem um 180 Grad verdrehten Kopf dar. Dies unterstützt einmal mehr den Eindruck der Abtrennung von Kopf und Körper. Der Kopf ist vollständig abgewendet, eingeklemmt und unbeweglich. Der Eindruck von seinem schweren Gewicht, der ihn nach unten drückt, wird durch die schwarze Schraffur am Hinterkopf noch einmal verstärkt. Die Atmosphäre von Druck, Trauer, Schuld, Scham, Einsamkeit sowie Ablehnung von außen und gegen sich selbst ist spürbar. Die Frau mit dem Gebilde nimmt zwei Drittel des Bildes ein, während die zweite Frau im Hintergrund steht. Auch dies unterstreicht die starke Präsenz des Schuldgefühls. Die Frau scheint davon vollständig eingenommen und umhüllt, als würde sie gerade gerichtet werden.

In den zwei Bildbeispielen ist die Ambivalenz von Nähe und Distanz nicht mehr in den Zwischenräumen im Kontakt zu anderen Personen eingeschrieben, sondern direkt innerhalb einer Körperdarstellung verleiblicht. In beiden Fällen sind die gezeichneten Körper in einer physiologisch unmöglichen Haltung fixiert. Bewegung ist nicht mehr möglich. Die körperlichen Verdrehungen betreffen insbesondere die Verbindung von Kopf zu Rumpf. Die Frauen strahlen eine hohe Distanz zum eigenen Körper und zugleich eine erstickende Nähe der gefühlten Ambivalenz zwischen zwei Richtungen aus. Im ersten Fall bleibt undeutlich, ob es sich um eine oder zwei Frauenfiguren handelt, ob sich das Motiv also mit Eifersucht der vorderen Frau auseinandersetzt oder aber mit deren Körperwahrnehmung, zugleich verdreht und zweifach zu sein. Im zweiten Beispiel drängen sich die Themen von Schwangerschaft, Scham und Schuld unmittelbar auf. Der Kopf der Frau ist vom restlichen schwangeren Körper abgetrennt, der durch die ältere Frau bezeugt und missbilligt wird.

Diese wenigen Beispiele des umfassenden Oeuvres von Elisabeth Faulhaber zeigen im aufmerksamen und ausführlich dokumentierten Betrachtungs- und Resonanzvorgang, in dem die Strukturen von Räumlichkeit, Zeitlichkeit, Atmosphäre sowie Figurenverhältnisse zum Grund und zueinander, aber auch das Verhältnis zum Betrachter herausgearbeitet und reflektiert wurden, Elemente eines bestimmten Stils. Gerade weil die Zeichnungen keine geschichtslosen, ästhetischen Gebilde sind, sondern von einem konkreten Menschen innerhalb eines konkreten Kontextes geschaffen wurden, sollen im Folgenden die schriftlichen Quellen zu Person und Kontext vorgestellt werden.

3.4 Zum Kontext

3.4.1 *Krankenakte und biografische Quellen*

Was wissen wir über den biografischen Kontext der Zeichnerin aus den Krankenakten? Elisabeth Faulhaber, 1890 in Brühl bei Schwetzingen geboren, kam aus sehr einfachen Verhältnissen.[6] Vermutlich begann sie erst in der Psychiatrie in Dösen bei Leipzig zu zeichnen, wo sie von 1914 bis zu ihrem Tod 1921 lebte. Der Vater, Landwirt und einfacher Arbeiter, war Alkoholiker und starb früh. Sie hatte fünf Geschwister, war katholisch und soll gut in der Schule gewesen sein. Später arbeitete sie als Fabrikarbeiterin, Dienstmädchen und Kellnerin. Am 25. Juni 1914 brachte sie einen unehelichen Sohn zur Welt. Seit September fallen der Wirtin, Frau Lehmann, ihre starken Gemütsschwankungen auf. Ihr „wechselndes, bald reizbares, patziges, bald liebenswürdig schmeichlerisches Verhalten" und die Vernachlässigung des Sohnes – „Um das Kind kümmerte sie sich nicht, sondern schenkte es ihrer Wirtin" – veranlassen laut ärztlicher Notizen ihre Einweisung durch Frau Lehmann in die Universitätsklinik im Oktober 1914.[7]

Das knappe ärztliche Attest vom Dezember 1914 beschreibt sie als „abwechselnd erregt und deprimiert", „sonst in ihrem Verhalten meist geordnet." Drei Jahre später wird sie mit „Jugendirresein" diagnostiziert, was als unheilbar galt, so dass sie entmündigt wurde. Sie sei erblich belastet, habe eine schlechte Orientierung, gebe „verworrene, nicht sinngemäße Antworten und blieb bei manchen Fragen ganz stumm." Die starken Stimmungsschwankungen halten an: „Zeitweise saß sie gehemmt starr da, um dann plötzlich wieder ausgelassen heiter zu sein, zu singen und zu tanzen." [...] bald tolle die Kranke übermütig herum, sänge, scherze und lache, bald verkrieche sie sich in ihr Bett, antworte nicht, weine und äußere Wahnideen und glaube z. B., im Hause sei ein Schafott für sie errichtet. Ihre Mitkranken verkenne sie, und halte sie z. T. für frühere Bekannte. Die Kranke sei ganz zerfahren in ihrem Denken und Handeln und antwortete auf die Frage, warum sie hier sei: „Zum Leben, wegen meinem körperlichen Bestandteil als Modell. Ich muss noch viel wissen im Leben, weil ich Nachgeburt bin. Zum Mesmerismus bin ich da, zum

[6] Ihre Eltern Valentin und Susanne Faulhaber, geb. Weinkötz haben im März 1889 in Brühl geheiratet und acht Kinder bekommen: Josef (1889–1890), Elisabeth (1890–1921), Maria (1892–?), Martin (1893–1975), Lydia (1895–1895), Heinrich (1896–1896), Wilhelmina (1897–?), Anna Wilhelmina (1898–?). Mind. drei ihrer Geschwister verstarben bereits im ersten Jahr. Außerdem erwähnt Elisabeth Faulhaber in ihren Aufzeichnungen Pflegeeltern. Näheres dazu konnte aber nicht herausgefunden werden. Vgl. Urkunden des Grundbuchamts Brühl zu Sterbe- und Geburtsdaten der Familienmitglieder von Elisabeth Faulhaber, Kopien in der Sammlung Prinzhorn, Aufzeichnungen von Elisabeth Faulhaber aus dem Heft, Inv. Nr. 3708, Sammlung Prinzhorn, (S. 20 recto): „warum haben es meine Pflegeeltern so gehandelt, war den das so ein Preiswerter Verkauf, und überal wo ich gewesen bin, war eine andere Sitte und Einrichtung".

[7] Die folgenden Zitate sind der Krankenakte von Elisabeth Faulhaber in der Sammlung Prinzhorn entnommen, Krankenakte Elisabeth Faulhaber: Akten der königlich sächsischen Landesanstalt zu Dösen, Stadtarchiv Leipzig, Krankenhaus Dösen, Einzelakten, Nr. 8238, 1914–1921, Kopie in der Sammlung Prinzhorn.

Zeitvertreib." Zeitweilig habe sie Sinnestäuschungen, die sie in verworrener Weise äußere: Sie höre die „ganze Komödie aus ihrem Heimatort", „werde durch die Gottheit, die höhergradige Sympathie eingeschult, wie die Menschheit entstanden sei."

Nach dreijährigem Anstaltsaufenthalt wird in der Akte notiert: „Gemütlich ist sie stark abgestumpft, benimmt sich unschicklich, ungeniert, empfindet keine tiefer gehende Freude und Trauer, verhält sich ihren Angehörigen, ihrem Kinde gegenüber völlig gleichgültig. Die intellektuellen Fähigkeiten sind, soweit sich das prüfen lässt, noch leidlich erhalten." Am 13.01.1921 stirbt Elisabeth Faulhaber im Alter von 31 Jahren in der Anstalt an Tuberkulose.

Zeichnungen und Kladden von Elisabeth Faulhaber werden in der Akte zweimal kommentiert. „Zu einer nützlichen Betätigung war sie nicht fähig, machte nur zwecklose, verschrobene Spielereien, schrieb ganze Bücher wörtlich ab, bedeckte Bogen um Bogen mit verworrenen, bizarren Malereien und Schriftzeichen. Schließlich bekritzelte sie auch hartnäckig Möbel, Wände, Fußboden und ließ sich durch keinerlei Vorstellungen davon abbringen." Die Ausdrucksformen der Patientin wurden also primär als Bestätigung ihrer Geisteskrankheit abgetan und nicht als womöglich inhaltlich relevant angesehen oder näher untersucht.

Die Beschreibungen der Krankenakte hinterlassen einen starken, leiblich spürbaren Eindruck beim Lesen. Befremden, Betroffenheit, innere Abwehr machen sich vielleicht bemerkbar angesichts der extremen Erfahrung, die Elisabeth Faulhaber durchlebt hat. Es wird deutlich, dass die produzierten Zeichnungen in eine individuelle Leidensgeschichte eingeschrieben sind. Elisabeth Faulhaber fällt mit ihrem Verhalten aus der Norm. Ihre Erfahrungen sind nicht unmittelbar verstehbar, auch wenn vielleicht Ahnungen von möglichen Zusammenhängen auftauchen. Wir erfahren von Elisabeth Faulhabers unbändigem Drang, sich auszudrücken, ihrem beständigen „Über-Grenzen-Gehen". Sie male Möbel und Tische voll, vermerkt die Krankenakte – sie überschreitet also immer wieder räumliche, normative Begrenzungen. Die ständige, rastlose, darin fast erstarrte Bewegung, das wiederkehrende Hin- und Her ihrer Zeichnungen stehen wohl in engem Zusammenhang mit ihrem Verhalten und Selbsterleben. Besonders gegenüber anderen zugleich zugewandt und andererseits abwehrend zu sein zeigte sich deutlich als wiederkehrende Thematik ihrer bildnerischen Ausdrucks. Die Atmosphäre der Fremdbestimmung, des erstarrten Gezogenseins (z. B. im Gruppenbild Abb. 3.7) scheint u. a. im Zusammenhang mit ihrer Vorstellung zu stehen, dass sie zum „Mesmerismus" in der Anstalt bzw. am Leben sei, dass sie also da sei, um hypnotisiert zu werden. Oder meint sie, andere zu hypnotisieren? Auch die Körperentfremdung der Zeichnungen und die häufige Konzentration auf Details der Kleidung finden in ihrer Formulierung, dass sie „wegen ihrem körperlichen Bestandteil als Modell" hier sei, persönliche Bezugspunkte. Ein Modell ist wie eine Puppe unterschiedlich formbar und wird präsentiert. Dies sei Teil ihres Körpers und deshalb sei sie am Leben bzw. in der Anstalt.

Ebenso werden wir der Werte- und Autoritätsauffassungen der Zeit und aus heutiger Sicht eingeschränkten Betrachtungsweise gegenüber Elisabeth Faulhaber gewahr. Aus den Berichten der Krankenakten tönen komplexe Ordnungen der Zeit um 1900 mit bestimmten Vorstellungen von Krankheit, Gesundheit und Behandlungsmethoden

3.4 Zum Kontext

mit heraus und erzählen neben der offensichtlichen inneren Verstörung von Elisabeth Faulhaber auch von der Entfremdung durch die äußeren Verhältnisse. Erstaunlicherweise gingen die Ärzte nicht auf den engen zeitlichen Zusammenhang der Geburt ihres Kindes mit ihrer veränderten Gemütslage ein, fragten nicht nach dem Vater des Kindes und ließen sich nicht auf ihre Zeichnungen oder den Inhalt ihrer Schriften ein. Stattdessen werden sie immer mehr als Selbst-Rettungsbilder, als Auseinandersetzung mit ihrem Selbsterleben und der sie umgebenden und erinnerten Welt erkennbar.

Einem Psychiater könnten sofort bestimmte Diagnosen und Krankheitsbilder in den Sinn kommen, die mit Begriffen wie „manisch-depressiv" oder „wahnhaft" versuchen würden, das Ungewöhnliche, Schwierige im Umgang mit ihr und Vermutungen über ihren Zustand zu fassen. Ihre Diagnose „Jugendirresein" bezeichnete damals eine hebephrene Form der Schizophrenie bei jungen Menschen und bezog sich auf Störungen von Denken, Wahrnehmung und Affektivität.[8] Von Hospitalisierungsschäden angesichts der Zustände in der Psychiatrie Dösen zu jener Zeit ist außerdem auszugehen. Die Einweisung von Elisabeth Faulhaber erfolgte zur Zeit des Ersten Weltkrieges. Die Heilanstalt Dösen, 1901 gegründet, wollte sich von anderen gefängnisartigen Verwahranstalten abheben. Bis 1918 prägten die vergleichsweise sanften Behandlungsmethoden des Direktors Georg Lehmann die Atmosphäre der Anstalt. Im Anschluss war der mit Unterbrechungen eingesetzte Direktor Hermann Paul Nitsche verantwortlich. Der spätere Hauptverantwortliche der Euthanasie-Zentrale Berlins ließ Fenster wieder vergittern, Isolierzellen und Netzmatten zur Fixierung Kranker einführen und setzte auf körperlichen Zwang als „Heilungsmaßnahme". Außerdem bestimmten Überfüllung, Hunger, mangelhafte hygienische Bedingungen und Infektionskrankheiten den Klinikalltag, noch verschärft durch die Einquartierung eines Lazarettes während des Ersten Weltkrieges.[9]

Elisabeth Faulhaber kam aus einfachen Verhältnissen. Der berufliche Hintergrund – Fabrikarbeiterin, Dienstmädchen und Kellnerin – ging um 1900 mit äußerst harten Arbeitsbedingungen einher. Die Dienstmädchen der Großstädte kamen häufig aus der Landbevölkerung. Geworben wurden sie mit dem Argument, dies sei die ideale Vorbereitung auf das spätere Eheleben. Die städtischen Arbeiterinnen betrachteten den Beruf der dienenden „Minna" eher als soziale Deklassierung. Umgekehrt identifizierten sich die Dienstmädchen mit der bürgerlichen Lebensweise, sahen den Beruf tatsächlich als Durchgangsstation vor der Ehe und bedauerten die armen Fabrikarbeiterinnen wegen ihrer schmutzigen Arbeit. Tatsächlich bedeutete das Dienstmädchendasein oft sklavenähnliche Verhältnisse, die von Unterdrückung, Ausbeutung, schlechter Versorgung und sexueller Nötigung geprägt

[8] Blankenburg geht darauf ein, dass sich die Diagnose Hebephrenie zu Faulhabers Zeiten primär auf das Erkrankungsalter bezog und erst später Zustandsbild und Verlauf spezifiziert wurden. Er unterscheidet das hebephrene Krankheitsbild von den eindeutig katatonen und paranoiden Symptomatiken. Vgl. Wolfgang Blankenburg (1971), *Der Verlust der natürlichen Selbstverständlichkeit: ein Beitrag zur Psychopathologie symptomarmer Schizophrenien*, Stuttgart, S. 27–29.
[9] Vgl. Christine Roick (1997), *Heilen, Verwahren, Vernichten. Die Geschichte der sächsischen Landesanstalt Leipzig-Dösen im Dritten Reich*, unv. Diss., Universität Leipzig.

waren. Dienstmädchen bekamen die meisten unehelichen Kinder in dieser Zeit.[10] Auch Kellnerin zu sein, ein um 1900 für Frauen neuer Beruf, erschien zwar attraktiv, weil hier Gewandtheit, Intelligenz, Unternehmungsgeist und Charme gefragt waren, galt aber ebenso als Quelle der Prostitution.[11]

3.4.2 Elisabeth Faulhabers Aufzeichnungen

Es existieren umfangreiche eigene Texte von Elisabeth Faulhaber, die gegenüber den Beschreibungen der Ärzte wie eine zweite, ergänzende Stimme klingen. Ähnlich den übervollen Zeichenblättern und der Kringellinie, die vieles verbindet und manchmal in den Hintergrund auflöst, benutzt sie selten Punkt und Komma. Alle Informationen fließen ineinander. Sie springen von klaren zu verworrenen Abschnitten, wechseln manchmal mitten im Satz das Thema. Oft ändern sich Tempo des Schreibens, Lesbarkeit und Menge der orthografischen Fehler. Manchmal schreibt sie Erinnerungen in Form von Briefen auf, die verständlich beginnen und dann zunehmend abschweifen. Sie bemerkt selbst, wie ihr das, was sie in Worte fassen möchte, entgleitet: „Manchmal hatte ich mir einiges zusammen gefasst und wenn ich eben dasselbe schreiben will ist es halt wieder verschwunden."[12] Sie zitiert Verse aus Kinder- und Kirchenliedern, die Loreley von Heine, schreibt Todes- und Heiratsanzeigen ab, notiert Speisen, Getränke, Kinder- und Ortsnamen und stellt sich Fragen nach dem Zusammenhang und Ursprung von Welt und Mensch:

> „wie mag das gewesen sein, als es noch kein Licht gab, und wie der Mensch alles erfunden und Mensch geworden ist ob er auch so förmlich ausgesehen hatte oder erst später mit zeitens, ja ich kann es mir nicht so vorstellen wie es mit dem Fundament zusammenhängt, ja das weiß ich dass ich schon lange lebe und gesehen habe ich auch sonst wäre ich doch heute nicht hir."[13]

Sie schildert auch zahlreiche Erlebnisse kurz vor ihrer Einlieferung in die Psychiatrie, erinnert sich an gemeinsame Ausflüge mit der Wirtin Frau Lehmann und Faulhabers Sohn, an verwundete Soldaten, einen verletzten Daumen, Geldsorgen und viele weitere Alltagsthemen. Die Auswahl der aufgeschriebenen Gedichte weist auf eine Liebesenttäuschung hin, „einstmals" sei sie „einem Liebeswahn erlegen".[14] Es fällt auf, dass sie ihren Sohn immer nur „das Kind" nennt, nur einmal heißt es

[10] Aneliese Neef (1988), *Mühsal ein Leben lang. Zur Situation der Arbeiterfrau um 1900*, Köln, S. 53.
[11] Ebd., S. 53 ff. und 81 ff.
[12] Heft, Inv. Nr. 3708, (S. 2 recto).
[13] Ebd., 4 verso. Derlei Passagen, in denen Elisabeth Faulhaber nach den Zusammenhängen des Lebens fragt, finden sich wiederholt, z. B. auch: „Ich möchte nur wissen, wie das mit Luft und Licht zusammengefügt wie der Mensch das wesentliche Leben erhielt, wie das kam, das ist doch sicherlich noch zu erforschen gewesen und in Bücher eingetragen", Aufzeichnungen von Elisabeth Faulhaber aus dem Heft, Inv. Nr. 3797/2, Sammlung Prinzhorn, (S. 7 verso). Oder: „im ganzen heraus kam was die Menschen geschaffen haben und machen ließ die ganze Kulturwelt entstanden ist, die Verarbeitung aller Dinge der Fortpflanzung. In uns was ist wieder die Welt entstanden, das muß doch auch einen Funken gehabt haben.", Heft, Inv. Nr. 3708, (S. 4 verso).
[14] Heft, Inv. Nr. 3797/2, (S. 8 verso).

3.4 Zum Kontext

„mein" oder „unser" Kind, wobei sie sich und ihre Wirtin meint. Wiederholt deutet sich die Überforderung mit dem Neugeborenen an. Den Vater will sie nicht angeben, als sie auf eine gerichtliche Mahnung hin „von der ganzen Geschichte" Anzeige erstatten soll. Warum deckt sie ihn? Über die Distanz zu dem Kind hinaus negiert sie die Geburt körperlich: „ob das Kind schon von meinem Körper ist oder nicht, das kann ich doch nicht wissen, denn das muss mir doch sicherlich richtig erklärt werden, das ist doch sicher die Hauptbedingung ich bin doch kein Kind mehr es nicht zu verstehen, und das Kind ist doch auch schon meistens jetzt zwei Jahre alt, ich schätze es nach der Größe."[15] Das Verhältnis zu Frau Lehmann, die ihr Kind aufzog und sie in die Psychiatrie brachte, wirkt stark ambivalent geprägt. Einerseits war sie wohl Ratgeberin, Unterstützung im Alltag, evtl. auch die Dienstherrin. Andererseits finden sich übermalte Äußerungen wie „Ja blos wird Sie […] erziehen und muß so hassen aus diesem Grund."[16] Der endlose Fluss ihrer Beschreibungen scheint wie die Schraffuren ihrer Zeichnung etwas Darunterliegendes zu überdecken, zu umkreisen. Erinnerungen halten die Verbindung mit der Außenwelt aufrecht. Assoziationsfelder und Sprachvarianz Faulhabers widersprechen der von den Ärzten diagnostizierten „leidlichen Intelligenz". Vielmehr scheint es für sie schwierig, das unablässige Herausströmen gleichrangiger Assoziationen qualitativ und quantitativ zu sortieren und voneinander abzugrenzen. Ängste, die erlebte psychische Labilität und das Kreisen in eigenen Gedanken werden sichtbar:

> „Und der Gedanke das man momentan überhaupt nichts denken kann, das ist das Verwehrte, das einmal mich mal entgegenkommt und nicht weiß warum die Angst und Furcht mitunter, so dass man es innerlich fühlt. Mein Gott, was ist das wieder, man wird ganz konfus."[17]

Oft ist schwierig zu erkennen, was wahre Begebenheit, verzerrte Wahrnehmung, Ausdruck ihrer Ängste, Wunsch, Fantasie oder Umschreibung von für sie Unsagbarem ist. Jeweils kurz vor dem Abbruch eines Schreibflusses werden ihre Aussagen bildhafter und sind häufig mit sexuellen Konnotationen aufgeladen. So beschreibt sie die Flucht vor einem Mann:

> „und dort in den Garten wurde ich gesperrt und wurde alles noch dort gemacht […] und hatte oben an den Blättern gezogen und kam eine dicke Rübewurzel heraus und habe meine Jacke zurückgelassen und dunkel Nacht geworden und draußen also herum gesurrt und Vogel kamen vorbei geflogen und sah ganz schmutzig und dreckig aus, auch das teure Kostüm, ich mir bei Bach damals gekauft habe, das kannte man nicht mehr und die Hunde bellten in einem Garten, am Schlossrand bin ich auch gelegen, ein Backsteingeschäft stand draußen und der Mann hatte Holzlatschen angehabt, es ist mir alles nicht ganz unbekannt vorgekommen."[18]

Könnte die psychische Erkrankung Elisabeth Faulhabers mit traumatischen Erlebnissen wie Vergewaltigungs-, Prostitutions- oder Geburtserfahrungen zusammenhängen? Dafür sprechen viele Andeutungen, die aber immer wieder abbrechen,

[15] Ebd.
[16] Heft, Inv. Nr. 3708, (S. 14 verso).
[17] Heft, Inv. Nr. 3678, (S. 6 recto).
[18] Heft, Inv. Nr. 3797/2, (S. 26 verso).

so dass der eindeutige Bezug schwer zu belegen ist.[19] Darüber hinaus beschreibt sie in ihren Aufzeichnungen das Entgleiten des gerade deutlich Gefassten, das der Betrachter auch in ihren Bildern im Ringen um klare Grenzen spüren kann. Die endlose Bewegtheit in ihren Zeichnungen spiegelt sich auch in Syntax und Semantik ihrer Aufzeichnungen. Die Thematik von Nähe und Distanz findet sich ebenfalls in ihren Notizen und den Eintragungen der Krankenakte. So fallen die vielen zeitlichen Sprünge ihrer Aufzeichnungen auf, sowie die Schwierigkeit, einen kontinuierlichen Faden aufrecht zu erhalten. Das zeitliche Sortieren scheint ihr immer wieder zu entgleiten. Vielleicht unterstützten Formatgrenzen von Papier und Schreibheften – selbst wenn sie mitunter überschritten wurden – die Haltsuche, die z. B. auch im Notieren von Namen, Getränken oder Ortsnamen zum Ausdruck kommt. Schreiben und Zeichnen galten der Auseinandersetzung mit ihrer Vergangenheit und Gegenwart sowie dem Fragen nach den Zusammenhängen des Lebens insgesamt. Die Entfremdung zum eigenen Körper spricht deutlich aus ihren Aussagen zur Geburt des eigenen Kindes. Die Fragen nach dem Ursprung der Menschen, dem Fundament und ob der Mensch immer schon so „förmlich ausgesehen hatte" berühren mit fast kindlicher Naivität zutiefst menschliche Sinn- und Seinsfragen und lassen zugleich eine Kontaktsuche, Hilflosigkeit und beinahe unbehagliche Überspanntheit anklingen. Ähnlich dem Ausdruck ihrer oft schwebenden Figuren in den Bildern scheint auch in ihrem Selbsterleben Boden und Standfestigkeit fragil zu sein, werden andere Menschen formell und steif erlebt. Nach der Analyse des Kontextes kehren wir erneut zu den Zeichnungen zurück, um einige mögliche Interpretationsansätze zu skizzieren.

3.5 Interpretationsansätze

3.5.1 *Narrative Selbstbildnisse*

Motivisch öffnen sich vor dem Hintergrund der Quellen neue Zusammenhänge, die man innerhalb des umfassenden Oeuvres von Elisabeth Faulhaber weiterführend untersuchen könnte. Manche Personen werden wiederholt dargestellt und einige Motive wirken wie die Nachahmungen von Familienfotos. Andere Darstellungen könnten als Gebäudeansicht der Anstalt und einige Personen als direkte Selbstbildnisse verstanden werden. Einige Zeichnungen zeigen sie womöglich selbst in ihrem Beruf als Kellnerin. Besonders das Motivdetail einer auffälligen aufgesetzt wirkenden Nase taucht in weiblichen Portraits immer wieder auf und ist evtl. als Merkmal der Selbstportraits festzuhalten. Dass diese Darstellung nicht auf ein Unvermögen der Profildarstellung

[19] So schreibt sie zum Beispiel vom „Absteigequartier" und der „Anklage der Wirtin wegen Kungelei". Ebenso beschreibt sie, dass ihre Wirtin ihr Arznei einflößte, „die ihr den Willen gab, es ausführen zu können", von der Einmietung und dem Besuch in Wohnungen, die Herrenbesuch erlaubten, dass Tante Minne nicht mehr dabei sei, weil sie anderweitige Herren in Beziehung habe. Außerdem erwähnt sie verschiedene Wohnungen und Männer.

zurückzuführen ist, wird im Unterschied zu anderen Portraits deutlich, in denen die Gesichtsproportionen unauffälliger und harmonischer gestaltet sind.

Des Weiteren wäre es interessant, die Unterschiede der überfüllten Zeichnungen zu den wenigen Zeichnungen, in denen Gesichter frei gelassen werden, herauszuarbeiten. Wie kommt es, dass die Gesichter manchmal so deutlich herausstechen? Die Künstlerin Sarah Jacobs arbeitete in ihrer künstlerischen Auseinandersetzung mit den Zeichnungen von Elisabeth Faulhabers mit der veränderten Wirkung durch solche Leerräume in den Zeichnungen. Sie setzte jede einzelne Zeichnung ins Negativ um, radikalisierte sie durch das Ausradieren von Details wie Gesichtern, Hintergründen oder Rändern, lässt sie so manchmal plakativer wirken, kommentiert und weist auf besondere Details hin. Außerdem veröffentlichte Sarah Jacobs die Zeichnungen in einer Gesamtschau in der Reihenfolge der Originale nahe der tatsächlichen Größe im Buch „Drawn from the inventory – The Notebooks of Elisabeth Faulhaber".[20] Ihr kam es unter anderem darauf an, den Gedankenfluss zusammenzuhalten, der ihrer Ansicht nach in den vereinzelt betrachteten Zeichnungen nicht sichtbar werde. Sie betonte außerdem, dass Elisabeth Faulhaber die Nachwelt direkt angesprochen habe und deutet an, dass es sich um ein Erinnerungsbuch handle.[21] Tatsächlich gibt es vereinzelt Zeichnungen, die einen narrativen Zusammenhang nahelegen oder zumindest für eine Konzentration der bildnerischen Auseinandersetzung Elisabeth Faulhabers mit bestimmten Themen sprechen. So folgen auf die bereits vorgestellte Abb. 3.9 frappierend ähnliche Motive, Strukturen und Themen auf den nächsten Seiten der Kladde. Auch hier könnte eine weitere ausführliche Analyse hinsichtlich der gemeinsamen Motive wie der angedeuteten Schwangerschaft, des Kopfverlustes und körperlicher Verdrehungen interessant sein. Allerdings bleibt der narrative Zusammenhang der Zeichnungen viel häufiger nur ein nicht näher belegbares Gefühl beim Betrachten und entgleitet ähnlich den dargestellten Figuren mit ihren verschwimmenden Übergängen. Sollte ein direkter narrativer Zusammenhang bestehen, hat er eine eher sprunghafte und selten eine lineare Struktur.

3.5.2 Zwischen Psychodynamik und Kunst

Wenden wir uns erneut der ersten ausführlich analysierten Zeichnung zu (Abb. 4.3), könnte man diese vor dem Kontext von Biografie und Krankenakte psychodynamisch interpretieren: Ausgehend von der zentralen, mehrdeutigen Figur, die zwischen Hut, Hinterkopf, offenem Gefäß und Vagina changiert und auf die der

[20] Vgl. zur genaueren Analyse der Arbeit von Sonja Frohoff (2013), Sarah Jacobs' Dialoge mit Elisabeth Faulhaber und Mary Knox Tisdall, in: *ungesehen und unerhört. Künstler reagieren auf die Sammlung Prinzhorn. Bd. 1: Bildende Kunst, Film, Video*, Heidelberg.

[21] Sarah Jacobs (2011), *Drawn from the inventory. The notebook of Elisabeth Faulhaber*, London, S. 3 zitiert Elisabeth Faulhaber: „when in a quiet place you hold this little book in your hand, think of me and remember". Die Quelle für dieses Zitat ist allerdings nicht angegeben und der Text konnte nicht verifiziert werden.

Blick immer wieder gelenkt wird, läge es nahe, die kleinen Köpfe der Hutkrempe im ersten Bild biografisch und inhaltlich mit der Geburt des unehelichen Sohnes von Elisabeth Faulhaber in Verbindung zu bringen. Die Quellen verdeutlichen, dass die Geburt und womöglich auch die Umstände der Zeugung Auslöser der Krise waren, welche sie in die Psychiatrie brachte. Nähe zum Thema Geburt vermittelt auch die vaginal geformte Krempe, welche die Zeichnung dominiert, alles ebenso überdeckt, verschlingt, wie auch zu gebären scheint. Auch bei den anderen betrachteten Zeichnungen drängen sich mögliche Bezugnahmen zu ihrer Biografie auf: Themen wie Schuldgefühle wegen einer unehelichen Schwangerschaft, bedrohende Gewalterfahrung im Kontakt zu Männern, gesellschaftlich unerlaubte Fantasien, Scham und Fragen der Zugehörigkeit zu Gruppen und Menschen sowie Körperentfremdung klingen an. Dabei ist es wichtig, sich die gesellschaftlich differierenden Bedingungen für Frauen und ihre Rolle innerhalb der Geschlechterverhältnisse zu Faulhabers Zeit, insbesondere auch die Unmöglichkeit, sexuelle Dinge zur Sprache zu bringen, vor Augen zu halten. Dies könnte auch bei der Beurteilung der Zeichnungen durch die Ärzte als bizarr und verworren eine Rolle gespielt haben.

Faulhaber hatte keine Ausbildung im Zeichnen. Sie fertigte einfache Profil- und Frontansichten an. Licht und Schatten fehlen. Aber sie entwickelt Bildideen, die durchaus Bezüge zu denen anderer Künstler haben, ohne dass sie diese vermutlich je gesehen hat. Es gibt kunsthistorisch betrachtet Ähnlichkeiten der Bildidee unserer ersten Beispielzeichnung mit Werken des manieristischen Künstlers Arcimboldo (z. B. *Eva mit Apfel* und *Gegenstück zu Eva mit Apfel*) oder Gustave Courbet (z. B. *Der Ursprung der Welt*). Ähnlich dem Künstler des Manierismus zeigt Elisabeth Faulhaber einen Kosmos auf dem Kopf. Ihrem Interesse an den großen Zusammenhängen, der Entstehung der Menschheit folgend, finden sich in der Kopfbedeckung Ketten von Kindern. Die Frau, uneinsehbar und durch die Schraffur alt, beinah weise wirkend, trägt, wie eine Schöpferin mit menschlichem Antlitz, Ursprünge, man könnte interpretieren als solche eben die Kinder interpretieren, auf ihrem Kopf. Die männliche Figur am Hinterkopf könnte als Gegenpol zum weiblichen Gesicht fungieren. Nur gemeinsam bringen beide neues Leben hervor.

Auch andere Motive und Gestaltungsweisen lassen an Werke kunsthistorisch anerkannter Künstler denken. Die Flächigkeit, die immer wieder starre Haltung und karikatureske Wirkung glotzender, tumber Passanten und die oft ausdrucksstarken Profile erinnern zum Beispiel an Werke von George Grosz oder Otto Dix. Wenngleich Faulhabers Zeichnungen weniger offensichtlich gesellschaftskritisch und gezielt grotesk überzeichnet sind sowie außerdem den Blick mehr auf den einzelnen Menschen in seiner Umgebung lenken, ist doch der Geist der gleichen Zeit darin zu erkennen. Die zeitgenössische Künstlerin Elizabeth McGlynn widmete ihr den letzten Abschnitt ihres Filmes *RAGE – Versuch einer Annäherung in 10 Modulen*, in dem sie sich mit den Lebenszeugnissen und Kunstwerken zehn verschiedener Künstler-Patientinnen der Sammlung Prinzhorn auseinandersetzte. Sie versucht den unterschiedlichen Varianten von RAGE, von ihr als „Wut, Energie, Mut der Verzweiflung, Wahnsinn" definiert, und deren Spuren in den Werken nachzugehen.

Elisabeth Faulhaber fasst sie unter dem Titel „Reclaimed Rage" und lässt Ausschnitte ihrer assoziativen Gedankenflüsse, Erinnerungen und Fragen nach den Zusammenhängen des Lebens verlesen und filmisch mit Bildern von Bäumen und Wasser unterlegen. Auch wenn fraglich ist, ob „Rage" als Beschreibung für Elisabeth Faulhabers Ausdrucksformen tatsächlich passend ist, ist die Suchbewegung nach Verwurzelung im Organischen in aller Entfremdung sicherlich vorhanden.[22]

3.5.3 Kulturgeschichtliche und psychiatrische Interpretationslinien

Die Thematik von Nähe, Distanz und Zwischenräumen lässt sich weiter in Bezug auf psychiatrische und kulturhistorische Interpretationen ausbauen, kontextualisieren und konkretisieren. Die intensive Beschäftigung mit der Mode der dargestellten Personen in den Zeichnungen von Elisabeth Faulhaber verweist auf Fragen nach dem individuellen Einzelnen inmitten von Vielen innerhalb einer gerade entstandenen Massengesellschaft. Sich und andere anzukleiden zeigt die äußere Form auf, die man sich gibt oder geben möchte. Es ist ein Weg, nach Identität zu suchen, in Rollen zu schlüpfen und gesellschaftliche Typen zuzuordnen. Als Selbstdarstellung ist es Teil der Werbung zwischen den Geschlechtern und ein Spiel mit einer äußeren Wirkung, die man erzeugt. Mode markiert die Übergänge zwischen dem Körper und der Außenwelt. Was heute an ihren Zeichnungen auf uns steif und formell wirkt, entspricht der normalen Sonntagsausstattung um 1910. Das heißt, der Bildraum, der Elisabeth Faulhaber leiblich prägte, findet sich natürlich in ihren kreativen Ausdrücken wieder. Kulturhistorisch spiegeln sich z. B. in Faulhabers Auseinandersetzung mit Mode um 1910 die allmähliche Demokratisierung der Mode und das wachsende Selbstbewusstsein von Frauen. In Folge von Industrialisierung und chemischer Revolution war Mode zur Massenware geworden. Ein alle Schichten durchziehendes Modebewusstsein setzte ein, die Kleidung wurde arbeits-, bewegungs- und frauenfreundlicher: zugleich gab es viele einengende Regeln: Hüte waren obligatorisch, der entblößte Knöchel einer Dame galt noch als Provokation und vom Korsett befreite man sich erst langsam.[23] Elisabeth Faulhaber hat ohne Zweifel gerne Menschen in ihrem äußeren Erscheinen betrachtet und mit Rollen gespielt, vielleicht auch nach der eigenen gesucht. Mode wurde ein auch für ein einfaches Dienstmädchen wie Elisabeth Faulhaber zu erstrebendes Statussymbol. Die Kleidung markiert Zugehörigkeit und Nähe zu bestimmten Gruppen und Schichten und hilft,

[22] Elizabeth McGlynn (2008), RAGE – Versuch einer Annäherung in 10 Modulen [DVD-Video], Österreich; vgl. dazu auch Gisela Steinlechner (2013), Echos und Kontrapunkte. RAGE – Versuch einer Annäherung in 10 Modulen von Elizabeth McGlynn, in: *ungesehen und unerhört. Künstler reagieren auf die Sammlung Prinzhorn, Bd. 1: Bildende Kunst, Film, Video*, Heidelberg.
[23] Vgl. dazu Erika Thiel (1980), *Geschichte des Kostüms. Die europäische Mode von den Anfängen bis zur Gegenwart*, Berlin, S. 198 f.; Harald Brost (1984), *Kunst und Mode. Eine Kulturgeschichte vom Altertum bis heute*, Stuttgart, S. 159 f.

sich und andere einzuordnen. Stoffe verhüllen, schützen und helfen, die Umgebung zu strukturieren.

Inwiefern dies auch existenziell virulent werden kann, erläutert der Psychiater Wolfgang Blankenburg in seiner Auseinandersetzung mit der 20jährigen Patientin A., die zum Teil überraschende Ähnlichkeiten mit Elisabeth Faulhaber aufweist. Er beschreibt ihr Leiden mit dem treffenden Ausdruck: „Der Verlust der natürlichen Selbstverständlichkeit". In Bezug auf andere Menschen frage die Patientin beständig auf abstrakt bleibender Weise, „wie „man" das macht, wie die „anderen" die Alltäglichkeiten des Lebens auffassen und darin verwurzelt sind"[24] oder stellt Fragen nach dem Erwachsenwerden und anderen Selbstverständlichkeiten des Lebens, wehrt aber den konkreten Bezug zu ihrem Leben ab. „Ich kann gar nicht fühlen, wie die Anderen auch so sind", „alles überhaupt alles, ist so fragwürdig – das Leben!"[25] Äußerungen wie diese, so Blankenburg, seien aber keinem philosophischen Staunen zuzuschreiben, sondern der erlebten, verzweifelten „Grundverfassung der Erfahrungs- und Begegnisstruktur".[26] Weil das innere, selbstverständliche leibliche Empfinden zu den anderen Menschen fehle, müsse sie sich ständig unter großer Anstrengung äußerlich an ihnen orientieren. Dies sei aber keine nachträgliche Entfremdung, sondern ein bereits auf basaler, vorprädikativer Ebene erschüttertes Grundgefühl. Immer wieder äußert die Patientin ihren Wunsch nach einem „Standpunkt" oder „Grenzen" und beschreibt, wie ihre Gedanken immer wieder entgleiten. Unter anderem befragt sie permanent die adäquate Kleidung, lässt sich Stoffqualitäten und Anlässe für bestimmte Kleidung wieder und wieder erklären und versucht, sich diese einzuprägen, sie einzuüben.[27] Blankenburg sieht dies einerseits als Versuch, sich zu beruhigen und mit einer gesunden Gewöhnlichkeit der Mode vertraut zu werden. Andererseits deutet er dies als Gefangenheit der Patientin in der fortwährenden „Alternative zwischen schablonenhafter Übernahme und autistischem Rückzug in die Modewelt".[28] Nach Blankenburg wären die Fragen der Patientin A. und vermutlich auch die von Elisabeth Faulhaber nach dem Zusammenhang der Welt im Rahmen ihrer psychischen Krise als Versuche zu werten, den Verlust einer „natürlichen Selbstverständlichkeit" über eine verstärkte Reflexion zu kompensieren. Der reflektierende, hyperreflexive Selbstbezug wäre so als Rettungsversuch gegenüber einem erlebten Mangel an Selbstverständlichkeit im eigenen In- und Zur-Welt-Sein zu sehen.[29] Die als diffus und formal erlebte Umwelt muss unter besonderer Anstrengung

[24] Blankenburg, *Der Verlust der natürlichen Selbstverständlichkeit: ein Beitrag zur Psychopathologie symptomarmer Schizophrenien*, S. 106.
[25] Ebd., S. 107.
[26] Ebd., S. 107.
[27] Ebd., S. 45.
[28] Ebd., S. 115.
[29] Vgl. zum Beispiel auch Aussagen Faulhabers wie: „Der Gedanke, dass man nichts denken kann […]", die man im Hinblick auf das Phänomen der Hyperreflexivität so interpretieren könnte, dass sich in solchen Formulierungen das Hineindrehen in Gedankenschleifen und Paradoxe zeigt, die einen in eine hohe Distanz zu selbstverständlichen Alltagshandlungen bringen bzw. als Ausdruck dieser hohen Distanz gelten können. Vgl. dazu auch Thomas Fuchs (2011), Psychopathologie der Hyperreflexivität, in: *Deutsche Zeitschrift für Philosophie* (59/4).

immer wieder strukturiert werden. Die herauswachsenden Köpfe, die fehlende Standfestigkeit, die Körperentfremdung und die Auseinandersetzung mit Strukturen und Modedetails in ihren Zeichnungen sowie Zitate ihrer eigenen Aufzeichnungen könnten diese These von Hyperreflexivität und Körperentfremdung unterstreichen.

Auch andere psychiatrische Deutungslinien wären denkbar. Soziale Erfahrungen modifizieren die eigene Nähe und Distanz zum Körper und haben damit Auswirkungen auf das eigene Körperbild und die Selbstwahrnehmung des Körpers. Die verdrehten Körper auf den Zeichnungen Elisabeth Faulhaber müssen auf einem Punkt verharren und können als Verbildlichung einer „Entweder-oder"-Situation gesehen werden. Beide Handlungsintentionen, zur Gruppe hin und aus ihr heraus zu gehen, sind durch das „Sowohl-als-auch von Hin und Weg", das die verdrehten Körper zum Ausdruck bringen blockiert. Dies lässt an paradoxe Situationen denken, die in der Psychiatrie im Zusammenhang mit der Doppelbindungstheorie herausgearbeitet wurden.[30] Die lähmende Erstarrung im Moment einer Schwellensituation wird als Gebundensein an paradoxe Botschaften und Signale verstanden. Diese Gefangenschaft in Widersprüchen kann, der Doppelbindungstheorie zufolge, falls zum Beispiel wiederholt als existenziell bedrohlich und unauflösbar erlebt, die Selbstwahrnehmung tief gehend beeinflussen und letztlich in psychotisches Erleben münden. Die Bewegung von Nähe und Distanz ist dann durch erstarrte Kommunikationsbezüge verunmöglicht. Nicht selten wird der „double bind" besonders in Adoleszenz- und Trennungsprozessen virulent, aber auch in gesellschaftlichen Verhältnissen, die mit hohem Anpassungsdruck und Überforderung einhergehen. Dass derlei Situationen den Hintergrund von Elisabeth Faulhabers Erfahrungsraum bilden, ist leicht vorstellbar, wenn auch nicht mehr nachprüfbar.

3.5.4 Suchen und fliehen

Welches Zur-Welt-Sein, welches leibliche Erleben vermittelt sich über die ausführlichen Analysen der Bilder und Quellen? Welche Gesten sind wie spürbar? Aus welcher Befindlichkeit heraus entstanden die Formen wohl? Der Umgang mit Nähe und Distanz wurde phänomenologisch als zentrales Thema auf verschiedenen Ebenen der Bildgestaltung, der Bildmotive und der Bildwirkung aus der Seh- und Resonanzerfahrung mit einigen Zeichnungen von Elisabeth Faulhaber herausgearbeitet. Thematische, räumliche, zeitliche und atmosphärische Strukturen, die Figurenverhältnisse untereinander und zum Umraum sowie einzelne Körperdarstellungen standen dabei besonders im Fokus. Die biografische Bedeutung ihrer Bilder wurde anhand der Quellenlage deutlich. In den Zeichnungen spiegeln sich thematisch und stilistisch die Auseinandersetzungen mit ihrer Vergangenheit, mit sich in der Welt und dem Verhältnis zum Anderen wieder. Fragen der eigenen Identität, der eigenen Fremdheit und der Fremdheit von anderen werden thematisch

[30] Vgl. dazu z. B. Paul Watzlawick, Janet Beavin und Don D. Jackson (1990), *Menschliche Kommunikation. Formen, Störungen, Paradoxien*, Bern, S. 171–209.

immer wieder deutlich. Elisabeth Faulhaber ist auch die Beobachtende, die uns wesentliche Details einer Situation zeigt. Neben dem Erlebten mag auch Gewünschtes, Gesehenes und Fantasiertes miteinfließen. Das Suchen nach Formen, Zusammenhängen und Strukturen, z. B. wie sich jemand in der jeweiligen Mode und Haltung zeigt, beschäftigten Elisabeth Faulhaber offensichtlich auch in ihrer zeichnerischen Arbeit.

Die zahlreichen unterschiedlichen Strukturen ihrer Zeichnungen können im Kontext des Nähe/Distanz-Themas als Suche nach einem Gerüst verstanden werden, von dem her die Welt, die Dinge, Menschen und Situationen sichtbar werden. Den passenden Abstand zur Welt zu finden, ihn auch in den Verhältnissen von Personen und Dingen auszumachen und darum ringen zu müssen, Dinge und Personen voneinander zu trennen, scheint im Gestaltungsvorgang unter anderem vermutlich leitend gewesen zu sein. Gestalten und Formen werden bei Faulhaber ausprobiert und wieder aufgebrochen. Räume werden besetzt und bis zum Rand hin eingenommen. Grenzen werden deutlich gesetzt und wieder aufgelöst. Halt und Raum in den Bildformaten zu finden und zugleich den Eigenraum inmitten innerer und äußerer Fremdbestimmung zu behaupten, haben vielleicht das Erleben bestimmt. Half ihr das Zeichnen, die Welt und sich in einen berührenden, aber nicht überwältigenden Abstand zu bringen? „Was den gesunden Menschen vor Delirien und Halluzinationen bewahrt, ist nicht sein kritischer Geist, sondern die Struktur seines Raumes: die Dinge bleiben vor ihm stehen, sie wahren Abstand und berühren ihn [...] nur mit Respekt."[31] In den Zeichnungen von Elisabeth Faulhaber bleiben die Dinge nicht stehen, sondern drängen sich auf, sprengen den Raum. Die Berührung erlaubt keine langsame, vorsichtige Annäherung, sondern tritt einem mit ihrer gesamten raumgreifenden Energie und Wucht entgegen. Die Rhythmik der Gestaltungen vermittelt eine Such- *und* Fluchtbewegung. Das Umkreisen scheint im „Immer-Weiter" wegzutreiben, zu entgleiten – ohne dass es tatsächlich weitergehen kann. Der Präsenzraum der Zeichnung wirkt in unendlicher Bewegung erstarrt bzw. von Herandrängendem überwältigt zu sein.

Bernhard Waldenfels hat vorgeschlagen, Werke der Sammlung Prinzhorn im Zweitakt von Pathos und Response zu beschreiben.[32] Demnach wäre das eine Extrem ein Pathos ohne Response, der sich im kreativen Ausdruck als Notschrei und gewundener Geste zeigte. Das andere Extrem wäre eine Response ohne Pathos, in dem Starrheit und Stereotypen im kreativen Ausdruck dominierten und alles gesagt scheint. Beides ginge laut Waldenfels mit einem eher erstarrten oder verflüssigten „als" der bildlichen Darstellung einher. Bei den Zeichnungen von Elisabeth Faulhaber haben wir es mit einer Mischform zu tun. Responsive Starre zeigen ihre Zeichnungen hinsichtlich der Überfüllung, die keinen Raum und den Betrachter auf Abstand gehen lässt. Auch die ab und an marionettenhaften Körper, die fremdbestimmt und bewegungsunfähig sind oder dass immer wieder der Eindruck einer

[31] Maurice Merleau-Ponty (1966), *Phänomenologie der Wahrnehmung*, Berlin, S. 338.
[32] Bernhard Waldenfels (2014), Die Anomalität von Kunstbildern und Patientenbildern, in: *Bilderfahrung und Psychopathologie. Phänomenologische Annäherungen an die Sammlung Prinzhorn*, Paderborn, S. 45 ff.

3.5 Interpretationsansätze

herandrängenden Vergangenheit entsteht, die Präsenz beansprucht anstatt zu vergehen, scheint kaum Offenheit für eine Response, den Appell oder Affekt eines Anderen zuzulassen. Das „als" der Bildlichkeit wäre darin verfestigt und würde wenig Varianz zulassen. Dies ist allerdings bei Elisabeth Faulhaber nicht der Fall. Haltsuche zeigt sich im Ringen zwischen Abgrenzungen von Personen und ihren Auflösungen oder auch in den verdrehten Körpern, die trotz der Bewegungsunfähigkeit eine Situation zeigen, die Raum zur Einfühlung lässt. Die Fülle der dargestellten Augenblicke, von denen hier nur ein kleiner Teil behandelt werden konnte, weist ein breites Spektrum an Stimmungen, Gefühlen und Atmosphären auf und verblüfft immer wieder durch ihre Ausdruckskraft.[33] Das „als" bildlicher Darstellung scheint also vielmehr zwischen der Gefahr der Erstarrung und der völligen Verflüssigung hin und her zu schwanken.

Schützt die Bewegung eventuell vor dem anderen Extrem der Erstarrung, die ebenso immer wieder spürbar ist? Die kreisende Linie ist wie der beständige Versuch einer Bewegung aus der Einengung heraus. Sie umkreist, ohne anzukommen. Sie nähert sich an, umschließt einen Raum, ohne das Zentrum zu erreichen. Hier könnte man eine Idee Daniel Sollbergers fortsetzen, Motive aus Schwellen- und Grenzbildern herauszuarbeiten, wie z. B. Zeichnungen von Elisabeth Faulhaber, die sowohl metaphorische als auch metonymische Bedeutung haben und sie als ästhetische Appelle zur Verständigung zu verstehen. Die immer wiederkehrende Kringellinie könnte als eine solche zentrale, aus dem leiblichen Erleben entstandene, visuelle Bildmetapher gesehen werden, die nicht nur persönliches Marken- und Identitätszeichen der Zeichnungen Faulhabers ist, sondern auch für das Schmücken und Präsentieren modischer Details im je einzelnen Bildkontext steht. Darüber hinaus drückt sich in ihr auf metonymischer Ebene das Umkreisen, Verweben- und Verwobensein, die Suche und das Herstellen von Zusammenhängen aus, in denen man sich zugleich verheddern kann.[34] Nicht nur, dass die Kringellinien immer wieder auftauchen, sondern auch wo und wie im Speziellen, könnte diese Deutung weiter stützen. Zum Beispiel entsteigen sie einem Frauenkopf oder eine Kellnerin womöglich eine Selbstdarstellung, steht darauf. Immer wieder füllt und verwebt sie Zwischenräume.

Der Umgang mit Nähe und Distanz ist im Grunde eine Auseinandersetzung mit diesen Zwischenräumen der Menschen und ihren Grenzen zur Umgebung. Faulhabers Konzentration auf die Übergänge zwischen Gestalt und Gestalt sowie Figur und Grund betont immer wieder die Schwelle des Zwischen und zeigt eine besondere Sensibilität für diese Übergangsmomente. Die bedrängende Atmosphäre dieser Zwischenräume spiegelt in ihren Zeichnungen stets die Gefahr wieder, alles andere

[33] In Faulhabers Werk klingen aufgewühlte Unruhe und unbehagliche Spannung, Kontaktsuche- und Abwehr, Bedrängung, Zärtlichkeit, Begehren, Bedrohung, Koketterie, Freude, Angst, Sehnsucht und Unsicherheit und auch Themen wie Schuld und Schwindel, Erstarrung in lärmender Unruhe.

[34] Vergleiche dazu auch den Aufsatz von Daniel Sollberger (2014), Erfahrungen der Liminalität. Kunst- und Sprachbilder an den Grenzen des Verstehens, in: *Psychopathologie und Bilderfahrung. Phänomenologische Annäherungen an die Sammlung Prinzhorn*, Paderborn.

zu verschlingen und der eigenen Grenze verlustig zu gehen. Blockierte Ambivalenzfelder zeigten sich besonders in den Zwischenräumen der dargestellten Personen und den Übergängen von Figuren und Grund, die Elisabeth Faulhaber personifiziert, versperrt und verschwommen oder als nicht vorhanden gezeichnet hat, wenn z. B. mehrere Personen untrennbar aneinander kleben. Hier werden im Besonderen Spannungsverhältnisse und Mehrdeutigkeiten deutlich, welche Befindlichkeitsmomente beim Zeichnen und innere Suchbewegungen verbildlichen. Ambivalenzfelder zwischen zärtlichem und bedrohlichem Begehren traten insbesondere in den Paardarstellungen hervor, in denen der Andere in seinem Begehren bedrohlich nah rückt, vielleicht auch die Fremdheit und Unverfügbarkeit des eigenen leiblichen Begehrens hineinzuspielen scheint. Die Verbindung hin zum Anderen, die Verschränkung zwischen dem eigenen leiblichen Erleben und dem der Anderen ist in den Zeichnungen besonders thematisiert. Schwellenmomente zwischen vertraut und fremd, zwischen Standfestigkeit und Schweben, beweglich und starr, innen und außen, dem Einen und dem Anderen, Hin und Weg sind nicht bloße Übergänge, sondern hier bildlich fixiert. Die Erstarrung auf dieser Schwelle innerhalb des eigenen Selbst trat besonders in den Zeichnungen der verdrehten Körper zutage, in denen ein Fluss zwischen Nähe und Distanz nicht mehr möglich ist.

Alle diese Interpretationsansätze stellen mögliche Annäherungen und Antwortversuche auf die Zeichnungen von Elisabeth Faulhaber dar. Manche Psychiater würden vielleicht wie beschrieben eher das wahnhafte Verhalten oder den Hang zum hyperreflexiven Grübeln und ein immenses Depersonalisationserleben aus der Krankenakte herausarbeiten. Ohne Zweifel trägt dies zum Verständnis der Entfremdung bei, geht aber vom Abweichenden aus und verhängt die Kriterien für das Abweichen über den schöpferischen Ausdruck. Damit steht dieser Ansatz immer wieder in der Gefahr, die Mehrgestaltigkeit, positive Gestaltungskraft und Fantasie des Ausdrucks aus dem Blick zu bekommen. Die möglicherweise identitätsstabilisierende und welterschließende Funktion der Zeichnungen, Faulhabers Auseinandersetzung mit Material, unmittelbaren Eindrücken, Verfremdungen oder allgemeinen Gedanken sind an sich keine Zeichen von Abnormität.[35] Außerdem werden bestimmte Inhalte verarbeitet, die aus den Verwobenheiten von Lebensgeschichte und Kontext entstehen. Diese Bezüge angesichts des zeitlichen Sprunges zwischen Entstehung und Gegenwart heraus zu arbeiten, fordert zu kunst- und kulturhistorischer Arbeit heraus. So sind zum Beispiel die Motive, die in Faulhabers Zeichnungen wiederum auf gesamtgesellschaftliche Kontexte verweisen, zum Verständnis von Atmosphären, einer wirkenden Umwelt und möglicher Vorlagen ohne Frage wichtig. Aber diese Kontextualisierung alleine lässt die verstörenden Momente und persönlichen Bedeutungen in ihren Zeichnungen zu sehr außen vor.

[35] Siehe dazu z. B. auch Hartmut Krafts Vorschlag, die höchst individuellen, kreativen Lösungen als in sich stimmige und sinnvolle Existenzmöglichkeiten in Extremsituationen zu verstehen. Hartmut Kraft (1989), Die „Ein-Personen-Kulturen" und die Schwierigkeiten ihrer Rezeption, in: *Krankheit und Gesundheit in der Kunst: der ästhetische Ausdruck als Lebens- und Zeitdiagnose*, Essen, S. 134.

Stattdessen verbinden sich Möglichkeits- und Wirklichkeitsräume in den Zeichnungen zu einer neuen Form. Der Bildraum ist Spiegel, Spur und Sprung, in dem Erlebtes verarbeitet und interpretiert, eigene Problemfelder, Suchbewegungen, Fantasie- und Vorstellungsräume kreativ ins Bild gebracht werden. Die Zeichnungen sind nicht krank, sondern zeugen von Erfahrungsräumen und einer Beteiligung an der Welt und versuchen oft in aller Entfremdung eine Art narrative Kohärenz zu erreichen. Sie zeigen Gesten und Stile von Elisabeth Faulhaber in bestimmten Momenten ihres Lebens, in diesem Fall in äußeren und inneren Grenzsituationen. Im Zwischenraum psychiatrischer und kulturhistorischer Interpretationslinien liegt die Anerkennung für den Spalt einer Überstiegsbewegung, und mag er noch so klein sein.

Literatur

Aufzeichnungen von Elisabeth Faulhaber aus dem Heft, Inv. Nr. 3678, Sammlung Prinzhorn.
Aufzeichnungen von Elisabeth Faulhaber aus dem Heft, Inv. Nr. 3708, Sammlung Prinzhorn.
Aufzeichnungen von Elisabeth Faulhaber aus dem Heft, Inv. Nr. 3797/2, Sammlung Prinzhorn.
Krankenakte Elisabeth Faulhaber: Akten der königlich sächsischen Landesanstalt zu Dösen, Stadtarchiv Leipzig, Krankenhaus Dösen, Einzelakten, Nr. 8238, 1914–1921, Kopie in der Sammlung Prinzhorn.
Urkunden des Grundbuchamts Brühl zu Sterbe- und Geburtsdaten der Familienmitglieder von Elisabeth Faulhaber, Kopien in der Sammlung Prinzhorn.
Blankenburg, Wolfgang, *Der Verlust der natürlichen Selbstverständlichkeit: ein Beitrag zur Psychopathologie symptomarmer Schizophrenien*, Stuttgart, 1971.
Brand-Claussen, Bettina und Bernet, Brigitta (Hrsg.), *Irre ist weiblich. Künstlerische Interventionen von Frauen in der Psychiatrie um 1900*, Heidelberg, 2004.
Brost, Harald, *Kunst und Mode. Eine Kulturgeschichte vom Altertum bis heute*, Stuttgart, 1984.
Frohoff, Sonja, Sarah Jacobs' Dialoge mit Elisabeth Faulhaber und Mary Knox Tisdall, in: Ingrid von Beyme und Thomas Röske, *ungesehen und unerhört. Künstler reagieren auf die Sammlung Prinzhorn. Bd. 1: Bildende Kunst, Film, Video* (S. 276–281), Heidelberg, 2013.
Fuchs, Thomas, Psychopathologie der Hyperreflexivität, in: *Deutsche Zeitschrift für Philosophie* (59/4), S. 565–576, 2011.
Jacobs, Sarah, *Drawn from the inventory. The notebook of Elisabeth Faulhaber*, London, 2011.
Kraft, Hartmut, Die „Ein-Personen-Kulturen" und die Schwierigkeiten ihrer Rezeption, in: Ralph Driever, *Krankheit und Gesundheit in der Kunst: der ästhetische Ausdruck als Lebens- und Zeitdiagnose* (S. 126–137), Essen, 1989.
McGlynn, Elizabeth (2008), RAGE – Versuch einer Annäherung in 10 Modulen [DVD-Video], Österreich.
Merleau-Ponty, Maurice, *Phänomenologie der Wahrnehmung*, Berlin, 1966.
Neef, Aneliese, *Mühsal ein Leben lang. Zur Situation der Arbeiterfrau um 1900*, Köln, 1988.
Prinzhorn, Hans, *Bildnerei der Geisteskranken. Ein Beitrag zur Psychologie und Psychopathologie der Gestaltung*, Berlin, 1922.
Roick, Christine (1997), *Heilen, Verwahren, Vernichten. Die Geschichte der sächsischen Landesanstalt Leipzig-Dösen im Dritten Reich*, unv. Diss., Universität Leipzig.
Sollberger, Daniel, Erfahrungen der Liminalität. Kunst- und Sprachbilder an den Grenzen des Verstehens, in: Sonja Frohoff, Thomas Fuchs und Stefano Micali, *Psychopathologie und Bilderfahrung. Phänomenologische Annäherungen an die Sammlung Prinzhorn* (S. 112–144), Paderborn, 2014.

Steinlechner, Gisela, Echos und Kontrapunkte. RAGE – Versuch einer Annäherung in 10 Modulen von Elizabeth McGlynn, in: Ingrid von Beyme und Thomas Röske, *ungesehen und unerhört. Künstler reagieren auf die Sammlung Prinzhorn, Bd. 1: Bildende Kunst, Film, Video* (S. 238–245), Heidelberg, 2013.

Thiel, Erika, *Geschichte des Kostüms. Die europäische Mode von den Anfängen bis zur Gegenwart*, Berlin, 1980.

Waldenfels, Bernhard, Die Anomalität von Kunstbildern und Patientenbildern, in: Sonja Frohoff, Thomas Fuchs und Stefano Micali, *Bilderfahrung und Psychopathologie. Phänomenologische Annäherungen an die Sammlung Prinzhorn* (S. 33–51), Paderborn, 2014.

Watzlawick, Paul, Beavin, Janet und Jackson, Don D., *Menschliche Kommunikation. Formen, Störungen, Paradoxien* (8. Aufl.), Bern, 1990.

Kapitel 4
Carl Lange: Kopfknoten in Wundersohlen

Zusammenfassung Zeichnungen von Carl Lange (1852–1916), einem gebildeten und weit gereisten Mann, der 28 Jahre in verschiedenen Anstalten mit der Diagnose „primäre Verrücktheit" in Westpreußen lebte, faszinieren zum einen wegen der ihnen zugrunde liegenden Idee: Carl Lange wollte darin die Gesichter festhalten, die er in den Schweißflecken seiner Schuheinlegesohlen gesehen hatte, um damit ein Verbrechen gegen ihn aufzuklären. Zum anderen beeindrucken sie aufgrund des besonderen Umgangs mit Simultaneität, der in komplexen Verknüpfungen und Doppelbedeutungen dargestellter miteinander verwobener Figuren sichtbar wird. Die reflektierende Bildbegegnung mit einigen seiner Zeichnungen ist deshalb bildphänomenologisch besonders fruchtbar, weil der Unterschied von symbolischer Deutung und leiblich gespürter Bilderfahrung erkennbar wird. Eine Annäherung an das Zur-Welt-Sein des Zeichners, das von Bewegungen des Schützens und Abgrenzen geprägt ist, erfolgt über eine ausführliche Bildreflexion und der Bezugsetzung zu Biografie, seinen eigenen Aufzeichnungen, dem Kontext und Interpretationsansätzen. Basis dafür ist eine ausführliche Seherfahrung, deren bildphänomenologische Bedeutung für die Rezeption und das Verständnis von Ausdruck hiermit vorgeführt wird, die aber auch die Herausarbeitung von sechs impliziten Reflexionsfeldern leiblicher Bilderfahrung (siehe Kap. 2 und 6) beeinflusst hat.

4.1 Einleitung

Zwölf Zeichnungen sind von Carl Lange in der Sammlung Prinzhorn erhalten. Acht davon setzen sich zeichnerisch mit Bildern auseinander, die er im Schweiß seiner Schuheinlegesohle entdeckt haben will. Sie zeigen eng übereinandergeschichtete Portraits, verschränkte Köpfe und Tiere, Zahlen und Gegenstände, oft umrahmt von Schuhsohlenformen (Abb. 4.1). Vereinzelt sind einzelne Köpfe herausgehoben. Atmosphärisch strahlen die Zeichnungen vorwiegend Traurigkeit, Ernst und Zärtlichkeit aus. Mit Bezug auf die Bilder finden sich drei weitere Blätter mit Texten, welche das vermeintliche Wunder, das er mit den Bildern der Schweißflecken in seinen

Abb. 4.1 Das Wunder in der Schuheinlegesohle des Americaners Carl Lange, 27,7 × 16,2 cm, um 1898, Bleistift auf Karton, Sammlung Prinzhorn Heidelberg, Inv. Nr. 93

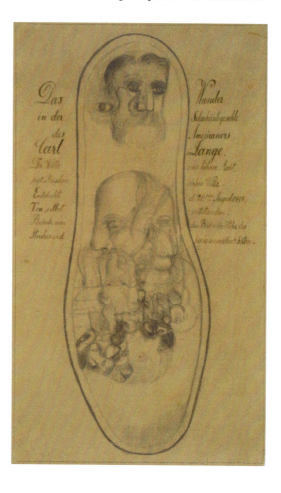

Schuhsohlen verbindet, auf unterschiedliche Weise mit mehr oder weniger langen Erläuterungen anpreisen und erläutern.[1]

Hans Prinzhorn widmete den Zeichnungen Langes in der *Bildnerei der Geisteskranken*, im Kapitel „Gesteigerte Bedeutsamkeit – Symbolik" eine kurze Passage und zwei Farbtafeln (Abb. 4.2 und 4.3). Darin würdigte er den Ausdrucksstil sowie den fesselnden Motivreichtum der Zeichnungen. Er zitierte Lange selbst und beließ es darüber hinaus bei dem Kommentar, dass das biografische Material reichlich verwickelt sei.[2]

[1] Die Texte wurden von Prinzhorn einzelnen Zeichnungen als Beischriften zugeordnet. Eine Zeichnung, Inv. Nr. 100 unterscheidet sich stilistisch stark von den sonstigen Blättern, sodass fraglich ist, ob sie tatsächlich von Carl Lange stammt.

[2] Hans Prinzhorn (1922), *Bildnerei der Geisteskranken. Ein Beitrag zur Psychologie und Psychopathologie der Gestaltung*, Berlin, S. 112–115.

4.1 Einleitung

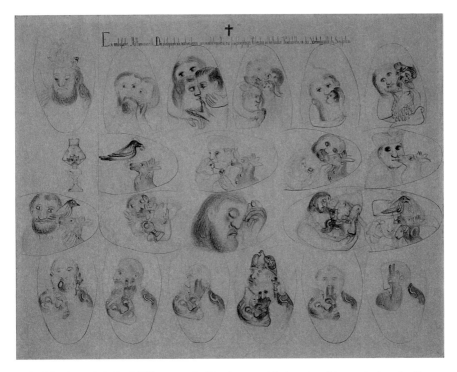

Abb. 4.2 Ein mehrfacher Millionenwerth. Die photographisch nachweisbaren, ineinander-liegenden, ein fünfzehnjähriges Verbrechen enthüllenden Wunderbilder in der Schuheinlegesohle des Geopferten, 51,2 × 65,2 cm, um 1900, Bleistift auf Zeichenpapier, Sammlung Prinzhorn Heidelberg, Inv. Nr. 99

Zeichnungen von Carl Lange sind eine Herausforderung. Sie waren bereits Thema verschiedener wissenschaftlicher Publikationen und Rezeptionen durch Künstler und Ausstellungen.[3] Ihre Dichte und die Überlagerung von Symbolen

[3] Neben Prinzhorn wurden Langes Zeichnungen auch von Louis A. Sass aufgegriffen, vgl. Louis A. Sass (1992), *Madness and Modernism: Insanity in the Light of Modern Art, Literature, and Thought*, New York, S. 132. Ferenc Jádi analysierte im Ausstellungskatalog Kunst und Wahn (1997) einige Zeichnungen unter psychoanalytischen Gesichtspunkten: Ferenc Jádi (1997), Zwei Fälle. Begriff und Auslegung bei Otto Stuss und Carl Lange in: *Kunst und Wahn*, Köln. Jörg Katerndahl versuchte einen Zugang über Ernst Kris: Jörg Katerndahl (2005), „Bildnerei von Schizophrenen": Zur Problematik der Beziehungssetzung von Psyche und Kunst im ersten Drittel des 20. Jahrhunderts, Hildesheim, S. 75–92. Peter Gorsen zog Verbindungen von Carl Lange zu Salvador Dalí im Ausstellungskatalog der Sammlung Prinzhorn „Surrealismus und Wahnsinn" von 2009: Peter Gorsen (2009), Salvador Dalís fabulierte Wahnwelt im Vergleich mit Hans Prinzhorns „Bildnerei der Geisteskranken". Ein Annäherungsversuch, in: *Surrealismus und Wahnsinn*, Heidelberg. Ebenso auch die Autorin in Bezug darauf: Sonja Frohoff (2013), Salvador Dalí und Carl Lange, in: *ungesehen und unerhört. Künstler reagieren auf die Sammlung Prinzhorn. Bd. 1: Bildende Kunst, Film, Video*, Heidelberg. Peter Gorsen untersuchte außerdem Zusammenhänge von Langes Zeichnungen mit Werken des Künstlers Dokoupil im Rahmen von jenem Sammelband: Peter Gorsen (2013), Religiosität und Ironie bei Jiri Georg Dokoupil. Die Metaphrasen zum Heiligen

Abb. 4.3 Zum heiligen Wunder im Brod. Das heilige Schweisswunder in der Einlegesohle, 49,2 × 35,5 cm, um 1900, Bleistift auf Zeichenpapier, Sammlung Prinzhorn Heidelberg, Inv. 98 recto

4.1 Einleitung

erschwert es, auf der gespürten, leiblichen Ebene in Kontakt zu kommen. Bei Carl Lange sind die symbolischen Gehalte und reflexiven Überformungen so dicht und komplex, dass es immer wieder schwierig ist, diese erst einmal zugunsten einer leiblichen Begegnung zurück zu stellen. Viele der Zeichen, die er verwendet, besitzen zwar einen hohen ikonografischen Bedeutungsgehalt in der Geschichte der Menschheit, der ihm als gebildetem Mann weitgehend bekannt gewesen sein müsste. Dadurch scheinen viele seiner Motive in intersubjektiv verständliche, kulturelle Zusammenhänge eingebettet zu sein und suggerieren unmittelbare Zugänglichkeit. Sie werden von ihm aber in einer persönlichen und kaum verallgemeinerbaren Weise gewendet und verdichtet. Vom leiblich Gespürten wird man somit leicht abgelenkt. Es ist geradezu ein Merkmal seiner Zeichnungen und Texte, dass man immer wieder verführt wird, zu glauben, die Zusammenhänge noch nicht ausreichend verstanden zu haben, das „Rätsel" nur weiter entschlüsseln zu müssen und nach Verbindungen und Bedeutungen zu suchen. Das Ineinander-Blenden von persönlicher Geschichte und schöpferischer Fantasie, das uns auch bei den Zeichnungen von Elisabeth Faulhaber schon begegnete, erreicht bei Carl Lange eine außergewöhnlich hohe Dichte. Die vermutliche Psychose-Erfahrung, eventuelle Wahnideen, Verzweiflung und ein relativ hoher Bildungsgrad vermischen sich auf eigensinnige Weise zu einer sich aufdrängenden Schicht von Symboliken, in der man sich als Gegenüber immer wieder verwickelt. Sie zu integrieren und sich auf die durchaus existierenden Bezüge einzulassen, ohne die phänomenologischen Aspekte aus den Augen zu verlieren, stellt die besondere Herausforderung dar. Die Untersuchung dieses Kapitels unternimmt deshalb vermeintliche Umwege durch die verschiedenen inhaltlichen Schichten hindurch, um dem leiblich Spürbaren näher zu kommen, das überformt wird, um sich so dem möglichen Wie des „Zur-Welt-Seins" anzunähern. Die Symbolebene ist dabei besonders in ihrer Funktion zu verstehen, Assoziationsräume zu eröffnen, die an körperliche Elemente und persönliche Transformationen gebunden werden. In einer Art Verleiblichungsbewegung der Symbolik verändert sich der Charakter der Symbole, zugleich aber auch die leibliche Erfahrung, die in körperlichen Elementen verankert und manifestiert wird.

Wir widmen uns zunächst ausführlich der Seherfahrung einer seiner prägnantesten Zeichnungen. In diesem ersten Schritt wird der gesamte Symbolgehalt zunächst soweit wie möglich zurückgestellt, um die Nähe zur Zeichnung „selbst" in einer ausführlichen Bildbetrachtung zu erlauben. Dann wird der christliche und

Schweisswunder in der Einlegesohle von Carl Lange in: *ungesehen und unerhört. Künstler reagieren auf die Sammlung Prinzhorn, Bd. 1: Bildende Kunst, Film, Video*, Heidelberg. Außerdem wurden Zeichnungen von Carl Lange unter verschiedenen Themen in zahlreichen Wander- und Hausausstellungen der Sammlung Prinzhorn gezeigt; außerhalb der Sammlung war eine Zeichnung 2014 Teil der Ausstellung „Apokalypse now" in Kaiserslautern. Vgl. Christoph Zuschlag und Heinz Höfchen (Hrsg.) (2014), *Apokalypse now! Visionen von Schrecken und Hoffnung in der Kunst vom Mittelalter bis heute*, München, S. 188 f. Außerdem sogar titelgebend für eine Ausstellung 2014/2015 im Museum Scharf-Gerstenberg, Nationalgalerie, Staatliche Museen zu Berlin. Zacharias Kyllikki (2014), *Das Wunder in der Schuheinlegesohle. Werke aus der Sammlung Prinzhorn*, Berlin Näheres zu den verschiedenen Perspektiven auf die Werke folgt im letzten Abschnitt des Kapitels.

kulturhistorische Hintergrund der Symbole erläutert und in einem dritten Schritt der biografische Kontext aus der sehr umfangreichen Krankenakte Carl Langes analysiert. Im Anschluss werden Interpretationslinien aus motivischen, psychiatrischen und kulturhistorischen Perspektiven skizziert und strukturelle Besonderheiten der Ausdrucksgeste Langes vertieft.

4.2 Kopfknoten

4.2.1 Erster Eindruck und zentrale Figur

Die vorliegende Zeichnung (Abb. 4.3) erfordert eine ausführliche Betrachtung, um die vielen Details wahrzunehmen. Atmosphärisch fallen zunächst die geordnete Aufteilung des Blattes, die Dichte und Überlagerung einer Vielzahl von Figuren sowie die ernste Grundstimmung auf. Wir sehen deutliche Umrisslinien, Abgrenzungen und gleichzeitig eine Fülle ineinander übergehender Gestalten im Inneren dieser Grenzlinien. Dominiert wird das Blatt von dem Portrait eines nach links gewendeten, sehr kräftigen Mannes, aus dem andere Personen herauswachsen. Flankiert ist diese zentrale Figur in den vier Ecken des Blattes von vier kleinen Portraits, die jeweils von dem Umriss einer halben, vorderen Fußsohle umrahmt sind. Zwischen den beiden oberen, eingerahmten Köpfen ist die mehrzeilige, in unterschiedlicher Schrift und Schriftgröße geschriebene wie auch teilweise unterstrichene Überschrift bis dicht an das zentrale Portrait heran gesetzt:

> „Zum heiligen Wunder im Brod v. 2/10 1896 in dieser Größe ein kleines Kreuz an meiner Stirn | Das heilige Schweisswunder in der Einlegesohle | entdeckt d. 26sten August 1898. | Zur Ehre meines von geistesgestörten Verbrechern verheimlichten 28jährigen Keuschheitsbildes von Ostersonntag 1880."

In der ersten Zeile ist der Text um ein kleines, symmetrisch in die Mitte der oberen Blattlinie und Textzeile gesetztes Kreuz gruppiert. Dieser Text setzt bereits einen ersten Ton und Kontext, der verschiedene Ebenen zusammenbringt. Inhaltlich dreht er sich um religiöse Wunder in christlichen Zusammenhängen (Kreuz, Ostern, Brot, Schweißwunder), die wiederum mit der eigenen Ehre, einem „Keuschheitsbild", mit anklagendem Urteil und einer Verdächtigung verbunden werden. Atmosphärisch wird mit der Überschrift Aufmerksamkeit verlangt und die eigene Verbindung zur Allmacht Gottes angepriesen. Der Sprachduktus erinnert an in Pressetiteln oder Werbeanzeigen der Zeit angekündigte Sensationen, wenngleich der starke Bezug zum Eigenen auffällt.

Folgt man den ersten Eindrücken beim Sehvorgang, fallen zuerst die Taube bzw. der Tauben-Adler auf, dann vielleicht einzelne Gesichter, zum Beispiel der Mann mit Bart in der Mitte. Erst nach und nach entdeckt man das zentrale Portrait, welches die anderen zusammenbindet. Dieses Portrait eines Geistlichen mit bismarckschen Zügen, der eine Kopfbedeckung trägt, die zwischen Helm und Mitra changiert, trägt ein Gewand mit ausladendem Kragen. Der Blick fällt zunächst auf die Augen und den wehrhaften Tauben-Adler auf dem Kopf, dann auf den Mund und

die geschwärzten Bereiche im unteren Drittel des Kopfes, in dem sich wiederum eine Fülle an Gesichtern entdecken lassen. Dieses mittig aufs Blatt gesetzte Portrait, das etwa die Hälfte des Blattes ausfüllt, zeigt drei unterschiedlich gestaltete Partien: den oberen Abschnitt nimmt die große Kopfbedeckung ein, den zweiten das heller und weicher gestaltete Gesicht, das in einen dritten Abschnitt übergeht, der dicht mit verschiedenen, geschwärzten Figuren in der Schulterpartie gefüllt ist. Eine Vielzahl von kleineren Gesichtern und Figuren bilden zusammen die Kinn-, Hals- und Schulterpartie.

Die Kopfbedeckung wirkt besonders durch die scharf gezogene untere Kante wie ein Helm, der über dem Ohr gerade und über der Nase in einem nach unten hängenden Rundbogen verläuft und dazwischen, über dem Auge, dreieckig eingekerbt ist. Er ist tief über die Stirn bis zur Nasenwurzel gezogen und besteht hauptsächlich aus der Figur des nach rechts blickenden, gekrönten Tauben-Adlers. Dieser hat die Flügel weit geöffnet, die starke Vogelbrust emporgestreckt, steht fest, dabei leicht nach hinten verlagert auf den dreigliedrigen, gespreizten Füßen und hält das Hauptgewicht auf dem linken. Wehrhaft verteidigend thront der Vogel mit stolz geschwellter Brust auf dem Kopf des Geistlichen und blickt nach links, schaut also entgegen der Leserichtung, was sich für den Betrachter mit dem zeitlichen Eindruck des Zurückwendens verbindet.

Auf seinem linken Flügel befinden sich drei Symbole, welche die Hälfte des Flügels einnehmen: Schräg nach links oben zeigend liegt ein Ankh, das ägyptische Zeichen für ewiges, göttliches Leben, das auf einer liegenden, nach oben geöffneten Mondsichel fußt, sodass sie zusammen die Form eines (Glaubens-)Ankers ergeben. Zwischen linkem Querbalken des Ankh und der linken Spitze der Sichel klemmt ein fünfzackiger Stern mit Kugel in der Mitte, ein Pentagramm. Außerdem ist hinter dem linken Flügel des Adlers ein Kreuz zu sehen. Es ist auf einem zweiten, größeren hinteren Flügel angebracht, wobei das Kreuz auch als Innenseite der kronenförmigen Kopfbedeckung betrachtet werden kann. Diese Zeichen hängen beschwerend und fixierend an dem Flügel der Adler-Taube. Sie sind außerdem auf der Stirnhöhe des zentralen Portraits positioniert und damit nach rechts gestreckt. Zeitlich, der Leserichtung des Blattes nach betrachtet, wird der Zukunft damit die Stirn bzw. das Zeichen für ewiges Leben entgegengehalten.

Den zweiten, mittleren Teil des Hauptportraits nimmt das zentral und symmetrisch in die Mitte des Blattes gesetzte, zur rechten Seite gewendete Gesicht ein. Das sehr hell gehaltene Antlitz trägt eine auffällige, kurze, leicht knollenförmige Nase. Ein großes Ohr ist linear umrissen und in den Details nur angedeutet. Es wirkt wie ein angeklebter Stein. Die kurzen Haare bzw. Koteletten sind nur leicht schraffiert. Die massive Gestalt steht im Kontrast zu dem hellen, kraftlos wirkenden Strich der Gestaltung in dieser Partie des Portraits. Die helmartigen Augenlider beider gesenkter Augen sind vergleichsweise groß, Pupillen darunter nur leicht angedeutet, die untere Augenpartie ist geschwollen. Ein Bächlein rinnt vom rechten Augenlid aus die Nase entlang bis zum Mund: Der Geistliche weint. Der Blick fixiert nicht, sondern wirkt in sich gekehrt und die Figur trägt insgesamt schwer an Helm und Figuren im Arm. Eine ernste, angestrengte Stimmung ist trotz der kräftigen, aufrechten Haltung spürbar.

Die Unterlippe des Mundes bildet zugleich das rechte Auge eines in der Kinnpartie liegenden, nach rechts gewendeten Gesichtes. Es trägt ebenfalls eine sehr dominante lange Nase. Darunter liegt ein kleiner, fest geschlossener, ernster Mund.

Links daneben ist auf der Wange ein lang gezogenes, rautenartiges Gebilde zu erkennen. Der Blick des Gesichts ist der Figur in der rechten unteren Bildecke zugewendet. An das weiblich wirkende Gesicht mit dem dick geschwärzten, wie geschminkt verlängerten Auge, das gleichzeitig den Mund der Hauptperson darstellt, schließt sich zur linken Seite janusköpfig das Portrait eines bärtigen Mannes mit glasigen Augen an. Diese zweite Hälfte des Januskopfes zieht sich unterhalb des rechten Auges des Geistlichen bis zur Kinnpartie und zeigt das Gesicht eines Mannes mit dunklen, ernst blickenden Augen und dichtem, schwarzen Schnauzbart, der über der Fontanelle auf dem Kopf ein flaches, weißes Kreuz trägt. Auch dieser Mann weist eine prägnante Nase auf. Sein Blick weist nach links vorne und erweitert den Bildraum der Zeichnung ins Dreidimensionale. Der untere Teil des Bartes ist heller und geht in eine, an einen Arm erinnernde, undeutliche Partie über. Diese Janusköpfe im Kinn sind nicht voneinander abgegrenzt, ihre Stimmung ist ernst und betrübt, der bärtige Mann blickt traurig-ertragend in die Ferne.

An die Unterlippe bzw. in die Pupille des zweiten Gesichtes hält die geistlich-bismarcksche Figur eine kleine, fein und deutlich ausgearbeitete, gekreuzigte Christusfigur, die Kittel oder Rock sowie Vollbart trägt und sehr lebendig wirkt. Er ist mit seinem Kreuz etwa so groß wie die Nase unseres zentral Portraitierten. Sein Kreuz ist an einem weiteren, etwa dreimal so großen, geschwärzten Kreuz in einem Winkel von ca. 45 Grad befestigt, das von der Hand des Geistlichen gestützt wird. Küsst der zentral Portraitierte die Füße des Gekreuzigten oder wächst er aus dem Auge heraus? Beinahe erinnert der Mund bzw. das Auge ebenfalls an einen weiblichen Schoß, aus dem die kleine Figur entspringt. Durch das seitliche Kippen des kleinen Kreuzes mit dem Gekreuzigten und dessen kräftiger, gespannter Brust wirkt die winzige Figur schwungvoll, bewegt und kraftvoll.

Die Hand, welche die beiden Kreuze schützend mit der Handinnenfläche stützt, erscheint groß und fleischig und verschwindet zum Teil hinter dem Hauptportrait. Sie steckt in einem stark geschwärzten, mittels Schraffur nur angedeuteten Jackenärmel. Besonders am Übergang von Daumen, kleinem Finger und Handwurzel erinnert ihre Gestaltung mehr an eine sich öffnende Blumenform. Eine solche Blume erscheint auch hinter dem Arm an einem emporstrebenden Kreuz, diesmal hängt sie jedoch nach unten.

Auf dem schraffierten schwarzen Gewand ist außerdem die weiße, auf den Kopf gestellte Zahl Fünf zu erkennen. Sie zieht sich vom größeren schwarzen Kreuz, das durch die Hand des Geistlichen gehalten wird, bis zum Rand der Eckfigur rechts unten. Ihr unterer Bogen ist in den oberen Ring eines Schlüssels eingehängt, der nur undeutlich auf dem dunkler schraffierten Abschnitt auszumachen ist. Der Stiel dieses großen Schlüssels stößt durch die Kinnpartie des Hautportraits und des darin angedeuteten, feminin wirkenden, zweiten Gesichtes; der untere Bart des Schlüssels trifft auf die Bartpartie des janusköpfigen zweiten Gesichtes in der Kinnpartie des Hauptportraits. Im Kontrast zu den bisher ineinander übergehenden Lebewesen irritiert dieses Detail ob seiner Gewalt. Menschliches Fleisch wird mit Metall oder Holz durchstoßen und das Kinn des Geistlichen damit festgehakt.

Im dritten Teil des Hauptportraits, dem Schulterbereich, sehen wir direkt links neben dem Gesicht des bärtigen Mannes im Kinn des Geistlichen zwei Kinderköpfe,

4.2 Kopfknoten

die bis zu dessen unterem Ohransatz reichen und die zugleich die Kragenpartie des Hauptportraits bilden. Das hintere, nach rechts vorne blickende Kindergesicht ist durch das Seitenportrait des zweiten halb verdeckt, aber auch mit ihm verbunden. Sie teilen ein Auge. Das rechte Auge des hinteren Kindes, das etwas weiblicher wirkt, ist zugleich das seitlich blickende des vorderen Kindes. Beide tragen eng gebundene Mützen, die in einer Zipfelform über dem Kopf auslaufen. Als Betrachter kann man nur beide Figuren zugleich sehen, nie lässt sich ein Gesicht vom anderen abtrennen.

Über Ohr, Wangen- und Nackenpartie des vorderen Kindes liegen Rücken an Rücken zwei wurstartige, c-förmige Buchstaben. Der rechte ist geschlossener als der linke, welcher zur einen Seite hin eckiger ist. Sind damit eventuell die Initialen C und L (auf dem Kopf stehend) für Carl Lange gemeint? Das vordere, in der Seitenansicht zu sehende Kind sitzt mit ausgestreckten Beinen, die mit Stiefeln bekleidet sind und trägt ein eng geschnürtes schwarzes Gewand. Der Po ist von der Umrandung der linken unteren Eckfigur verdeckt.

Parallel zur Form seines gebogenen Rückens ist bis zu seinen Knien ein weißer, wie angeklebter Arm zu erkennen, dessen Schultergelenk merkwürdig heraussticht. Es sieht aus, als durchstoße der Arm im Schulterbereich den an dieser Stelle explizit kreisförmig geschwärzten Teil des Gewandes: Das Motiv der Penetration, das schon beim Schlüssel begegnete, kehrt wieder. Bei genauerem Hinsehen zeigt sich das Schultergelenk bzw. das Penetrationsfeld als das geschlossene, rechte Auge eines weiteren Gesichtes. Es hat erneut eine sehr prägnante Nase und trägt außerdem einen dichten, schwarzen Schnauzbart, der sich zu zwei Seiten teilt und einen geschlossenen Mund mit sehr wulstiger Unterlippe aufweist. Die knolligen Nasenflügel verleihen der Nase zugleich das Aussehen eines männlichen Geschlechtes. Die Köpfe der Kinder bilden die Stirnpartie, die Füße des vorderen Kindes das Kinn, dessen Rückenlinie die linke Begrenzung dieses großen, liegenden Gesichtes.

Das flächig über bzw. unter den zwei Kindern liegende Gesicht ähnelt dem in der rechten Backenpartie des Hauptportraits. Es ist eigentlich die vergrößerte, gedrehte Variante des kleineren Portraits mit dem Kreuz über dem Kopf. Dieser Eindruck wird durch die hinter der Eckfigur rechts unten hervortretende Hand verstärkt, die mit den Fingern im Bart des schlafenden Mannes mit der wulstigen Lippe bzw. an den Füßen des Kindes spielt. Auch der kleinere Mann der Kinnpartie vollzieht diese Berührung des eigenen Bartes. Während aber bei ihm Kopf und Stirn mit einem Kreuz bedeckt sind, ist dieser Teil bei dem liegenden Gesicht mit den Kinderköpfen und den Initialen C und L gefüllt. Der liegende Bärtige wirkt träumend und erlöst, lächelt leicht, der kleinere Bärtige im Kinn hat die traurig blickenden Augen geöffnet.

Bevor wir uns den vier Portraits in den Ecken zuwenden, halten wir einen Moment inne und reflektieren die Gestaltungsweise, deren unmittelbare Resonanz im Betrachter und halten dann die ersten strukturellen Besonderheiten fest.

Auffällig ist der Kontrast der für den Betrachter mühsamen und immer wieder entgleitenden Greifbarkeit des Ganzen aus den vielen Einzelheiten sowie der klaren Geschlossenheit der Figuren. Es gibt einen deutlich geordneten und ausgewogenen Bildaufbau mit klaren, ins Auge springenden begrenzenden Linien. Einheiten wie Gesichter und ausdrucksvolle Figuren mit außerdem deutlichen, symbolischen

Verweisen (dazu ausführlicher weiter unten) sind präzise und sorgfältig ausgeführt. Deshalb sind sie als Einzelne, wie auch die Figur insgesamt, nach längerem Betrachten gut zu erkennen. Die Zusammenschau der Details aber ist für den Betrachter fast unmöglich bzw. verlangt große Breite des Sehens beim Blick auf die vexierbildhaften Einheiten: Auge-Mund-weiblicher Schoß; Kinn-Doppelprofil-durchstoßender Schlüssel; seitliches, vorderes Kind-frontal-liegender Mann-männliches Geschlecht; Bart-Schuhe; Adler-Taube. Als Betrachter spürt man die Faszination bei der Entdeckung immer neuer Figuren und zugleich die Anstrengung, dieser Vielzahl von Überlagerungen zu folgen bzw. die Spannung zwischen auseinanderliegenden Themenfeldern zu halten und mitzugehen. Die Anstrengung liegt nicht zuletzt darin, dass man automatisch versucht, die Details in ein kohärentes Ganzes einzubinden, also sinnvolle Einheiten zu verbinden und daran immer wieder scheitert. Stattdessen schwankt die Seherfahrung zwischen den Anteilen dieser dicht überlagerten Gleichzeitigkeit.

Das Ganze ist durch die Grenzlinien, aber nicht in seinen Details zu fassen. Verbindungen widersetzen sich dem unmittelbaren Sinnverstehen. Der Versuch, Bedeutungen und Zuordnungen zueinander in einem Blick auf das Ganze zu erschließen, bringt den Betrachter an die Grenzen unmittelbaren Nachvollzugs über Wiederkennung bzw. Mitempfinden. Zugleich hat man den Eindruck, dass mit dem Dargestellten etwas ganz Bestimmtes gemeint ist. Die Verkettung, Aneinanderreihung und Schichtung der teilweise auseinander hervorgehenden Gestalten erzeugt den Eindruck einer Erzählung, ohne dass ersichtlich ist, wo sie beginnt oder endet. Die Wiederholungen des bärtigen Kopfes, der kraulenden Hände, der hintereinanderliegenden Kreuze unterstützen diesen erzählerischen Aspekt. Die Wiederholungen haben auch einen stabilisierenden Charakter. Während also einerseits die Details zu zusammenhängenden Verbindungen aufrufen, widersetzen sie sich gerade einem unmittelbaren Verstehen des Ganzen. Die Atmosphäre erhält durch diese Unnahbarkeit, Ungreifbarkeit und die Erstarrung des dichten Übereinander und Zugleich etwas Gespenstisches.[4]

Statt eines Nacheinanders wird hier über Gleichzeitigkeit und Verdichtung der Schichten im Raum „erzählt", die innerhalb des Körpers der Hauptfigur eng gedrängt sind. Innerhalb der sehr deutlichen Grenzlinien schieben sich Ebenen sowohl nach vorne als auch nach hinten hin übereinander und verschränken sich unauflöslich, zum Beispiel durch das Kreuz mit der Blume. Zusätzlich wird auf den äußeren Bildraum ausgegriffen, zum Beispiel durch den Blick der bärtigen Figur im Kinn. Die Schraffur des Arms überschreitet die untere, rechte Fußsohle und die Überlagerung von Kindern und bärtigem Mann erzeugt mit ihrem Vexierbildcharakter ein „Zugleich" von beidem.

Bei Carl Lange sind zeitlich und räumlich kontrastierende, vermeintlich unvereinbar scheinende Perspektiven gleichzeitig in eine Gestalt gebracht, zum Beispiel im Hinblick auf unterschiedliche Größen, Gestalten oder Blickrichtungen. Dadurch verändert sich die Erfahrung der Zeitlichkeit. Die zart gezeichnete Hand zum

[4] Wie schon Inge Jádi feststellte: „Zeichnungen des Carl Lange, die gewohnten formalen Mustern um 1900 folgend, dennoch in heillose gespenstische Verdichtung gemündet sind", Inge Jádi (2001), Irrgartenconstellationspanoptikumbahnhofverlegenheitenbeschwerdebilder, in: *Vernissage* (7/1), S. 31.

Beispiel, die hinter der rechten unteren Fußsohlen-Aura zum Vorschein kommt, wirkt, als gehöre sie bildnerisch-erzählend zu der erhobenen mit dem Kreuz. Denn beide Male wird hier der Größe nach die linke Hand des Hauptportraits gezeigt, so als wären zwei Momente in eins gesetzt worden. Statt beispielsweise der Flüchtigkeit eines Augenblicks erleben wir hier die Zementierung vieler Momente in einem – eine Art Implosion der Zeit nach innen. Sie könnte in dieser Richtung noch unendlich weitergehen. Dieser Eindruck wird durch die einzäunenden Begrenzungslinien des gesamten „Kopfknotens" unterstützt. Der „Zaun", diese klare Grenze wird durch die zentrale, große Figur vorgegeben. Die einzelnen Schichten lagern sich innerhalb dessen Körper ab. Alle einzelnen Figuren bilden insgesamt die große Zentralfigur. Ihre Grenze ist zugleich die Begrenzung der anderen Figuren. Sie ermöglicht als Rahmen die Vereinigung der so heterogenen Elemente und Symbole. Das Trennen von inneren und äußeren Räumen im Bild scheint die Schichtungen im Innenraum zusammenzubinden, ja erst zu erlauben. Die Grenzlinie gibt der Entfaltung der Bilder Raum und hält sie als Figuren zusammen. Erst der Kontrast von überfüllten und leeren Flächen bringt die gesamte Figur zum Vorschein.

Zugleich birgt die starre Grenze bei Carl Lange auch eine Starrheit und Bedrängung. Die Schichten wirken beinahe unauflösbar miteinander verschmolzen. Es gibt, bis auf die Schraffur des Armes, die in die untere Figur rechts übergeht, beinahe keine „offene" Stelle, alles ist miteinander verschlossen.

Der Blick auf die Welt ist vom Werk aus von einer hohen Dichte und einer Vielzahl von Gleichzeitigkeiten geprägt, die im Blick gehalten werden und in ihren komplexen Verbindungen auf einmal wahrnehmbar sind. Sie erzeugen ein Gefühl von Enge und Last, diese Reichhaltigkeit zu tragen. Die mit Figuren dicht beladenen Arme und Schultern und insbesondere das Festgeklemmtsein durch den Schlüssel im Kinn machen unbeweglich. Zu diesem Gefühl der Enge, trotz des monumentalen Charakters der Gesamtfigur, trägt nicht zuletzt die klare Grenzziehung bei, die den Kontrast von innerer „Überfüllung" und äußerer Leere betont und keine Bewegung zwischen beiden zu erlauben scheint: gedrängt, geschlossen und beschäftigt mit den vielen Einzelheiten der internen Struktur. Innerhalb des festen Blocks erweitert sich die Struktur von innen heraus, während der äußere Raum bereits festgelegt ist. Einzig am Arm mit der Fünf scheint Bewegung im Gange. Aus dem Bild heraus wird der Kontrast von gefühlter Dichte, starker Abgrenzung und äußerer Leere erlebbar: Draußen ist nichts. Innen ist alles.

4.2.2 *Die vier Eck-Portraits*

Das zentrale Portrait des Geistlichen wird von vier Portraits in den Ecken des Blattes flankiert, die jeweils von einer halben, oberen Schuhsohlenform umrahmt sind.

Die erste Eckfigur links oben zeigt eine Frau, die ihren Kopf zu ihrer rechten Schulter geneigt hat, auf der sie eine Rose mit einigen Blättern trägt. Ihr rechter Arm liegt in klassischer Portraithaltung auf dem Unterarm auf, ihre Hand hängt locker, leicht geöffnet nach unten. Ernst und gütig sieht sie den Betrachter aus

dunklen Augen an. Dünn fällt langes, leicht eingedrehtes Haar rechts bis zur Brust hinab. Die Struktur des Haares erinnert an einen geflochtenen Zopf, in das ein Band eingeflochten ist, welches sich wie kleine, weiße Bruchstücke im Haar abzeichnet. Eine Fünf ist schräg unter ihrem rechten Auge zu erkennen. Den linken Arm hat sie auf dem Ellenbogen aufgestützt. Statt ihres Kopfes hält sie den umgedrehten Kopf eines Lammes oder Kalbs in der Hand, dessen Schnauze nach links oben zeigt. Das linke Auge des Lammes ist identisch mit dem rechten Auge der Frau, wodurch der Eindruck entsteht, es wüchse aus ihrem Kopf. Durch die deutliche Beharrung und Schwärzung hebt es sich jedoch deutlich vom Portrait der Frau ab. Durch den Schnauzansatz des Tieres zieht sich ein weißer Stock.

In der rechten Bildecke ist ein Christuskopf mit Dornenkrone zu sehen. Er neigt den Kopf ebenfalls zur rechten Schulter, sein rechtes Auge blickt nach links unten, während das linke den Betrachter fixiert. Dadurch entsteht ein leicht entrückter Eindruck. Der Mund ist leicht geöffnet, darin sind Zahnreihen zu sehen. Er trägt einen leichten Schnauz- und Vollbart. Das Flechtwerk seines Dornenkranzes hängt rechts am Hals hinab bis zur Achselhöhle. Er hat den linken Arm angewinkelt und hält eine Büste in der Hand, deren Kopf aus drei ineinander verwobenen Gesichtern besteht, die schwer voneinander abzugrenzen sind. Mindestens zwei tragen einen Bart. Der hintere Kopf schmiegt sich eng an die linke Wange des Christus und trägt, wie vorher das Lamm, einen Stock durch die Stirn. Nur die nach links blickenden Augen, ein Nasenansatz und die Haare sind zu erkennen, der Rest ist durch den zweiten Kopf verdeckt. Dieser zeigt ein Seitenportrait mit Blickrichtung nach links, wieder begegnet uns der Mann mit prägnanter Nase und schwarzem Vollbart. Knapp unterhalb der Linie zwischen Auge und Mund sind zwei weitere Augen, Nase und Mund zu erkennen. Dieses dritte, ebenso vollbärtige Gesicht schaut nach rechts vorne und sein spitz zulaufender Bart läuft schräg Richtung rechte Blattseite. Noch stärker als bei den überlagerten Kinderfiguren unterhalb des mittigen Hauptportraits wird die Unmöglichkeit deutlich, nur eines der Gesichter zu fixieren. Dies gelingt immer nur kurz, bevor das betrachtende Auge automatisch versucht, die anderen Gesichter zu einer Form zu verbinden, aber in dieser Schieflage der Gleichzeitigkeit von Schichten verharren muss.

Im Portrait der linken, unteren Ecke erkennen wir ebenfalls Christus mit der Dornenkrone, die diesmal fest um den Kopf geflochten ist. Dieser Christus scheint kräftiger als der vorherige und blickt verzweifelter aus den auffällig geschwärzten Augen. Er erscheint älter. Wieder ist der Kopf nach rechts geneigt, der Blick weist nach links unten, wobei diesmal sein rechtes Auge wirkt, als fixiere es den Betrachter. Der Mund ist geschlossen, der Bart etwas dichter als bei der vorher beschriebenen Christusfigur und er trägt ein kleines Kreuz auf der Stirn. Wieder ist der linke Arm angewinkelt, die Hand liegt auf der rechten Brust, was die demütige Haltung unterstreicht. In der linken Hand hält er zwei Schuhe, die er an die Wange presst. Im oberen Rand des nimbusartigen Fußsohlenumrisses steht eine griechische Textzeile die besagt: „Vor den Erfolg haben die Götter den Schweiß der Tugend gesetzt".[5]

[5] Darauf weist auch Prinzhorn hin, der sie als „für den Wahn des Kranken programmatische Inschrift" bezeichnet, aber nicht weiter auf die Zusammenhänge und den Kontext eingeht, Prinzhorn, *Bildnerei der Geisteskranken*, S. 115.

4.2 Kopfknoten

Gemeinsam ist den Christusfiguren rechts oben und links unten das (wenn auch umgekehrte) Schielen, die Dornenkrone und die Kopf- und Armhaltung. Beide tragen einen verschobenen Blick, der sie in zwei Richtungen gleichzeitig schauen lässt, also eine Sichtweise erlaubt, die Verschiebungen, Überschneidungen und Verdopplungen zulässt, wie sie in der Zeichnung häufig vorkommen: Zwei Dinge mit einem Augenpaar gleichzeitig in den Blick zu nehmen.

Alle drei bisher betrachteten Eckportraits vereint ihr religiös-besinnlich-demütiger Ausdruck. In der Schuhsohle der rechten unteren Ecke ist hingegen ein junger Mann mit sehr großen, ängstlich aufgerissenen Augen dargestellt, der in geduckter, nach oben gedrehter Haltung Richtung Hauptportrait, genauer Richtung Bart der zweiten Kinnfigur blickt. Er hält in der rechten Hand eine scharf umrandete, weiße Zahl Fünf und in der linken einen zugeklappten, nach oben zeigenden Regenschirm. Während die rechte Gesichtshälfte kahl rasiert ist, wird die linke Partie noch mit Schnauz- und Vollbart bedeckt. Die Kopfhaare sind kurz und leicht wellig zu einem Scheitel auf der linken Seite frisiert. Auch in ihm verbirgt sich bei genauerem Hinsehen ein weiteres seitliches Portrait mit Vollbart, das ebenfalls nach links oben sieht und mit der ersten Figur das linke Auge teilt. Sein Ausdruck ist ernst, gespannt, wachsam. Neugierige Hoffnung mischt sich in die Ängstlichkeit. Durch den ängstlichen, verzweifelt zurückweichenden Blick aus den großen Augen entsteht der Eindruck von Sicherheitsverlust und Angst. Diese halbe Schuhsohle unterscheidet sich außerdem von den restlichen, weil ihre Abgrenzungslinie von der schwarzen Schraffur des Ärmels des Geistlichen aufgebrochen ist. Dadurch wirkt sie enger mit der Hauptfigur verbunden. Darüber hinaus teilt sie mit der großen Figur und der weiblichen links oben die weiße Zahl fünf, die bei allen drei Personen attributiv auftaucht. Motivisch fallen insgesamt die auffällig großen Nasen, die Betonung der Bärte und die deutlichen Rahmen der Randfiguren auf, welche als Verweis auf die Fußsohlen dienen, deren Schweißabdrücke zu diesen Bildern geführt haben soll.

Wie lässt sich die Wirkung des Gesamtaufbaus beschreiben? In der Fülle der Figuren schweift der betrachtende Blick zunächst umher, ohne auf bestimmte Weise durch die Vielzahl der einzeln erstaunlich geschlossenen Figuren geführt zu werden. Das bärtige Gesicht im Kinn, die Adlertaube, der gesamte Geistliche, die Kinder – immer wieder kommt der Blick schließlich auf der hellen Gesichtspartie des mittigen Portraits und dessen tränenverhangenen und in sich gekehrten Ausdruck zum Ruhen. Trotz aller Fülle und der verwirrenden Vielzahl von Schichten erzeugt der ausgewogene und geordnete Gesamtaufbau eine Stabilität. Viel passiert, aber es gibt es ein gesichertes Zentrum. Die vier Fußsohlen, die deutlichen Grenzlinien und nicht zuletzt die wehrhafte Haltung der Adler-taube unterstützen in Bezug auf diesen Gesamtaufbau den Eindruck des Sicherns, Schützens und Abgrenzens. Ähnlich den Wachttürmen einer Burgfestung werden die Ecken durch das Besetzen mit den Emblemen und Figuren besonders kontrolliert bzw. bilden nach vorne hin abwehrende Schilder.

Die halben Fußsohlen rahmen die Portraits wie schützende Auren ein. Es sind die Schuhsohlen der vorderen Fußhälften, von Füßen, die keine gehende Bewegung, sondern den Stand auf der rechten vorderen Sohle abbilden. Dies bedeutet eine Anspannung im Stand. Nicht nur erfordert ein solcher Stand, den gesamten Körper

in Balance zu halten, um nicht nach vorne zu kippen, sondern das Gewicht drückt den Körpers umso mehr auf die vorderen Teile des Fußes, übt also auf kleinerer Fläche mehr Druck aus, als wolle man mit mehr Nachdruck etwas in die Erde pressen. Auch wirkt die Haltung, dynamisch gedacht, anschleichend.

Die Figur wirkt durch die flankierenden Fußsohlen auch nach vorne hin geschützt, da die Schulter hinter der unteren linken Halbsohle liegt, sodass der Eindruck eines Hintereinanders entsteht. Einzig rechts unten scheint dieser Schutz aufgebrochen. Auch die Geste und Haltung der voll beladenen Figur selbst strahlt eine Atmosphäre des Schutzes aus. Die Hand liegt beschützend über der Christusfigur, die gerade geküsst wird, die anderen Figuren werden auf dem Arm getragen. Aber der Schutz entspricht keiner entspannten Geborgenheit. Stattdessen lassen die Dichte der Gestaltung und die deutlichen Grenzlinien die Stimmung angespannt, starr und schwer erscheinen. Zugleich ist das Gesicht des großen Zentralportraits im Unterschied zu den Grenzlinien des Helms und der Armpartie äußerst zart und fast zittrig gezeichnet. Der Blick der Hauptperson ist verhüllt bzw. tränenverhangen in sich gekehrt, das Ohr unzugänglich, der Mund geschlossen. Sicherheit und Unsicherheit liegen hier nah beieinander.

Die bedeckten und geschlossenen Ecken leiten den Blick umso mehr auf die Mitte des Blattes und fokussieren auf diesen direkten, mittigen Zugang, von dem aus der Blick weitere Details erforscht. Je länger man die Zeichnung betrachtet, desto mehr wandert der Blick immer wieder zwischen den blicklosen Augen der Hauptfigur und dem Dreieck von Schlüssel, Kreuz in der Hand und der kleinen, auferstehenden Christusfigur hin und her – als sei hier der Verknüpfungspunkt der vielen Details zu finden. Das hintere Kreuz, an dem das kleinere mit der Christusfigur hängt, trifft senkrecht auf den, der wiederum das Kinn der weiblichen Figur bzw. der Hauptfigur durchstößt. Schlüssel, schwarzes Kreuz und verlängerte Christusfigur bilden zusammen ein Dreieck, welches Nase, Mund bzw. Auge und eine auf der Wange liegende Trapezform umschließt. Die Spitzen des Dreiecks stoßen auf den Bart des Januskopfes der Kinnfigur, der wiederum in die liegende, bärtige Figur übergeht, sie weisen außerdem auf die Fünf auf dem Arm und damit auf die kleine Eckfigur rechts unten hin sowie auf die Hand des Hauptportraits. Verweisungszusammenhänge einzelner Bildteile scheinen an dieser Stelle strukturell zusammenzulaufen. Die Überlappungen von Bedeutungsebenen sind an dieser Stelle besonders eng geschichtet bzw. durch das Dreieck strukturell verbunden: Der küssende Mund ist zugleich ein sehendes Auge des mit dem Schlüssel durchstoßenen Gesichts. Der liegende Bärtige mit den geschlossenen Augen und sexuell überzeichneter Nasen-bzw. Mundpartie berührt sich mit der Hand am Kinn, welches zugleich die Füße der Kinder bildet.

Außerdem fallen die vielen unterschiedlichen Atmosphären und Richtungen der Blicke auf, durch die immer wieder andere Bildteile integriert werden. Die Adler-Taube blickt wachsam „zurück" nach links, die Frau sieht ruhig den Betrachter an. Die Kinder sehen nach rechts aus dem Bild, die Köpfe im Kinn in verschiedene Richtungen nach vorne links und rechts unten. Die beiden Eckfiguren rechts oben und links unten sehen mit ihrem leichten Silberblick knapp am Betrachter vorbei. Beziehung über den Blick entsteht primär durch die Frauenfigur links oben und die ängstliche Figur links unten, welche in Richtung der Doppelfigur im Kinn bzw. zur

Frauenfigur blickt. Da diese wiederum den Betrachter ansieht, ergibt sich ein Blickdreieck zwischen ihm, dem Betrachter und der Figur rechts unten. Das kleine Dreieck von Schlüssel, Kreuz und Christusfigur wird im Großen durch dieses Blickdreieck wiederholt und somit der Betrachter in die gesamte Gestaltung eingeschlossen. Die Gesamtgestalt verbindet viele Blickrichtungen und hat alles gleichzeitig im Blick.

Zu der Zeichnung gehört noch ein kurzer, erklärender, sehr dichter, fast stilisierter und zunächst eher verwirrender Text mit der Überschrift „*Christus kommt, die Todten stehen auf*" in Deutsch und Spanisch. Wir werden uns diesem im Anschluss an die Analyse der Bildsymbolik und der biografischen Hintergründe noch einmal widmen.

4.3 Die Symbole

4.3.1 Christlich-religiöse Symbolik

Der christlich-religiöse Kontext der Zeichnung springt sofort ins Auge. Christliche Symboliken bilden eine erste, sich aufdrängende Schicht zum inhaltlichen Verständnis und dem Zusammenhang der Motive. Als Hintergrund dafür, *wie* Carl Lange seine eigene Darstellungsform findet, sind diese Bezüge als Annäherung an das *Was* wichtig. Sie sind nicht als endgültige und kausale Erklärungen zu verstehen, sondern skizzieren das Feld, auf dem und von dem her Carl Lange über Identifikationen, Parallelisierungen, Ergänzungen und Wendungen zu seinem Ausdruck kommt. Ähnlich der oben genannten Überschrift werden auch in der zeichnerischen Darstellung christliche Themen eng überlagert veranschaulicht. Das zentrale Portrait zeigt einen Geistlichen mit göttlichen Gesten und religiösen Symbolen am Helm. Der kleine Mann am Kreuz erhält einen erlösenden Fußkuss, der die Wiederauferstehung der kleinen Christusfigur erlaubt und damit das Thema des Ostersonntags aus der Überschrift wieder aufgreift.

Vor allem knüpft „Das heilige Schweisswunder in der Einlegsohle", das Carl Lange beansprucht in der Zeichnung festzuhalten, an religiöse Vorstellungen an, die sich mit der meistverehrten Reliquie des Christentum verbinden: Dem Schweißtuch der Veronika. In diesem Tuch, mit dem Veronika (die Siegbringende) Schweiß und Blut des Todeskampfes Christi von dessen Gesicht gewischt haben soll, soll dessen Antlitz erschienen sein. Der koptischen Legende nach soll Veronika damit den Kaiser Tiberius geheilt haben. Der Anblick des Tuches soll das Heilungswunder bewirkt haben.

Das „Wunder im Brod" führt laut Überschrift zum Kreuz auf der Stirn. Gemeint ist also das Brot Gottes, durch das Leben gegeben wird. Auch wird der Leib Christi im christlichen Kontext als Brot bezeichnet. Der Vielzahl biblischer Wunder zum Thema Brot ist gemeinsam, dass im Brot die göttliche Gabe gesehen wird, die das Überleben sichert (was sie natürlich auch im nicht-religiösen Kontext tatsächlich tut).

Mit beiden, von Carl Lange aufgegriffenen Wundern sind also Themenfelder von Heilung und Überleben angesprochen. Der Rekurs auf Wunder im Allgemeinen spricht im katholisch-christlichen Glaubensbekenntnis auf die Vereinigung des (gekreuzigten) Sohnes mit dem Vater an, aus welcher der Heilige Geist hervorgeht. Wunder setzen die natürliche Ordnung außer Kraft und „bestätigen" die wirkmächtige Gegenwart Gottes und des Heiligen Geistes im Leben der Menschen.

Der Heilige Geist ist symbolisch vertreten durch die Taube auf dem Kopf und in der Geste, den Lebensatem einzuhauchen. Er erfüllt nicht nur die Aufgabe göttlicher Inspiration, sondern soll auch vor dem Bösen schützen und die christliche Hoffnung auf versprochenes Heil aufrechterhalten.[6] Der christlichen Vorstellung nach werden Energie und Kraft durch ihn gespendet. Außerdem vermöge er, das Unreine rein zu machen, von der Sünde zu befreien und zu heilen. Dass die Taube zugleich ein Adler ist, weist im Kontext der christlichen Religion auf den Evangelisten Johannes, dem Verfasser der Offenbarung, einer prophetischen Trost- und Hoffnungsschrift.

Der Schlüssel, die Fünf, die Taube im Taubenadler und das Dreieck unterhalb der Nase der Hauptfigur sind ebenfalls klassische Symbole der christlichen Ikonografie. Im biblisch-religiösen Kontext bezieht sich die Zahl Fünf auf die fünf Wunden Christi oder die fünf Bücher Moses, welche den ersten Teil des Alten Testaments bilden.[7] Die Offenbarung Gottes an die Erzväter und damit das rettende Eingreifen Gottes werden hier thematisiert. Auch an das fünfte Gebot (im katholischen Kontext) ist zu denken: Du sollst nicht töten. Wieder geht es also um Tod und Rettung vor Tod.

Der Schlüssel wird häufig als Attribut von Petrus verstanden und steht für den Zugang zur Wahrheit bzw. zum Reich Gottes auf Erden. In der Zeichnung durchstößt resp. schließt er das Kinn des Gottvaters auf. Auge und Dreieck stehen in der christlichen Symbolik für den ewig wachsamen, allwissenden, göttlichen Blick und ebenso für die Dreieinigkeit von Vater, Sohn und Heiligem Geist. In der Zeichnung hängt der Sohn am Kreuz, der weinende, mitfühlende und beschützende Gottvater erlöst und der Heilige Geist thront als Taube mit dem Zeichen des ewigen Lebens und den Symbolen verschiedener Religionen, die er in sich vereint, darüber, bzw. haucht als rechte Kinnfigur aus dem Augen-Mund dem Christus im Bild Leben ein.

Auch der Aufbau der Zeichnung lässt sich eng mit der christlichen Heilslehre verbinden. So wirkt der Aufbau des Blattes wie eine Heiligendarstellung, die von den vier Evangelisten flankiert wird. Alle tragen „Attribute": Lamm, Büste, Schuhe, die Fünf und den Regenschirm. Gerade hier wird die Grenze der kultur- bzw. kunsthistorischen Sichtweise deutlich, denn diese Attribute erlauben keine übertragene Zuordnung auf die christlichen Evangelisten, sondern kommen an Erklärungsgrenzen, die, wie wir zeigen werden, mit den persönlichen Wendungen Carl Langes zu tun haben. Dennoch verweist der Aufbau auf die Funktion der Evangelisten,

[6]Vgl. Kurt Erlemann (2010), *Unfassbar?: der Heilige Geist im Neuen Testament*, Neukirchen-Vluyn.

[7]Diesen Bezug zieht Carl Lange auf der erläuternden Beischrift selbst.

4.3 Die Symbole

über die adäquate Überlieferung des Leidens und Wirkens von Christi bzw. des dargestellten Heiligen zu wachen, diese zu bezeugen und von dessen Leben zu erzählen.

Das Lamm, das in der Zeichnung mit der Frauenfigur links oben verschränkt ist, verweist insbesondere in der Tradition der Johannes-Offenbarung auf Jesu Christu, der unschuldig für die Sünden anderer gestorben ist. Auch gilt demnach nur das Lamm als fähig, das Buch mit den sieben Siegeln zu öffnen, dass die Apokalypse, also die Enthüllung göttlichen Wissens und das Gottesgericht auslöst und eine Wende im bisherigen Unheil einzuleiten verspricht.

Neben den Christusdarstellungen mit Dornenkrone ist außerdem das christliche Kreuz acht Mal vertreten, zusätzlich ein Stern bzw. Pentagramm sowie das altägyptische Ankh-Zeichen, dass die Hieroglyphe sowohl für körperliches Leben als auch für ewig göttlichen Lebens darstellt. Es gilt als Vorgänger des christlichen Kreuzes bzw. als Symbol der koptischen Kirche. In der ägyptischen Tradition war der Kontakt mit dem Ankh-Symbol nur Göttern vorbehalten, da sie die Macht hatten, Leben zu geben oder zu nehmen. In manchen Darstellungen wird es an Mund und Nase gehalten, um damit den Lebensatem zu symbolisieren. Der Ankh weist auf einen Befruchtungsvorgang hin, bei dem die Erde durch das Göttliche der Sonne befruchtet werden soll und stellt zusätzlich den Schlüssel zum Totenreich dar. Kreuz und Anker ergeben auch einen „Glaubensanker". Wieder geht es um die Themen Leben, Tod, Auferstehung und Sicherung des Glaubens.

Der Schuh-bzw. Fußabdruck kommt auch bei Votivbildern des Mittelalters vor, die als Verlöbnisse von Armen mit Heiligen galten. Arme riefen damit nach Schutz und Hilfe bei den Heiligen im Himmel.[8] Er steht also für die leiblich spürbare Präsenz des rettenden Heiligen im leidvollen Alltag der Menschen.

Alle Verweise auf die christliche Ikonografie teilen demnach spezifische, sich teilweise überschneidende Themenfelder: Rettung, Heilung und Schutz; göttliches Eingreifen, Gottesgericht und Zugang zur Wahrheit; Leben, Tod und Wiederauferstehung; Reinigung von der Sünde, sowie einen genealogischen Anspruch, Leiden und Wirken insgesamt darzustellen. Auch hier lässt sich von einer Assoziationsbreite und Gleichzeitigkeit der überlagerten Komplexe ausgehen: So wird dem kleinen Christus am Kreuz durch den Geistlichen, der den Ankh auf der Stirn trägt, Leben eingehaucht. Dessen Mund ist zugleich Auge und weiblicher Schoß. Die Figur erwächst aus dem dämonisch lang gezogenen Auge des weiblichen Teiles im Januskopf des Kinns. Sie wird also aus dem erkennenden, sehenden Auge geboren. Das Auge ist außerdem ein weiblicher Schoß. Realer (fleischlich-inkarnierter) und göttlicher (Wieder-) Geburtsakt sind im bildlichen Ausdruck gleichzeitig angesprochen.

[8] vgl. z. B. den heiligen Fußabdruck aus der Sammlung Kriss des Klosters Asbach, das von den Päpsten bestätigt als heiliges Maß aus Spanien bei Kuss 700 Ablassjahre bescheren sollte. Vgl. Wolfgang Brückner (1957), *Einführung in die Ausstellung Bildwelt und Glaube. Volkstümliche Kulte und Verehrungsformen*, Frankfurt am Main, S. 27. Danke für diesen Hinweis an Bettina Brand-Clausen.

4.3.2 Kulturhistorische Symbolik

Die Zahl Fünf hat in der Kulturgeschichte vielfältige weitere Bedeutungen und dient oft als Symbol für zusammengesetzte Kraft. Nicht nur machen erst die fünf Finger gemeinsam eine Hand schlagkräftig und funktional, so machen auch die fünf Sinne unsere Wahrnehmung aus. Man lässt z. B. alltagssprachlich „fünf gerade sein" und der Fünfstern (Venusstern), das Pentagramm, gilt als magisch-abwehrendes Zeichen.[9]

Auch der Adler steht über die christliche Bedeutung hinaus schon seit frühester Geschichte für Macht, Sieg und Unsterblichkeit und hat seit dem Mittelalter in der Heraldik und Herrschersymbolik seinen Platz. Die griechische Textzeile über der Eckfigur links unten geht auf Hesiod zurück und steht im Zusammenhang mit der Prodikos-Fabel.[10] Herakles steht darin am Scheideweg und muss sich zwischen einer reich gekleideten Frau, der personifizierten Lust und einer bescheidenen, schlicht gewandeten Frau, der Verkörperung der Tugend entscheiden. Letzte macht ihn darauf aufmerksam, dass die unsterblichen Götter vor die Tugend den Schweiß gesetzt haben. Carl Lange spart das „unsterblich" im Originalzitat in seiner Version aus. Der Schweiß als Ursprung der Zeichnungen wird durch die Verknüpfung mit dem Hesiod-Zitat somit nicht nur mit dem Heiligen, sondern auch mit dem Tugendhaften und Moralischen verbunden. Dem Guten zu folgen ist schweißtreibende Mühe. Bildlich spiegelt sich dies auch in der Verwendung der „rechten" Schuhsohle. Auffällig ist außerdem der Doppelblick der zwei Eckfiguren links unten und rechts oben, der es ihnen ermöglicht, in zwei Richtungen gleichzeitig zu blicken – als seien sie fähig, in zwei Entscheidungs-Richtungen zugleich zu schauen.

Mehrere Gesten der Figuren in der Zeichnung zeigen zu einem Bart oder kraulen darin. Die kleine Figur rechts unten hat nur einen halben Bart oder ist ohne Bart und wird von dem Seitenportrait eines Bärtigen überlagert. Der Bart trägt in der gesamten sozialen und okulturellen Geschichte des Menschen zahlreiche individuelle, metaphorische, religiöse und gesellschaftliche Bedeutungen. Im Bartwuchs und seiner dekorativen Formung und Pflege spiegelt sich eine Kulturleistung, mit der das Wilde und der tierische Ursprung des Menschen gebändigt und je nach Kontext kulturell überhöht wird. So signalisiert der Bart nicht nur als sekundäres Geschlechtsmerkmal die Zeugungs- und Fortpflanzungsfähigkeit des Mannes, sondern war gesellschaftlich insbesondere zur Zeit Carl Langes ein Ausdruck von Macht, Ehre, Rang- und Gruppenzugehörigkeit. So bildet der Bart einen „Schnittpunkt zwischen seelischem

[9] Darüber hinaus hat z. B. hat Michelangelo den Menschen innerhalb eines Fünfecks dargestellt; die „Quintessenz" bringt die Dinge auf den Punkt. Fünf ist die Zahl der in der Antike bekannten Planeten; später galt sie als Zahl der babylonischen Mutter- und Liebesgöttin Istar, dann als Zahl der Venus. Durch diese Göttinnen, die immer auch den Gedanken an Sexualität und Fruchtbarkeit implizieren, wird die Fünf zur Zahl der Hochzeit. Dieser Gedanke findet im Neuen Testament seinen Niederschlag in den fünf törichten und den fünf klugen Jungfrauen, die zur Hochzeit geladen sind und zur Wachsamkeit ermahnt werden (*Mt.* 25, 1–13); der Islam baut auf fünf Glaubenspraktiken, die Hand Fatmas mit fünf Fingern gilt als Abwehrzeichen gegen den Bösen Blick.

[10] Hesiod (2007), *Theogonie. Werke und Tage*, Düsseldorf, S. 289 f. Das Wort „athanatoi" für „unsterblich" hat Carl Lange interessanterweise weggelassen. „Vor die Tugend haben die Götter den Schweiß gesetzt" heißt es auf seinem Bild.

4.3 Die Symbole

Körperbewusstsein und gefordertem, konventionellem Öffentlichkeitsbildnis" und damit einen zu gestaltenden „Spielraum für den Einzelnen im Zivilisationsprozess".[11] Die Vergrößerung des Gesichtskreises durch den Bart erlaubt dem Betrachter z. B. eine eindeutige Identifikation des Bartträgers als Mann und dient auch als Zur-Schau-Stellung von Lebenskraft, die sich im anhaltenden Wachstum des Bartes verkörpert. Das Berühren des Bartes war im religiösen Kontext eine heilige Handlung, seine Entfernung konnte der Strafe und Machtausübung dienen. Im religiösen Kontext haben die meisten großen Religionen Vorschriften zum Bart, er steht für Weisheit, soziales Ansehen. Er repräsentiert dabei in fast allen Religionen die besondere Stellung der Heilsverkünder oder gilt als Erkennungszeichen der Zugehörigkeit zu einer Religion. Im christlichen Kontext symbolisiert sich in ihm das Ebenbild Gottes im Sohn. Subjektiv ist die Pflege des eigenen Bartes auch als eine leibrückversichernde (und stimulierende) Handlung zu sehen. Er ist Teil des je eigenen Körperbildes.

Die zahlreichen Symbole bilden einen wichtigen Teil des Inhaltes, von dem her die Gestaltung motiviert ist. Sie zeigen Themenfelder, die Carl Lange offensichtlich im leiblichen Erleben stark beschäftigten und die Gesten seines Ausdrucks bestimmten. Symbole aus ganz verschiedenen Kontexten verweisen also immer wieder auf die gleichen Themenfelder Rettung, Erlösung, Gerechtigkeit und Macht zurück. Der Eindruck entsteht, dass ähnlich der zeichnerisch verschmolzenen Köpfe und Elemente in der Hauptfigur der Zeichnung (von mir „Kopfknoten" genannt) auch auf der Symbolebene das Ideenfeld von innen heraus unendlich erweiterbar ist, ohne dass strukturell neue Aspekte hinzukommen. Eher scheinen die Symbole die Funktion zu erfüllen, Schutz, Absicherung und Abwehr von Bösem nach allen Richtungen hin zu gewährleisten und immer weiter Raum zu verteidigen. Der durch die Gestaltung geschilderte Eindruck, dass hier eine Festung, ein Zentrum gesichert werden muss, wird durch die Symbole bestätigt, die das Material zum Ausbau der Festung bilden. Die geistlich-väterliche Figur des Zentrums ist fähig, alle Symbole und Köpfe schützend im Arm zu halten, mitzuleiden und Anderes abzuwehren. Die Verwendung der Symbole bewegt sich also an der Grenze von religiösem und magischem Glauben. Panik wird durch die Themenfelder spürbar, sich am Scheideweg zwischen Leben und Tod zu wähnen und im Angesicht von Tod und Leid, Heiliges und Mächtiges heilend zu Hilfe zu rufen. Das Festhalten am erhofften Eingreifen göttlicher Gerechtigkeit und Rettung und die Hoffnung und bewahrt die Hoffnung auf ein apokalyptisches Erlösungswunder werden ebenfalls deutlich.

4.3.3 Verankerung im eigenen Körper

Carl Lange wendet die zu seiner Zeit allgegenwärtigen Symboliken auf sich selbst zurück, wie bereits das zweifache „mein" in der Überschrift verdeutlicht. Bereits ohne nähere biografische Erläuterungen zeigen Zeichnung und Überschrift, dass in

[11] Christina Wietig (2005), *Der Bart. Zur Kulturgeschichte des Bartes von der Antike bis zur Gegenwart*, unv. Diss., Universität Hamburg, S. 3.

der Zeichnung die Symboliken außerdem in Bezug zu seinem eigenen Körper gesetzt werden, namentlich zum Schweiß, zum Fußabdruck und zur eigenen Keuschheit. Auch die Gestaltung vereint die vielen Details weitgehend innerhalb eines Körpers.

Die Entstehung des Bildes wird auf den Schweiß von Carl Lange selbst zurückgeführt. Nicht Christus' Schweiß soll es gewesen sein, aus dem das Bild erschien, sondern der des eigenen Körpers. Carl Lange ist selbst Medium und Entdecker einer heiligen Flüssigkeit.

Im Alten Testament ist der Schweiß, aus dem laut Überschrift die Zeichnung hervorgegangen ist, Ausdruck für die körperliche Mühsal, die nach der biblischen Vorstellung von den Menschen seit dem Sündenfall für das Überleben aufgewendet werden muss. Im Neuen Testament symbolisiert sich im Schweiß Jesu die Vorstellung von der Menschwerdung Gottes, der durch sein Leiden die Menschen von der Sünde reinigt. Schweiß ist über diese symbolische Bedeutung hinaus körperlicher Ausdruck von Erregungszuständen bei Angst, Lockstoff in der Sexualität und zeigt sich bei psychischer Belastung und körperlicher Anstrengung. Innerhalb sozialer Wertgefüge wird er oft als Schmutz abgelehnt. Diese aus dem eigenen Körper unwillkürlich austretende Stoffwechselflüssigkeit überschreitet Körpergrenzen hin zur Umgebung. Im Falle dieser Zeichnungen ist jener profane Stoff aber dem Alltäglichen enthoben. Er ist in der Schuhsohle bewahrt und soll Unsichtbares, nämlich Zusammenhänge von Rettung und Auferstehung sichtbar machen. Durch diese Wunderfähigkeit sind der Zeichner und sein Schweiß selbst zu einem Heiligen erhoben. Er bringt sich dadurch dem Göttlichen näher und wird in seiner Freiheit von Sünde geehrt. Die Flüssigkeit, die sonst von Ohnmacht, Anstrengung und (je nach Bewertung der Sexualität) von Sünde und Abkehr von der Tugend zeugt, wird so als wunderfähig und damit als machtvoll umgedeutet.

Das Themenfeld Keuschheit bzw. Sexualität wird sowohl durch die Überschrift als auch durch die Penetration des Schlüssels und die Phallus-Nase der liegenden Figur aufgenommen. Das Bild, das der Schweiß hinterlässt, wird laut Überschrift als ehrende Anerkennung für das „Keuschheitsbild von Ostern 1880" angesehen. Von einem weiteren Bild ist also die Rede, das an Ostern 1880 von Langes Sittlichkeit gezeugt haben soll. Mittels des Wunderbildes im Schuh soll dieses Bild, das durch das Datum mit dem christlichen Kontext der Auferstehung Christi verbunden ist, ausgezeichnet und geehrt werden, was von „geistesgestörten Verbrechern" verheimlicht werde. Die Verbindung von „Ehre", „Heimlichkeit", „Verbrechen" und „sexueller Enthaltsamkeit" im Sinne eines religiösen Gebotes geht von klaren Einteilungen in Gut und Böse, Tugend und Laster, Macht und Ohnmacht aus. Der Diskurs solcher Begriffe bewegt sich in Vorstellungen von Ehrerhalt und Ehrverlust und der damit verbundenen sozialen Rolle. Carl Lange klagt an und ehrt sich selbst in seiner Tugendhaftigkeit – vermittelt durch den offenbarungsfähigen Schweiß.

Im Unterschied zur klassischen Legende der heiligen Veronika wurde laut Lange der Schweiß, der zur Zeichnung führte, nicht durch das Tuch aufgenommen, sondern durch die Einlegsohle in Langes Schuhen. Carl Lange schwitzt durch die Füße, für andere nicht unmittelbar sichtbar. Der Schuh schützt, aber sperrt auch ein, bringt zum Schwitzen. Verheimlichtes wird so erst durch Zwischenschritte der Offenbarung

4.3 Die Symbole

sichtbar, innerhalb eines eigenen geschützten, nicht einsehbaren Raumes, der sozusagen für den Fuß Schutz und Gefängnis ist und einem Vorgang, der Anstrengung für die Füße bedeutet. Was sonst unbemerkt in die Erde liefe, wird hier aufgefangen von einer Einlegesohle im Schuh. Die Sohle federt den Kontakt ab, bildet einen Zwischenraum zwischen Fuß und Welt.

Im Unterschied zum Gesicht, das etwas für andere im Kontakt sichtbar macht, stehen Füße mehr für eigene Standfestigkeit im Selbstverhältnis und innerhalb sozialer Verhältnisse. Die Füße bilden seinen Kontakt mit der Erde, tragen sein Gewicht und alles, was er leiblich ist und geworden ist. Mit dem Fußabdruck hinterlässt er nicht nur etwas Genuines der eigenen, gehenden Bewegung durch das Leben, sondern umschreibt auch eine körperliche Grenze: Dies ist der Raum, auf dem ich stehe; die Perspektive, die ich einnehme. „Wieder auf die Füße kommen" sagen wir auch, wenn wir umgangssprachlich beschreiben, dass jemand genesen ist. Wenn man Fuß fasst, bedeutet dies, sich zu etablieren, sicher zu stehen, sich niederzulassen und sich innerhalb eines Systems zu behaupten oder auch in die Fußstapfen eines anderen zu treten, also einen Weg weiterzugehen. In Carl Langes Schweißbildern sichert er sich eigenen Raum, vergewissert sich vielleicht, dass er „auf eigenen Füßen steht".

Die Verankerung der Symbolik und Gestaltung in körperlichen Elementen (Schweiß, Keuschheit, Fuß) verbindet sie aber noch enger mit Carl Lange selbst und seinem Selbsterleben. Es geht nicht um die schlichte Anhäufung von Symbolen, sondern sie werden sehr eng mit der eigenen Subjektivität verklammert. Der Körper als Medium dieser Symbole wird zugleich selbst ins Symbolhafte erhoben. Der Fuß ist nicht mehr Fuß, sondern Wahrheitsträger; Schweiß nicht mehr Schweiß, sondern Wunderstoff und die eigene Keuschheit nicht mehr individuelle Tatsache, sondern dient einem höheren Ziel, nämlich der Ehrbezeugung innerhalb eines sozialen Kontextes. Wie muss sich die Vorstellung des eigenen wunderfähigen Körpers wohl anfühlen? Gerät er in starke Distanz oder steht er gerade im ständigen Fokus der Beobachtung? In beiden Fällen wäre die selbstverständliche, weitgehend unbeachtete Präsenz des Körpers nicht mehr gegeben, sondern entfremdet und der Vorstellung nach der normalen Sterblichkeit entbunden. Der Kontakt zur Welt, zum Anderen ist durch dieses Erhobensein ins Heilige ebenfalls nicht mehr selbstverständlich. Zugleich drückt sich in der Zeichnung die Idee aus, durch das Wunder wieder zu Ehre und Macht in der Welt zu finden, einer Welt, die vom „Entweder-Oder" des Gut und Böse, von Tugend und Laster, von Verbrechen und Heimlichkeit geprägt ist. Zwei Bewegungsrichtungen scheinen sich also auf symbolischer Ebene der Zeichnung niederzuschlagen: von der Welt weg ins Heilige und zur Welt hin, in ein soziales System, das von Ehre geprägt ist.

Lassen wir die gesamte erläuterte Symbolebene noch einmal Revue passieren, laufen die darin gespiegelten Ideen von rettendem Trost, Reinigung, Heilung und Wiederauferstehung letztlich auf die Vorstellung einer erlösenden Apokalypse hinaus, in der sich Ende und Neuanfang durch einen plötzlichen Einschlag göttlicher Wahrheit vollziehen. Durch die Entlarvung eines äußeren Feindes soll jegliche Bedrohung aufhören und das Überleben in einer nun besseren Welt qua göttliches Eingreifen gesichert sein.

Grenzen christlicher Ikonografie und andere kulturelle Bezugsfelder der Symbole zeigen sich ebenfalls: Was hat es motivisch beispielsweise mit dem Regenschirm oder den Kindern auf sich? Inwiefern geht es hier um eindeutige Selbstidentifikationen? Persifliert Carl Lange eventuell hier künstlerisch einen Wunderglauben? Bevor diese Zusammenhänge weiter untersucht werden, widmen wir uns zunächst der umfassenden Quellenlage zu den Hintergründen Carl Langes.

4.4 Die Akte Lange

4.4.1 Die Krankenakte: ein Koloss

Krankenakte und Biografie enthalten ähnlich viele Details, Verwicklungen und Komplexitäten wie seine Zeichnungen. Die existierenden Quellen ähneln einem Labyrinth, das sich nicht vollständig überblicken lässt. Die Krankenakten von Carl Lange umfassen auf zwei Bände verteilt insgesamt rund 1100 Seiten sowie ca. 50 lose einliegende Briefe. Angelegt ab 1883 bändigen die Akten zwischen blauen Kartondeckeln notdürftig Papiere unterschiedlichen Formats und verschiedener Qualität. Im Inneren springt dem Betrachter ein ganzer Kontinent verschiedener Zeugnisse entgegen: Zeitungsausschnitte, Notizzettel, Briefumschläge, Formulare, Briefe an und von Carl Lange uvm. (Abb. 4.4 und 4.5) Knapp zwei Fünftel des Inhalts setzen sich aus Krankenberichten, Gutachten, Arzt- und Verwaltungsnotizen

Abb. 4.4 Foto der Akten von Carl Lange, Bd. 1 und 2, Foto A, eigener Bestand

4.4 Die Akte Lange

Abb. 4.5 Foto der Akten von Carl Lange, Bd. 1 und 2, Foto B, eigener Bestand

zusammen. Letztere umfassen Nachweise über eingegangene Pakete oder Einzahlungen, Quittungen und Abrechnungen, Listen abgelegter Kleider, Verwaltungskorrespondenz, z. B. zum Entmündigungsverfahren oder seinen Geburts- und Todesurkunden sind hier enthalten. Ein knappes Fünftel beinhaltet Briefe von Angehörigen oder Verwaltungsinstitutionen an den Klinikdirektor Dr. Grunau und manchmal an Carl Lange sowie die Antwortentwürfe des Direktors. Die restlichen etwas mehr als zwei Fünftel bestehen aus Briefen, Abhandlungen, Liedtexten, Gedichten, zwei Theaterstücken, Textcollagen, bearbeiteten Karikaturen aus Zeitungen und kommentierten eigenen Zeichnungen Carl Langes. Nicht zuletzt durch ihre Vielfalt hinsichtlich der Formate und des Inhalts dominieren die von Lange produzierten Texte und Zeichnungen allein optisch die Akten. Erstmals wurden etwa ein Drittel der Akte transkribiert und erfasst.[12] Eine Vielzahl von Texten, Collagen und Briefen wurde erschlossen, über die sich eine weitere Dissertation verfassen ließe. Die Akten stellen insgesamt ein eigenes Erzählgeschehen, einen Kosmos von Quellen dar, das mittlerweile selbst zum historischen Artefakt geworden ist. Leicht verliert man sich in dem Spurenlabyrinth, das nach allen Seiten auf unterschiedliche, verwobene Themen und Systeme verweist: Verwaltungsstrukturen, das ärztliche Beurteilungssystem, weitschweifige, zum Teil amüsante Abhandlungen Carl Langes zu Religion, Politik, Familie oder den Ärzten. Ebenso finden sich eigenwillige, kreative Geschichten, Verse und Erinnerungen sowie Äußerungen aus der Familie über Carl Lange.

[12] Eine erste Übersicht der Akte ist bei Katerndahl nachzulesen, s. Katerndahl, „*Bildnerei von Schizophrenen*", S. 75–89. Viele Personen haben bei Transkriptionen geholfen. So verfasste 2006 Helgard Usadel ein erstes, sehr hilfreiches Inhaltsverzeichnis. Außerdem möchte ich ganz besonders Herrn Maus, Frau Hübner und Frau Stärker-Weineck danken, die 2007 und 2008 regelmäßig mit mir Teile der Akte entzifferten. Dank gebührt auch den Mitarbeitern der Sammlung Prinzhorn, die mir den Zugang zum Original immer wieder möglich gemacht haben.

4.4.2 Die Biografie in Kürze

Carl Robert Lange wurde am 12. Juni 1852 in Lonkorrek, Westpreußen geboren. Der Vater war dort Amtsrat und Domänenpächter, die Eltern waren laut ärztlichem Gutachten blutsverwandt. Carl Lange hatte acht Geschwister. Er besuchte das Gymnasium zu Hohenstein in Ost-Preußen, schloss es 1869 mit 17 Jahren ab und absolvierte anschließend eine dreijährige Lehre zum Kaufmann. Er arbeitete als solcher in Danzig, dann in Hamburg, 1875 war er kurz in Bordeaux beschäftigt. 1876 wanderte er nach New York aus, wo bereits seine Brüder Conrad und Friedrich Lange als Ärzte arbeiteten und reiste dann weiter nach Mexiko. Dort schlug er sich mit Gelegenheitsgeschäften durch, zog mit einer Laterna Magica umher und war in Eisenbahngeschäfte in Texas verwickelt. Laut ärztlicher Gutachten und dem Bericht des Bruders Conrad Lange wurde man auf ihn aufmerksam, nachdem er wegen eines Streits mit einer Amerikanisch-Mexikanischen Eisenbahngesellschaft um beschädigte Waren in anhaltende, heftige Erregung geriet, eine Weile später plante, den mexikanischen Diktator Porfivio Diaz ermorden zu lassen und revolutionäre Pamphlete verfasste. Er habe von einer Vision berichtet, in der er in einer Reihe mit anderen religiösen Aufklärern stand und wurde zudem immer unzugänglicher und letztlich gewalttätig. Im Alter von 31 Jahren wurde er am 29. September 1883 in St. Antonio, Texas auf Veranlassung seines Bruders Conrad entmündigt und am 20. Oktober 1883 in der Psychiatrie Bloomingdale in New York unter der Diagnose „chronic mania" aufgenommen. Auf dem Weg dorthin floh er zweimal, „strengste Gewaltmaßnahmen wurden notwendig",[13] im New Yorker Bloomingdale Asylum kam es zu Zwangsernährungen.[14] Nach einigen Wochen wurde Carl Lange nach Europa verschifft und am 8. Januar 1884 auf Bitte des Bruders Conrad Lange, der dort früher als Arzt gearbeitet hatte, in der Irrenanstalt Allenberg aufgenommen. Drei Jahre später wurde er am 14. Juni 1887 in die Irrenanstalt Görlitz verlegt. Am 29. Juni 1888 folgte eine weitere Verlegung nach Schwetz/Westpreußen (heute Swiecie, Polen; in der Nähe seines früheren Heimatortes), wo er mit 62 Jahren infolge einer Lungenentzündung am 31. Januar 1916 verstarb.

Carl Lange war also ein weit gereister Mann, der aus einem gutbürgerlichen Milieu stammte. Sein Vater war als Domänenpächter Verwaltungsbeamter des Königs, der Teile des fürstlichen und adligen Landguts versorgte und gegen eine Abgabe die Einnahmen behalten konnte. Die Domänenpächter gehörten im Allgemeinen zu den wohlhabenden bürgerlichen Unternehmern, waren einschließlich der Söhne vom Militärdienst befreit und bildeten oft die Quelle für den preußischen Beamten- und Offiziersstand. Mexiko, wo sich Carl Lange zwischen ca. 1877 und 1883 aufgehalten hat, befand sich in großen Umbrüchen, die mit zahlreichen sozialen Unruhen unterschiedlicher Indianerstämme und Arbeitergruppen einhergingen. Carl Lange war in einer stark florierenden Branche tätig, denn Infrastruktur und Eisenbahnnetz wurden

[13] Bericht des Bruders Conrad Lange an den zuständigen Arzt in Allensbach.
[14] Vgl. Kopie der Karteikarte zu Carl Lange aus dem Bloomindale-Asylum, New York, 1883.

massiv ausgebaut.[15] Konflikte um die Konzessionen mit den USA als auch innere Machtkämpfe um das „Porfiriat" und die Oberhand in dem autoritär-oligarchisch organisierten Staat waren an der Tagesordnung. Reiseerfahrungen, zu jener Zeit deutlich beschwerlicher als heute, bedeuten häufig Grenz- und Fremderfahrungen, die mitunter zu Überforderungs- und Überwältigungserfahrungen werden und bei erhöhter Vulnerabilität nicht selten zu Psychose-Ausbrüchen führen können.[16] Bei 28 Jahren Anstaltsinternierung und zahlreichen Gewaltanwendungen gegen ihn sind außerdem zusätzliche Traumatisierungen und Hospitalisierungsschäden zu vermuten.

4.4.3 Ärztliche Einschätzungen

Unter dem Titel „ärztliche Notizen" verfasste sein Bruder Conrad Lange 1883 die erste Anamnese von Carl Lange. Neben der Darstellung der Biografie attestierte er dessen Briefen von 1882/83 ein „krankhaftes Gepräge", „unmotivierte Gefühlsweichheit", „exaltierten Ton" oder „stereotype Themata". Beweis seines geistigen Zustandes „außerhalb der physiologischen Breite" sei ein Trauerspiel mit dem Titel „Der Sozialist, der Antichrist, der Zeitgeist". Er sei als Religionsstifter aufgetreten und seine „geistige Perversität" hätte sich später auch für den Laien in permanenten Zuständen heftiger Erregung gezeigt. Halluzinationen hätten zeitweise bestanden. Er hätte sich als Stifter einer neuen Religion verstanden, Geld zum deutschen Konsul geschickt, damit er goldene Dolche zur Ermordung des Präsidenten herstelle. Er hätte ein in Arsen eingelegtes Stück Fleisch mit sich herum getragen, welches eine Fratze zeigte, hätte es fotografieren lassen und mit dem Vermerk „Immortalität" an verschiedene Politiker schicken wollen. Außerdem hätte er von einer Vision berichtet, bei der er zwölf Christus-Köpfe und seinen eigenen Kopf darunter gesehen habe. „Wiederholte Verhaftung und Misshandlungen" hätten seinen Zustand verschlimmert. Er sei nach wie vor intelligent, aber seine Wahnvorstellungen hätten sich so sehr fixiert, dass eine Einweisung unerlässlich gewesen sei.

Aus Görlitz liegt ein Gutachten von Karl Ludwig Kahlbaum (1828–1899) vom 14. Juni 1888 vor, auf dessen Grundlage eine Entmündigung Carl Langes auf Antrag des Vaters erfolgte.[17] Kahlbaum gilt als einer der wichtigsten Vertreter der

[15] 1873 wurde die erste Eisenbahnstrecke zwischen Mexiko und Veracruz gebaut, die den Warentransport zwischen dem Golf und der Hochebene massiv erleichterte. Umfasste das Eisenbahnnetz 1878 noch 738 km, hatte es sich zwanzig Jahre später bereits mehr als verdoppelt. Vgl. dazu Walther Bernecker (2007), Mexiko im 19. Jahrhundert: Zwischen Unabhängigkeit und Revolution, in: *Eine kleine Geschichte Mexikos*, Frankfurt am Main, (S. 121–236).

[16] Vgl. dazu die spannende Untersuchung von Jens Clausen (2007), *Das Selbst und die Fremde. Über psychische Grenzerfahrungen auf Reisen*, Bonn. Clausen führt eindrucksvoll anhand von unterschiedlichsten Quellen früherer und heutiger Zeit die Schattenseiten des Reisens vor Augen, das sonst primär mit Freiheit, Horizonterweiterung u. ä. in Verbindung gebracht wird.

[17] Krankengeschichte Kahlbaum vom 14.06.1888; Ärztliche Notizen vom 18.12.83 in: Personal-Acten des Carl Lange aus Görlitz, Schwetz, Irren-Anstalt, Nr. 2508, Bd. I, 1883–1897, Original in der Sammlung Prinzhorn, (S. 82–89).

deutschen Psychiatrie im 19. Jahrhundert.[18] Er berichtete, dass Carl Lange bei seiner Ankunft geäußert habe, er wäre nicht Lange, sondern Dr. Smith, Sohn eines Indianers, der ihm den Namen Kiko = Rehauge gegeben habe und er hätte 1883 eine bedeutende Erziehungsanstalt nach amerikanischem Muster in Mexiko gegründet. Der Lange, für den man ihn halte, wäre auf dem Schiff nach Europa verbrannt. Dann wieder will er in die Anstalt geschmuggelt worden sein, um an der „Aufhebung kümmerlicher Privatanstalten" zu arbeiten. Kahlbaum beschrieb Langes „Ungefügigkeit für die notwendigen Formen des Zusammenlebens in der Anstalt und eine völlige Unzugänglichkeit für einen irgendwie parlamentarischen Verkehr" des „Provokaten". Die Überheblichkeit, Selbstgewissheit, mit der Lange aufgetreten sei und sein „blinder Hochmutswahn" habe sich besonders gegen die Ärzte gerichtet. Er wäre „widerspenstig" und „angriffslustig bis zur Brutalität handgreiflich". Kahlbaum hielt Langes kümmerliche Lebensverhältnisse und die Blutsverwandtschaft der Eltern für mit veranlassende Umstände der Erkrankung. Laut Kahlbaum war Lange ein durch das Reiseleben „verwilderter Mensch", der jegliche Mäßigungsfähigkeit verloren hätte. Er folgte seinem „Spitzbub zum Übermut und Hochmut". Seine Identitätswechsel wären Marotten und krankhaft wunderliche Spielereien. Er ergine sich in Schreibesucht, produziere überschwängliche, triviale Ideen und Wahnideen, unflätige Schimpfereien und aus seiner Sicht humorvollen Phrasen. Er redete weitschweifig und unverständlich und unterbreche sich selbst bei Schmeicheleien mit Ungezogenheiten und Abschweifungen. Er könnte nicht passend auf Fragen des Richters antworten, stattdessen ginge seine Rede in einen Wortschwall über. Der Inhalt seines Denkens entbehre „völlig den Charakter der Vernunft" und sei logisch widersprüchlich. „Sein bisschen Verstand ist also dem aus der Wahnidee hervorgegangenen Affekt und dem Triebe seiner wilden Natur unterlegen." Seiner Vernunft gänzlich beraubt und nicht im Stande, die Folgen seiner Handlungen zu überlegen, diagnostizierte Kahlbaum deshalb eine primäre Verrücktheit mit der Unterart Verfolgungswahn und ein krankhaft gesteigertes Selbstbewusstsein.

Weitere Eintragungen in der Krankenakte verschiedener Ärzte erfolgten sehr unregelmäßig. Mal finden sich kurze Notizen der Visiten alle zwei Wochen, mal monatlich oder alle zwei Monate, mal in Abständen von einem halben oder mehreren Jahren. Zwei längere Zeiträume, einmal elf Jahre (zwischen dem 29. Dezember 1889 und dem 5. Februar 1900), einmal sieben Jahre (zwischen dem 28. Juli 1903 und dem 19. Dezember 1910) blieben unkommentiert.[19] Am 29. Dezember 1889 vermerkt ein

[18] Er verwarf als erster die Idee der Einheitspsychose, bewertete klinische Beobachtung besonders hoch und trug zur Definition der Krankheiten „Katatonie" und „Hebephrenie" bei. Er übernahm bereits ein Jahr nach Arbeitsantritt in der Görlitzer Privatanstalt deren Leitung bis zu seinem Tod und verhalf ihr zu internationalem Ansehen. Im zeitgenössischen Streit zwischen den Psychikern und Somatikern gehörte Karl Kahlbaum eher zu den Somatikern und sah sich klar als Naturwissenschaftler. Vgl. dazu Rafael Katzenstein (1963), *Karl Ludwig Kahlbaum und sein Beitrag zur Entwicklung der Psychiatrie*, Zürich; Wolfgang de Boor (1954), *Psychiatrische Systematik. Ihre Entwicklung in Deutschland seit Kahlbaum*, Berlin.

[19] Die Gründe dafür sind nicht ersichtlich. Es scheinen keine Blätter zu fehlen und die Einträge schließen auf dem gleichen Blatt an die vorherigen auf dem gleichen Blatt an. Das spricht dagegen, dass hier einfach Blätter verloren gegangen sind oder fehlen. Eventuell wurden also wirklich jahrelang keine Einträge vorgenommen.

4.4 Die Akte Lange

Abteilungsarzt, Lange wäre „einer der hinterhältigsten und gemeinsten Menschen, die man sich denken kann", weil er versucht habe, ihn zu bestechen.[20] Er berichtete, dass Carl Lange immer noch an den gleichen Wahnvorstellungen litte, ein Wunder vollbringender Christus zu sein und keine Krankheitseinsicht zeigte. Carl Lange wäre grob und ausfallend gegen seine Ärzte, schilderte Misshandlungen gegen ihn und „findet in zufälligen Verschlingungen der Holzadern in der Tür […], der Schweißfüße an seiner Schuhsohle etc. die unglaublichsten Bilder". Er bezöge alles auf sich und erklärte sich mit großem Pathos und Wortschwall. Seine Darstellungen wiesen grobe, logische Fehler auf, welche seinen Schwachsinn charakterisierten. Seine zahlreichen Wünsche erfüllte man ihm, soweit möglich. Er versuchte unablässig Briefe und Zeichnungen „auf raffinierte Weise" nach außen zu befördern und spräche trotz Verbot Fremde und Polizisten an. Deshalb würde ihm regelmäßig der Spaziergang entzogen.

Seit dem 2. Dezember 1892 erhielt Carl Lange „wegen Gemeingefährlichkeit" einen zweiten Wärter. Am 24. Dezember 1893 floh Lange für knapp zwei Wochen aus der Anstalt nach Berlin. Während eine detektivische Verfolgungsjagd auf ihn begann, meldete er sich polizeilich, mietete eine Privatwohnung an, und besuchte einen Anwalt, um dort in Gestalt seines Vaters die eigene Freilassung aus der Anstalt zu bewirken. Außerdem ließ er 25.000 Exemplare seines Textes „Das Hohelied vom I-Punkt" drucken. Anschließend schrieb er eine Postkarte an den Arzt Dr. Grunau mit der Bitte, ihm seine Bücher und Anzüge zukommen zu lassen,[21] worauf er am 6. Januar 1894 wieder aufgegriffen und nach Schwetz zurück gebracht wurde.[22] Carl Lange bat im Anschluss den Rechtsanwalt seiner Wirtin laut einer nicht abgesandten Postkarte in der Akte die Schlüssel zurück zu geben, weil er nach Schwetz zurückgebracht worden sei und erwähnte soweit ersichtlich die Flucht im Folgenden nicht mehr.[23] Den Ärzten der Anstalt brachte sie Mahnungen der Regierung und polizeiliche Untersuchungen ein.[24]

Dem „unbequemen Patienten" mit vielen „lästigen Gewohnheiten"[25] gelang es darüber hinaus nicht nur, eine Zeitung zu abonnieren, sondern auch Reaktionen bei der Botschaft und der Landesdirektion hervorzurufen. Am 2. November 1888 erkundigte sich die amerikanische Botschaft bei Dr. Grunau und fünf Jahre später am 7. Juli 1893 die Landesdirektion, ob ein Missverständnis vorliege und es sich hier um einen amerikanischen Staatsangehörigen handle.[26] Und auch der Landgerichtspräsident bat Ende 1893 um Aufklärung, ob eine ungesetzliche Entmündigung Langes stattgefunden habe.[27]

Carl Lange war aus Sicht der Ärzte ein schwieriger, schwer zugänglicher, querulantischer und wohl auch gefährlicher Patient. In einer Zeit ohne medikamentöse

[20] Personal-Acten des Carl Lange aus Görlitz, Schwetz, Irren-Anstalt, Nr. 2508, 1898–1916, Bd. II, Original in der Sammlung Prinzhorn, (S. 403).
[21] Akte Lange I, (S. 437).
[22] Ebd., 426.
[23] Ebd., 459 enthält eine unabgesendete Postkarte Carl Langes an Rechtsanwalt Elsbach in Berlin, Französische Str. 43.
[24] Ebd., 473, 198 f., 157 f.
[25] Ebd., 203b.
[26] Ebd., 72, 403.
[27] Ebd., 446.

Ruhigstellung ist die Hilflosigkeit und Anstrengung der Ärzte, Ruhe und Ordnung herzustellen, offensichtlich. Für Einfühlung oder Auseinandersetzung mit seinen Zeichnungen oder Schriften gab es keinen Platz, sondern sie galten primär einer Symptombestätigung. Ebenso wird in den affektiven Formulierungen der Ärzte deutlich, dass sie sich angegriffen und in ihrer Autorität verletzt fühlten. Sie reagierten mitunter so heftig, dass man den Eindruck hat, Carl Lange hätte durch seine ständige Infragestellung der Autoritätsverhältnisse einen wunden Punkt getroffen. Man suchte ihn zu verwalten und seiner durch Strafmaßnahmen Herr zu werden, womit man vermutlich seine Bedrohungsängste bestätigte und verstärkte. Weiter fällt die Intelligenz und Geschicklichkeit auf, mit der es Carl Lange gelang, Kontakt mit Autoritäten der Zeit aufzunehmen und sich während seiner Flucht außerhalb der Anstalt einzurichten. Umso mehr erstaunt dann die Postkarte an den Arzt, die seine Festnahme auslöst und die daran erinnert, was psychiatrisch manchmal mit doppelter Buchführung bezeichnet wird, dass also Realitätsbezug und wahnhafte Eigenwelt nebeneinander bestehen können. Außerdem finden sich Fotos von Carl Lange in der Akte, die vermutlich im Abstand von einigen Jahren entstanden sind (Abb. 4.6 und 4.7).[28]

4.4.4 Familie

Ärzte- und Familiensystem sind in Carl Langes Fall unauflöslich miteinander verstrickt. Nicht nur erfolgte die erste Diagnose, Entmündigung und Einweisung auf Grund des Berichtes des Bruders Conrad Lange, sondern auch der ältere Bruder

Abb. 4.6 Foto von Carl Lange, A (erhobene Hand): 10 × 14,5 cm, Sammlung Prinzhorn

[28] Fotografiert den 26. Juli 1897 – die anderen Fotos scheinen später entstanden zu sein, sind aber undatiert.

4.4 Die Akte Lange 169

Abb. 4.7 Foto von Carl Lange, B (zusammengesunken): 9 × 12 cm, Sammlung Prinzhorn Heidelberg

Friedrich Lange (20. März 1849-14. Mai 1927) korrespondierte in kollegialem Jargon mit dem Direktor in Schwetz, Dr. Grunau, der ein früherer Studienkollege war. Er verwarf Besuchsabsichten, die ja ohnehin keinen Zweck hätten.[29] Friedrich Lange gilt als Pionier der deutschen Chirurgie in den USA und Berühmtheit von Königsberg.[30] Er kümmerte sich nach dem Tod des Vaters um die Bezahlung der Pflegekosten von Carl Lange. Carl Langes Mutter Mathilde Lange starb 1883, der Vater Eduard Lange im Mai 1893. Carl Lange erwähnt die neun Geschwister namentlich und in der Reihenfolge der Geburten: Ernst, Fritz, Karl, Conrad, Marie,

[29] Z. B. Akte Lange I, (S. 124; 282).

[30] Friedrich Lange, ebenfalls in Lonkorrek geboren und aufgewachsen, verbrachte 1876 einige Monate auf serbischer Seite im serbisch-türkischen Krieg und veröffentlichte darüber einen Bericht. Darin schildert er seine Beobachtungen des Vielvölkergemischs beim Besuch in den Kriegsgebieten auf dem Balkan, welche den Wertekosmos der Zeit spiegeln. Über die Menschen anderer Rassen z. B. schrieb er: „eine tüchtige Tracht Schläge hat wenigstens in einigen Fällen dazu gedient, diese Leute einzuschüchtern und annähernd zur Erfüllung ihrer Pflicht getrieben.", Friedrich Lange (1880), *Erlebnisse im serbisch-türkischen Krieg 1876. Eine kriegschirurgische Skizze*, Hannover, S. 110. Seit 1878 arbeitete er über 20 Jahre erfolgreich in New York, errichtete dort eine eigene Klinik und soll dort die Asepsis eingeführt haben. 1900 kehrte er nach Deutschland zurück, gründete in Neumark ein Kreiskrankenhaus, stiftete die Palästra Albertina für die Universität Königsberg und eine Bibliothek. Vgl. Rudolf Steege (1979), Dr. Friedrich Lange, in: *Heimatbuch für den Kreis Neumark in Westpreußen bis 1941 Kreis Löbau*, Remscheid.

Hedwig, Anna,[31] Helene, Elisabeth. In der Akte finden sich zahlreiche (nicht abgeschickte) Briefe an Familienmitglieder oder Briefe der Geschwister an den Direktor und vereinzelt an Carl Lange. Die jüngste Schwester Elisabeth Lange (geb. 28. Oktober 1865) z. B. berichtete am 26. Oktober 1888 vom Alltag in Lonkorrek.[32] Auch die Schwester Anna erkundigte sich gelegentlich nach Ihrem Bruder.[33] An den ältesten Bruder Ernst Lange, wohnhaft in Berlin, schrieb Carl Lange beispielsweise zunächst freundlich, dann beschimpfte er ihn und warnte seine Verlobte vor ihm.[34] Außerdem versuchte er zu seinem Cousin Franz Lange, wohnhaft in Berlin und seiner Tante Jeanette Lange, geb. Cultin, wohnhaft in Charlottenburg, Kontakt aufzunehmen.[35] Letztere sandte ihm ebenfalls einmal einen Familienbericht, bat später den Direktor darum, nicht weiter mit Carl Langes Zeichnungen belästigt zu werden und schrieb: „möge es nicht lange währen".[36] Die Schwester Hedwig Lange pflegte den häufigsten Kontakt zu Carl Lange, erkundigte sich nach dem Bruder, schickte ihm Päckchen und besuchte ihn. Auch machte sie gegenüber dem Direktor Vorschläge zur Verbesserung der Situation, die aber alle mit der Begründung abgelehnt wurden, dass die Briefinhalte Ausdruck seiner Wahnvorstellungen wären. So regte sie an, Carl Lange mit Übersetzungen zu beschäftigen oder ihm einen fotografischen Apparat senden zu dürfen und bat darum, seinem Wunsch nach einem Zahnarztbesuch bzw. der Untersuchung durch einen von der Anstalt unabhängigen Arzt nachzukommen.[37] Hedwig Lange war außerdem die Schwägerin des späteren Vormunds Carl Langes, Prof. Dr. Ing. W. Reichel.[38] Sie erhielt nach seinem Tod eine Mappe mit Zeichnungen und ein Buch mit Gedichten. Außerdem schrieb Carl Lange auch an einen Freund Louis Römer in Groß Schoenwalde, der ihn auf seiner Flucht nach Berlin vermutlich eine Nacht aufnahm.

Die Familienmitglieder bemühen sich also auf unterschiedliche Weise um Kontakt, kümmern sich um ihn und auch Carl Lange fühlte sich Ihnen – und sei es

[31] Später Anna Rehholz, wohnhaft in Schugsten bei Königsberg, später in Maxhausen.

[32] Akte Lange I, (S. 70).

[33] Ebd., 431 f.

[34] Ebd., 581; Akte Lange II, (S. 68).

[35] Akte Lange I, (S. 207).

[36] Lange schreibt an Jeannette Lange in Charlottenburg am 15. April 1891, Akte Lange II, (S. 274): „habe mich sehr über deinen Brief vom 13ten April gefreut. Bedaure, dass du krank gewesen bist. Das Alter fordert sein Recht […]. Ich will aber nicht im Irrenhause noch älter werden, als ich geworden bin, denn ich bin sehr gealtert, namentlich seitdem ich in diesem […] Schwetz eingeschlossen gehalten werde. Du kannst ja keine entfernte Ahnung davon haben, wie sehr ein Mensch im Irrenhause leidet. Was ist denn hier in Deutschland aus den Menschen geworden!"

[37] Die Anregung Hedwig Langes, den Bruder Carl mit einer Übersetzung zu beschäftigen und seine Bitte um einen Fotoapparat werden vom Arzt mit der Begründung abgelehnt, dass Carl Lange jede Gelegenheit zur Flucht ergreifen würde und die Beschäftigungen ihn nicht von seinen Gedanken ablenken würden. (ebd., S. 51 f., Brief vom 08.03.1898) Außerdem z. B. Ebd., 202 und 315, Brief vom 16.12.1910 und die Antwort des Direktors am 20.12.1910: „Ebenso muss ich sie ersuchen, von der Versendung eines photographischen Apparates Abstand zu nehmen." (ebd., 315a).

[38] Berlin-Lankwitz Beethovenstraße gleiche Adresse wie Hedwig Lange, vgl. Ebd., 420–422, 10.11.1916.

4.4 Die Akte Lange

schimpfend – offensichtlich sehr verbunden. Ein beständiges Thema Carl Langes war die nicht korrigierbare Wut auf seine Brüder Conrad und Friedrich, die er als Verursacher seiner Verschleppung sieht. Er sieht sich selbst als einen „räudigen Hund, der mit dem Fuß fortgestoßen wurde".[39] Seine Familie anklagend verfasste er sich selbst Geburtstagsbriefe und forderte immer wieder, dass die Familie sich mehr um ihn kümmern sollte und schimpfte vehement auf seinen Vater, der ihn zwänge, zu kleine Kleider zu tragen und ihm nicht antwortete.[40] Kurz vor seinem Tod wünscht er mehrfach dringend Besuch von der Familie, der aber nicht mehr rechtzeitig eintrifft.

Der Kontakt zur Familie scheint von beiden Seiten aus gesehen janusköpfig und einerseits und einerseits von Zuwendung, Vertrauen, Verbundenheit und Sorge, andererseits von Ablehnung und angesichts des ständig agitierenden Bruders von verständlicher Hilflosigkeit geprägt.[41] Die Verstrickung von Arzt- und Familiensystem ließ in Carl Langes Wahrnehmung sicherlich gerade hinsichtlich mancher Zustände in den Psychiatrien der Zeit Vertrauens- und Misstrauenspersonen verschwimmen. Ohne dies verifizieren zu können gewinnt man auch hinsichtlich der Familienmitglieder den Eindruck, dass Carl Lange jenseits aller erwarteten Gepflogenheiten, in seiner ständig angreifenden Art womöglich hin und wieder unangenehme Wahrheiten verletzend deutlich aussprach.[42] Der Tod der Mutter liegt zeitlich sehr nah zum Einweisungsszenario in New York und Allensberg, was Raum für Spekulationen über diesen Tod als Anlass für die Krankheit gibt, die jedoch kaum verifizierbar sind. Im Kontext des Todes des Vaters schreibt Carl Lange sich selbst eine Einladung, zur Testamentsvollstreckung erscheinen zu müssen. Auch Zeilen der Entschuldigung ihm gegenüber finden sich einige Monate nach dem Ableben des Vaters, die aber zugleich daran zweifeln lassen, ob er den realen Tod verstanden hat.[43]

[39] Akte Lange I, (S. 183).
[40] Z. B. ebd., 287. Akte Lange II, (S. 263).
[41] Am 15.04. 1890 schrieb Hedwig Lange an den Direktor: „Habe ihn später ein Mal besucht, bei welcher Gelegenheit Carl gegen mich freundlicher war, als die Herren Aerzte vorher glaubten – dann aber ist er wieder erbittert Der Vater habe sich so sehr gewünscht, dass Carl nicht mehr verbittert wäre dass es mir eine Freude wäre, wenn mein Bruder einer freundlicheren Gesinnung gegen mich Raum geben könnte, brauche ich wohl nicht zu versichern, und wäre mir das umso lieber, als mein Vater so sehr den Wunsch hat, dass sein Sohn seiner freundlicher und milder gedenken möchte.", Akte Lange I, (S. 202 f.).
[42] Z. B. ebd., 127 am 12. Juni 1889: „Was bildet sich denn diese Familie von sich ein? Etwa, dass sie etwas Besseres sei, als ich? Lächerlich. Menschen, die ihr ganzes Leben auf einer sandigen Aldmark in Westpreussen gesessen, nie den Hals in die Welt hinaus gesteckt[?], kaum mehr versteht als Hühner füttern, werden sich auf einmal anmaßen über einen Mann, den Stab zu brechen, der ihre Schweinchen kennt und dem sie nicht das Wasser reichen."
[43] Die selbstgeschriebene Einladung: ebd., 525, Brief vom 15.01.1894. Zeilen der Entschuldigung: „Lieber Vater! Wenn ich auch bisweilen auf Dich geschimpft habe, so nimm mir das weiter nicht übel. Es ist im Augenblick der Erregung geschehen. Ich hoffe, wir vertragen uns wieder und es bleibt alles beim Alten".

4.4.5 Carl Langes eigene Aufzeichnungen

Mit unbändiger Energie schrieb Carl Lange unablässig Briefe an Autoritäten der Zeit.[44] Außerdem verfasste er Spottlieder, politische Verse, Gedichte und Theaterstücke und kommentierte Karikaturen.[45] Carl Lange verwendete Englisch, Französisch, Spanisch und Griechisch in seinen Texten, er beschäftigte sich mit Zola und Lessing, arbeitete nach eigener Aussage an einer Übersetzung von Lessings *Nathan der Weise* und kommentierte Artikel der Zeitschrift *Vom Fels zum Meer*. In einer beschrifteten Karikatur verglich er vermutlich sich selbst z. B. mit einem eingeschläferten „irrsinnigen Dornröschen", das vom „Wärter Zeit" die nächsten fünf Jahre bewacht sei, aber dann wieder geweckt werde.[46] Die ersten Zeichnungen finden sich am 27. März 1891 in der Akte, später tauchen manchmal Randkritzeleien auf. Außerdem entwarf er ein Standbild und zahlreiche Collagen aus Zeitungsschnipseln.[47] Nach etwa sechs Jahren in der Anstalt entwickelte er die Idee von den „photographisch nachweisbaren, ineinander liegenden, ein fünfzehnjähriges Verbrechen enthüllenden Wunderbildern in der Schuheinlegesohle des Geopferten", die ihn viele Jahre umtrieben.[48]

Carl Lange empfand seine Entmündigung als ungerechtfertigt, sah sich selbst als Heiler der Ärzte und sie oder wahlweise Familienmitglieder, Richter oder Wärter als die eigentlich Irren.[49] Er bemängelte das Essen, klagte über Hunger[50] und reflektierte darüber, wie er die Gefangenschaft am besten überlebte. Er beschäftigte sich mit Körperertüchtigung („50 Stehaufübungen aus dem Schneidersitz in den Stand") und damit, wie er „essen, trinken, arbeiten, schlafen muß, um in der Gefangenschaft

[44] Zeitungen, z. B: Berliner Tagblatt, New Yorker Staatszeitung, Norddeutsche Allgemeine Zeitung, außerdem an Anwälte, die amerikanische Botschaft, Landrat Gerlich, Kaiser Wilhelm oder den Papst, z. B. Akte Lange II, (S. 322). An Kaiser Wilhelm, z. B. Akte Lange I, (S. 322): „Ich verlange mein Recht, das mir ihre blödsinnigen Unterthanen seit Jan. 1884 vorenthalten."

[45] Die schriftlichen Werke von Carl Lange, die sich bei der Transkriptionsarbeit in der Akte fanden, wären eine eigene Analyse wert. So verfasste er z. B. ein Theaterstück mit dem Titel: Der Cherub und der Seraphim, Liedtexte wie „Der heilige Appelsinius" oder „Elis Lied", ein „Wiegenlied", manchmal ergänzt ob zu einer tänzelnden oder einer Marschmusik zu singen. Außerdem die Balladen „Das Hohelied vom I-Punkt", „Die Suppen-Trilogie" oder „Schulmeister Bismarck".

[46] Akte Lange I, (S. 77).

[47] Entwurf eines Standbildes für die Stadt Schwetz: Akte Lange II, (S. 85). Zeitungscollagen z. B. zum Thema Vision, Akte Lange I, (S. 552); oder auch ebd., S. 245 auf Zeitungsstreifen.

[48] So lautet der Titel einer weiteren Zeichnung Langes; Carl Lange behauptet, die Schweißflecken 1898 entdeckt zu haben; ein Arzt notierte hingegen bereits 1889, dass Carl Lange Bilder in seinen Schweißflecken entdeckt haben will.

[49] „wird ein Arzt Irrenarzt, so ist dies stets ein sicherer Beweis seiner Geisteskrankheit" Akte Lange II, (S. 248). Carl Lange über Irrsinn: „Wer was sichtbar ist ableugnet ist wahnsinnig. Du brauchst nur zuerst zu sagen und zu beschwören: der andere ist unheilbar irrsinnig, so kann der andere niemals den Beweis führen, dass er es nicht ist, denn er ist ja geistig totgeschlagen", Akte Lange I, (S. 163).

[50] Akte Lange I, (S. 62 und 117).

4.4 Die Akte Lange

leben zu können."[51] Die diagnostizierte „Gehirnerweichung" bezweifelte er, forderte seine Entlassung und nahm aufmerksam Zeitungsartikel zum Umgang mit Patienten wahr. So verlangte er z. B. die Aufnahme psychisch Kranker in die Dorfgemeinschaft und Familien[52] oder sinnierte über Wachträume und Geistererscheinungen im Dichtertum. Er bat um Hilfe für Mitgefangene und Besuch.[53] Lange stellt sich immer wieder in wechselnden Kontexten als Retter der Unterdrückten dar. Darüber hinaus fingierte er zahlreiche Briefe, um entlassen zu werden[54] und unterschrieb seine Texte mit verschiedenen Namen. Mal nennt er sich Dr. Carlos Lange, Charles Lange, häufig „Nordamerikanischer Staatsbürger", ab ca. 1910 z. B. Schriftsteller aus Mexiko, in späten Jahren vereinzelt Jesu Christo.[55]

Ausdrücke wie „geheimer Irrsinnsschwindel" oder „Aktenkünstler" sind Markenzeichen seiner Texte. Immer wieder bat er um Rechtsbeistand in einer „internationalen amerikanisch-deutschen Irrsinnsangelegenheit", beschwerte sich über die Zurückhaltung seiner Briefe und fand Wege, verschiedene davon nach draußen zu schmuggeln.[56] Wie viele Briefe Carl Lange im Verhältnis zu den in der Akte abgehefteten verschicken konnte, ist unklar. In späten Briefen scheint es, dass er nicht mehr mit der Absendung rechnete, sondern sich in einer Art innerem Dialog an die Adressaten wendet, weil er auf den gleichen Papierbögen an unterschiedliche Personen schreibt. Später forderte er seine Briefe zum Teil zurück. Auf Gewaltmaßnahmen kam er oft zu sprechen. Unter anderem beklagte er wiederholt, er sei mit einem Regenschirm geprügelt und misshandelt worden, ein Barbier habe ihn mit einem hygienisch nicht einwandfreien Rasiermesser verletzt und er habe eine Infektion mit Haarausfall und Bartverlust davon getragen.[57] Immer wieder fürchtete er sich vor den Ansteckungsgefahren infolge schlechter hygienischer Zustände. Besonders von den zwei ihm zugeordneten Wärtern fühlte er sich immer wieder bedroht und schikaniert. Nach einiger Zeit in der Anstalt klagte er häufig darüber, dass nicht nur er hier getötet würde, sondern auch seine Nachfahren.

Wiederholt erwähnte er Erfahrungen und Begegnungen mit Indianern und berichtete von einem Erlebnis in Mexiko: Am Ostersonntag 1880 habe die Tropensonne in Papantla sein Bild in ein Stück Glas gezeichnet. Lange sah darin Parallelen zu Christus, der „ich bin das Licht, die Wahrheit und das Leben!" in den Sand schrieb, während er die Pharisäer aufforderte: „wer rein ist, werfe den ersten Stein". Eventuell hatte Carl Lange an diesem Tag ein visionäres Erlebnis oder einen

[51] Akte Lange II, (S. 414).
[52] Ebd., 303: ausgerissener Zeitungsartikel zur Zählung außerhalb der Anstalt lebender Geisteskranker, Vandalismus im Irrenhauswesen (Akte Lange I, (S. 346 ff.) und Antwort auf einen Beitrag aus der Norddeutschen Allgemeinen Zeitung vom 21. September 1897 über Reformen und Abschaffung von Medikamenten in der Anstalt (ebd., S. 642 f.).
[53] Akte Lange I, (S. 50 und 54).
[54] z. B. Ebd., 388 f., als seine Schwester Hedwig an den Direktor.
[55] Akte Lange II, (S. 244).
[56] Er wollte laut eines Briefes selbst einem Vogel eine Botschaft an die Kralle gebunden haben oder bat Leute auf der Straße durch den Zaun, Briefe für ihn einzuwerfen.
[57] Z. B. Brief an die Familie vom 22. Dezember 1888, Akte Lange I, (S. 342 f.).

psychotischen Schub, den er sich mit dem Ruf Gottes erklärte? Gesellschaftskritische Einfälle und Passagen fließen in seinen Texten unversehens in biografische Anekdoten oder Verweise. Bestimmte Themen und Rhythmen wiederholen sich immer wieder, wie z. B. das Abschweifen auf das Erlebnis in Papantla oder das Schimpfen auf seine Brüder Conrad und Friedrich Lange. Oft landen Briefe und Texte, die völlig anders beginnen, immer wieder bei diesen Themen bzw. dem Leser gerät bei genau diesen Themen die nachvollziehbare Kohärenz abhanden. Jargon und Inhalte seiner Briefe zeugen von Erfahrungen eines Weitgereisten und einem Bildungshorizont, was, wie er selbst einmal betonte, ihn von den „provinziellen, spießigen" Ärzten unterscheide.[58]

Der emotionale Duktus ist breit, reicht von wütenden Protesten, verzweifelt beschwörenden Forderungen, drohender Besserwisserei, amtlicher Sachlichkeit und stolzen Erklärungen bis hin zu erbaulichen, sendungsbewussten und euphorischen Schriften oder humorvollen, lustigen und augenzwinkernd-satirischen Kommentaren. Mal füllt seine feine Schrift eng, sorgfältig und dicht gedrängt viele Bögen oder abgetrennte, durchnummerierte Zeitungskanten, dann wieder sind hektisch Briefumschläge beschmiert, Notizen am Rand hinzugefügt. Manchmal werden selbst erdachte Rechnungen großzügig auf zugeschnittene Blätter notiert, ein Theatertext ist sehr ordentlich in zwei Spalten aufgeführt oder ein Brief als Collage geklebt. Wiederholt scheint er nicht zum Ende zu kommen und füllt jeden freien Platz des Papiers, Ränder und Kanten der Briefbögen, sodass die Ärzte noch Mühe haben, einen freien Platz auszumachen, um den Vermerk „zu den ärztl. Akten von Lange" zu notieren. Manchmal notierte Lange offenbar diesen Kommentar auch selbst, offensichtlich darum wissend, dass seine Briefe die Adressaten nicht erreichen werden.

In fast allen textlichen Ausdrucksformen Langes überlappen mehrere Denk- und Ausdrucksebenen. Zentral sind dabei besonders drei Bereiche: 1. Kritik an der Institution Irrenhaus, seiner Diagnose, den Ärzten und den unmittelbaren Verhältnissen der Anstalt, 2. religiöse Ideen und 3. die eigene Geschichte des Reisens und der Familie. Die Abgrenzungen zwischen den Bereichen sind meist nicht scharf, sondern angesprochenen Bereiche fließen oder springen ineinander zu einem ab und an recht hermetischen Gewebe zusammen. Bildungshintergrund und Reiseerfahrungen erhöhen darüber hinaus die Komplexität der Texte. Bei Carl Lange sind für Andere scheinbar weit auseinanderliegende Ebenen enger und selbstverständlicher zusammengehörig. Als Leser und Betrachter verliert man wiederholt den Faden, auch wenn die Texte nicht unzugänglich, sondern an vielen Stellen witzig, berührend und hinsichtlich ihrer Assoziationsbreite oder des Einfallsreichtums faszinierend, sodass sie immer wieder überraschen. Manches Mal wirken sie, als hätte man es mit dem wissenden und fantasievollen Schalk eines älteren Mannes zu tun, dann wieder werden Selbstüberheblichkeit und Verfolgungsängste spürbar, die in permanente Anklagen münden und dabei beständig abschweifen oder starr verharren. Ohnmacht, Einsamkeit und panische Angst, die er bei dem gleichzeitigen Gefühl, auserwählt und allmächtig zu sein, vermutlich immer wieder erlebt hat, werden aus dem mitunter verzweifelt beschwörenden Charakter seiner Briefe deutlich. Doppeldeutige, unentschiedene Bedeutungsgeflechte, religiös aufgeladene Selbststilisierungen und

[58] Vgl. Ebd., 163.

4.4 Die Akte Lange

wiederholtes Kreisen um das Thema Selbstbehauptung und Gerechtigkeit sind ebenfalls zentral für Langes Texte. Oft spiegelt der Ton von Carl Lange den gängigen Ton der stark hierarchisch organisierten Gesellschaft seiner Zeit wieder, verzerrt ihn aber durch den verschobenen Kontext auch karikaturesk und führt ihn so vielleicht besonders provozierend vor Augen. Das Ausschweifende seiner Texte, die einen manchmal zwischen Ungeduld und Staunen schwanken machen, lassen uns aus der heutigen Distanz manchmal schmunzeln, weil sie wie ironische und groteske Kommentare auf Zustände von damals wirken. Der gewählte Befehlston mag auch aus der Ohnmacht der totalen Machtlosigkeit geboren sein. Manchmal gerät man als Rezipientin auch in eine anteilnehmende Empörung, die sich an dem wahren Gehalt seiner Aussagen orientiert und seinen Kampf um Gerechtigkeit und Recht mitgehen möchte. Ein emphatischer Mitvollzug der Texte ist andererseits oft sehr schwierig, gerät man doch immer wieder, wie Vera Luif es in ihrer Studie zu „Psychose als Erzählgeschehen" treffend formuliert hat, in einen „Zwischenbereich von Fiktion und Realität, in dem sich der Rezipient nicht mehr zurechtfindet. Er oszilliert zwischen Zweifel und Erstaunen, Misstrauen und Faszination. Inkohärenzen und unaufgelöste Setzungen konstituieren dabei Leerstellen, die den Leser dazu auffordern, sich das Geschehen erklärbar zu machen."[59] Der Rezipient ließe sich dadurch entweder in seiner Fantasie anregen oder er resigniere und wende sich verwirrt vom Text ab. Der Duktus, mit dem Carl Lange das Gegenüber seiner Briefe anspricht, hält den Leser häufig dadurch auf Distanz, dass alles Berichtete ihm selbst bereits äußerst klar ist und er den anderen nur darüber aufklärt oder ihn einweiht. Selbst dann, wenn Briefe Normalität suggerieren, von gemeinsamen Ausgangspunkten ausgehen, sich nicht nur z. B. durch Beschwerde abgrenzen, sondern mitteilen wollen, wird das Gegenüber in die vermeintlich klaren Wahrheiten von Gut und Böse eingewoben. Die Funktion der Texte und Briefe scheint zwischen Selbstgespräch und Kontaktsuche zu liegen. Als würde die Kontaktaufnahme zum Anderen immer wieder versucht, müsste dann aber in der Überhandnahme der Selbstbezüglichkeit notwendig scheitern. Es sind keine reinen Tagebuchnotizen, sondern die Texte erwecken vielmehr den Eindruck, dass der Versuch misslingt, bei sich oder dem anderen anzukommen.[60]

Vermutlich würde man Carl Lange auch heute noch verschiedene Wahninhalte zuschreiben, so etwa Paranoia, Größen- und Beziehungswahn[61] oder religiösen

[59] Vera Luif (2006), *Die Psychose als Erzählgeschehen. Eine textanalytische Tagebuchstudie*, Lengerich, S. 214.

[60] Vgl. dazu auch Joachim Küchenhoff (2012), *Psychose*, Gießen, der darauf aufmerksam macht, dass psychotisch Erkrankte mitunter versuchen, eine Vielzahl von Worten einzusetzen, um damit, um damit vermeintlich Brücken zu den Objekten zu schlagen.

[61] Diese Richtung schlägt Ferenc Jádi ein. Jádi, *Zwei Fälle*, S. 217. Er deutet das ideologische Klammern mit der Theorie von Imre Hermann als „Anklammerungssyndrom" und „den allgemeinen Sicherheitswunsch des Unbewußten, dessen pathologische Form die Vorherrschaft der präzisen begrifflichen Gestaltwertung das zwanghafte Achten auf sittliche Fehlerhaftigkeit hervorruft". Jádi sieht dies durch eine ausgefeilte Handerotik bestätigt, die er in der besonderen Aufmerksamkeit der Zeichnungen auf die Hände und Handhaltungen sieht, lässt aber z. B. außer Acht, dass die Zeichnungen sich auch an bestimmte Adressaten und Betrachter richten. Vgl. dazu auch Katerndahl, „Bildnerei von Schizophrenen", S. 78.

Wahn oder aber fixe Ideen. Das Festhalten an spezifischen Themen, die Selbsterhöhung, die permanente, empfindliche Anklage, das Kreisen um sich selbst und der Bezug alles Wahrgenommenen auf sich selbst werden in seinen Briefen sehr deutlich. Offensichtlich ist auch Carl Langes Fähigkeit, zu unterschiedlichen, immer neuen Ausdrucksformen zu finden. Er schafft zahlreiche metaphorische Räume, die in seiner Perspektive durchaus Sinn machen, wenngleich sie intersubjektiv kaum eingebettet sind. Konkretistisch bilden viele Wortverwendungen dabei Übergänge zwischen Sprache und Bild und werden mit dem eigenen Körper, einer Materialität oder sinnlicher Anschauung verbunden. Um dieses Vorgehen genauer zu zeigen, das sowohl im künstlerischen Arbeiten als auch im Denken schizophrener Patienten eine Rolle spielt, möchte ich kurz auf die Beitexte und anderen Zeichnungen eingehen.

4.4.6 Beitexte und die anderen Zeichnungen

In den Texten seiner Zeichnungen[62] verknüpft und häuft Carl Lange das, was ihn im Zusammenhang mit seiner Selbsterhöhung, seinen Verfolgungsängsten etc. beschäftigt, zu einer solchen Dichte, dass der Leser (ähnlich wie bei seinen Zeichnungen) zunächst eine Weile braucht, um die einzelnen Themen, die mit dem Wunder in der Schuheinlegesohle verbunden werden, auseinander zu dividieren. Nur vereinzelt erhellen sie Momente des Gezeichneten, vielmehr bringen sie in einer beinahe künstlerischen Form von stilisierten, pathetischen, triumphierenden Pamphleten, Anklageschriften oder religiös durchsetzten Predigten den Kontext zum Bild hinzu, der vor dem biografischen Hintergrund zum Teil verständlicher wird. Carl Lange bezeichnet z. B. die oben ausführlich betrachtete Zeichnung in der zugehörigen Beischrift als „Quelle eines fünfzehn Jahre von methodisch wahnsinnigen, geheimen Giftmischern und Todtschlägern in Deutschland hinter frecher, wissentlicher Actenfälschung verheimlichten Verbrechens",[63] was sich, so zeigen die biografischen Untersuchungen, auf die Einweisung durch seine Brüder bezieht. Sich selbst benennt er als den „Geopferten, Entmündigten und Todgeschriebenen".[64] Der Inhalt der Zeichnung, sei, so Lange, nur unter Zugrundelegung von Fotos seiner Eltern zu deuten. Seine Eltern seien Opfer eines Doppelgiftmordes geworden und entlarvten durch ihre Präsenz im Bild die „fluchwürdigen Mörder ihres Sohnes unter dem Zeichen des Heiligen Geistes". Das schwarze Kreuz stelle das Leiden dar, „die geheime Gehirn- und Rückgratzerschmetterung, die Kopfkreuzigung, die in Bart, Haar, Augenbrauen-Verlust, Gesichtsnarben und Flecken unverkennbare Merkmale des verheimlichten Verbrechens gegraben hat".[65] Die „Urkunde" auf Abb. 4.8 ruft in

[62] Zu fünf Zeichnungen sind längere Texte erhalten. Inv. Nr. 93 und 95 integrieren die Zeichnung in das Geschriebene, das auch die Rückseiten bedeckt. Zu den großformatigen Blättern 96, 97 und 98 sind es Beschriftenblätter (96/1, 97/1, 98/1).
[63] Vgl. Sammlung Prinzhorn, Inv. Nr. 98/1.
[64] Ebd.
[65] Ebd.

4.4 Die Akte Lange

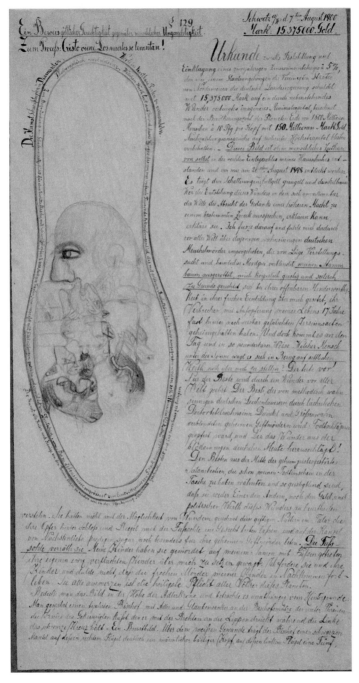

Abb. 4.8 Ein Beweis göttlicher Gerechtigkeit gegenüber menschlicher Ungerechtigkeit, 39,2 × 20,5 cm, 1900, Sammlung Prinzhorn Heidelberg, Inv. Nr. 95 recto

Anlehnung an die Offenbarung des Johannes mittels des Wunders zur Entthronung und Internierung von Kaisern und Königen auf. Lange will das Wunder vergrößert gegen Eintrittsgeld ausstellen. Es soll auch für ein „imaginäres Minimalcapital" bürgen, mörderische Verbrechen gegen ihn aufdecken und Carl Lange Gerechtigkeit zukommen lassen. Vor allem aber soll es ihn herausheben aus „der blödsinnigen deutschen Meute", deren „Nattern im Talar" und „Seelenarztschwindler" er wütend beschimpft. Der Verbrecher sei im Mantel zu suchen, heißt es wiederum auf einem weiteren Blatt.[66] Den Kopf hinter dem Geistlichen verbindet er mit seinem Vater. Er erwähnt eine Gerichtsverhandlung in San Antonio, die sich wohl auf Langes Entmündigung bezieht und wirft zahlreiche rhetorische Fragen zum Thema Wunder, Glauben und Eid auf. Er sah sich dafür belohnt, so heißt es dort außerdem, dass er ein Meister der geschlechtlichen Selbstbeherrschung und Keuschheit sei und einen ewigen sittlichen Maßstab geschaffen habe. Zahlreiche historische Ereignisse und Zahlen setzt er in Beziehung zu sich und dem Wunderbild. Ihre Zusammenhänge hat Ferenc Jádi an einem Beispiel versuchsweise in psychoanalytischer Lesart entschlüsselt.[67] Der Beitext zu Abb. 4.9 zieht u. a. zusätzliche Bezüge zu seiner Mutter und seinen Schwestern, beschreibt das Erleben beim Entdecken des Wunderbildes, das wiederum zwölf Einzelbilder umfassen würde und greift motivisch die Penetration des Kopfes – hier in Form eines zugenähten Mundes – auf.[68]

Bis auf eine deutlicher anvisierte Außenwirkung der Textbilder scheinen die Texte zunächst nicht viel Neues gegenüber der bereits analysierten Vorstellungswelt von Verfolgungsangst, Selbsterhöhung, apokalyptischer Rettung und dem agitativem Ausdruck hinzuzusetzen. Dieser Kontext wird von immer anderen Seiten wieder berührt. Interessant ist aber die beinahe bildnerische Verdichtung zu bunt schillernden Sprachteppichen, das teilweise konkretistische Verständnis von Sinnzusammenhängen und die Betrachtung von Worten in ihren materiellen Eigenschaften. So erwähnt Carl Lange „das Haar der Mutter" auf der Zeichnung, das „durch ein Band zu einem Sprachbilde gewunden" sei und „die Vergeltung Haar um Haar" herausfordere. Wiederholt verknüpft er außerdem Wortfelder des Begriffes „Fuß" mit dem Wunderbild. „Ich fusze darauf und fühle mich dadurch vor aller Welt über diejenigen wahnsinnigen, deutschen Meuchelmörder emporgehoben, die [...] mich körperlich geistig und seelisch zu Grunde gerichtet. [...] *Die Fußsohle verrät sie.*"

[66] Inv. Nr. 97.

[67] Ferenc Jádi „entschlüsselt" u. a. die von Lange angeführten Zahlen- und Namenszusammenhänge der Beischrift in Bezug auf die Dreifaltigkeit, z. B. im Zusammenhang mit dem Ersten Konzil von Nicaia 325. Die dortige theologische Debatte darum, ob man die Trinität als Wesenseinheit oder Wesensgleichheit bewerten müsse, interpretiert Jádi als bedeutsame und sensible Frage für die Identitätsfindung eines Mannes, die seiner Meinung nach Carl Lange umgetrieben haben könnte. Eine Wesenseinheit anzunehmen festige die Priorität des Vaters, während eine Wesensgleichheit diese Dominanz nicht beinhalte, weil dann Vater, Sohn und Heiliger Geist gleichrangig zu behandeln seien. Jádi, *Zwei Fälle*, S. 212.

[68] Auffällig ist, dass wieder der Mund durchstoßen ist, hier durch den Faden, der den Mund zugenäht hat.

4.4 Die Akte Lange 179

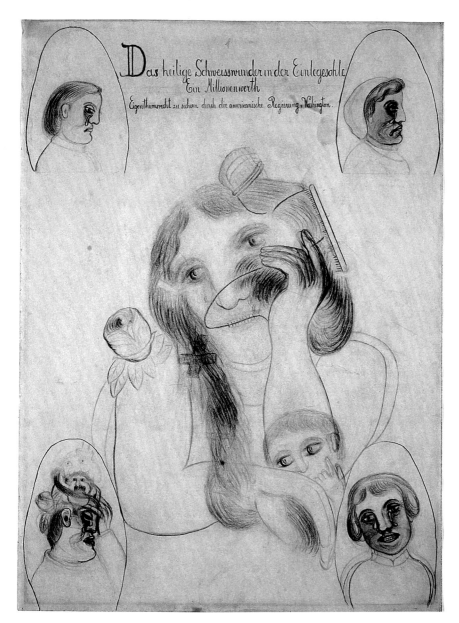

Abb. 4.9 Das heilige Schweisswunder in der Einlegesohle, 51,2 × 38 cm, um 1900, Bleistift auf Zeichenpapier, Sammlung Prinzhorn Heidelberg, Inv. Nr. 96

[im Original unterstrichen, S.F.][69] Oder: „die blödsinnigen Nachplapperer, die Papageien-Menschen, die morgen Gnade wimmernd zu den Füßen des von ihnen Geopferten sitzen können, über den sie hochtrabend und sich selbst belügende die Köpfe gereckt, deßen Kinder sie ermordet [...] So wunderbar ist Gott in seinen Werken. Durch meinen Fußschweiß [...] gibt er Euch den Fußstoß",[70] Assoziationen um Wortfelder bzw. Körperteile bestimmen also die Verknüpfung von Bedeutungsräumen und werden teilweise ins Abstrakte oder umgekehrt ins Konkrete gehoben. Mit dem Wortfeld Fuß wird ein metaphorischer Raum eröffnet, in dem Zwischenräume und Übergänge von Sprache, Körper- und Leiberleben berührt werden. Grenzen zwischen Worten und Dingen beginnen zu verschwimmen und die Bild- und Textsprache verliert ihren Als-ob-Charakter.

Der oft aufbrausende und zornige Sprachduktus seiner Texte und die durch die Ärzte beschriebene Gewalttätigkeit stehen in einem merkwürdigen Kontrast zu den Zeichnungen, in denen die Gefühlsnuancen viel feiner dargestellt sind und von Trauer und Angst bestimmt scheinen. Die Zeichnungen können insgesamt als Auseinandersetzung mit dem einen, von Lange immer wieder erwähnten Wunder-Erlebnis gesehen werden. Abb. 4.9 verzeichnet den 9. August 1900 als Entstehungsdatum, einige andere Zeichnungen spielen darauf an, dass Carl Lange das Wunderbild am 26. August 1898 entdeckt haben will. Es könnte also sein, dass ihn die Zeichnungen über ca. zwei Jahre oder länger beschäftigt haben. Sie sind Annäherungen an das gleiche Bild und die gleiche Idee, also Formenfindungen, die im Einzelnen unterschiedliche Aspekte und Schichten hervorheben und auf wechselnde Ausschnitte des Gleichen fokussieren. Einzelne Ausschnitte des Kopf-Konglomerats wiederholen sich oder sind erzählerisch auseinander dividiert. Besonders Abb. 4.2 erinnert an film stills,[71] die Bewegungen festhalten wollen, als wäre die Gestalt in Wandlung begriffen und mal deutlicher, mal weniger deutlich vorhanden. Der Kopf des Geistlichen mit Adlertaube kehrt in der unteren Bildreihe wieder.[72] Mitunter weisen die Kopfknotenfiguren auch einen Zug ins Skulpturale, Dreidimensionale auf.

4.5 Zurück zur Zeichnung: Interpretationsansätze

4.5.1 *Selbstbilder, Trostbilder, Rettungsbilder*

Biografie, Beschreibungen der Ärzte und eigene Texte Langes erhellen persönliche Bedeutungen der anfangs ausführlich betrachteten Zeichnung. Individuelle Zusammenhänge und Bedeutungen innerhalb seiner Wahrnehmung lassen sich an

[69] Text auf Abb. 4.9. Außerdem auch Akte Lange I, (S. 80: „Ich kann mich nur an das halten, was Irrenärzte mir gegenüber von ihrer Überzeugung verraten. Darauf muss ich fusen, um eine gerichtliche Untersuchung erwecken zu können."
[70] Text auf Inv. Nr. 96/1.
[71] Diese Idee geht auf Thomas Röske zurück.
[72] Ebenso Inv. Nr. 94 und 97.

4.5 Zurück zur Zeichnung: Interpretationsansätze

verschiedenen Punkten erahnen. Biographische Zusammenhänge sind hierbei unverkennbar. Der Umgang mit den Schwarz-Weiß-Tönen in seiner Zeichnung lässt zum Beispiel an Carl Langes Arbeit mit der Laterna Magica und an Vorgänge der fotografischen Entwicklung denken, wenn sich im Chemie-Bad auf dem Papier zunächst die dunkleren Schattenpartien zeigen. Die Haltungen der Eckfiguren erinnern an klassische Portraits-Studien. Die Zeichnung selbst trägt den Charakter einer Mehrfachbelichtung.[73] Auch Langes Vorstellung, dass in Papantla/Mexiko durch das Licht im Sand eine Zeichnung entstanden sei bzw. später Bilder durch den Schweiß auf der Fußsohle hervorgetreten sind, haben ihre Wurzeln eventuell in diesem biografischen Kontext. Das Licht schreibt etwas auf eine Oberfläche – diese zu Carl Langes Zeit relativ neue Technik greift er in seinen Wunderideen auf. Darüber hinaus verbindet sich aber für ihn mit dem Licht sicher auch etwas wie göttliche Kraft der Erkenntnis, die fähig ist hoffnungsvolle Botschaften zu hinterlassen. Über das Technische hinaus ist das Licht für ihn bedeutungsvoll aufgeladen.

Biographische Bezüge werden darüber hinaus durch Ähnlichkeiten der Figur in der rechten unteren Ecke mit Carl Lange selbst unterstützt.[74] Diese Eckfigur rechts unten unterscheidet sich außerdem in mehrfacher Hinsicht von den anderen. Sie ist der Betrachter, der das restliche Geschehen der Zeichnung ängstlich beobachtet. Die gedrehte Haltung und der erhobene Arm erwecken den Eindruck, als stürze das obige Geschehen auf sie ein, sodass sie es abwehren müsse. Einzig bei dieser Figur ist der Schutz des Schuhsohlenumriss durchbrochen, der ihr den eigenen Raum, eine Art Aura verleiht. Die sonst klaren Abgrenzungen bei Carl Lange verwischen hier. Zugleich steckt auch zugewandte Neugier in Haltung und Blick. Darüber hinaus bringt die Blickrichtung dieser Carl-Lange-Figur ihn in enge Verbindung zum Väterlich-Geistlichen in der Mitte und zur weiblichen Figur links oben, die Carl Lange selbst als Mutter identifiziert. Diese Verbindung wird außerdem durch die Fünf unterstützt, welche alle drei Figuren tragen. Die Muttergestalt trägt eine Rose auf der Schulter, die ebenfalls auf dem Grabkreuz im Hintergrund wieder auftaucht. Diese Rose ist Teil des Wappens von Neumark, des Verwaltungsbezirks von Carl Langes Heimatgegend Lonkorrek.[75] Wie die Fünf ist sie verbindendes Merkmal, erzählt hier von Erblühen und Vergehen und bezieht sich vielleicht auch auf die verstorbenen Eltern. Die Kinderfiguren beziehen sich evtl. auf seine Ängste, auch genealogisch ausgerottet zu werden.

Der Regenschirm entpuppt sich als Carl Langes persönliches Attribut, auf den er unter anderem in seinen Beschwerden über die Wärter, die ihn damit verprügelt haben sollen, zu sprechen kommt. Der erhobene Regenschirm dient vielleicht als neue Abschirmung und wird von ihm beinahe wie eine Waffe demonstrativ nach oben gehalten. In seinen Briefen und Aufzeichnungen klagt Carl Lange wiederholt über den Verlust seines Bartes, für den er das Fehlverhalten und die mangelnde Hygiene eines Barbiers in der Anstalt verantwortlich macht, in dessen Folge er sein Haar verloren hätte. Der Bartverlust der kleinen Carl-Lange Figur in der Zeichnung rechts unten könnte sich auf diese Gewalterfahrungen Carl Langes und seine Ängste beziehen.

[73] Das Übereinanderlegen fotografischer Platten wird bereits bei Prinzhorn genannt.
[74] Vgl. die Fotos Abb. 4.6 und 4.7.
[75] Vgl. Steege, *Dr. Friedrich Lange*.

Mit dem Verlust des Bartes wird auch ein Teil des sonst verdeckten Körpers freigelegt, der nun ungeschützt ist. Darüber hinaus ist die damit verbundene soziale Rolle verloren. Ein Stück des eigenen Selbstbildes ist verletzt. Die eigene Virilität, der Ausdruck fließender Lebenssäfte ist unterbrochen, individuelle Entfaltungsmöglichkeiten werden begrenzt – alles trifft auf Carl Langes Umstände und vermutlich auch auf sein Selbsterleben zu. Für Carl Lange wäre dann mit dem Bartverlust, so könnte man interpretieren, die Verbundenheit zum Göttlichen, die vielleicht in der bewussten Keuschheit gelebt wurde, sowie seine göttliche Zeugungskraft verloren.

Mit Bart weist die Figur rechts unten außerdem große Ähnlichkeit mit dem bildzentralen vollbärtigen Kopf im Kinn des Hauptportraits sowie dem mittleren Gesicht der von Christus links oben gehaltenen Büste und der Christusfigur mit Schuhen auf. Dies wird auch dadurch unterstützt, dass die Figur die wunderträchtigen Schuhe in der Hand hält und ein Kreuz auf der Stirn trägt, welches Carl Lange laut Überschrift beim „Wunder im Brod v. 2/10 1896" an seiner Stirn entdeckt haben will. Die Christusfigur mit Schuhen lässt zudem an seine eigenen langen und weiten Reisen durch Mexiko und verschiedene seiner Textpassagen zur Thematik von Schuhen und Füßen denken. Auch die Information, dass er sich selbst als Heiligen sah, finden wir in den vielen Parallelisierungen zu Christus wieder. Die Initialen C und L unterstreichen dies umso mehr.

Inhaltlich beziehen sich die Zeichnungen also auf Carl Lange, seine Herkunft, sein Leiden und die Idee seiner Auferstehung. Neben Selbstbildern bzw. einer verewigenden Darstellung seiner Geschichte erfüllen die Zeichnungen aber auch die Funktion von Trost- und Rettungsbildern. Diese Selbstvergewisserung am Scheideweg zwischen Leben und Tod, an dem er sich vermutlich wähnte, führt sich und den anderen vor Augen, dass der lebenserhaltende Geist noch da ist, ihm noch Leben einhaucht. Dies unterstreicht der Stil der Überschrift, der auf Sensation aus ist. Der geistliche Mantel bietet Schutz, Deckung und Anteilnahme; speichert die von ihm empfundene Wahrheit, wer der eigentliche Verbrecher sei. Die Fülle persönlicher Bilder ist in dieser einen Vaterfigur bewahrt und die persönliche Wahrheit geschützt. Der Geistliche ermöglicht außerdem die Auferstehung des kleinen Carl Lange am Kreuz und erlaubt im Namen des Heiligen Geistes ein Entfliehen. Dies hat Carl Lange bildlich prägnant auch auf der Rückseite eines anderen Blattes als Detail herausgegriffen (Abb. 4.10).

Die Schuhsohle ist der Raum dieser Wahrheit seines eigenen Fußes – darauf „fuszt" er. Sein Fuß macht sichtbar. Dieses „Fuszen" steht hier in der Bedeutung von bewahren, sich selbst behaupten und auf der eigenen Wahrheit, auf der man qua persönlicher Existenz voll „steht", in der das Eigene unanzweifelbar verleiblicht und gespeichert ist und für die man einstehen muss als eine Art letzte Sicherheit. Der Körper ist so strukturell selbst zum heiligen Raum erhoben, zum Hort der Wahrheit, welcher Hoffnung, Ängste, Erlittenes bewahrt und so anerkennt. Im Fußschweiß ist sein Leid, das Erlebte und Gefühlte gespeichert. Hinzu kommen alle Ambivalenzen und Brüche innerhalb des Bedeutungsfeldes: in der Psychiatrie nicht mehr gehen zu können, mit dem Fuß fortgestoßen worden zu sein, eine abgestoßene

4.5 Zurück zur Zeichnung: Interpretationsansätze 183

Abb. 4.10 Ein Beweis göttlicher Gerechtigkeit gegenüber menschlicher Ungerechtigkeit, 39,2 × 20,5 cm, 1900, Bleistift, Feder auf Zeichenpapier, Sammlung Prinzhorn Heidelberg, Inv. Nr. 95 verso (Ausschnitt)

Sohle zu sein oder unter der Qual des Versohlten zu leiden.[76] Es kann nicht das Ziel sein, die Fülle der persönlich gewendeten und manifestierten Symbole und Bezüge vollständig aufzuschlüsseln. Ihre Sinnhaftigkeit und Funktion zeigt sich eher als ein atmosphärisches Geflecht aus sich überlappenden Assoziationsräumen. Erlebensfelder werden deutlich, von denen her und innerhalb derer sich der Gestaltungsvorgang vermutlich vollzogen hat. Fest steht: er hat sich mit seinen Zeichnungen magisch-mystische Schutzbilder geschaffen, die eine Kontinuität seiner Selbst-Erzählung bewahren. Insofern sind die Zeichnungen als Selbst-, Trost- und Rettungsbilder zu verstehen, auf denen er im vollen Sinne des Wortes besteht und die ihm niemand mehr nehmen kann. Die eigene Ohnmacht wird mit viel Energie in Mächtigkeit umgedeutet, vermittels äußerer Wunder, die doch aus ihm selbst kommen, aus dem letzten eigenen, was er hat. Mit ihnen ehrt und anerkennt er sich selbst in einem Kontext völligen Ehrverlusts.

4.5.2 Zwischen Psychiatrie, Kunst, Kultur und Glauben

Im Folgenden möchte ich auf verschiedene psychiatrische, kulturelle, künstlerische und religiöse Aspekte und Fragen eingehen, die im Zusammenhang mit Carl Langes Zeichnungen diskutiert wurden oder weiterführend zu diskutieren wären: a) Halluzination; b) Hyperreflexivität; c) Religiosität; d) kulturelle Einflüsse; e) Kreativität und Ironie. Vor dem Hintergrund der Bilderfahrung, um die es in dieser Arbeit primär geht, steckt dies ein Feld möglicher Interpretationslinien ab.

[76] Siehe dazu auch Ferenc Jádi, der allerdings seiner Interpretation, dass es Parallelen mit dem Todesdatum des Vaters gäbe, ein falsches Datum der Gerichtsverhandlung zugrunde legt. Jádi, *Zwei Fälle*, S. 213.

a) Zeichnet Lange Halluzinationen? In der psychiatrischen Literatur ist das bei Landauer und Gruhle in den 20iger- und 50iger-Jahren so gesehen und eingeordnet worden.[77] Katerndahl zweifelt diese Annahme unter anderem wegen der klaren Zwecksetzung der Zeichnung an, die seine Gesundheit mittels eines Wunders nachzuweisen suche.[78] Die wiederholte, sorgfältige Ausführung der Motive spreche für eine bewusste Gestaltung und künstlerische Praxis der Verdichtung, für die Katerndahl als Vergleichsbeispiel zeitgenössische Postkarten anführt.[79] Auch Ferenc Jádi kommt bei der Frage, inwiefern hier tatsächlich Halluzinationen gemeint sind, zu dem Schluss, dass eher „illusionäre Verkennungen vorgegebener Strukturen" vorlägen.[80] Meines Erachtens lässt sich darüber kein endgültiges Urteil fällen, ohne mit dem Patientenkünstler selbst über seine Erfahrung zu sprechen und für die Auseinandersetzung und Begegnung mit den Zeichnungen ist es letzten Endes unerheblich. Der Gestaltungsvorgang auf dem Blatt Papier ist immer bereits eine Interpretation und Übersetzung, die mittels einer bei Carl Lange zum Teil paranoiden Fantasie ausgestaltet und in die „hineingeheimnisst"[81] wurde. Selbst wenn ein halluzinatorisches Erlebnis am Anfang dieser Gestaltung gestanden haben sollte, entstanden im Zuge der Ausarbeitung verschiedene Varianten, die seine eigene Auseinandersetzung mit sich, seiner Lage und seinen Vorstellungen spiegeln. Von den Zeichnungen ausgehend lässt sich also nicht von einer Darstellung von Trugwahrnehmungen sprechen, sondern nur von interpretierenden Gestaltungen von Wahrnehmungen.[82] Das Bild macht nicht einfach Erlebtes im Sinne eines Abbildes sichtbar, sondern als dessen Interpretation. Das Erkennen von Formen, Gestalten und Gesichtern in vorhandenen

[77] Gruhle und Landauer haben Zeichnungen von Carl Lange von Prinzhorn übernommen und als Illustration von optischen Sinnestäuschungen verwendet. Hans W. Gruhle (1922), Psychologie des Abnormen, in: *Handbuch der vergleichenden Psychologie. Funktionen des abnormen Seelenlebens*, München, S. 47. Danke für den Hinweis an Doris Noell-Rumpeltes. Karl Landauer wiederum übernimmt Tafeln aus der Bildnerei der Geisteskranken. Karl Landauer (1957), Die Schizophrenie, in: *Das psychoanalytische Volksbuch*, Bern Stuttgart.

[78] Es ist allerdings fraglich, ob das als einziges Argument ausreicht, wenn die Zwecksetzung selbst einer veränderten Wahrnehmung geschuldet sein könnte.

[79] „Was Lange zeichnet, sind nicht seine möglichen Sinnestäuschungen oder Wahnwahrnehmungen, sondern Vexierbilder, die zu einem bestimmten Zweck hergestellt wurden, nämlich seine Gesundheit und den Irrtum der Ärzte auf wundersame Weise nachzuweisen. Carl Lange erfindet Vexierbilder, um seinen Wahn zu legitimieren." Katerndahl, *„Bildnerei von Schizophrenen"*, S. 90.

[80] Jádi, *Zwei Fälle*, S. 211. Zudem ebd.: „Sinnestäuschungen sind Mitteilungen für einen selbst und für keinen anderen, daher gehört ihre Vergegenwärtigung auf das synästhetische Feld des Musischen".

[81] So z. B. Prinzhorn, *Bildnerei der Geisteskranken*, S. 108.

[82] Dieser Gedanke geht auf Rudolf Bernet zurück. Rudolf Bernet (2014), Die Eigenheit der „Bildnerei der Geisteskranken", in: *Bilderfahrung und Psychopathologie. Phänomenologische Annäherungen an die Sammlung Prinzhorn*, Paderborn, S. 18 f. Vgl. dazu auch Rainer Tölle, der darauf aufmerksam macht, dass Wahn und Halluzination früher begrifflich unterschieden wurden, mittlerweile aber in ihrer klinischen Verbundenheit gesehen werden und deshalb vorschlägt eher von einem paranoid-halluzinatorischen Syndrom zu sprechen. Rainer Tölle (2008), *Wahn. Seelische Krankheiten, geschichtliche Vorkommnisse, literarische Themen*, Stuttgart, S. 17 ff.

4.5 Zurück zur Zeichnung: Interpretationsansätze

Strukturen ist darüber hinaus sowohl unter entwicklungspsychologischen als auch künstlerischen Gesichtspunkten seit jeher ein beliebtes Spiel.

Vermutlich auch durch Zeichnungen Langes inspiriert, wurden die Zusammenhänge von Halluzination und Paranoia von Salvador Dalí in seinen Überlegungen und künstlerischen Experimenten zur surrealistischen paranoisch-kritischen Methode reflektiert.[83] So verfolgte Dalí die Idee, zu zeigen, wie eng eine generelle Assoziationsbereitschaft und die Möglichkeit einer paranoisch gefärbten Wahrnehmung beieinander liegen können. Im Unterschied zu einer reinen Halluzination wären, so Dalí, in der Paranoia Interpretation und Wahnidee phänomenologisch gleichzeitig da. Statt eines Mangels an Realitätsbezug wollte Dalí das kreative Moment in der paranoiden Wahrnehmung zeigen, das Festhalten der Kippmomente kreativ nutzen und machte Wahrnehmungsüberlagerungen zum methodischen Kern seines Arbeitens. Der Augenblick, in welchem konträre Wahrnehmungen miteinander konkurrieren, gelte es festzuhalten.[84] Dalí zufolge weise bereits eine bedeutungsvoll gestaltende Wahrnehmung kritisches Erkenntnispotenzial auf, in der Verdrängtes und Triebhaftes sichtbar werden. Im Spiegel des Bildes könnten die widerstreitenden Ansichten in diesem „Assoziationswahn mit systematischer Natur"[85] gleichzeitig getrennt und vereint und so in ihrer spannungsvollen Beziehung erscheinen und somit Brüche in unserem Selbst- und Weltbild erforschen helfen. Auch in Carl Langes verdichteten Kippfiguren, das haben die bisherigen Analysen gezeigt, werden persönliche Sehnsüchte, familiäre Beziehungsgeflechte, religiöse Ideen u. a. sichtbar, die in ihrer Verkettung leiblich verankerte Ängste, Wünsche und Selbsterleben vor Augen führen.

b) Sind die Zeichnungen Ausdruck von Hyperreflexivität? Die Gleichzeitigkeit der Perspektiven in einer Wahrnehmung beschreibt Louis A. Sass als eine erstaunliche Fähigkeit von Schizophrenen. Er greift die oben betrachtete Zeichnung von Carl Lange auf, um damit eine besondere Art der Resonanz bei Schizophrenen zu illustrieren, die in deren Werken oft sichtbar würde, dass nämlich mehrere Objekte oder Perspektiven gleichzeitig als gegenwärtig wahrgenommen würden, ähnlich der bereits erwähnten fotografischen Mehrfachbelichtung.[86] Dieses „contamination percept" (Sass) sei aber nicht als Springen zwischen unvereinbaren

[83] Die Ausstellung „Surrealismus und Wahnsinn" der Sammlung Prinzhorn zog Verbindungen zwischen den Zeichnungen Carl Langes zu Dali, der sich evtl. von den Abbildungen in Prinzhorns Buch zur Entwicklung seiner paranoisch-kritischen Methode anregen ließ, die Grundlage einer Vielzahl seiner Werke wurde.

[84] Z. B. zeigte ihm die flüchtige Wahrnehmung einer Postkarte zunächst einen Picassokopf, bis sie sich um 90 Grad gedreht in eine Landschaft mit Afrikanern vor einer Hütte verwandelte, vgl. dazu die Abbildung im Katalog „Surrealismus und Wahnsinn": Thomas Röske und Ingrid von Beyme (Hrsg.) (2009), *Surrealismus und Wahnsinn*, Heidelberg, S. 83.

[85] Gorsen, *Salvador Dalís fabulierte Wahnwelt im Vergleich mit Hans Prinzhorns „Bildnerei der Geisteskranken". Ein Annäherungsversuch*, S. 79, Anm. 73. Das Original findet sich bei Salvador Dalí in dessen „La Conquete de l'irrational (1935/1971), in: Salvador Dalí (1971), *OUI. Méthode paranoiaque-critique et autres textes*, Paris, S. 19.

[86] Sass, *Madness and Modernism*, S. 130.

Perspektiven, sondern als ein Bewusstsein für die verschiedenen Perspektiven auf das gleiche Phänomen zu verstehen. Der Schizophrene verharre in dem Schwanken zwischen verschiedenen Perspektiven, während zum Beispiel der Maniker die Aufmerksamkeit auf einer Sichtweise nicht halten könne. Louis Sass hebt darauf ab, Struktur und Stimmung im schizophrenen Bewusstsein zu erläutern und die willentlichen und bewussten Anteile aufzuzeigen. Er kritisiert zahlreiche historische und neuere Studien dafür, dass sie häufig zu eindimensional auf Phänomene wie z. B. Konkretismus abhöben und dabei übersehen würden, inwiefern hyperreflexive Entfremdung unkonventionelle kreative Lösungen anböten, die Ähnlichkeiten zu vielen kreativen Werken der Moderne hätten. Carl Lange setzt in seiner Zeichnung zahlreiche Perspektiven seiner eigenen und der Zeitgeschichte (z. B. eine Bismarck-ähnliche Figur oder konventionelle Symbolik der Zeit) in eins, häufig ineinander verschmolzen, was sich vor dem Hintergrund der Quellen- und Textanalysen tatsächlich in die von Louis Sass vorgeschlagene Richtung deuten ließe: Als ein Verharren auf einer Schwelle zwischen verschiedenen Perspektiven bzw. in ihrer Gleichzeitigkeit, die innerhalb klar gesetzter Grenzen auftauchen.

Bewegungen der Hyperreflexivität lassen sich bei Carl Lange auch vom Umgang mit dem Körper her erkennen. Das Phänomen der Festung, dass sowohl in der Gestaltungsweise der Zeichnung sichtbar ist als z. B. auch in Langes wiederholtem Rekurs auf das von Luther komponierte Lied „Eine feste Burg ist unser Gott" auftaucht, kann als Ausdruck für das eigene Selbsterleben gedeutet werden. Darin wäre der Rückzug in eine „zentrale Zitadelle",[87] so Ronald D. Laing, ein Rettungsversuch des Selbst, um sich selbst zu erhalten, was in schizoiden Zuständen häufig mit einer Spaltung zwischen Selbst und Körper einherginge. Mit dieser Form der Dissoziation des Selbst vom Körper sei keine temporäre Erfahrung, sondern eine fundamentale Lebensorientierung gemeint. Das Individuum erfahre sich dauerhaft als geistiger Beobachter seines Körpers. In der verstärkten Fokussierung auf den Körper trete es in höchste Distanz zu ihm und versuche permanent, ihn und die Welt zu transzendieren, um das eigene „Sein zu erhalten, das unsicher strukturiert ist".[88] Geistige Aktivität und Hyperreflexivität, die in sich leer blieben, würden an die Stelle eines Austausches in realen, lebendigen, dialektischen Beziehungen treten.[89] Die Texte Carl Langes lassen wiederholt erkennen, dass der Versuch, Kontakt zum Anderen aufzunehmen, immer wieder scheitert. Carl Langes Konzentration auf seinen eigenen Schweiß und dessen Wunderfähigkeit erklärt den Körper im hyperreflexiven Umweg über die Entfremdung zum Eigenen. Fremd ist er, insofern er durch eine

[87] Ronald D. Laing (1976), *Das geteilte Selbst. Eine existenzielle Studie über geistige Gesundheit und Wahnsinn*, Hamburg, S. 66.

[88] Ebd. Die Carl-Lange-Figur rechts unten ist eine gedoppelte, die sich zugleich beobachtet; die Christusfigur rechts oben trägt ein Kopfkonglomerat als Büste auf dem Arm.

[89] Wolfgang Blankenburg (1971), *Der Verlust der natürlichen Selbstverständlichkeit: ein Beitrag zur Psychopathologie symptomarmer Schizophrenien*, Stuttgart, S. 9: „Dem Wahnkranken gelingt nicht, was dem „gesunden" möglich zu sein scheint: Das was er sieht, nicht allein aus der eigenen Perspektive, sondern zugleich immer auch mit den Augen der anderen zu sehen". Die intersubjektive Welt ist zumindest partiell verloren gegangen. Vgl. dazu Christian Scharfetter (1991), *Allgemeine Psychopathologie. Eine Einführung*, Stuttgart, S. 47.

4.5 Zurück zur Zeichnung: Interpretationsansätze

höhere Instanz zum Ausdruck eines Wunders erkoren wurde, zum Eigenen wird er über eine entworfene Idee, insofern er Ausdruck der Wahrheit der Verbrechen gegen ihn ist, auf der er „fuszt". Über die Entfremdung, die ihn zum Medium einer höheren Instanz erhebt, als die er in der Zeichnung imaginiert und vielleicht auch von Lange empfunden wurde, würde der eigene Körper, so betrachtet, in seinem Ausdruck zum Rettungsraum und zu einer Art schützenden (Glaubens-)burg.[90] Die klaren Grenzen und der Rückzug auf eigene Wundersohlen schützen evtl. auch vor Verwechslungsgefühlen, auf welche die in den Texten ständig wiederkehrende Überzeugung, die anderen seien verrückt oder verbrecherisch, hinweist.[91]

c) Religiöser Glaube oder Wahn? Verwandtschaft, Unterschiede und Grenzen von Glauben, mystischer Erfahrung und religiösem Wahn wurden immer wieder diskutiert.[92] Einige Gesichtspunkte in Carl Langes Texten und Zeichnungen lassen die Vermutung zu, dass Carl Lange an einem religiösen Wahn erkrankt war. Dafür sprechen zum Beispiel die Unkorrigierbarkeit, die Selbsterhöhung, die permanente Verknüpfung mit seiner persönlichen Geschichte und der Verlust an intersubjektiver Selbstverständlichkeit.[93] Auch das Preisen der eigenen keuschen Enthaltsamkeit und die Verdichtung in apokalyptische Offenbarungsvisionen sind Phänomene, die im Zusammenhang mit religiösem Wahn häufig zu beobachten sind.[94] Häufig zeige, so Mundhenk, das schizophrene Denken auch eine „Verleiblichung und Erotisierung der numinosen Welt".[95] Als Beispiel führt er einen Patienten an, der fühlte, wie Gott durch seine Füße eindrang. Derlei Verortungen göttlichen Einwirkens in den Körper können als weiteres Charakteristikum von religiösem Wahn gelten, ebenso wie: das Verstehen punktueller, scheinbar banaler Ereignisse als Offenbarung, Verschmelzungsvorstellungen mit dem Numinosen oder der missionarisch-selbstbewusste Impetus und die Fixierung auf heilsbringende Dimensionen. Nicht nur die Texte, sondern auch die Zeichnungen Langes zeigen Elemente dessen. Carl Lange stellt das Wunder in

[90] Lange zitiert häufig die Liedzeile „Eine feste Burg ist unser Gott".

[91] Zusätzlich könnte man besonders anhand der Texte von psychiatrischer Seite auch das das Symptom des Transitivismus in Betracht ziehen. Transitivismus ist ein Phänomen, das unterschiedlich definiert wird und mal näher mit Angst vor dem Eindringen oder auch der ständigen Annahme, die anderen seien verrückt, zusammengebracht wird. Carl Lange demonstriert in seinen Zeichnungen das ständige Bedürfnis nach klarer Abgrenzung und in den Texten die ständige Annahme, die anderen seien verrückt. Vgl. hierzu Carl Wernicke (1900), *Grundriss der Psychiatrie in klinischen Vorlesungen*, Leipzig, S. 226; Theo Payk (2010), *Psychopathologie. Vom Symptom zur Diagnose*, Stuttgart, S. 157 f.

[92] Vgl. z. B. Hans-Jörg Weitbrecht (1948), *Beiträge zur Religionspsychopathologie: insbesondere zur Psychopathologie der Bekehrung*, Heidelberg; Ronald Mundhenk (2002), *Sein wie Gott. Aspekte des Religiösen im schizophrenen Erleben und Denken*, Neumünster.

[93] Religiöse Themen bestimmen zwar häufig den Inhalt des Wahnerlebens, strukturell wird aber nie von „Glauben" gesprochen, sondern alles sei ohne Zweifel.

[94] Tölle geht darauf ein, dass im religiösen Wahn Schuldentlastung sehr häufig eine zentrale Rolle spielt. Tölle, *Wahn*, S. 74. Jádi deutet von psychoanalytischer Seite in eine ähnliche Richtung und vermutet psychodynamisch eine Schuldabwehr und „unbewusste Motive der Vatertötung". Jádi, *Zwei Fälle*, S. 213.

[95] Mundhenk, *Sein wie Gott*, S. 152.

der Schuheinlegesohle jeglicher Erklärung oder Erklärungsversuchen als unwiderlegbar gegenüber, durch die dieses unangetastet bliebe, wenn er zum Beispiel schreibt: „Wer die Entstehung dieses Wunders, in dem sich unverkennbar der Wille, die Absicht, der Gedanke einer höheren Macht zu einem bestimmten Zweck aussprechen, erklären kann, erkläre sie." Und: „Anzweiflung der Möglichkeit sind strafbare Beleidigungen".[96] Seine Verwendung christlicher religiöser Symbole und seine schriftlichen Erläuterungen sind klar auf ein Wirken hin ausgerichtet und dienen der Ausgestaltung der Subjektivität, sie betrifft keine reflektierende Auseinandersetzung mit ihrer Bedeutung.[97] Dennoch sind dies nur Annäherungen an das Phänomen. Denn alles, was in schizophrenen Psychosen gefunden wurde, ist von psychologischer und religionspsychologischer Seite auch bei Ekstasen beschrieben worden, wofür es zahlreiche Zeugnisse in der mystischen Literatur gibt.[98] Auch Untersuchungen zur Struktur von apokalyptischen Vorstellungen in der menschlichen Kultur zeigen, dass die Grenzen zur Pathologie nicht immer eindeutig sind, sondern wir es mit kulturellen Phänomenen zu tun haben, welche die Menschheit immer wieder beschäftigten. Apokalypsen haben eine ordnende Funktion im Chaos und weisen unterschiedliche Semantiken, Syntaxen und Konstruktionen auf. Dualismen und Polarisierungen gehören zu ihrem Charakter. Existenzielle Bedrohung führt oft zu apokalyptischen Deutungen, oft wird der Druck einer Entscheidungssituation erlebt oder suggeriert. Die Apokalypsen innewohnende resultative Gewissheit bedeutet häufig Trost, die Apokalyptik selbst sichert eine scheinbare Deutungs- und Steuerungsmacht.[99] Eine in der Alltagskultur von Carl Lange präsente apokalyptische Schrift war natürlich die Offenbarung des Johannes, die der Gemeinde versichert, dass Gott und Christus auch im Untergang der Welt mit ihnen sind.[100] In Langes Texten scheint es zuweilen, als würde er die Wundergläubigkeit der anderen voraussetzen und sie durch seine Wunder gezielt beeinflussen wollen. Die Frage seiner Gläubigkeit verwebt er selbst wiederum zu langen Ausführungen seiner Geschichte, seinen Brüdern und der Frage, wer eigentlich richten darf, Unterstellungen, Angriffen usw. Auf der anderen Seite erklärt er im Beitext

[96] Text Abb. 4.8.

[97] Man könnte insofern mit Prinzhorn sagen, dass dies ein „magischen Denken" sei, also ein Denken, das Prinzhorn zufolge eigentlich kein Denken sei sondern ein Wollen, das nicht auf Kritik und Wissen aus ist, sondern auf Wirken und das eben nicht Objektivität sucht, sondern intensivste Ausgestaltung der Subjektivität. Prinzhorn, *Bildnerei der Geisteskranken*, S. 310 ff.

[98] Weitbrecht zitiert nach Mundhenk, *Sein wie Gott*, S. 186.

[99] Alexander K. Nagel (2008), Ordnung im Chaos – Zur Systematik apokalyptischer Deutung, in: *Apokalypse. Zur Soziologie und Geschichte religiöser Krisenrhetorik*, Frankfurt am Main. Sie tragen häufig selbst ein Janusgesicht zwischen „prophetischem Veränderungsdruck und priesterlicher Beharrungskraft". Ebd., S. 53.

[100] Bernd Schipper macht darauf aufmerksam, dass das Kapitel den historischen Einflüssen nach unter dem Druck einer Entscheidungssituation gegenüber dem römischen Kaiser entstanden ist, in der es um Unterordnung oder Ausgrenzung ging. Vgl. Bernd Schipper (2008), Apokalypse und Apokalyptik. Ein religionsgeschichtlicher Überblick, in: *Apokalypse. Zur Soziologie und Geschichte religiöser Krisenrhetorik*, Frankfurt am Main, S. 76.

4.5 Zurück zur Zeichnung: Interpretationsansätze

zum Wunderbild, das dies allen, auch ihm, unerklärlich sei. Lange schwankt zwischen Über- und Unterlegenheit gegenüber den Wundern. Vielleicht ist gerade diese möglicherweise auch inszenierte Rätselhaftigkeit Ausdruck der Verzweiflung und der Suche nach einem Bild für sein Erleben.[101] Andere Kräfte und Bilder seiner Eltern werden als helfende und rächende Mächte herangezogen, die für Unterstützung, Bestätigung und Entlarvung im Namen der Wahrheit sorgen sollen. Carl Langes Wunder in der Schuheinlegesohle ist deshalb meines Erachtens weniger als Zeugnis von Gläubigkeit oder tiefere mystische Einsicht zu sehen, sondern ist eine wahnhafte Rettungsidee, die Entlastung verspricht.[102] Carl Lange konnte als Schöpfer dieses Zeugnisses eine lebensgeschichtliche Kontinuität und Lösung gegenüber der Realität behaupten, sich unangreifbar machen und selbst dann, wenn er sich schon tot und geopfert wähnte, noch Stolz und Ehre bewahren.[103]

d) Welche kulturellen und künstlerischen Praktiken haben eventuell Einfluss auf seine Ideen gehabt? Den Körper zum heiligen Raum zu erklären spiegelte sich zu Langes Zeit auch im kulturellen Kontext und liegt insofern als Idee nicht fern. Im Kaiserreich wurde ein umfassender Körperkult praktiziert, der Sinnstiftung dadurch versprach, den Körper auf unterschiedliche Weise zum Raum der Transzendenz zu erklären. Gymnastik, FKK, Kraftsport, asiatische Körperpraktiken oder auch unterschiedliche Naturheilverfahren und Ernährungsformen waren Mode und setzten einzelne Prinzipien wie Rhythmus, Licht, Luft, Reinkarnation, einzelne Heilmethoden u. a. absolut, beteten sie förmlich an.[104] Einige Textstellen deuten an, dass Carl Lange regelmäßig rhythmische Gymnastik praktizierte und er sehr auf seine Ernährung achtete.[105]

Katerndahl weist außerdem auf die damals populäre Rätsel-Bild-Tradition hin, vor deren Hintergrund die Zeichnung des Schweißwunders auch als Gestaltungsexperiment verstanden werden könnte. Carl Lange hat zwar tatsächlich Rebus-Bilder aus der Zeitung in einem Brief verwendet, Katerndahl geht allerdings

[101] Auch Navratil äußert sich zur Verwendung des Rätselhaften in symbolischer Manier und deutet es als Ausdruck der Verzweiflung in Todesnähe. Vgl. Leo Navratil (1997), *Schizophrenie und Kunst*, Frankfurt am Main, S. 115: „Das Rätselhafte ist dem Gefühl der Ratlosigkeit verwandt. Es kann leicht zur Verzweiflung führen. Aber auch die Rätselaufgabe selbst wurde in früheren Zeiten als etwas Tiefernstes betrachtet, das den Menschen vor eine gefährliche Alternative stellt, nämlich: die Lösung zu finden oder zu sterben. Wer das Rätsel der Sphinx nicht löste, war des Todes."
[102] Gorsen deutet Carl Langes Zeichnungen als Preisen der pantheistischen Einheit Gottes und der Natur wegen dessen inniger Mensch- und Tiersymbiosen. Mir scheint allerdings, dass hier vorschnell ein Attribut zugeordnet wird, für das es keine weiteren Anzeichen bei Lange gibt. Gorsen, *Religiosität und Ironie bei Jiri Georg Dokoupil*, S. 160.
[103] Mundhenk, *Sein wie Gott*, S. 102.
[104] Bernd Wedemeyer-Kolwe (2004), *Der Neue Mensch – Körperkultur im Kaiserreich und in der Weimarer Republik*, Würzburg. Dazu auch meine eigenen Untersuchungen zu Reflexen der Naturheilkunde um 1900 bei Josef Forster, einem anderen Künstlerpatienten der Sammlung. Sonja Frohoff (2011), Nährender Schleim, heilender Kot, seligmachender Samen – Forsters persönliche Lebensreform, in: *Durch die Luft gehen. Josef Forster, die Anstalt und die Kunst*, Heidelberg.
[105] z. B. Akte Lange I, (S. 29 und 90).

nicht auf den Beitext ein, der wiederum sichtbar macht, dass Carl Langes Wahrnehmung und Interpretation dieses Bildes sehr stark von seiner Vorstellungswelt von Verschwörung und Verfolgung beeinflusst ist. Carl Lange notierte unter anderem: „das untere Rebusbild aber enthält den berühmten I-Punkt, sieht aus wie eine Medizinflasche eines gewissen Fritz Lange aus dem Jahre 1875 auf der sich ein Totenkopf befand."[106] Er bezieht es also auf seinen Bruder, der ihn in die Psychiatrie brachte, auf eine Flasche, die er bei ihm vor Jahrzehnten gesehen haben will, die den Bruder vermutlich entlarven soll und einen Text, den er auf seiner Flucht nach Berlin drucken ließ, das „Hohelied vom I-Punkt". In diesem Text verfasst er viele Strophen über dieses Buchstabenelement und setzt ihn in Bezug zu seiner eigenen Geschichte, von seinen Brüdern in die Psychiatrie gebracht worden zu sein. Die zeitgenössischen kulturellen Kontexte dienen also sicherlich als Ideenimpulse und Material für die eigene Ausdrucksformen, können aber die individuellen Umformungen und Deutungen nicht erklären. Katerndahl sieht die bei aller zu vermutenden möglichen Manifestation einer schizophrenen Erkrankung aber die Gestaltungsweise als bewussten, auf ein Publikum gerichteten Akt und damit eben nicht als schizophren titulierbar.[107] Auf die Übergänge von Körper und Leinwand zu reflektieren und mit der Idee des Tuches der Veronika zu spielen ist eine künstlerische Praxis, die Künstler immer wieder beschäftigt hat. So trifft man bereits in Werken von Fra Beato Angelico oder Hans Holbein dem Älteren auf Suggestionsverstärkungen der Übergänge von Blut aus Christis Wunden in die Wirklichkeit (z. B. auf dem Rahmen) oder Annäherungen der Körperhaftigkeit an die Grundierung des Blattes. Von heute aus gesehen ist uns die Verwendung eigener Körperausscheidungen und Körperabdrücke als künstlerische Praxis spätestens seit der Body Art und den Happenings der 1960iger- und 1970iger-Jahre vertraut.[108]

[106] Ebd., 552, 28. März 1995 enthält, wie Katerndahl zeigt, tatsächlich Rätsel-bzw. Rebusbilder aus einer Zeitung. Katerndahl geht allerdings nicht auf den Beitext ein, in dem es z. B. heißt: „das untere Rebusbild aber enthält den berühmten I-Punkt, sieht aus wie eine Medizinflasche eines gewissen Fritz Lange aus dem Jahre 1875 auf der sich ein Totenkopf befand."

[107] Katerndahl, *„Bildnerei von Schizophrenen"*, S. 82 f.

[108] Strukturell ähnliche Ideen, die auf verschiedene Weise mit dem Thema von Kunst durch Körperabdruck und der Idee der heiligen Veronika spielen, ein körperliches Bild Christi aufzufangen, zeigen z. B. die *Smoke Drawings* (1963/1964) von Stephan von Huenes, in die Finger- und Ballenabdrücke des Künstlers zur Gestaltung eingesetzt, dann aber wieder zeichenhaft gegliedert werden. In Yves Kleins *Anthropometrie* von 1960 bringt ein nackter weiblicher Körper blaue Farbe auf der Leinwand auf, was Yves Klein selbst als Überführung des Blutes von Golgatha in eine Farbe der Versöhnung verstand. Yoko Ono gab zu einer ähnlichen Zeit an, mit dem Blut von Wunden gemalt zu haben. Vgl. dazu auch Abbildungen und Text in Horst Bredekamp (2010), *Theorie des Bildakts. Frankfurter Adorno-Vorlesungen 2007*, Berlin, S. 252–265. Der Abschnitt ist dem „intrinsischen Bildakt: Form als Form" und genauer der „Dynamis der Selbstüberschreitung" gewidmet.

Jádi erinnert außerdem daran, dass im Vorgang des Abdruckes vom Vorbild zu einem Nachbild nach christlichem Bildverständnis, welches die Verehrung des Bildes überhaupt einleitete, der substantielle Leib als Wahrheit gedacht, gewahrt bleibt. Insofern könnte man sagen, dass in Langes Heiligung seines eigenen Körpers im Bild selbst wieder ein christliches Motiv liegt, Jádi, *Zwei Fälle*, S. 216.

4.5 Zurück zur Zeichnung: Interpretationsansätze

e) Haben wir es im Fall von Carl Langes Wundersohlen überhaupt mit Kreativität zu tun oder eigentlich mit einem Ausdruck oder gar einer Manifestation von Krankheit? Prinzhorn hob Langes künstlerischen Versuch hervor, Gesichter übereinander zu legen, womit zeitgenössische Künstler besonders des Expressionismus experimentierten.[109] Künstler wie z. B. Alfred Kubin,[110] Salvador Dalí oder auch Jiri Georg Dokoupil[111] ließen sich von Langes Zeichnungen inspirieren, empfanden sie also als originell. Ferenc Jádi kommt allerdings in seiner Deutung zu dem Schluss, dass bei Lange keinerlei Kreativität vorhanden sei, sondern im übermäßigen Sinnanspruch und Wunsch nach Übersinnlichem primär auf Vorbilder und Erinnerungsbilder zurückgegriffen werde: „statt Eigensinn und Erfindungsreichtum sehen wir bei Lange eine eigenwillig verharrende, klischeehafte Identifizierung des Flecks. Seine objektivierende Fantasie stützt sich auf die paranoisch verknoteten Formulierungen seiner Gedankenkreise und wird von übergeordneten Vorstellungen bestimmt."[112]

Das ist sicherlich zum Teil richtig, lässt aber offen, woran sich denn Eigensinn und Erfindungsreichtum festmachen ließen. Zu scharfe Trennungslinien werden hier meines Erachtens zwischen einer gesunden und kranken Fantasie, zwischen vorstellungsgeleiteter und intuitiver Fantasie gezogen. Was sollte eine „objektivierende Phantasie" genau sein? Es gerät aus dem Blick, inwiefern hier Metaphern für ein Selbsterleben geschaffen wurden, die in ihrer Subjektivität durchaus zugänglich sind, Kommunikationsangebote und einfühlbare Visualisierungen darstellen. Sie betreffen Ideen und Vorstellungen, aber eben auch Ausdrucksgesten. Abweichungen, erlebte Brüche und Ambiguitäten werden auf bestimmte, manchmal provozierend fremde Weise in einen Ausdruck gebracht – genau dies aber ist Nährboden kreativer Handlungen.

Ähnlich der visuellen Metapher vom Fuß könnte auch der genannte I-Punkt zum Beispiel so verstanden werden, dass er als Bild für einen eigenen, rettenden Schutzraum empfunden und angepriesen wird. Ein vom restlichen Buchstaben losgelöster, abgegrenzter und isolierter Kreis wird u. a. zur friedenstiftenden, versöhnenden

[109] Prinzhorn, *Bildnerei der Geisteskranken*, S. 115 betont den konsequenten Versuch, „zwei Köpfe mit einer gemeinsamen Nase darzustellen, das in der letzten Zeit manche Künstler bewegt und zu ähnlichen mystischen Versuchen getrieben hat". Spätere Werke von Chagall, z. B. *Zwischen Dunkelheit und Licht* (1938–1943), *David und Bathseba* (1956); *Ich und das Dorf* (1939–1942) spielen ebenfalls mit einem Ineinander-Übergehen von Gesichtern.

[110] Vgl. dazu den Ausstellungskatalog: Gabriele Spindler (2014), *Geistesfrische. Alfred Kubin und die Sammlung Prinzhorn*, Linz.

[111] Diese doppelte Vision aus der Zeichnung Langes habe den Künstler Jiri Georg Dokoupil 1986 zu einem eigenen Tryptichon mit dem Titel „Schuhbau, Schuhtraum, Das Bild als heilige Schuheinlage" inspiriert und in religiöse Ironie umgewandelt, von Gorsen als „kontrollierte Ich-Spaltung" bezeichnet. Vgl. dazu Gorsen, *Religiösität und Ironie bei Jiri Georg Dokoupil*, S. 160 ff. als auch Abbildungen in Otto Benkert, Peter Gorsen und Hartmut Kraft (Hrsg.) (1990), *Von Chaos und Ordnung der Seele: ein interdisziplinärer Dialog über Psychiatrie und moderne Kunst*, Heidelberg, S. 81–83.

[112] Jádi, *Zwei Fälle*, S. 216 ff.

„Pille im Weltenbrand" erklärt, die man sich wie einen Blitz einfängt – eine kleine Insel, abgetrennt vom Rest und doch ein eigener Raum. Unter dieser Frage nach der Kreativität liegt letztendlich die Frage nach der Möglichkeit von Transzendenz inmitten von Verfolgungsängsten, möglicher Hyperreflexivität und realen äußeren und inneren Einschränkungen.

In diesem Zusammenhang ist auch das Thema der Ironie und Persiflage noch anzusprechen, an dessen Grenzen sich Carl Lange mit seinem Ausdruck immer wieder bewegt.[113] Inwiefern lässt sich von bewusster Persiflage ausgehen? Was für Außenstehende mitunter ironische und lustige Komponenten hat, muss für Lange mitnichten so gewesen sein. Rezeption und Ausdruckserleben könnten hier weit auseinander klaffen. Der Witz und die vielleicht manchmal vermeintliche Ironie bei Lange können einerseits schnell rein ästhetisierend verstanden werden und auf ihre Wirkung beim Rezipienten hin reduziert werden. Andererseits werden möglicherweise Phänomene ebenso wie Momente der Offenheit und Selbstreflexion verkannt, würde Ironie bei Wahnkranken prinzipiell als nichtexistent angenommen.[114] Viel wichtiger erscheint mir, das Carl Lange mit der Produktion eines kreativen Ausdrucks wie dem I-Punkt oder dem Schweißabdruck in der Wundersohle eine visuelle Metapher für sein Selbsterleben kreierte, in der er die Schwelle zwischen Ohnmacht und Macht, zwischen Hilflosigkeit und Rettung, zwischen Gefängnis und Schutzraum zum Ausdruck und immer wieder auch in humoristische Zusammenhänge bringt. Darin zeigen sich ein Augenblick der Offenheit und der Kontaktsuche hin zur allgemeinen intersubjektiven Welt und damit eine Möglichkeit zur Transzendenz.

[113] Er tituliert sich zum Beispiel auf seinem auf der Flucht verfassten Extrablatt „Das Hohelied vom I-Punkt" selbst als „Carl Lange berühmt durch seinen humoristischen Staats-Streich vom 15. August 1883" (Akte Lange I, (S. 440)). Auch lässt er sich in einem längeren Text über den Satz „Nimm dein Bett und wandle" aus, dessen ursprüngliche Bedeutung auf Jesus zurückgeht, der mit diesen Worten einen Gichtkranken geheilt haben soll. Carl Lange greift mit dem Satz die Ärzte an, die vom Heilen nichts verstünden, weil sie die Heilkraft, die im laufenden Schritt des Menschen läge, nicht verstanden hätten. Er beschreibt eine Begegnung mit einem Indianer in Mexiko, der schweißtriefend 150 Pfund auf seinem Kopf balanciert hätte, damit mehrere Meilen täglich gelaufen wäre und erklärt ihn (und anschließend sich selbst) zum eigentlichen „Doktor der peripathetischen Heilkunst, praktischer Spezialarzt für Rheumatismus, Unterleibs- Haut- und Pedalleiden". Auch in diesem Zusammenhang wird der Fuß zum Ausdruck seiner spezifischen Auffassung von Heilkunde und seiner genuinen Erfahrungen, die er sich auf den Reisen erworben hat. Mit überzeichnendem Ton stellt er das Gehen und Wandeln der Peripatetiker, also der Schüler Aristoteles, die in der Wandelhalle unterrichtet wurden, in den Kontext einer Heilkunst, die Lebenserfahrung und philosophische Schulung verbindet. Ironie oder Krankheitsausdruck?

[114] Mayer-Gross verneint die Möglichkeit einer „verstehenden Ironie" und kam in einer Untersuchung von 1921 zu dem Ergebnis: „Die Bereitschaft zu Ironie steht im Zusammenhange mit der Ambivalenz, ist bequemer Ausdruck der Überlegenheit und dient der verschlossenen Innerlichkeit des Schizophrenen.", Wilhelm Mayer-Gross (1921), Beiträge zur Psychopathologie schizophrener Endzustände. Erste Mitteilung: Über Spiel, Scherz, Humor und Ironie in der Schizophrenie, in: *Zeitschrift für die gesamte Neurologie und Psychiatrie* (69/1), S. 353. Allerdings wäre weiter zu differenzieren, inwiefern z. B. es zwar in Schizophrenien unmöglich ist, ironische Bemerkungen anderer zu verstehen, es aber dennoch im Sinne einer entlastenden Selbstdistanz zu sich und den anderen möglich ist, selbst Ironie zu produzieren.

4.5.3 Mauern und Schwellen

Die Analysen haben gezeigt, dass vieles auf der inhaltlichen Ebene nicht so idiosynkratisch ist, wie es zunächst scheinen könnte. Allerdings verführen die Zeichnungen und Texte auch dazu, sich in möglichen Aufschlüsselungen von Symboliken und Bedeutungen zu verlieren oder sich in psychiatrischen oder künstlerischen Deutungen weit von der Zeichnung selbst in ihrem Gewordensein zu entfernen.[115] Die ideelle Ebene drängt sich immer wieder in den Vordergrund und lädt dazu ein, auf einer sprachlichen Deutungsebene zu bleiben oder Triebfantasien hineinzudenken. Diesbezüglich möchte ich zwei Hinweise von Hans Prinzhorn und Henri Maldiney aufnehmen, die von unterschiedlichen Richtungen her unterstreichen, dass es ein Unterschied ist, ob man sich auf die Symbolebene oder das Wie der Gestaltung konzentriert.

Schon Prinzhorn hat darauf hingewiesen, dass die Verwendung von Symbolen dem Auffinden „echter Gestaltungswerte"[116] entgegenstehen und auch ein mit hohem Anspruch erhobener Inhalt ein „Nichts an Gestaltung" aufweisen könnte. Deshalb sei das Wie der Formen umso wichtiger, da es einen persönlichen Stil erkennbar werden lasse.[117] Er weist darauf hin, dass ein symbolisches Denken eigentlich ein magisches Denken beziehungsweise ein magisches Wollen sei. Insofern könne ein symbolmäßiges Denken jenseits rein rationaler Erkenntnis dennoch einen Zugang zur Sphäre der Gestaltung ermöglichen.

Symbole seien, so wiederum Maldiney, nicht weltbildend, sondern zeigten eine bereits bewohnte Welt an.[118] Carl Lange, so könnte man sagen, bedient sich zahlreicher, inhaltlich aufgeladener konventioneller und persönlicher Symbole und zeigt eine bereits dicht bewohnte Welt, zu der es kaum Zutritt gibt.[119] Maldiney hebt im Unterschied zum Symbol außerdem auf das Werden der Form ab, welche den Rhythmus einer Gestaltung zeige. „Im Symbol fallen Struktur und Sinn gleichfalls zusammen", „die Form hingegen entsteht aus sich selbst und hat ihre Bestimmung in sich."[120] Die Form sei Ursprung mit einer ihr eigenen Transzendenz.

[115] Die immer wieder aufgegriffenen psychoanalytischen Interpretationen von Ferenc Jádi und Peter Gorsen stehen, wie ich an verschiedenen Stellen dieses Kapitels gezeigt habe, meines Erachtens in der Gefahr, Termini aufzuoktroyieren und sich dabei immer weiter vom Werk zu entfernen.

[116] Prinzhorn, *Bildnerei der Geisteskranken*, S. 38.

[117] Ebd., S. 229. Insofern aber ein magisches Denken bzw. Wollen jenseits rationaler wissenschaftlicher Erkenntnis in der Verwendung der Symbole liege, sieht Prinzhorn aber „den Zugang zu Sphäre der Gestaltung" in der „Bereitschaft, symbolmäßiges Denken über alle Erkenntnis hinaus zu retten", ebd., S. 305, sowie 338, 340.

[118] Henri Maldiney (1966), Die Entdeckung der ästhetischen Dimension in der Phänomenologie von Erwin Straus, in: *Condition Humana – Erwin W. Straus on his 75th birthday*, Berlin, S. 217.

[119] Oder, wie Ferenc Jádi es in seiner Analyse formulierte: „Es gibt bei Carl Lange keine Beziehung zum Nichtwissen.", Jádi, *Zwei Fälle*, S. 216.

[120] Maldiney hat eine etwas andere Perspektive auf das Phänomen als Prinzhorn. Im Unterschied zu Prinzhorn sucht er nicht das Echte, Ursprüngliche einer Gestaltung jenseits von Rationalität, sondern den Ursprungsmoment der jeweiligen Formbildung als den Moment des je individuellen Rhythmus. Demnach wäre die Frage: Wo und wie bildet sich die Form auf dem Blatt heraus?

Was lässt sich also über die Rhythmen der Formbildung sagen, über das „Zur-Welt-Sein" und die Struktur des individuellen Werdens der Gestaltung? Kommen wir abschließend noch einmal auf die im ersten Teil des Kapitels von den Resonanzen der Zeichnung her analysierten strukturellen Ergebnisse zur Ausdrucksgestik zurück. Carl Lange hat verschiedene, eng ineinander verwobene Gestalten geschaffen, in denen gleichzeitig verschiedene Perspektiven in Zeit und Raum vereint sind, wie z. B. bei den Kindern, die Profil und Seitenblick und liegender, bärtiger Mann zugleich sind. Eine Vielzahl von Standpunkten wird auf einmal wahrnehmbar. Diese Simultaneität erzeugt eine Breite von Standpunkten und verknüpfender Assoziationen, die sich schwer vom Betrachter überbrücken lassen. Sie gewinnt den Charakter der Unendlichkeit. Mit monumentaler Gebärde werden die Bilder räumlich von innen her aufgeschichtet. Das Verhältnis der Einzelfiguren zueinander ist außerdem eng gedrängt und überlappend, manchmal vexierbildartig miteinander verschmolzen. Sie scheinen aus dem Ganzen auf, sind zwar in ihren Blickrichtungen vereinzelt, mittels derer der Gesamtraum im Blick behalten wird, aber immer auf die zentrale Hauptfigur bezogen und weiter verweisend. Zwischenräume sind innerhalb der Gestaltung nicht vorhanden, sondern immer führt eine Figur zur nächsten, alles ist miteinander verbunden. Es gibt eigentlich kein Einzelding, sondern strukturell nur die Verknüpfungen, Verschmelzungen, Doppelbedeutungen. Der geordnete Bildraum ist zur Bildmitte hin organisiert. Von der Bildmitte heraus schichten sich die Einzelheiten auf und zu ihr führen sie auch wieder zurück, sie kleben an ihr. Die Betonung der Ränder grenzt deutlich ein Innen von einem Außen ab. Dies gibt die erste dominierende Struktur vor, die sich dann von innen her weiter differenziert. Implodierend scheinen die Schichten mehr zu werden, wobei sie zugleich die Abgrenzung nach außen hin, die Schichtung innerhalb klarer Grenzen verstärken. Linien und Formen zeigen Metamorphosen, die der Figur inhärent bleiben. Die Bewegung vom Grund zur Figur flackert in den verschiedenen Graustufen auf, in denen sich leise und laute Töne zu spiegeln scheinen. Eher aber wirkt die Figur losgelöst vom Grund.

Insgesamt geht eine große Kraft und Präsenz von den Figuren aus. Atmosphärisch bleiben die Figuren dennoch trotz einzelner Momente der Kontaktaufnahme in ihrer Rätselhaftigkeit und Unüberschaubarkeit unnahbar und fremd. Zwar wird man als Betrachter zum Beispiel über den Blickkontakt der Mutterfigur oben links oder den mittigen, seitlich schauenden Bärtigen in der Wange des Geistlichen in die Kopfknoten hineingezogen, aber auch immer wieder von den gedrängten Konfigurationen abgestoßen. Dennoch ist ein Appell spürbar, der in den vorherrschenden Stimmungen von Trauer, Demut oder schützender Verbundenheit im starken Ausdruck einzelner Gesichter, aber auch in der lauten Selbstrehung entsteht. Selbst die Momente von Traurigkeit wirken wie eine überhöhende, religiöse Demut. Und immer wieder ist es gerade das rätselhafte Ineinander, das in der Abstoßung doch auch wiederholt dazu auffordert, die Zusammenhänge erneut zu betrachten.

Die Simultaneität von Gesichtern, Ausdrücken, Altersgruppen und Personen findet sich auch inhaltlich wieder, insofern religiöse Vorstellungen und Annahmen, biografische Erlebnisse, Gefühle und Erinnerungen mit allgemeinen, kulturellen Symbolen unauflöslich zu einem eigenen gleichzeitigen Gemisch verbunden

4.5 Zurück zur Zeichnung: Interpretationsansätze

werden. Es ist kaum eine Trennung möglich, sondern alles ist immer Carl Lange und seine Geschichte: Er ist Produzent und Entdecker der Bilder, er ist das Medium, aus dem heraus das Wunder erscheint und zugleich derjenige, der es protokollarisch mit Datum der Entdeckung feststellt, wahrnimmt, sichert und letztlich das Wissen um die Wahrheit entschlüsselt.[121] Er ist alles zugleich und gleichzeitig – und genau darin ist das Werk homogen, geschlossen, in sich vollständig: ein Aussagekontinuum, in welchem die Idee die Gestaltung bestimmt. Trotz allen Weltbezugs über eine Symbolik in der Darstellung, ist der starke Selbstbezug der Zeichnungen deutlich, in dem Fremdes keinen Platz hat. Es liegt hinsichtlich der Bildstruktur, so könnte man mit Waldenfels sagen, vorwiegend Response vor, kaum noch Pathos im Sinne eines Pathischen, das den anderen einlädt. Bei Carl Lange verstärkt der Weltbezug über die vielen konventionellen, besonders christlichen Symbole beinahe die Mauern, die er um sich zu errichten genötigt war. Der Weltbezug dient sozusagen der Zementierung und Sicherung des Eigenen und des Selbstbezuges. Darin sind Abgrenzung, Selbstüberhöhung, seine eigene Geschichte und der Rettungsgedanke miteinander verwoben. Die einzelnen Symbole werden zeichnerisch so eng mit ihm verbunden, dass sie ihren Verweisungszusammenhang zu verlieren scheinen.[122] Die Schichtungen wirken in eine unendliche Gleichzeitigkeit enthoben.

Allerdings können die Idee und der zeichnerische Ausdruck der Wundersohle in ihrer Antwort auf seine Situation verstanden werden und insofern in ihrer rettenden Funktion, „einen Spalt zu öffnen oder offen zu halten, der eine eigene Response zulässt, die mehr bedeutet als einen bloßen Reflex oder eine bloße Repetition."[123] So liegt in der Idee des wahrheitsöffnenden Schweißes und in seiner Umsetzung in den Zeichnungen vielleicht der Versuch, den Verlust an Boden wieder zu gewinnen, der in der inneren und äußeren Erfahrung verlustig gegangen ist oder zumindest ständig als stark gefährdet erlebt wird. Die klaren Grenzen der Zeichnung erlauben – bei der Schuhsohle ähnlich einem separat geschaffenen Grund – erst das Erscheinen der einzelnen Figuren in ihrer Vielzahl und den Zusammenhang der

[121] Dies passt vermutlich zum Selbstverständnis Langes und dem produktiven Gehalt des Wahnhaften: Der Glaube an sich selbst als Religionsstifter und an das eigene Göttliche in den Wundersohlen ermöglicht erst die Bewahrung der Einheit. Er weiß zwar nicht alles, aber geht von der Offenbarung aus – in der Funktion als Medium ist es ihm selbst nicht bewusst und ersichtlich, was die Zeichnung ist, zugleich behauptet er die Entschlüsselung sei nur mittels Familienfotos möglich.

[122] Aus psychoanalytischer Sicht ist es ein Charakteristikum der psychotischen Erkrankung, dass Symbole ihren Verweisungszusammenhang verlieren und selbst zu dem werden, worauf sie verweisen. Während sich Symbole in der normalen Entwicklung in bestimmten Beziehungserfahrungen als Drittes vermittelnd und trennend zwischen Subjekt und Objekt schieben und somit existenzielle Differenzen (z. B. von Leben und Tod oder die Differenz der Geschlechter) akzeptieren helfen, ist dies in Psychose stillgestellt. Vgl. dazu Daniel Sollberger (2014), Erfahrungen der Liminalität. Kunst- und Sprachbilder an den Grenzen des Verstehens, in: *Psychopathologie und Bilderfahrung. Phänomenologische Annäherungen an die Sammlung Prinzhorn*, Paderborn, S. 118 ff. Ebenso Küchenhoff, *Psychose*, S. 85 ff.

[123] Bernhard Waldenfels (2014), Die Anomalität von Kunstbildern und Patientenbildern, in: *Bilderfahrung und Psychopathologie. Phänomenologische Annäherungen an die Sammlung Prinzhorn*, Paderborn, S. 47.

Schichten. Eine Einheit ist geschaffen, die Trennungen von als verknotet erlebten Phänomenen vielleicht erst ermöglicht und sichtbar werden lässt. Bewegungen, einzelne Bilder herauszuheben, werden erst in der eigens gesetzten Grenze möglich. Die Schuhsohle als abgefederter Kontakt zum Boden ist allerdings bildnerisch nicht ohne Brüche, wie besonders an der unteren Eckfigur und ihrer durchbrochenen Aura sichtbar wird, in die Dunkles einströmt.

Die Felder der Mehrfachbedeutungen weisen auf ambivalente Schwellenmomente in der scheinbaren Geschlossenheit hin. Disparate Gehalte werden mit einer Art Silberblick betrachtet werden, der es erlaubt, vielfältige Bedeutungen zugleich zu sehen. So trägt zum Beispiel die Taube, die gleichzeitig ein Adler ist, zugleich den leisen Friedenswunsch und den lauten Selbstbehauptungsanspruch in sich. Öffnende Momente dieser scheinbar so geschlossenen Kreation zeigen sich auch in dem Akt der Verleiblichung der Wundersymbolik. Denn durch die Bezugssetzung auf den eigenen Körper wird die reine Symbolebene produktiv zum metaphorischen Feld hin aufgebrochen. Die Verknüpfung der Symbole mit dem Körperlichen unterstützt die Resonanzmöglichkeit. Statt eindeutiger Bedeutungsträger erkundet Carl Lange mit seinen Ausdrucksformen metaphorische Zwischenräume, um sein Selbsterleben für sich selbst und andere kommunizierbar zu machen. Es ist möglicherweise ein Selbsterleben, das sich am Rande des sprachlich Möglichen zwischen Sprache, Bild und Körpererfahrung bewegt.

Anstelle klarer Grenzen und Mauern tritt so betrachtet der suchende Balancecharakter mehr in den Vordergrund. Die Zeichnungen Langes ließen sich dann als Schwellenbilder zwischen Sichtbarkeit und Unsichtbarkeit, zwischen Macht und Ohnmacht, zwischen Sicherheit und Unsicherheit, zwischen Gefangenschaft und rettender Kontaktaufnahme lesen. Dann stünden nicht mehr nur der Mangel eines veränderten Symbolverständnisses im Vordergrund, sondern die darin liegende Produktivität und die Suche danach, einen Teil des eigenen Erlebens sichtbar zu machen.

Literatur

Kopie der Karteikarte zu Carl Lange aus dem Bloomindale-Asylum, New York, 1883.
Personal-Acten des Carl Lange aus Görlitz, Schwetz, Irren-Anstalt, Nr. 2508, 1898–1916, Bd. II, Original in der Sammlung Prinzhorn.
Personal-Acten des Carl Lange aus Görlitz, Schwetz, Irren-Anstalt, Nr. 2508, Bd. I, 1883–1897, Original in der Sammlung Prinzhorn.
Benkert, Otto, Gorsen, Peter und Kraft, Hartmut (Hrsg.), *Von Chaos und Ordnung der Seele: ein interdisziplinärer Dialog über Psychiatrie und moderne Kunst*, Heidelberg, 1990.
Bernecker, Walther, Mexiko im 19. Jahrhundert: Zwischen Unabhängigkeit und Revolution, in: Walther Bernecker, Horst Pietschmann und Hans-Werner Tobler, *Eine kleine Geschichte Mexikos* (S. 121–236), Frankfurt am Main, 2007.
Bernet, Rudolf, Die Eigenheit der „Bildnerei der Geisteskranken", in: Sonja Frohoff, Thomas Fuchs und Stefano Micali, *Bilderfahrung und Psychopathologie. Phänomenologische Annäherungen an die Sammlung Prinzhorn* (S. 11–31), Paderborn, 2014.
Blankenburg, Wolfgang, *Der Verlust der natürlichen Selbstverständlichkeit: ein Beitrag zur Psychopathologie symptomarmer Schizophrenien*, Stuttgart, 1971.
Bredekamp, Horst, *Theorie des Bildakts. Frankfurter Adorno-Vorlesungen 2007*, Berlin, 2010.

Literatur

Brückner, Wolfgang, *Einführung in die Ausstellung Bildwelt und Glaube. Volkstümliche Kulte und Verehrungsformen*, Frankfurt am Main, 1957.

Clausen, Jens, *Das Selbst und die Fremde. Über psychische Grenzerfahrungen auf Reisen* (Edition Narrenschiff), Bonn, 2007.

Dalí, Salvador, *OUI. Méthode paranoiaque-critique et autres textes*, Paris, 1971.

de Boor, Wolfgang, *Psychiatrische Systematik. Ihre Entwicklung in Deutschland seit Kahlbaum*, Berlin, 1954.

Erlemann, Kurt, *Unfassbar?: der Heilige Geist im Neuen Testament*, Neukirchen-Vluyn, 2010.

Frohoff, Sonja, Nährender Schleim, heilender Kot, seligmachender Samen – Forsters persönliche Lebensreform, in: Thomas Röske und Doris Noell-Rumpeltes, *Durch die Luft gehen. Josef Forster, die Anstalt und die Kunst* (S. 124–133), Heidelberg, 2011.

– Salvador Dalí und Carl Lange, in: Ingrid von Beyme und Thomas Röske, *ungesehen und unerhört. Künstler reagieren auf die Sammlung Prinzhorn. Bd. 1: Bildende Kunst, Film, Video* (S. 96–101), Heidelberg, 2013.

Gorsen, Peter, Salvador Dalís fabulierte Wahnwelt im Vergleich mit Hans Prinzhorns „Bildnerei der Geisteskranken". Ein Annäherungsversuch, in: Thomas Röske und Ingrid von Beyme, *Surrealismus und Wahnsinn* (S. 75–98), Heidelberg, 2009.

– Religiosität und Ironie bei Jiri Georg Dokoupil. Die Metaphrasen zum Heiligen Schweisswunder in der Einlegesohle von Carl Lange in: Ingrid von Beyme und Thomas Röske, *ungesehen und unerhört. Künstler reagieren auf die Sammlung Prinzhorn, Bd. 1: Bildende Kunst, Film, Video* (S. 160–167), Heidelberg, 2013.

Gruhle, Hans W., Psychologie des Abnormen, in: Gustav Kafka, *Handbuch der vergleichenden Psychologie. Funktionen des abnormen Seelenlebens* (S. 40–57), München, 1922.

Hesiod, *Theogonie. Werke und Tage* (Hrsg. v. Albert von Schirnding), Düsseldorf, 2007.

Jádi, Ferenc, Zwei Fälle. Begriff und Auslegung bei Otto Stuss und Carl Lange in: Ingried Brugger und Patricia Allderige, *Kunst und Wahn* (S. 207–217), Köln, 1997.

Jádi, Inge, Irrgartenconstellationspanoptikumbahnhofverlegenheitenbeschwerdebilder, in: *Vernissage* (7/1), S. 18–47, 2001.

Katerndahl, Jörg, *„Bildnerei von Schizophrenen": Zur Problematik der Beziehungssetzung von Psyche und Kunst im ersten Drittel des 20. Jahrhunderts* (Studien zur Kunstgeschichte, Bd. 167), Hildesheim, 2005.

Katzenstein, Rafael, *Karl Ludwig Kahlbaum und sein Beitrag zur Entwicklung der Psychiatrie* (Zürcher medizingeschichtliche Abhandlungen, Bd. 14), Zürich, 1963.

Küchenhoff, Joachim, *Psychose* (Analyse der Psyche und Psychotherapie, Bd. 5), Gießen, 2012.

Kyllikki, Zacharias, *Das Wunder in der Schuheinlegesohle. Werke aus der Sammlung Prinzhorn*, Berlin 2014.

Laing, Ronald D., *Das geteilte Selbst. Eine existenzielle Studie über geistige Gesundheit und Wahnsinn*, Hamburg, 1976.

Landauer, Karl, Die Schizophrenie, in: Paul Federn und Heinrich Meng, *Das psychoanalytische Volksbuch* (S. 295–304), Bern Stuttgart, 1957.

Lange, Friedrich, *Erlebnisse im serbisch-türkischen Krieg 1876. Eine kriegschirurgische Skizze*, Hannover, 1880.

Luif, Vera, *Die Psychose als Erzählgeschehen. Eine textanalytische Tagebuchstudie*, Lengerich, 2006.

Maldiney, Henri, Die Entdeckung der ästhetischen Dimension in der Phänomenologie von Erwin Straus, in: Walter von Baeyer und Richard M. Griffith, *Condition Humana – Erwin W. Straus on his 75th birthday* (S. 210–232), Berlin, 1966.

Mayer-Gross, Wilhelm, Beiträge zur Psychopathologie schizophrener Endzustände. Erste Mitteilung: Über Spiel, Scherz, Humor und Ironie in der Schizophrenie, in: *Zeitschrift für die gesamte Neurologie und Psychiatrie* (69/1), S. 332–353, 1921.

Mundhenk, Ronald, *Sein wie Gott. Aspekte des Religiösen im schizophrenen Erleben und Denken*, Neumünster, 2002.

Nagel, Alexander K., Ordnung im Chaos – Zur Systematik apokalyptischer Deutung, in: Alexander K. Nagel, Bernd U. Schipper und Ansgar Weymann, *Apokalypse. Zur Soziologie und Geschichte religiöser Krisenrhetorik* (S. 49–72), Frankfurt am Main, 2008.

Navratil, Leo, *Schizophrenie und Kunst*, Frankfurt am Main, 1997.

Payk, Theo, *Psychopathologie. Vom Symptom zur Diagnose* (3. Aufl.), Stuttgart, 2010.

Prinzhorn, Hans, *Bildnerei der Geisteskranken. Ein Beitrag zur Psychologie und Psychopathologie der Gestaltung*, Berlin, 1922.

Röske, Thomas und von Beyme, Ingrid (Hrsg.), *Surrealismus und Wahnsinn*, Heidelberg, 2009.

Sass, Louis A., *Madness and Modernism: Insanity in the Light of Modern Art, Literature, and Thought*, New York, 1992.

Scharfetter, Christian, *Allgemeine Psychopathologie. Eine Einführung* (3. Aufl.), Stuttgart, 1991.

Schipper, Bernd, Apokalypse und Apokalyptik. Ein religionsgeschichtlicher Überblick, in: Alexander K. Nagel, Bernd U. Schipper und Ansgar Weymann, *Apokalypse. Zur Soziologie und Geschichte religiöser Krisenrhetorik* (S. 73–100), Frankfurt am Main, 2008.

Sollberger, Daniel, Erfahrungen der Liminalität. Kunst- und Sprachbilder an den Grenzen des Verstehens, in: Sonja Frohoff, Thomas Fuchs und Stefano Micali, *Psychopathologie und Bilderfahrung. Phänomenologische Annäherungen an die Sammlung Prinzhorn* (S. 112–144), Paderborn, 2014.

Spindler, Gabriele, *Geistesfrische. Alfred Kubin und die Sammlung Prinzhorn*, Linz, 2014.

Steege, Rudolf, Dr. Friedrich Lange, in: Rudolf Steege, *Heimatbuch für den Kreis Neumark in Westpreußen bis 1941 Kreis Löbau* (S. 311–315), Remscheid, 1979.

Tölle, Rainer, *Wahn. Seelische Krankheiten, geschichtliche Vorkommnisse, literarische Themen*, Stuttgart, 2008.

Waldenfels, Bernhard, Die Anomalität von Kunstbildern und Patientenbildern, in: Sonja Frohoff, Thomas Fuchs und Stefano Micali, *Bilderfahrung und Psychopathologie. Phänomenologische Annäherungen an die Sammlung Prinzhorn* (S. 33–51), Paderborn, 2014.

Wedemeyer-Kolwe, Bernd *Der Neue Mensch – Körperkultur im Kaiserreich und in der Weimarer Republik*, Würzburg, 2004.

Weitbrecht, Hans-Jörg, *Beiträge zur Religionspsychopathologie: insbesondere zur Psychopathologie der Bekehrung*, Heidelberg, 1948.

Wernicke, Carl, *Grundriss der Psychiatrie in klinischen Vorlesungen*, Leipzig, 1900.

Wietig, Christina (2005), *Der Bart. Zur Kulturgeschichte des Bartes von der Antike bis zur Gegenwart*, unv. Diss., Universität Hamburg.

Zuschlag, Christoph und Höfchen, Heinz (Hrsg.), *Apokalypse now! Visionen von Schrecken und Hoffnung in der Kunst vom Mittelalter bis heute*, München, 2014.

Kapitel 5
Edmund Träger: Sich verorten

Zusammenfassung Die vielfältigen Aquarelle von Edmund Träger (1875–1957), der knapp 40 Jahre in der psychiatrischen Anstalt von Regensburg lebte, zeigen einen besonderen Umgang mit der Organisation des Bildraumes und dem Verhältnis dargestellter Dinge und Menschen zueinander. Deren verschiedene Dimensionen werden anhand von Bildbegegnungen und der Bezugssetzung zu Biografie, Kontext und Interpretationsansätzen aufgearbeitet. Darüberhinaus spielen auch die zeitlichen und sozialen Strukturen der Bilder eine wichtige Rolle, um sich dem Zur-Welt-Sein des Künstlerpatienten anzunähern. Perspektivvermischungen, schwankende oder fehlende Horizonte, Größenverhältnisse, Verdrehungen und Verschmelzungen von Einzeldingen und Bildebenen lassen bildliche Gesten der Balancefindung und Suche nach Verortung in einem Umraum, aber auch in Bezug auf ein Gegenüber deutlich werden. Basis dafür ist die ausführliche Seherfahrung, deren bildphänomenologische Bedeutung für die Rezeption und das Verständnis von Ausdruck hiermit vorgeführt wird, die aber auch die Herausarbeitung von sechs impliziten Reflexionsfeldern leiblicher Bilderfahrung (siehe Kap. 2 und 6) beeinflusst hat.

5.1 Ein Blatt trägt ein Dorf

Die Aquarelle von Edmund Träger zeigen vielfältige Motive: Landschaften, Allegorien, Tiere, Berufsgruppen und Alltagsszenen der Anstaltsumgebung, Selbstbildnisse, Bauwerke und Stadtansichten. Neun Einzelarbeiten auf Karton besitzt die Sammlung Prinzhorn, 48 weitere auf Aquarellpapier in Postkartengröße haben sich in der Anstalt Regensburg erhalten. Träger hat sie sorgfältig untertitelt, signiert und daraus ein 12-seitiges Album gestaltet und mit der Abbildung eines Veilchenstraußes beklebt.[1]

[1] Die neun Werke der Sammlung Prinzhorn haben unterschiedliche, Formate. Das größte hat die Maße 21,2 × 32,7 cm; das kleinste 15,4 × 15,4 cm. Das erste Mal wurden einige Abbildungen im Katalog der Ausstellung *Durch die Luft Gehen* veröffentlicht: Thomas Röske und Doris Noell-Rumpeltes (Hrsg.) (2011), *Durch die Luft gehen. Josef Forster, die Anstalt und die Kunst*, Heidelberg. Alle Aquarelle des Albums aus Regensburg weisen die Perforierungen eines Zeichenblocks auf

Trägers Werke wurden in den letzten Jahren zweimal in Ausstellungen und Veröffentlichungen der Sammlung Prinzhorn aufgegriffen.[2] Unbehagliches und Befremdliches zeigt sich in seinen Bildern meist verhalten, leise und zurückhaltend. Brüche machen sich besonders in der Raumorganisation und der Ordnung der einzelnen Figuren zueinander bemerkbar. Perspektivvermischungen, Horizontlosigkeit, Verdrehungen oder Verschmelzungen irritieren Blickrichtungen und Bewegungen. Im Folgenden soll zunächst eine der Landschaften auf ihre besonderen räumlichen, zeitlichen und sozialen Strukturen anhand einer ausführlichen Seherfahrung untersucht werden. Im zweiten Teil werde ich weitere Werke Trägers hinzuzuziehen, um einzelne, erarbeitete Aspekte zu vertiefen und zu ergänzen. Anschließend folgen Erläuterungen der biografischen Zusammenhänge. Am Ende stehen zusammenfassende Gedanken und mögliche Interpretationslinien.

Wir sehen das Aquarell einer vielfarbigen Dorflandschaft aus der Vogelperspektive (Abb. 5.1), dessen Atmosphäre auf den ersten flüchtigen Blick hell, freundlich, bunt und kindlich erscheint. Etwa 40 Gebäude, zumeist Fachwerkhäuser und etwa ebenso viele Bäume sind zu sehen. Der erste Blick nähert sich von der gemalten Bildgrenze – einem Rahmen in orange-rostigem Ton – von oben her ins Innere des Blattes und bleibt zunächst am knapp über der Mitte frontal gezeigten, blauen Haus hängen, das sich leicht nach rechts neigt. Als nächstes nimmt man die Hauptstraße wahr, die von links unten nach rechts oben diagonal in leichter Wellenbewegung durch das Dorf führt, um dann in der rechten oberen Ecke plötzlich in einer Haarnadelkurve scharf zur linken Seite zu schwenken und sich parallel zum Bildrand weiter zu schlängeln. Von ihr zweigen links und rechts insgesamt neun Wege ab, zum Teil gegenüberliegend. Durch diese Achsenfunktion und die dunkle, graue Tönung ist das Wegenetz bildbestimmend und strukturierend.

Parallel zum Hauptweg verläuft ein Bach, der mehrere Zuläufe von links und rechts aufweist. Ein zweiter, stärkerer Strom trifft z. B. kurz vor der Bildmitte auf den Hauptfluss und hat drei weitere, kleinere Zuflüsse. Zwei Teiche oder kleine Seen gehören zu diesen Bachabschnitten. Ein weiterer Zustrom des Hauptbaches befindet sich knapp oberhalb der Kirche, einer direkt links unten. Nach und nach nimmt man die unmittelbar am Rand des Weges liegenden Gebäude in ihrer detail- und farbenfreudigen Struktur wahr. Dann schweift der Blick einzelne Seitenwege entlang, an deren rechter oder linker Seite sich die Häuser wie an einer Kette hintereinander aufreihen. Immer befinden sich die Häuser nur an einer Seite des Weges, sehr häufig stehen sie frei. Drei Gebäude stechen durch Größe, Individualität und Dachschmuck heraus: Die Kirche rechts oben, der hinter einem Baum liegende prächtige, etwas barocke rote Bau links daneben und das kurz über der Mitte

und haben die Größe 10,2 × 15,5 cm. Das Heft ist Teil der Sammlung Vierzigmann in Regensburg und wurde in der Sammlung Prinzhorn erstmals 2011 im Rahmen der Ausstellung *Durch die Luft gehen. Josef Forster, die Anstalt und die Kunst* gezeigt, aber nicht veröffentlicht. Einen herzlichen Dank an Bruno Feldmann, der die Sammlung Vierzigmann betreut und die Erlaubnis zum Abdruck der gegeben hat.

[2] Ebd.; Sabine Hohnholz, Thomas Röske und Maike Rotzoll (Hrsg.) (2014), *Krieg und Wahnsinn. Kunst aus der zivilen Psychiatrie zu Militär und 1. Weltkrieg*, Heidelberg.

5.1 Ein Blatt trägt ein Dorf

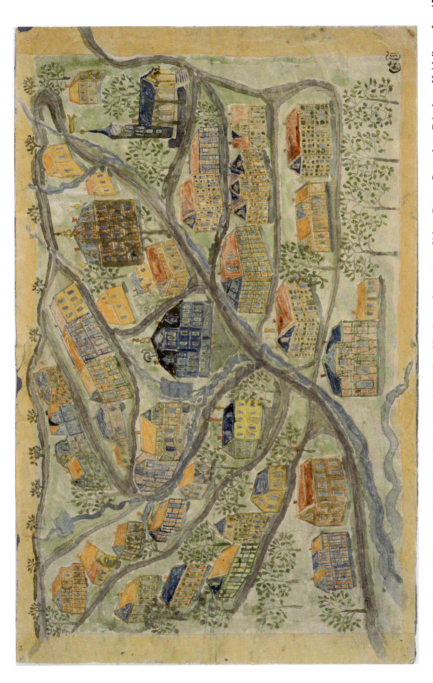

Abb. 5.1 Ohne Titel, 21,2 × 32,7 cm, vor 1921, Wasserfarben über Bleistift auf Papier, aufgezogen auf blaue Pappe, Sammlung Prinzhorn Heidelberg, Inv. 4514

lokalisierte blaue Gebäude. Die letzten zwei wirken herrschaftlicher, könnten Rathaus, Herrschafts- oder Schulhäuser darstellen. Besonders auf das blaue Haus kommt das Auge immer wieder zurück. Es steht im Zentrum des Dorfes, wird von Wegen und Bächen eingerahmt. Bei näherer Betrachtung des Blattes werden allerlei Instabilitäten deutlich, die beim Betrachten einen leichten Schwindel auslösen.

Einzelne Häuser sind in einer etwa 45 Grad gedrehten Seitenansicht mit den entsprechenden Verkürzungen dargestellt und suggerieren Räumlichkeit. Andere, wie das Haus in der Mitte unten oder das blaue knapp über der Mitte zeigt Edmund Träger frontal, sodass sie im Zusammenhang des Ganzen aussehen, als seien sie auf den Rücken gelegt worden. Einzelne Häuser stellt Träger also durchaus perspektivisch dar. Dabei setzt er aber nie mehr als drei Häuser in eine gemeinsame Perspektive. Es gibt aber keine räumlichen Überschneidungen, sondern die Einzeldinge bleiben als Einzeldinge stehen oder sie kleben in verdrehter Weise aneinander. Bei drei kleinen, nur teilweise sichtbaren Häuschen ist dieser unverbundene Perspektivwechsel bei gleichzeitiger Verschmelzung besonders auffällig: Das zweite Gebäude von der Ecke links oben aus lugt halb hinter einem anderen Haus mit eigener Perspektive hervor, hängt ihm an, wirkt wie angeklebt und unfertig. Zwei Häuser weiter unten (der Diagonale entlang folgend) ist ein ähnliches halbes Haus zu erkennen, das mit dem vorderen eng verbunden ist, aber doch eine entgegenlaufende Perspektive aufweist. Außerdem befindet sich ein solches seitlich-flächiges Häuschen unter der linken Ecke des stattlichen, roten Gebäudes, welches ebenso mit dem davorstehenden Haus, trotz völlig anderer Perspektive, verwachsen scheint.

Diese Perspektivwechsel machen es unmöglich, einen einzigen, gemeinsamen Betrachterstandpunkt auszumachen. Man wird auf verschiedene Standpunkte verwiesen. Im Hinblick auf die Häuser rechts des Hauptweges würde man z. B. einen erhöhten Standpunkt rechts vorne außerhalb des Bildes annehmen, ebenso für eine Reihe der dargestellten Häuser auf der linken Seite des Weges. Dann aber fügen sich die Frontalansichten in der Mitte nicht in das Gesamtbild und besonders bei den Häusern, die zur linken oberen Ecke führen, kippen die bildparallelen Linien zusammen. Mehrere Häuserreihen links und rechts auf dem Blatt scheinen die Wege wie auf einer Rutschbahn herabzugleiten. Wollte Träger durch die gestaffelten Häuser eventuell Anhöhen festhalten und geriet zeichnerisch an seine Grenzen? Da kein Horizont zu sehen ist, fehlt die stabile Orientierung, zu der man die Steigung als Betrachter ins Verhältnis setzen könnte. Der fehlende Horizont erzeugt vielmehr den insgesamt flächigen Eindruck der gesamten Gestaltung. Einheit und Zueinander der Häuser werden hingegen bildinhärent über die unterlegte Fläche und das Wegenetz hergestellt. Die Einbettung geschieht durch die Verbindung der Linien von Wegen und Flüssen, die ordnen, sortieren, aufräumen, zusammenhalten und so den bunten, unruhigen Gesamteindruck beruhigen. Sie verorten die einzelnen Häuser in einer zusammenhängenden Struktur. Das Wegenetz, das aus der Distanz betrachtet, alles zusammenbindet und hält, erinnert durch die Art der Gestaltung an Blattadern. Jede Seite des Hauptweges hat vier Abzweigungen, auch das unterstützt den Blattcharakter. Bei genauerem Hinsehen sind angedeutete Umrisse des Blattes zu erkennen. Als lägen die Häuser auf dem Blatt, erscheint die gesamte Darstellung des Dorfes schwebend, leicht und flächig.

5.1 Ein Blatt trägt ein Dorf

Der gemalte Rahmen wird von fließenden Wegen und wachsenden Bäumen überschritten bzw. durchschritten. Manche dieser „Übertretungen" wurden, so zeigen die Farbverläufe, vor, manche nach dem Rahmen gemalt. Auch die Signatur, die Initialen ET in schwarzer Frakturschrift in der Ecke rechts unten liegt halb auf dem Bild, halb auf dem Rahmen. Er ist also nur eine relative Begrenzung, erinnert vielleicht eher an eine Stadtmauer als an einen Rahmen. Dieses Changieren zwischen Geschlossenheit und Offenheit des Rahmens unterstützt ebenfalls die schwebende Bewegung des Dorfes und erzeugen den Eindruck einer leicht gleitenden Bewegung. Das Dorf könnte sich über den Rahmen erheben. Das Wege- und Flussnetz könnte sich – mit oder ohne Rahmen – fortspinnen. Der Rahmen ist also nur eine relative Begrenzung, die aber dennoch den Bildausschnitt festlegt und das Bild als Bild betont.

Im Nebeneinander von Weg und Bach durch das insgesamt flächige, horizontlose Dorf entsteht zudem ein Kippmoment zweier Bewegungsrichtungen. Weil das Auge zunächst dem Verlauf der Hauptstraße folgt, dann aber aufgrund des fehlenden Horizontes keine Tiefe sieht, scheint der Weg anzusteigen, das Blatt sich insgesamt leicht horizontal aufzurichten. Unser Auge ergänzt den fehlenden Horizont. Der Fluss müsste physikalisch betrachtet von den Zuläufen gestärkt nach links unten fließen. Die flächige Gestaltung und der fehlende Horizont verstärken die Wahrnehmung, dass Wasser würde anstatt im Beet zu fließen senkrecht nach oben laufen. Wieder entsteht zusätzlich Verwirrung durch die Vermischung von Perspektiven. Der Fluss erscheint in einer Aufsicht wie auf Landkarten, wie besonders an dem kleinen See links neben dem zentralen blauen Gebäude auffällt. Während der See von oben aus der Luft dargestellt ist, erscheint das Haus daneben in frontaler Vorderansicht.

An den Häusern fallen außerdem die hellblau-grauen oder grünen Unterlegungen aller Gebäude auf. Jedes Haus hat ein eigens betontes Fundament. Paradoxerweise wirken sie nicht wie Schatten oder Fundamente, sondern erzeugen den Eindruck, als würden die Häuser über dem Boden schweben und keinen Kontakt zum Boden haben. Besonders die kleinen orangefarbenen Häuser rechts über dem zentralen blauen Gebäude wirken, als könnten sie davonfliegen. Einzige Ausnahmen bilden die Kirche und das zentrale blaue Haus. Die dunklere Unterlegung erinnert hier an Erde. Sie strahlt die Atmosphäre eines Ruheortes aus und wirkt auch durch den Lichteinfall von rechts lebendig. Viele, insgesamt vier Seitenarme der Hauptstraße führen zur Kirche hin und der Baum davor gehört zu einem der kräftigsten auf dem gesamten Blatt.

Die Bäume wirken ansonsten zart gewachsen und wurzellos, zum Teil scheinen sie vereinzelt über dem Untergrund zu schweben. Ein Wind könnte sie leicht dem Boden entreißen. Bis auf wenige Ausnahmen haben alle in etwa die gleiche Größe. Ihre Darstellungsweise erscheint formalisiert, verspielt und zugleich schematisiert. Das frische Grün und die gewundenen Arme lassen sie tänzelnd und leicht aussehen. Wollte Träger durch sie vielleicht Vorder- und Hintergrund verdeutlichen? Durch den fehlenden Horizont fehlt die Orientierung, um Raum- und Größenverhältnisse zu bestimmen. Die Bäume, die den Weg am oberen Bildrand säumen, sind wesentlich kleiner. Auch die Häuser links des Hauptweges sind insgesamt mehrheitlich kleiner als die rechts des Weges und rücken so weiter in die

Ferne. Aber die Übergänge von Nähe und Ferne sind plötzlich und abrupt ohne Zwischengrößen gestaltet. Bäume verschwinden mit dem Hintergrund, wie z. B. vor der Kirche oder dem großen roten Gebäude links davon. Dass dies, ebenso wie das perspektivische Zeichnen nicht von zeichnerischem Unvermögen bzw. missglückter Anwendung der Aquarellfarben entstammt, wird dort deutlich, wo er das Nacheinander der Farben bewusst gesetzt hat, wie in vorliegendem Bild am Weg rechts oben oder auch dem gesamten Hintergrund des Blattes, der am Schluss hinzugefügt wurde.

An den dargestellten Gegenständen überrascht die Kleinteiligkeit und der für Trägers Zeit freie, unkonventionelle Umgang mit Farben, durch den sich viele Details leuchtend voneinander abheben. Die Häuser sind meist drei- oder vierfarbig gestaltet: die Holzbalken des Fachwerks hat Träger entweder Blau, Grün oder Orange, die Zwischenräume dann mit Orange, Gelb, Rot (hell- und karminrot), Grün oder auch Blau gefüllt sind. Auch die Dächer sind mal Orange, mal Blau, Rot oder Schwarz. Die bunten Farben erzeugen den Eindruck von Licht reflektierendem Glas und lassen die Häuser über ihre Gegenständlichkeit hinaus als flimmernde Ordnungsflächen erscheinen. Besonders bei den Fachwerkhäusern fällt diese Konzentration auf die Strukturen der Balken auf, welche die vielen einzelnen, unterschiedlichen Farbpunkte einrahmen. Die vielen Komplementärkontraste auf kleinstem Raum erzeugen eine fröhliche Atmosphäre, die im Gegensatz zu den schwankenden Linien der Häuser steht. Aber auch Anstrengung, Geduld und zittriger Pinselstrich sind spürbar, ebenso wie die achtsame Sorgfalt, die erforderlich war, um mit den wässrigen Farben auf kleinstem Raum feine Blätter und Fenstertupfer auszuführen, die durch die Balkenstruktur zusammengehalten werden. Insgesamt strahlt das Dorf trotz der lebendigen Farben eine melancholische Grundstimmung von Verlassenheit aus.

Was auf den ersten Blick nach einer naiven Darstellung von Natur aussieht, entpuppt sich bei näherer Betrachtung also als abstrakte und formalisierte Zusammenstellung. Die Einbettung der Einzeldinge in eine gemeinsame Umgebung geschieht nicht von einem Standort aus, sondern über Linien und Flächen, die Verbindungen schaffen, ordnen und sortieren. Der Fokus liegt auf den Strukturen im Detail und im Ganzen. Der Blick changiert zwischen der Flächigkeit des Ganzen und den vereinzelten Perspektiven auf die Teile. Als Betrachter nähert man sich entweder von oben fliegend dem dargestellten Dorf, springt innerhalb des Bildes zwischen den wechselnden Perspektiven von Frontal- und Seitenansichten oder hält sich am gemalten Rahmen fest. Man verweilt an Einzelnem, während ein Gesamteindruck des Zusammenspiels nur durch eine flächige Aufsicht aus der Distanz von oben her möglich ist. Als Betrachter wird man also auf wechselnde Standpunkte verwiesen, die immer wieder einen Einstellungswechsel erfordern. Es ist ein ständiges Changieren zwischen diesen Bildzugängen, das nach einer Weile ein leises Gefühl von Unbehagen und Ungreifbarkeit, Vereinzelung und Unruhe auslöst.

Die perspektivischen Brüche zwingen zur Verlangsamung, zum stückweisen Aneinanderreihen. Das Verweilen am Einzelnen wird durch die Farbtupfer unterstützt, mit denen Häuser und Bäume gestaltet sind. Dies und auch das leichte, aber nicht ausgreifende Schlängeln des Weges erwecken den Eindruck eines träumerischen Spazierengehens, das sich in Kleines vertieft und Gegenwart um Gegenwart

aneinanderreiht. So entsteht ein Rhythmus des Immer-wieder-Jetzt. Anstatt der Einladung in die Ferne einer Landschaft folgen zu können wird man wieder zurückgeworfen. Der selbstverständliche Fluss der Wahrnehmung, auf Zukünftiges vorauszugreifen, entgleitet und stockt, da die Erwartung des Kommenden nicht eingelöst, sondern von einer neuen, kleinen Irritation überrascht wird. Der zeitliche Verlauf gerät aus dem Gleichgewicht, weil die nächste Antizipation nicht gelingt und man immer wieder auf das jeweils Gegenwärtige verwiesen wird, ohne dass sich die Wahrnehmungssequenzen fließend zusammenfügen.

Stattdessen scheinen Enge und Weite in der Darstellung miteinander verwoben. Es gibt eine Weite in der Enge, insofern der Blick dem Verlauf von Wasser- und Straßenlinien folgt, in die Ferne schweift und von der Höhe her kommt. Träger sucht fließende Verbindungen. Das zeigen neben den Linien und Blattadern auch die wässrigen Farben. Umgekehrt gibt es aber auch gleichzeitig eine Enge in der Weite, insofern der Blick keine Tiefe und kaum einen Horizont erreichen kann, vieles verschleiert ist und man von Detail zu Detail springt.

5.2 Weltenschau

Wie gestaltet Träger seine sonstigen Aquarelle? Dem Gesamteindruck nach hat Edmund Träger, der sicher kein geübter Zeichner war, Studien angefertigt, Eindrücke seiner Umgebung festgehalten, Kommentare zum Weltgeschehen und eigene Erinnerungen, Fantasien und Sehnsüchte spielerisch zu einer persönlichen Weltenschau verarbeitet. Sachbuchartig, so zeigen die Titel im Regensburger Heft, hält er u. a. Menschentypen, Tiere oder berühmte Bauten fest. Inwieweit im Regensburger Heft ein Zusammenhang der Motive durch die Reihenfolge intendiert war, ist nicht klar. Ab und an besticht das Erzählerische seiner Kompositionen, die gerade durch die Kombination von Titel und Dargestelltem eine ganze Situation und Szenerie zu erfassen suchen. Oft sind Motive mit Bleistift vorgezeichnet. Bei den abgebildeten Kirchen, Burgen und Brücken orientierte er sich wohl oft an Abbildungen aus Zeitungen oder auf Postkarten, denn Aufbau und Perspektiven erinnern an klassische Heimatfotografie. Die gewählten Orte zeigen ihre Bauwerke von der schönsten Seite, fast immer ragen Fahnen darauf empor, z. B.: St. Clemens (1130) aus *Hiltrup* bei Münster (Abb. 5.2), *Mürren* im Berner Oberland, die Burg *Hospental* in der Schweiz, imposante Brücken in *Wallendorf, bei Lauscha* oder die *Seeparkbrücke* in Berlin. Weitere Landschaften, wie die *Mühle* (Abb. 5.3) oder die *Freudenburg*, die *Rauhenburg* u. a. entspringen vermutlich seiner Fantasie oder Erinnerungen. Drei Motive beziehen sich auf die politische Lage Deutschlands und die Reparationszahlungen am Ende des 1. Weltkrieges: Das *Trauerbild* aus der Sammlung Prinzhorn und *Das Bild der Trauer* aus dem Regensburger Heft zeigen beide eine Karte des deutschen Reiches mit geschwärzten Verlustgebieten und entsetzten Herren davor.[3] Auf einem

[3] Vgl. dazu auch Sonja Frohoff (2014), Edmund Träger. „Des Volkes Demütigung", in: *Krieg und Wahnsinn. Kunst aus der zivilen Psychiatrie zu Militär und 1. Weltkrieg*, Heidelberg.

Abb. 5.2 Hiltrup, 10,2 × 15,5 cm, undatiert, Wasserfarben, Deckweiß über Bleistift auf Aquarellpapier, Sammlung Vierzigmann Regensburg

Abb. 5.3 Mühle, 10,2 × 15,5 cm, Wasserfarben, Deckweiß über Bleistift auf Aquarellpapier, Sammlung Vierzigmann Regensburg

weiteren vergräbt eine kräftige, blonde Frau mit Hängebusen, die vermutlich die Germania darstellen soll, die militärischen Reichsinsignien und die Heeresflotte.[4] Auf *Kriegsnot* ist ein Prediger vor der Gemeinde auf einem leuchtend blauen Altar zu sehen, der gegenüber einer hungrig dreinblickenden Gemeinde gestikuliert. Drei weitere Aquarelle greifen vermutlich die unmittelbare Anstaltsumgebung in Regensburg auf. In diesen fallen die auffällig gekachelten Böden und intensiven Pink- und Lilatöne auf. Der *Saal F 1* ist mit Bibelsprüchen ausgekleidet. In der *Küche* (Abb. 5.4) steht eine finster schauende Frau am Herd und im *Wohnzimmer* mit fliegendem Tisch hat Edmund Träger seine Initialen in sorgfältiger Frakturschrift auf dem zentralen, ovalen Teppich hinterlassen. Vereinzelt schreien dem Betrachter grelle Pink- und Mint-Töne entgegen. Zeitgenossen war die bunte,

[4] Ebd.

5.2 Weltenschau 207

Abb. 5.4 Küche, 10,2 × 15,5 cm, Wasserfarben, Deckweiß über Bleistift auf Aquarellpapier, Sammlung Vierzigmann Regensburg

Abb. 5.5 Waldfrieden, 10,2 × 15,5 cm, Wasserfarben, Deckweiß über Bleistift auf Aquarellpapier, Sammlung Vierzigmann Regensburg

kontrastreiche Farbigkeit sicherlich fremd, die uns heute z. T. modern erscheint. Atmosphärisch durchzieht die Aquarelle beinahe immer ein melancholischer, verträumter und bedrückt-bemühter Grundzug, der im Kontrast zur frischen Farbigkeit und Vielfalt der offensichtlich oft fröhlich intendierten Motive steht. Die Landschaften sind vernebelt oder verschwommen, die Gebäude unbewohnt, die Tiere erscheinen trotz ihrer stattlichen Größen seltsam kraftlos und matt, manchmal gar versteinert. Die Menschen blicken selten freundlich, sondern meist ernst und erschrocken, in sich gekehrt oder unnahbar. Zugleich recken sich Fahnen stolz in die Höhe, besondere Stimmungen wie kindliche Freude, stiller Frieden (*Waldfrieden*, Abb. 5.5) oder z. B. ein spielerischer Zug in der verschmitzt-kokettierenden Haltung des *Marinesoldat* (Abb. 5.6) werden spürbar. Brüche fallen oft

Abb. 5.6 Marinesoldat, 10,2 × 15,5 cm, Wasserfarben, Deckweiß über Bleistift auf Aquarellpapier, Sammlung Vierzigmann Regensburg

erst auf den zweiten Blick auf. Thematisch zeigt Träger also vielfältige Themen, aber wie dominant durchziehen die an der Landschaft auf dem Blatt heraus gearbeiteten Strukturen den Stil seiner sonstigen Aquarelle?

5.2.1 Perspektiven, Horizonte und rutschende Häuser

Aufsicht und Vorderansicht sind auch in anderen Werken Trägers häufig nebeneinandergesetzt und die Größenverhältnisse werden ebenfalls meist ohne Übergänge gestaltet. Häufig verrutschen und vermischen sich Perspektiven, geraten Horizonte ins Schwanken und Gegenstände ins Schweben.

So zeigt Träger auf einem Werk der Sammlung Prinzhorn einen riesigen Schwan auf einem See über einem kleinen Tor (Abb. 5.7). Aufsicht und Frontalansicht, Ferne und Nähe liegen erneut dicht und ungetrennt zusammen. Während die Vogelperspektiven von oben ins Bild hineinziehen, nähert man sich dem Dargestellten gleichzeitig von unten und vorne. Dieses enge Beieinander von Perspektiven erzeugt bei längerer Betrachtung Schwindel. Nur aus einem gewissen Abstand ist eine Einheit, ein Ganzes sichtbar – in Form abstrahierter, nebeneinanderstehender Flächen und Dinge, die im vorliegenden Beispiel durch die Farbgebung und die formalisierten Strukturen besonders expressiv und modern wirken. Auch in einem anderen Landschaftsbild Trägers nähert man sich als Betrachter dem Bild zunächst aus der Vogelperspektive (Abb. 5.8). Der Horizont ist hier durch die Gebäude und Bäume angedeutet, die in etwa auf einer Linie des oberen unteren Bilddrittels liegen. Durch diesen relativ hohen „Horizont" scheint eine Steigung dargestellt. Wieder führt ein Fluss, dessen Fließrichtung unklar ist, mit angrenzenden Wegen schwungvoll durch die Landschaft.

5.2 Weltenschau

Abb. 5.7 Ohne Titel (Schwan auf See), 15,6 × 17,7 cm, undatiert, Pinsel in Wasserfarben mit Deckweiß über Bleistift auf brauner Pappe, Sammlung Prinzhorn Heidelberg, Inv. Nr. 4517

Abb. 5.8 Ohne Titel (Landschaft), 28,9 × 28,9 cm, undatiert, Pinsel in Wasserfarben über Bleistift auf Papier, Sammlung Prinzhorn Heidelberg, Inv. Nr. 4519

Er verliert sich plötzlich an einer Wegkreuzung – oder entspringt er hier? Wieder scheint sich die Fläche – orientiert man sich am vermeintlichen Horizont und dem Fluss – zu erheben, die eigentlich eine Aufsicht darstellt. Erneut sucht das Auge nach Tiefe und wird durch das Schwanken von Vorder- und Luftansicht irritiert.

Bei den Häuserdarstellungen der zweiten Landschaft wird ebenfalls ein Schwanken der Perspektiven der Einzelgegenstände bemerkbar. Links des Flusses befinden sich vier weitere Gebäude, deren Fundamente wieder besonders betont sind und die den Eindruck einer künstlichen Beschwerung erwecken. Erneut rutschen die Gebäude tendenziell leicht in Richtung des die Bildfläche teilenden Flusses zusammen, insbesondere das durch Bäume verdeckte grüne Haus in der Mitte. Durch die Fülle an Bäumen, dem Himmel und dem bedeckten Horizont fällt dies Schwanken hier weniger auf, ist aber nichtsdestotrotz sichtbar. Horizonte bleiben insgesamt selten in Trägers Aquarellen, oft nur sehr zart angedeutet, meist durch Bäume verdeckt, undeutlich oder nicht vorhanden. Die Orientierung eines möglichen Horizontes ist zwar manchmal dargestellt, aber er wirkt entweder wackelig und zittrig, schief oder wird durch die Perspektivwechsel ins Schwanken gebracht. Wieder sind außerdem einzelne kleine Häuser unvollständig bzw. perspektivisch verschoben. Dem vorderen der zwei Häuser vor der Kirche scheint die Seitenwand zu fehlen. Das Gebäude in der linken unteren Ecke scheint aus zwei nicht zusammenpassenden Hälften zu bestehen. Ihm entwächst ein weiteres kleines Häuschen. Am unteren Bildrand sehen wir einen Dachgiebel, der unvollständig und in die Fläche gezogen erscheint. Er bildet einen ungewöhnlichen Bruch in der insgesamt auf Ausgewogenheit und Idealisierung bedachten Bildkomposition – auch im Vergleich zu den sonstigen Aquarellen von Träger, in denen selten nur Angedeutetes, Unfertiges auftaucht. Es scheint, als sei der Rest dieses Dachgiebels aus dem Blickfeld gerutscht. Da der grüne Wiesen-Untergrund aquarelltechnisch nach dem Haus gemalt sein muss, hat Träger offensichtlich entschieden, das Haus so zu belassen. Könnte dies mit einer Priorität des Rahmens zusammenhängen, der den Ausschnitt, die vorgegebene Ordnung „exakt" bestimmt und aus diesem fiel jenes Haus heraus? Ähnlich den schwebenden, rutschenden Häusern zeigen auch Interieur-Szenen fliegende Gegenstände, besonders Tische oder fehlende Stuhlbeine, verschobene Perspektiven bei gleichzeitiger Betonung der raumorganisierenden Strukturen wie der Tapete oder des Fußbodens.

5.2.2 Menschen und Begegnungen

Trägers Darstellungen von Menschen zeigen viele Unterschiede hinsichtlich der Darstellung von Männern, Frauen und sich selbst. Bei den Begegnungen sticht besonders eine besonders hervor, die vermutlich ebenfalls als Selbstbildnis gemeint ist.

So wählt Träger für die Darstellung der Männer meistens Stereotype bestimmter Typen und Berufsgruppen, wie einen *Landwirt* (Abb. 5.9), *Musiker*, den *Michel* u. a., sodass die Figuren eher wie Abziehbilder ihrer Zunft wirken und merkwürdig kontaktlos und stumm bleiben. Den Frauen hingegen sind als Titel entweder Orte

5.2 Weltenschau 211

Abb. 5.9 Landwirt, 10,2 × 15,5 cm, Wasserfarben, Deckweiß über Bleistift auf Aquarellpapier, Sammlung Vierzigmann Regensburg

Abb. 5.10 Tirolerin, 10,2 × 15,5 cm, Wasserfarben, Deckweiß über Bleistift auf Aquarellpapier, Sammlung Vierzigmann Regensburg

zugewiesen, z. B. *Wiesengrund*, *Tirolerin* (Abb. 5.10), *Küche* oder allegorische Bedeutungen, wie *Sposa* und *Die schöne Jahreszeit*. Besonders bei den Frauen stechen die verzerrten Körperproportionen und die fratzenhaften, abstoßenden Gesichter und aufgerissenen Augen hervor. Augen zeigt Träger generell oft sehr betont, durch starke schwarze Balken begrenzt und selten als geschlossene Form; die Pupillen sind wiederholt in die Länge gezogen. Besonders bei den Frauen sind die Augäpfel auffällig groß dargestellt, sogar in geschlossenem Zustand, sie wirken beinahe aufgesetzt oder treten bedrohlich heraus. Ihre Darstellungen gleichen sich. Meist werden sie allein und mit aufgesteckten, schwarzen Locken gezeigt, deren Kringelstruktur Träger besonders betont. Beziehen sich die Darstellungen auf eine bestimmte Person oder stellen sie einen Typus dar? Hat er sich mit der *Sposa* eine eigene Gespielin gemalt?

Trotz der Idealisierung behält sie einen furchterregenden Zug durch den strengen, starren Ausdruck und die Augenringe. Einzig in der Allegorie *Die schöne Jahreszeit* liegt die Nackte entspannt, raumfüllend und etwas erschöpft unter dem schmalen zarten Baum ausgestreckt, der sie beschützend überwölbt. Die Darstellungen Anderer erinnern insgesamt ein wenig an Puppen oder Marionetten, erscheinen flach und ungelenk. Die Selbstbildnisse, z. B. *Vereinsamt* (Abb. 5.11) und *Denker* wirken dagegen oft weniger abstrakt und hölzern, sondern einfühlsamer und lebendiger. Oft blicken die Figuren hier zur Seite und richten den Blick mehr nach innen.

Auf vier Aquarellen hat Träger Begegnungen von Lebewesen dargestellt: *Zwei Freunde* (Abb. 5.12) und *Taube Kaninchen* transportieren eine Atmosphäre von zaghafter Neugier, als würde stumm gesprochen werden und in der Starre doch keine Begegnung möglich sein. Das kleine Mädchen, das dem Schwan zusieht, ist

Abb. 5.11 Vereinsamt, 10,2 × 15,5 cm, Wasserfarben, Deckweiß über Bleistift auf Aquarellpapier, Sammlung Vierzigmann Regensburg

Abb. 5.12 Zwei Freunde, 10,2 × 15,5 cm, Wasserfarben, Deckweiß über Bleistift auf Aquarellpapier, Sammlung Vierzigmann Regensburg

in ihrem Jäckchen eingeklemmt und wirkt, als wollte sie es abschütteln. Ihr leicht verdrehter Körper, das rote Gesicht und der etwas verstörte Ausdruck lassen den vielleicht spielerisch gemeinten Moment befremdlich erscheinen. Darüber hinaus stellt Träger eine Alltagsszene beim *Kramer* und den Besuch eines Patienten, eventuell durch einen Arzt dar. (Abb. 5.13 und 5.14) Beide Male sind die Personen auf dem Bild im Gespräch miteinander, durch Handgesten und Körperhaltung aufeinander bezogen, wenn auch die Blicke immer aneinander vorbeigehen. Die Kundin

Abb. 5.13 Kramer, 10,2 × 15,5 cm, Wasserfarben, Deckweiß über Bleistift auf Aquarellpapier, Sammlung Vierzigmann Regensburg

Abb. 5.14 Ohne Titel (Patient und Arzt), 11,2 × 17,6 cm, undatiert, Pinsel in Wasserfarben über Bleistift auf grau liniertem Papier, Sammlung Prinzhorn Heidelberg, Inv. Nr. 4518

beim Krämer trägt dicke Augenringe und in den Stiefeln scheinen an Stelle der Beine Stöcke zu stecken, was einmal mehr den puppenartigen Charakter betont. Die Darstellung eines Patienten mit Besuch könnte ein weiteres Selbstbildnis sein. Zum einen hat der Liegende ähnliche schwarze Locken wie auch die anderen Selbstdarstellungen, zum anderen weist die Begegnung eine besondere Intimität und Lebendigkeit auf. Der Besuch hockt auf dem Bett des Patienten, scheint mit ihm zu verschmelzen oder aus ihm heraus zu wachsen. Beide wirken einander freundlich und vertrauensvoll zugewandt, verbunden und schweben gemeinsam inmitten der vielen schwankenden Raumkoordinaten und abhebenden Möbel. Der Besucher auf dem Bett scheint zu beschwichtigen oder den etwas erstarrten Patienten im Bett zu hypnotisieren. Dieser Eindruck wird durch das sich aufrichtende Kissen verstärkt, an das sich der Liegende gelehnt hat. Zwei Portraits an der Wand greifen die beiden Personen wieder auf, die beiden Spiegel sind blind, aber metallisch golden schimmernd dargestellt. Soll der Besuch einen Arzt oder einen Pfarrer veranschaulichen?

5.2.3 Strukturen, Rahmen und Bäume

Träger hat, wie alle bisherigen Beispiele demonstrieren, ein Faible für Strukturen und Landkarten. Dies zeigt sich besonders in seiner Darstellungsweise von Linienverläufen und Mustern: Ackerfurchen, Haare, Wasser- und Wegverläufe, sich windende Baumstämme und Äste, Fliesenböden oder Hauswände, selbst Farbflächen werden von Träger tendenziell in ihren einzelnen Flecken und Nuancen aufgenommen, die er dann manchmal stückweise aneinander setzt, vgl. z. B. *Argentinischer Stier*, aber auch Landschaften wie *Hakeldama* (Abb. 5.15). Immer zeigt Träger einen abstrahierenden, formalisierenden Blick auf das Dargestellte. Diese Vorliebe für Landkarten und Strukturen kehrt auch in einigen gewählten Motiven wieder: Zweimal zeigt er (vermutlich) sich selbst in gleicher Pose, einmal jung, einmal alt beim Betrachten eines *Globus* (Abb. 5.16 und 5.17); zweimal ist auch die Karte des Deutschen Reiches zentraler Teil der Motive: auf dem schon erwähnten *Trauerbild* bzw. dem *Bild*

Abb. 5.15 Hakeldama, 10,2 × 15,5 cm, Wasserfarben, Deckweiß über Bleistift auf Aquarellpapier, Sammlung Vierzigmann Regensburg

5.2 Weltenschau 215

Abb. 5.16 Ohne Titel (Mann mit Lupe und Globus), 15,7 × 17,4 cm, undatiert, Pinsel in Wasserfarben mit Deckweiß über Bleistift auf brauner Pappe, Sammlung Prinzhorn Heidelberg, Inv. 4511

Abb. 5.17 Globus, 10,2 × 15,5 cm, Wasserfarben, Deckweiß über Bleistift auf Aquarellpapier, Sammlung Vierzigmann Regensburg

der Trauer, auf welchem zwei Herren in Anzügen bzw. Talaren vor einer Deutschlandkarte die verlorenen Gebiete des Ersten Weltkrieges betrauern.[5] Auf einem Bild benutzt Träger sogar einen Teil einer Regensburger Landkarte als Malmaterial.

Auf Rahmen hat Edmund Träger auch bei den Aquarellen seines kleinen persönlichen Albums Wert gelegt. Hier hat er den Rand jedes einzelnen Aquarells mit

[5] Vgl. dazu die Abbildungen und den Kurztext in: Frohoff, *Edmund Träger. „Des Volkes Demütigung"*.

Bleistift vorgezeichnet und manchmal koloriert. Fast immer umfasst der Rahmen nur drei Seiten, so dass die Bilder direkt am oberen Bildrand beginnen. Der Charakter einer Bühne entsteht. Der Rahmen bildet keine absolute Grenze, wenn auch eine Orientierung. Bei dem Aquarell *Glück* beispielsweise übertritt die Fußspitze des Jägers gerade den Rand und die Beine des erlegten Hirsches liegen außerhalb des Bildraums. Wieder entsteht so der Eindruck, ähnlich wie bei dem Dorf auf dem Blatt, dass sich das Dargestellte aus dem Rahmen heraushebt.

Bäume entpuppen sich als ein persönliches Erkennungszeichen in Trägers Werken. Auf 80 % seiner Werke tauchen sie, manchmal auch an ungewöhnlichen Orten auf. Auf dem Hut der *Tirolerin* ist einer befestigt (Abb. 5.10) und auch auf dem Regal in der Bibliothek des *Vereinsamt*en steht einer (Abb. 5.11). Auf dem Aquarell *Kriegsnot* flankieren drei Bäumchen mit Friedenstaube (dem Heiligen Geist) die Bibel bzw. den Altar; auf *Landfreuden* reitet ein nacktes Persönchen mit langem, schmalem Baum auf der Schulter auf einem massiven Stier. Diese Nachdrücklichkeit, mit der Träger die oft tänzelnd wirkenden, emporgereckten, olivgrünen Bäume immer wieder in Motive integriert weist auf deren persönliche Bedeutung hin.

Die Bäume haben meistens dünne Stämme und scheinen häufig wenig oder nicht verwurzelt. Schematisiert und beinahe dekorativ hat er oft viele einzelne Blätter an die Äste gesetzt, die sich nur selten berühren. Oft tragen sie dazu bei, Horizontlinien zu verdecken. Sie rahmen ein, decken zu und lassen Blicke undeutlich werden. Manchmal schwebend bilden die Bäume einen deutlichen Kontrast zu den schweren Gebäuden voller geometrischer Linien. Sie verweben mitunter Vorder- und Hintergründe, indem sie an den Gegenständen kleben und bilden zudem Lebendiges in Zwischenräumen ab. In der *Badeanstalt* (Abb. 5.18) zum Beispiel scheinen die Bäume auf dem Wasser zu balancieren, darauf stehend vorbei zu schwimmen und, wie das Haus mit den auffälligen Fensterkreuzen, vom Wasser unterspült zu werden. Wie ein Schleier bedecken Teile der Baumkronen das Gebäude, mildern dessen harte Linien sowie die Wirkung der an Gräber erinnernden Fensterkreuze. Die Distanz zwischen Bäumen und Gebäude ist

Abb. 5.18 Badeanstalt, 10,2 × 15,5 cm, Wasserfarben, Deckweiß über Bleistift auf Aquarellpapier, Sammlung Vierzigmann Regensburg

nahezu aufgehoben. Vorder- und Hintergrund verschmelzen durch die nachträglich hinzugesetzten Bäume. Auch der Schicksalstempel *Fortuna* (Abb. 5.19) ist durch das umgebende Grün weich gepolstert. Der Baum im Vordergrund ist kaum von dem Hintergrund des Gebäudes zu trennen. Mit ihm verwachsen, wird sein Stamm Teil der das Gebäude tragenden Säulen. Wieder wird ein märchenhafter, melancholischer Zug von Vergänglichkeit spürbar. Man kann sich unmittelbar vorstellen, dass die Gebäude bald vollständig zugewachsen sein werden bzw. bereits im Begriff sind, durch das Grün aufgelöst zu werden. Der Zeitverlauf scheint sich im Vorgang des Wachsens zu manifestieren. Wasser und Pflanzen mutieren hier zu Vermittlern der Bewegung des Vergehens im Fluss der Zeit, der Empfindung von Vergänglichkeit. Außerdem ist der Zwischenraum zwischen Betrachter und Gebäude durch das wachsende Grün ebenso gedämpft und verschleiert wie der Abstand zwischen den Gegenständen.

Zwei weitere Motive lassen die persönliche Bedeutung von Bäumen und Wald erahnen. Auf einem zeigt Träger einen Rübezahl-ähnlichen, tänzerischen Waldschrat in grünen Pantoffeln und pinken Socken mit Vollbart und Fellmütze, der mit einem Globus spielt (Abb. 5.20). Er scheint ihm gerade aus der Hand zu fallen, während ein rätselhaftes Gesicht am Baum dabei zusieht. Ist es eine Maske, die am Baum hängt? Wird der Baum hier personifiziert? Ein weiteres Beispiel ist das Aquarell *Waldfrieden* (Abb. 5.5). Ein kleiner Mann mit grüner Mütze steht hier auf einer Brücke über einem Haus inmitten des dichten Waldes, dessen Frische und Kühle spürbar ist. Haben wir es motivisch mit märchenhaften Erfindungen oder eigenen Erlebnisse zu tun? Ähnlich der Blattstruktur im ersten Landschaftsbild scheint Organisches, Lebendiges und Verbindendes des Baumes in seinen Verzweigungen und seiner Schutzfunktion zentral.

Bevor wir uns möglichen Interpretationen des bisher Gesehenen annähern, wird zunächst der biografische Kontext und Erfahrungsraum von Edmund Träger erläutert.

Abb. 5.19 Fortuna, 10,2 × 15,5 cm, Wasserfarben, Deckweiß über Bleistift auf Aquarellpapier, Sammlung Vierzigmann Regensburg

Abb. 5.20 Ohne Titel (Mann im Wald), 17,5 × 24,9 cm, undatiert, Pinsel in Wasserfarben mit Deckweiß über Bleistift auf brauner Pappe, Sammlung Prinzhorn Heidelberg, Inv. Nr. 4515

5.3 Krankenakte und eigene Aufzeichnungen

5.3.1 *Ärztliche Notizen*

Der Metzger, Glashüttenarbeiter und Sohn eines Tapezierers, geboren am 17. Dezember 1875, kam aus einfachem Handwerkermilieu in Heubach (Hildburghausen) in Thüringen. 1918 wurde er, im Alter von 43 Jahren, aufgrund „gemeingefährlicher Geisteskrankheit" und „fixer Wahnideen" in die Anstalt Regensburg eingeliefert,[6] nachdem er in Nürnberg wegen eines Sittlichkeitsvergehens kurz im Gefängnis saß. Aufgegriffen worden war er im Bayerischen Wald, wo er nach achtwöchigem Aufenthalt in der Militärnervenheilanstalt Bad Thal bei Rhular und ca. zweieinhalb Jahren in der Anstalt Hildburghausen einige Wochen herumirrte. Nach eigenen Angaben zog er Richtung Bayern, nachdem ihn die Armee in Thüringen nicht mehr haben wollte, um dort Aufnahme beim Militär zu finden. Nähere Umstände zu seiner Fronttätigkeit sind nicht bekannt.

Träger lebte bis zu seinem Tod an Kreislaufversagen im Alter von 82 Jahren am 4. Juni 1957 knapp 40 Jahre in der Anstalt Regensburg. Etwa alle 2–6 Monate haben

[6] Das auf der Akte verzeichnete Einlieferungsdatum Mai 1918 ist allerdings mit Fragezeichen zu versehen, da sich in der Krankenakte auch Briefe von Träger vom September 1917 an seine Schwester befinden, die bereits von Regensburg handeln, siehe Akte zu Edmund Träger aus dem Archiv des Bezirksklinikums Regensburg, 1918–1957, Kopie in der Sammlung Prinzhorn.

5.3 Krankenakte und eigene Aufzeichnungen

Ärzte kurze Sätze über Trägers Befinden notiert. Knapp zehn Jahre, zwischen 1939 und 1948 wurden keine Einträge vorgenommen.[7] Laut dieser ärztlichen Notizen antwortete er auf Fragen meist ruhig und geordnet, manchmal auch „leutselig-herablassend" und „verächtlich". Er nörgele viel, wäre häufig mürrisch und gespannt-gereizt. Manchmal würde er heftig und sehr erregt schreien und laut über seinen Aufenthalt in der Anstalt schimpfen. Er wäre, so die Ärzte, sehr labil, aber leicht zu beruhigen. Er würde lesen, zeichnen, malen und dichten und schriebe lange Briefe an hohe Persönlichkeiten. Kontakt zu anderen hätte er kaum gehabt, sondern würde sehr zurückgezogen leben; zeitweise würde er von den anderen „König" genannt.

Träger wurde inner- und außerhalb der Anstalt als Maler, Schreiner und Maurer, sowie in der Spülküche und zum Essenaustragen eingesetzt. In der eigenen Zelle baute er sich Räume aus der kreierten Kunst. Die ärztliche Notiz beschreibt sie als „eine Art Hausaltar aus Schachteln und zahlreichen, selbstgemalten, ziemlich unbeholfenen Bildern".[8] Trägers Aquarelle titulierte man als „kindisch-primitiv". Auch hätte er „den ganzen Tagraum mit selbstgemalten Bildern und kalligrafischen Bibelsprüchen ‚geschmückt', meint, der Saal würde einmal eine Wallfahrtsstätte werden, alle Leute würden kommen, um die Stelle zu sehen, wo der Edmund Träger geweilt habe." In einer ärztlichen Mitteilung, die mit den Werken an Hans Prinzhorn geschickt wurde, heißt es unter anderem: „Harmloser, verschrobener Schwachsinniger. Verfertigte viele schwachsinnige Zeichnungen und Malereien, von denen eine Anzahl beiliegt"[9] Wiederholt wurden sein Fleiß und seine Brauchbarkeit für Malerarbeiten betont. Hervorgehoben wurde außerdem immer wieder, dass er voller verschrobener Größen- und Beeinträchtigungsideen sei und Wahnideen sexueller Natur hätte. Er spielte sich als Beherrscher der Anstalt auf, meinte ständig, dass Pakete an ihn unterschlagen würden und forderte permanent mehr Nahrung.

Die Ärzte notierten, dass er schon seit vielen Jahren einen Geist auf sich einreden hörte. Dieser Geist würde bei ihm auch „Untersuchung" genannt. Er merkte ihn erst seit Beginn des Ersten Weltkrieges, laut Offenbarung hätte er ihn aber schon seit seiner Kindheit in Behandlung. Die Bevölkerung trüge ihn herum, weil er mit dem

[7] Es fehlen soweit ersichtlich keine Blätter. Stattdessen schließen die Eintragungen ohne Vermerk nach 1939 erst 1948 auf dem gleichen Papier wieder an. Inwiefern dies mit den Ereignissen an der Regensburger Anstalt (Zwangssterilisationen, Ermordungen im Rahmen der T4-Aktion der Nationalsozialisten und forciertes Aushungern) im Zweiten Weltkrieg zu tun haben könnte, ist unklar. Vgl. dazu auch Maike Rotzoll und Clemens Cording (2011), Ora et labora! Zeichnende Patienten und andere Protagonisten in der Geschichte der Heil- und Pflegeanstalt Karthaus-Prüll, in: *Durch die Luft gehen. Josef Forster, die Anstalt und die Kunst*, Heidelberg, S. 160 ff.

[8] Akte zu Edmund Träger, S. 94 f., Eintrag vom Juli 1920. Für die Unterstützung bei den Transkriptionen der erstmals näher untersuchten Akte danke ich besonders Frau Monika Stärker-Weineck.

[9] Mitteilung der Heil- und Pflegeanstalt Regensburg an Hans Prinzhorn zur Sendung der Werke von Edmund Träger, vor 1922, Sammlung Prinzhorn, (S. In der gleichen Mitteilung wird Träger fälschlicherweise als „Metzger" bezeichnet und die Diagnose „Dementia praecox" ist vermerkt. Im Regensburger Heft wiederum fand sich ein beiliegender Zettel, der ebenso ungenau vermerkt, dass die Aquarelle von einem 60jährigen schizophrenen Kaufmann stammten.

Geist eine Obrigkeit hätte, also ausgezeichnet wäre. Immer wieder würde er Frauen belästigen, indem er sie unsittlich berühren, sie anpacken und ihnen auflauern würde. Deshalb, und wegen seiner auswärtigen Saufereien wurde ihm mehrfach der Ausgang entzogen. Es irritiert, dass die Ärzte Träger trotz ihrer Vermutungen, dass seine Belästigungen gegen Frauen von seinen Sinnestäuschungen beeinflusst waren,[10] wiederholt auf der Frauenstation arbeiten ließen oder ihm freien Ausgang gewährten, bis es erneut zu Übergriffen kam. Später entwickelte er die Idee, er erhielte eine Leibrente von der Fürstin von Thurn und Taxis, klagte aber auch über deren nächtliche Belästigung. 1945 äußerte er, er bleibe gern in der Anstalt, weil er draußen keine Mittel habe. Ein Syphillis-Test 1950 fiel negativ aus.

5.3.2 Edmund Trägers Aufzeichnungen

Die Krankenakte enthält außerdem ca. 25 Briefe Trägers aus der Zeit zwischen 1917 und 1927, die hauptsächlich an Dr. Eisen und das Ärztekollegium, aber auch an den Verwalter des Armenhauses in Hildburghausen, an zwei Schwestern und deren Ehemänner sowie an das Landratsamt gerichtet sind. Darüber hinaus befinden sich zehn längere Gedichte bzw. Balladen in der Akte.

Wiederholt bat Träger in seinen eloquenten, manchmal gestelzten Briefen voller biblischer Bezüge darum, wieder in die Anstalt oder das Armenhaus in Hildburghausen zurückkehren zu dürfen, besonders in den ersten Jahren.[11] Er fühlte sich permanent schlecht behandelt, benachteiligt und verhöhnt, zudem verlangte er immer wieder, über die Gründe seines Festhaltens aufgeklärt zu werden. Auch Ausgrenzungen und Beleidigungen erwähnte er, in denen er von Ärzten „dreckiger Thüringer" genannt oder Opfer der Willkür von Wärtern worden wäre. Trägers Schriften haben oft einen religiösen Ton, sind zeitweise unterwürfig, preisen sich selbst ans. Später wurden die Briefe umständlicher und ausschweifender, aggressiver und drohender, aber, so schrieb er an die Schwester und den Schwager, „der Geist des Friedens bewahrt und schützt mich vor persönlichen Übergriffen"[12]

Träger war überzeugt, Großes für die Menschheit zu vollbringen und dafür auserwählt zu sein. Die Vorsehung spräche mit ihm und er mit ihr. Sie hätte ihn seit seiner Kindheit „in Untersuchung".[13] Diese führte er zugleich durch, wäre sie aber auch selbst. Die Untersuchung wäre aber auch in allen anderen, die wiederum als er angesprochen würden.[14] Alle hießen Träger. Auf seinen Namen bezöge sich

[10] Vgl. Akte zu Edmund Träger aus dem Archiv des Bezirksklinikums Regensburg, 1918–1957, Kopie in der Sammlung Prinzhorn, (S. 96., Eintrag vom 23. Juni 1924).

[11] Die Krankenakte enthält ca. 25 Briefe aus der Zeit zwischen 1917 und 1927.

[12] Akte Träger, (S. S. 56., Brief vom 8. Juli 1920 an Schwager Martin und Schwester Gottliebe).

[13] „Ich mache die Untersuchung schon von Kind auf, bin mit derselben militärisch vereidigt worden.", ebd., S. 48, Brief vom 20. März 1919, an Direktor Dr. Eisen.

[14] Z. B.: „alles wird mit dem Edmund aufgemuntert und durch gewisse Einschüchterung zusammen gehalten.", ebd., S. 17, Brief vom 6. August 1918, an Direktor Dr. Eisen.

5.3 Krankenakte und eigene Aufzeichnungen

seiner Vorstellung nach alles, was nach seinen Worten und Gedanken verfahren würde. Außerdem war der Hunger in der Anstalt ständig Thema.[15] Träger beklagte sich wiederholt darüber, dass er bei allen Bevorzugungen (besonders Extra-Verköstigungen) außen vor gelassen würde und fürchtet sich davor, dass man ihn bald ins „bessere Jenseits" befördern wolle.

Laut seiner Briefe erhöbe ihn die Vorsehung zwar zur allmächtigen Obrigkeit, verlangte ihm aber auch vieles ab. Er litte körperlich und geistig durch sie, fühlte sich oft zerschlagen, benötigte mehr Essen. Alles, was er täte, würde der Öffentlichkeit preisgegeben, deswegen könnte er sich nicht, wie die Anderen, normal mit seinen Kameraden unterhalten.

Trägers Allmachtsfantasien bezogen sich besonders auf Frauen, die „Obrigkeits-Verehrerinnen": „eure eigenen Weiber hören auf meinen Befehl, oder tanzen nach meiner Pfeife".[16] Irrtümlich hätte man ihn eingesperrt. Er wäre wegen eines Kusses, den er „einem Mädchen auf den roten Lippen drückte sozusagen mit ihrem Einvernehmen wozu ich berechtigt war (denn die Obrigkeit wird mit den Obrigkeits-Verehrerinnen so verfahren dürfen)"[17] vor Gericht und dann in die Anstalt gekommen. Er fürchtete den Verlust kostbarer Körpersäfte und bat Direktor Eisen darum, dafür zu sorgen, dass er von den Damen auch wieder etwas zurückbekäme.[18] Dann würde er sie auch wieder anständig behandeln.[19] „Im eigenen Hause wird es an Bedarf nicht fehlen." Denn immerhin wäre er derjenige, „der den Weibern unter die Unterröcke kriechen tut durch den und mit den sie befriedigt werden, wo alle vor Freude nicht wissen was sie anfangen sollen, wenn sie mit mir zusammen treffen." Er, Edmund Träger, steige den Damen mittels des Geistes unter die Röcke und

[15] Es gibt zahlreiche Beispiele in Trägers Briefen für den ständig präsenten Hunger am Ende des 1. Weltkrieges: „Ein Mensch, wenn er der Anstalt als Untersuchungsobjekt dient, den hat man zu verpflegen, damit er nicht ständig hungert", ebd., S. 21, Brief vom 17. September 1918 an Dr. Eisen; „Mir wird es meistens schwarz, grün und blau vor den Augen vor Hunger", ebd., S. 67, Brief vom 9. September 1917 an Schwester und Schwager. In seinem Gedicht „Die 2te Comp. J" hat er den ständigen Verteilungskampf auf der Station J humorvoll-ermahnend verarbeitet, ebd., S. 62.

[16] Ebd., S. 11, Brief vom 1. Juni 1927 an das Ärztekollegium Karthaus.

[17] Ebd., S. 43, Brief vom 20. Februar 1919 an Dr. Eisen. „Und wenn jemand über dieses Auskunft erhalten will, muss er sich in erster Linie an mir selbst und zweitens an einer Obrigkeits-Verehrerin selbst wenden, dann wird er das Nähere wahrheitsgetreu erfahren.", ebd.

[18] Ebd., S. 18, Brief vom 6. August 1918 an Direktor Dr. Eisen. „Da mir wegen der holden Weiblichkeit alles auf übernatürliche Weise (was man ja nicht leicht begreifen wird) entzogen wird.", ebd., S. 20, Brief vom 7. August 1918 an Dr. Zierl. Träger teilt den um diese Zeit noch tlw. gängigen Volksglauben, dass nämlich durch den Samenerguss dem Rückenmark Kraft entzogen würde, mit Josef Forster, der zur gleichen Zeit in der Anstalt Regensburg war. Vgl. dazu auch Sonja Frohoff (2011), Nährender Schleim, heilender Kot, seligmachender Samen – Forsters persönliche Lebensreform, in: *Durch die Luft gehen. Josef Forster, die Anstalt und die Kunst*, Heidelberg.

[19] „Was vielen Menschen nicht leicht erklärlich ist und wird, nämlich betreff der Obrigkeits-Verehrerinnen ist meine Person auch stark in Mitleidenschaft gezogen, da mir von Seiten der Vorsehung die besten Säfte des Körpers entzogen werden, ohne genügenden Ersatz zu haben. Da die meisten Damen es der Mühe nicht wert finden, auch im Geringsten etwas in Bereitschaft für mich zu haben, daher die schlechte Behandlung. Es liegt nicht im Menschlichen Ermessen, etwas dagegen zu unternehmen, oder sonstige Verkehrsmaßregeln zu treffen." Akte Träger, (S. S. 17., Brief vom 6. August 1918 an Direktor Dr. Eisen).

muss „da Handlungen mit vornehmen", „welche das Begriffsvermögen eines Überstudierten übertrifft und rätselhaft erscheint, über dieses können nur die Behandelten selbst das Urteil sprechen und dieses wird zur Zufriedenheit meiner Person ausfallen, da die Betreffenden genügend orientiert unterrichtet sind."[20] Den Umstand, Stimmen zu hören, die ihm den Kontakt zu anderen erschweren,[21] sah Träger als Schicksal, mit dem er leben müsste und das ihn gerade als Dichter, Oberlehrer und Bekehrer des Volkes auszeichnete: „Unsere meisten Philosofen, Dichter, Heilige, Profeten [...] waren erstklassige Stimmenhörer."[22] Er vergleicht sich mit Luther, der ebenfalls mit einer Vorsehung begabt gewesen sei, was man daran sehen könnte, dass ihm niemand trotz seiner Taten habe etwas anhaben können.[23] Häufig spricht er von sich in der dritten Person oder von „wir".

Darüber hinaus verfasste er romantische und erbauliche Gedichte. Sie handeln von „Weihnachten", „Abschied" oder der politischen Lage nach dem 1. Weltkrieg. Dankbar war er über die Möglichkeit, sich in der Anstalt der Malerei und Dichterei widmen zu dürfen.[24] Das Dichten war ihm oft Ventil und Ausdrucksmöglichkeit, um den Geist, der ihn zu seinem Werkzeug gemacht hätte, zu verarbeiten: „Ich kann oft nicht anders als in Gedichtsform von dem Allgegenwärtigen und Allwissenden schreiben". Der „Hildburghäuser Dichter" versicherte in Briefen dem Direktor seine dichterische Treue, drohte aber auch mit dessen Entzug und erkannte bitter: „Gedicht'chen möchte man anhören, aber für den welcher sie hervorbringt für den hat man nichts."[25] Generell benutzt er das Wort „treu" auffallend häufig, bezeichnet sich als „Dichter der Treue" und zitiert wiederholt seinen eigenen Vers: „In Treue wandelts du auf Erden, in Treue schläfst du einstmals ein, die Treue wird belohnt einst werden, durch Treue wirst du glücklich sein."[26] In den Briefen an die Schwestern

[20] Ebd., S. 32, Brief vom 18. Juni 1919 an Direktor Dr. Eisen.

[21] „Da ich gerade dazu von der Vorsehung ausersehen und bestimmt worden bin, ist mir selbst ein Rätsel. Es ist ein schmerzliches Empfinden, wenn mir alles von derselben nachgesprochen wird, selbst meine Gedanken, ob Gut oder Bös daher kann man sich auch nicht dermaßen mit seinen Kameraden unterhalten, wie die üblichen Sterblichen. Durch diese wird wohl meistens das falsche Urteil gefällt werden.", ebd., S. 23, Brief vom 6. September 1917 an herzöglichen Landrat Götting in Hildburghausen.

[22] Ebd., S. 34, Brief vom 18. Juni 1919 an Dr. Eisen.

[23] Ebd.: „Wenn früher verfahren worden wäre wie mit dem Edmund Träger würden alle Heiligen und Propfeten solchen Anstalten überliefert worden sein, aber dieselben waren noch nicht vorhanden. (Prüfet die Schrift)".

[24] „Eins jedoch ist in Erwähnung zu ziehen und mit Freuden zu begrüßen, dass ich mich auch in Karthaus Prüll auf Veranlassung des Herrn Direktors und der Herren Ärzte mich der Malerei und der Dichtkunst hingeben konnte, ohne von dem Personal dagegen Widerwärtigkeiten zu erleiden. Dieses Anerbieten habe ich in meinem zweijährigen Anstaltsleben fleissig ausgenutzt zum Nutz und Frommen manches Leidenden. Erbauung, Trost und Hoffnung hat so mancher dadurch erhalten.", ebd., S. 32, Brief vom 8. Juli 1920 an Schwager und Schwester. Näheres zu den Reformen Eisens, vgl. Clemens Cording (2000), *Die Regensburger Heil- und Pflegeanstalt Karthaus-Prüll im „Dritten Reich". Eine Studie zur Geschichte der Psychiatrie im Nationalsozialismus*, Würzburg; außerdem Rotzoll und Cording, *Ora et labora!*.

[25] Akte Träger, (S. 38., Brief vom 5. Mai 1919 an Dr. Eisen).

[26] Ebd., S. 60, Brief vom 12. Juni 1919 an Dr. Eisen.

und den Schwager erinnerte er sich dankbar an deren Besuch in der Hildburghäuser Anstalt und bittet um Verzeihung: „Irren ist menschlich."[27] Außerdem ist ihm durchaus klar, dass die Briefe die Adressaten nicht erreichen werden, dieses Problem würde seiner Ansicht nach aber ebenfalls die Vorsehung lösen: „Ich weiß, dass dich dieser Brief nicht erreicht, aber dieses weiß ich, dass die Vorsehung in Neustadt diese Nacht den Brief ausrufen tut, mithin wirst du es zu hören bekommen."[28]

5.3.3 Anstalts- und Kriegskontext

Wir wissen, dass Träger Kriegserfahrung hatte und zunächst in der Militärpsychiatrie Bad Rhular aufgenommen wurde, es ist aber unbekannt, welche Erfahrungen er genau im Kriegsgeschehen erleiden musste. Nach eigenen Angaben kam er vom Landsturmbataillon Nr. 27 und direkt vom Truppenübungsplatz Ohrdruf in die Anstalt, in Folge der Rechtslosigkeit der Offiziere. Eventuell war er nie an der Front. Er setzte sich selbst in enge Verbindung zum Kriegsgeschehen. Zum Beispiel würde die Armee durch seinen Namen ermuntert und eingeschüchtert. Dass man ihn bei der Armee nicht mehr haben wollte, sah er als Grund für deren Untergang. Wäre er nicht nach Karthaus Prüll gebracht worden, „wäre das Herr nicht demoralisiert, der Geist wäre auf deutscher Seite geblieben und alle Mächte der Welt wären an dem Bollwerk der Deutschen gescheitert."[29] Im Gedicht *Des Volkes Demütigung* mahnt er in allgegenwärtiger Kriegsrhetorik propagandistisch die Treue der Diplomaten an.[30] Auch eine Weihnachtsbotschaft und andere Motivationsgedichte verfasste er im Kriegsjargon. Nach dem Krieg erwähnte Träger die Armee allerdings kaum noch.

Das Regensburger Anstaltsleben war von sehr unterschiedlichen Atmosphären und Kontexten begleitet. Träger erlebte den Hunger nach dem ersten Weltkrieg. Ihm fielen 20 % der Anstaltsinsassen zum Opfer.[31] Sicher profitierte er von den zahlreichen Modernisierungen, die der kunstinteressierte Direktor Dr. Eisen in den 20iger-Jahren einführte, sowie von Dr. Vierzigmann, der die zeichnenden und malenden Patienten förderte. Eisen schaffte viele Zwangsmaßnahmen ab und verfolgte ein Programm der „offenen Fürsorge" und aktiveren Patientenbeteiligung nach Hermann Simon. Das Bestreben, die Anstalt nach der Hungerkatastrophe am Ende des Ersten Weltkrieges durch den Arbeitseinsatz von Patienten in der Landwirtschaft,

[27] Ebd., S. 56, Brief vom 8. Juli 1920 an Schwager und Schwester.
[28] Ebd., S. 67, Brief vom 9. September 1917 an Schwager und Schwester.
[29] Ebd., S. 36, Brief vom 18. Juni 1919 an Dr. Eisen.
[30] Ebd., S. 61 ff.
[31] Vgl. Rotzoll und Cording, *Ora et labora!*, S. 154 mit Bezug auf Franz Zierl (1932), *Geschichte der Heil- und Pfleganstalt Regensburg 1852–1932*, Regensburg, S. 108: „Besonders der Kriegswinter 1916/1917 brachte die Anstalt in wirtschaftliche Bedrängnis, die ‚Kranken froren und hungerten auf kalten Abteilungen, das Hungerödem und die Lungentuberkulose griffen in katastrophaler Weise um sich' und noch in den Folgejahren starben viele Patienten an den Folgeerscheinungen der Mangelernährung."

in Handwerksarbeiten, einer Limonadenfabrik in die Lage zu versetzen, sich autark zu versorgen, führte zu zahlreichen Umstrukturierungen und integrativen Maßnahmen den Patienten gegenüber. Darüber hinaus galten Ablenkung und Anregungen in den Mußestunden als ebenso wichtig. So gab es eine Theatergruppe und regelmäßige Theaterbesuche, Malmaterialien wurden zur Verfügung gestellt, ab 1928 erschien die Anstaltszeitschrift „Karthäuser Blätter.", Gottesdienste wurden abgehalten und Ordensschwestern in die Pflege einbezogen. Eisen befürwortete dennoch das 1934 in Kraft tretende Gesetz zur Verhütung erbkranken Nachwuchses und versucht sich mit den neuen Machthabern zu arrangieren, bis er 1938 von dem strammen Nationalsozialisten Philipp Reiß abgelöst wurde. Dieser lagerte Kranke wieder auf Strohsäcke und schickte 641 Patienten aus Regensburg im Rahmen der T4-Aktionen in den Tod, viele weitere kamen durch den Bayrischen Hungererlass zu Tode.[32] Auch den zweiten Weltkrieg verbrachte Träger in der Anstalt. Dass er nicht zu den Euthanasie-Opfern zählte, lag vielleicht daran, dass er als eine zuverlässige, fleißige und meist ruhige Arbeitskraft angesehen wurde und meist sehr zurückgezogen lebte.

5.4 Interpretationsansätze

5.4.1 Sehnsuchts- und Heimatbilder

Biographische Bezüge zwischen Trägers Aquarellen und seiner Lebensgeschichte sind zahlreich. Häufig hat Träger stattliche Gebäude, Festungen, Burgen oder Türme dargestellt und sich dabei ab und an wie ein Heimatmaler an Vorlagen orientiert. Manche der Bauwerke haben vermutlich biografische Bedeutung wie die Brücke bei *Lauscha* in Thüringen, um 1900 berühmt für seine Glasmacherkunst und Träger als Glashüttenarbeiter sicher bekannt. Vielleicht war er selbst dort. Das *Soldatenheim* mit der Fahne auf Halbmast lässt ebenfalls an seine eigenen Erfahrungen beim Militär oder seine kommentierenden Bilder und Gedichte zum Ende des Zweiten Weltkrieges denken. Das *Geburtshaus Weber* bezieht sich auf den Dichter und Politiker Friedrich Wilhelm Weber, dessen Werke damals zu den Klassikern im Schulunterricht zählte. Vielleicht hatte es für Edmund Träger, der sich als Dichter sah, eine persönliche Bedeutung. In *Mürren* fanden 1931 und 1935 die Ski-Weltmeisterschaften statt, so dass die Wahrscheinlichkeit, dass das Dorf in Zeitungen abgebildet war, sehr groß ist. Dies gäbe vielleicht auch einen Anhaltspunkt zur Entstehungszeit der Aquarelle.

Auf die unmittelbare Realität der Klinik Regensburg bezieht sich neben Motiven wie *Kriegsnot*, *Wohnzimmer* oder *Küche* sicher auch der von ihm festgehaltene Tagraum *Saal F 1*. Mit Bibelsprüchen und Friedensbaum in der Mitte könnten damit die

[32] Insgesamt hat Regensburg ca. 1600 Menschen als Opfer der NS-Psychiatrie zu verzeichnen. Vgl. dazu Rotzoll und Cording, *Ora et labora!*, S. 162.

5.4 Interpretationsansätze

von den Ärzten erwähnten Raumausschmückungen als Wallfahrtsort für ihn selbst zu tun haben. Immer wieder wirkt es, als suchten die Darstellungen Trägers, und auch seine Zusammenstellung des kleinen Albums nach einem Ort in der Welt, der eine Antwort auf ein melancholisches Sehnen wäre. Die Veilchen auf dem Cover symbolisieren Treue, Hoffnung und Paradies. Außerdem weisen sie in Sagen oft als Wunderblume auf verborgene Schätze. Die betonten Rahmen geben den Motiven einen Ort, halten Ausschnitte fest, ummauern sie oder gestalten die Bühne für die Inszenierung einzelner Stereotype. Träger inszenierte sich Heimat- und Sehnsuchtsräume aus und auf seinen Bildern und sammelte diese Orte vielleicht in seinem Album, um sich selbst zu verorten. Er stabilisierte sich über die Gestaltung seines persönlichen Erinnerungsraumes. Das anfangs betrachtete Dorf auf dem Blatt könnte also einen solchen imaginären Heimatort darstellen, eben auf einem Blatt, das ihn trägt und dessen Strukturen und Details ein tragendes Ganzes ergeben. So bewahrte er Vergangenes und ging zugleich in seinen Bildern auf Reisen, überwand träumend die Grenzen der Anstalt. In den Schlusszeilen seines letzten, überlieferten Liebesgedichtes, dass er der Regensburger Fürstin von Thurn und Taxis widmete, formulierte er: „Die Stunde hat mich oft gesegnet, noch aber nie am rechten Ort, mir ist das Schönste nicht begegnet, doch leb ich noch und träume fort."[33]

Der Titel *Hakeldama* bedeutet „Blutacker" und wird im Neuen Testament im Zusammenhang mit einem besonderen Friedhof für die Fremden genannt: „Und sie beschlossen, von dem Geld den Töpferacker zu kaufen als Begräbnisplatz für die Fremden. Deshalb heißt dieser Acker bis heute Blutacker."[34] Die Vermutung liegt nahe, dass Trägers erlebte Fremdheit, als (evangelischer) Thüringer in Bayern verhöhnt und verspottet zu werden, sowie seine Angst getötet zu werden, in diese Titelwahl mit hinein spielte. In der Bezeichnung klingt auch das Thema Vergänglichkeit wieder an, das ebenfalls z. B. auf *Badeanstalt* und *Fortuna* (Abb. 5.18 und 5.19) durch die wässrigen, überwuchernden Bäume zum Ausdruck kam.

Eventuell spiegeln sich auch in den Motiven *Waldfrieden* (Abb. 5.5) oder der märchenhaften Rübezahl-Figur (Abb. 5.20) ebenfalls eigene Erlebnisse Trägers, als er wochenlang durch den Wald irrte. Dafür spricht zum Beispiel, dass der Knüppel in der Hand die Form eines Gewehres hat. In Wald, Feld und Flur fand Träger vielleicht zeitweise Ruhe vor den inneren Bedrängungen und den Stimmen, die er hörte. Ist der Baum mit dem Gesicht von dem Geist der Vorsehung oder den Stimmen seiner Vorstellungswelt belebt? Der in seinen Aquarellen immer wiederkehrende Baum wäre vielleicht als Symbol für diese (Freiheits-)Erlebnisse bzw. das persönliche Verhältnis zu seinem Geist, aber vielleicht auch generell als Symbol für die Verwurzelung und Zugehörigkeit zu verstehen, die er suchte. Bäume verbinden oben und unten, haben und brauchen Wurzeln, verzweigen sich und dienen als Sinnbilder für Stammbäume, Wachstum und Fruchtbarkeit. Mythologisch

[33] Akte Träger, (S. 32., Brief vom 30. Januar 1927 an die Fürstin von Thurn und Taxis in Regensburg).
[34] Österreichs Bischöfe Deutschlands, der Schweiz, der Bischöfe von Luxemburg, von Lüttich und von Bozen-Brixen (1980), *Die Bibel. Einheitsübersetzung der Heiligen Schrift. Altes und Neues Testament*, Stuttgart, Mt. 27,7.

betrachtet werden Bäume als Achse der Welt betrachtet, die Himmel, Erde und Unterwelt verbindet. Darüber hinaus waren christliche Bildmotive wie die Wurzel Jesse Träger sicherlich vertraut und boten Identifikationsmöglichkeit mit seiner Vorstellung, von der Vorsehung zur Rettung auserwählt zu sein und damit zum Stammbaum Jesu zu gehören. In diesem Sinne hat sich Träger mit jenem Bildelement symbolisch seinen eigenen begleitenden Lebensbaum geschaffen, der an Freiheit und Auserwähltsein wie auch Vergänglichkeit erinnert. Album und Baum – beides sind Symbole für eine persönliche Genealogie.

Zusätzlich spiegelt sich in seinen Motiven aber auch die Sehnsucht nach Kontakt zu einem Gegenüber und speziell zu Frauen. Zusammenhänge zwischen den fratzenhaften, verzerrten, für den Betrachter bedrohlichen und unheimlichen Frauendarstellungen und Trägers wahnhaften Vorstellungen von Frauen als „Obrigkeits-Verehrerinnen" sind zu vermuten. Ob er seine Darstellungen auch so empfunden hat? Seine Einsamkeit, aber auch sein problematisches Verhältnis zum anderen Geschlecht wird in seinen Äußerungen, seiner Ideenwelt, den Berichten der Ärzte und seinen Darstellungsweisen des Anderen immer wieder deutlich. Vor allem aber spiegelt sich in seinen Darstellungen von Frauen und schriftlichen Äußerungen eine hohe Ambivalenz, die sie als ersehnt, verehrt und zugleich gefürchtet erscheinen lässt. Sein Begehren konnte sich offensichtlich nicht beim Gegenüber einer Frau verorten, schwankte es doch, so zeigen die schriftlichen Quellen, zwischen sehnsüchtiger Verehrung und gewaltvollen Übergriffen und musste in der Realität immer wieder misslingen. Während die Männer wie Rollenmodelle erscheinen, die er sammelt, verbindet er die Frauen mit Titeln von Orten oder erhöht sie über allegorische Bezeichnungen. Der Typus wiederholt sich. Eine andere Form der Begegnung hatte er vermutlich mit dem ihn in seiner Vorstellung begleitenden Geist.

Über drei Motive (das Dorf auf einem Blatt, der Schwan auf dem See und die Begegnung eines Patienten mit seinem Besuch) möchte ich diese Problematik der Bezogenheit auf ein Gegenüber kurz noch etwas näher betrachten. Mir scheint, dass in diesem Zusammenhang drei Linien seiner Vorstellungswelt (das ambivalente Begehren gegenüber Frauen, sein Halt im Glauben und die Idee des Auserwähltseins durch die Vorsehung, die ich in Untersuchung habe) miteinander verflochten sind.

Kunsthistorisch gesehen erinnert die Darstellung des Dorfes auf einem Blatt ein wenig an das christliche Hortus-Conclusus-Motiv hochmittelalterlicher Bildkunst: ein geschlossenes Gärtchen, in dem sich Maria befindet. Das Motiv entstand als Auslegung eines Satzes aus dem Hohelied des Alten Testaments: „Ein verschlossener Garten ist meine Schwester Braut, ein verschlossener Garten, ein versiegelter Quell".[35] Maria diente in ihrer jungfräulichen Reinheit im verschlossenen Garten als Sinnbild für das ersehnte irdische Paradies, einen Schutzraum, außerhalb dessen die heillose Welt sei. Im übertragenen Sinne wurde Maria auch als die Kirche gesehen,

[35] Ebd., Hld 4, 12.

5.4 Interpretationsansätze

die als keusche Braut mit Christus symbolisch die Ehe eingegangen ist. Wenngleich Träger mit dem zu Beginn ausführlich betrachteten Dorf ein menschenleeres Landschaftsbild geschaffen hat, fällt auf, in welchem Kontrast die Kirche (Ecclesia/Maria) zu den restlichen Häusern steht, dass sie als einzige ein festes Fundament hat und ihr ein kräftiger Baum zugeordnet ist. Im übertragenen Sinne könnte man sagen: der Glauben gibt ihm Halt oder etwas weiter ausgeholt: Die Kirche ersetzt womöglich die unzugängliche Verortung bei einem Gegenüber.

Auch auf dem Aquarell mit dem Schwan auf einem See ist die übergroße, weiße Schwanenfigur von einer Mauerstruktur umgeben, auf der sich noch ein kleines Stadttor befindet. Der Schwan gilt als Symbol für Reinheit, Treue und steht außerdem für Martin Luther, mit dem sich Träger verglich.[36] Angesichts seines problematischen Verhältnisses zu Frauen stünde das Symbol des hortus conclusus für einen sehnsüchtig erhofften, aber unerreichbaren Ort und die Kirche für den Halt, den er in der Idee seines Auserwähltseins durch die Vorsehung fand. Im Wunsch nach einem Heimatort könnte auch die Sehnsucht stecken, sich bei einem anderen Menschen zu verorten. Im Rahmen dessen ist vielleicht auch Trägers Begegnung mit dem eigenen Geist zu sehen.

Trägers Idee nach habe der Geist, der ihn begleite, ihn in Untersuchung, wobei er dieser auch selbst sei. Das Bildmotiv der Begegnung des Patienten, vermutlich Träger selbst,[37] mit dem ihm hypnotisierenden Besuch ohne Unterleib auf dem Bett könnte diese exklusive, innige und bannende Beziehung zu dem ihn untersuchenden Geist meinen. Der Patient Träger ist auf diesem Blatt durch einige Details wie Kissen, Kleidung und Bettwäsche etwas weiblich konnotiert. Der Besuch hält eine Art Untersuchungsstab in der Hand, der oberhalb des Geschlechtes des Patienten verortet ist, so dass eine Phallusassoziation naheliegt. Die Intimität und Bezogenheit der dargestellten Begegnung unterscheidet sich von allen sonstigen Kontakten von oder zu Menschen oder Gegenständen auf Trägers Aquarellen. Vielmehr schweben beide gemeinsam auf dem Bett, der Nachtisch mit der aufgeschlagenen Bibel und dem persönlichen Bäumchen bzw. Zweig in der Vase fliegen ebenfalls mit. Interessant ist außerdem der Spiegel an der Wand, zentral über und zwischen den beiden Personen positioniert, in dem sich Nichts und besonders Nichts des farbenreichen Raumes spiegelt, der aber golden schimmert und auf den der Blick des Betrachters immer wieder zurückgeführt wird. Als klassisches Motiv der Selbsterkenntnis oder auch Selbstschau bildet er hier geradezu das Motto der Begegnung. Trägers Begehren, das sonst keinen Ort findet, wäre, so könnte man die Darstellung im Gesamtzusammenhang interpretieren, bleibt auf sich und seine Vorstellungswelt

[36] Als Ordenszeichen des Schwanenritterordens galt das Bild der Mutter Maria und eines weißen Schwans darunter, umgeben von einer weißen Schärpe. Der Schwanenritterorden ist der älteste preußische Ritterorden, gegründet 1440, der im Historismus des 19. Jahrhunderts Vorlage für Wagners Lohengrin wurde. Diesen hat Träger evtl. im Theater Regensburg sehen können.

[37] Im Werkverzeichnis der Sammlung Prinzhorn ist der Patient im Bett als Frau beschrieben. Allerdings spricht der Vergleich mit den anderen Selbstbildnissen Trägers dafür, dass er sich hier selbst meint.

zurückgewendet. Das Gold des Spiegels stünde dann für die Reinheit und Ewigkeit der Begegnung.[38] Außerdem könnte man den leeren Spiegel auch als leeren Rahmen sehen, der noch mit einem Motiv gefüllt werden muss – ähnlich dem motivischen Festhalten von Bildern in Rahmen bei Träger insgesamt.

5.4.2 Zwischen Kunst und Psychiatrie

Von kunsthistorischer Seite könnte man z. B. das impressionistische Tupfen oder den freien, beinahe expressionistischen Umgang mit etwas schrillen, geweißten Farbkontrasten (pink/mint) oder auch das Kindlich-Naive des Stils betonen. Der Kontrast von kippenden Perspektiven und einer erhöhten Aufsicht, die in das Bild oder durch das Bild zu fliegen scheint, findet sich besonders häufig in Werken der um 1900 entstandenen expressionistischen Kunst. Damit wurde u. a. versucht, das Gefühl der Verlorenheit in der Massengesellschaft und die Erfahrung von Simultaneität und Inkommensurabilität des Vielen zum Ausdruck zu bringen. In den Zeichnungen Edmund Trägers begegnet dem Betrachter dieses bedrohlich, wankende Widerstreiten der verschiedenen Perspektiven dagegen nicht holzschnitzartig aggressiv in scharfen Linien und deutlich intendierten und inszenierten Überzeichnungen, sondern weist leise Töne und einen zarten Charakter auf. Dies bewirken zum einen die wässrigen Aquarelltöne, zum anderen die zahlreichen Details, die eher den Rhythmus von sanftem, unsicherem und suchendem Tupfen als von entschiedenen Linienführungen aufweisen. Statt eines konsequent künstlerisch konstruierten Zusammenfallens der Bildlinien merkt man der Gestaltungsgeste die Suche nach Ordnungen und Zuordnungen an. Auch motivisch wählt er häufig klarkomponierte Landschaften oder auffällige Gebäude, an denen es sich festhalten lässt. Dennoch mag das Thema der Verlorenheit auch bei Träger, wenn auch in verändertem Kontext, wiederkehren.

Vereinzelt mögen Trägers Umgang mit Farben, das viele Tupfen, der kontrastreiche Wechsel von Farben und auch die Wahl der Motive – flüchtige, friedliche, idyllische, alltägliche, eher „wertfreie" Gebäude, Landschaftsausschnitte – an Elemente des Impressionismus erinnern. Allerdings sucht Träger nicht nach reinen Farben, sondern mischt sie oft mit Grau oder verwendet grell geweißte Pink- und Mint-Töne. Die Farben scheinen oft anstatt der Darstellung von Lichtverhältnissen der Herausarbeitung von Strukturen zu dienen, indem Farbflächen entweder zur Gegenständlichkeit tendieren oder Farbkontraste Details voneinander abgrenzen. Einzig bei den Darstellungen der Baumkronen gewinnt man mitunter den Eindruck, dass hier die Stimmung schillernden Lichts entstehen sollte.

[38] Gold gilt als Sinnbild des Himmelslichtes, der Vollkommenheit und Ewigkeit und im Christentum als Symbol der Liebe. Alchimistischen Vorstellungen nach entstand Gold aus der Verbindung von männlichem und weiblichem Prinzip (Schwefel und Quecksilber). Christoph Wetzel (2011), *Das große Lexikon der Symbole*, Darmstadt, S. 112; Hildegard Kretschmer (2008), *Lexikon der Symbole und Attribute in der Kunst*, Stuttgart, S. 163.

5.4 Interpretationsansätze

Der Psychiater Helmut Rennert verzeichnete in den 60iger-Jahren Landkartenblicke und Horizontlosigkeit auf seinen Merkmalslisten, die dazu dienen sollten, „die schizophrene Grammatik" zu erkennen. Unter dem Einfluss der Psychose würde sich die Aufsicht verstärken und der Horizont im Bild immer höher werden.[39] Anhand der Höhe des Horizontes wäre das Auf und Ab der Psychose wie mit einem Lineal nachweisbar.[40] Auch Leo Navratil konnte in einigen Fällen, aber selten ganz ausgeprägt, diese Erfahrungen Rennerts bestätigen.[41] Bildbeispiele seines Patienten Franz A. zeigen je nach Zustand im psychotischen Prozess einen Verlust des Horizontes und auch die bei Träger häufige Vermischung von Perspektiven und Landkartenbildern.[42] Träger wäre demnach deutlich mit Schizophrenie zu diagnostizieren.

Rennert betrachtet die Bilder allerdings rein aus der Perspektive des Mangels und der Regression, Patienten und Werke ausschließlich als Objekte der Diagnostik. Selbst wenn sich Rennerts Kategorien im Fall Träger bestätigen würden ist in Rennerts Umgang weder für den Kranken, noch den Künstler, noch das Werk, noch die Begegnung mit ihnen Platz. So setzt Rennert neben eine Abbildung den Satz: „Nach 20 Vollkomata der Insulinkur ist endlich die flache Voransicht mit niedrigem Horizont wiedergewonnen".[43] Navratil berücksichtigt demgegenüber zumindest den heilenden Effekt der bildnerischen Produktion als solcher und die Bedeutung des Zeichnens für den Patienten, wenn er in Bezug auf seinen Patienten Franz A. zum Beispiel feststellt: „Nachdem Franz A. eine Reihe solcher Blätter gezeichnet hatte, besserte sich sein Befinden; gleichzeitig senkte sich der Horizont in seinen Zeichnungen und erreichte eine normale Höhe, nachdem die Psychose abgeklungen war."[44] Es geht ihm also eher darum, überhaupt Zusammenhänge zwischen Befinden und bildnerischem Ausdruck zu erkennen. Allerdings sollten

[39] „Der weite Horizont des gesunden Erwachsenen rückt in der schizophrenen Unfreiheit aus dem Blickfeld, das mehr oder weniger auf die platte Erde beschränkt ist, in irdischer Dimension verharrt, während der Welt gleichsam die Raumorganisation und die Physiognomie verlorengeht, indem sich der Standort des Kranken verschiebt.", Helmut Rennert (1963), Eigengesetze des bildnerischen Ausdrucks bei Schizophrenie, in: *Psychiatrie, Neurologie und medizinische Psychologie* (15), S. 287.

[40] Dazu auch Alfred Bader und Leo Navratil (1976), *Zwischen Wahn und Wirklichkeit. Kunst – Psychose – Kreativität*, Luzern, S. 61 f.

[41] Navratil geht allerdings davon aus, dass es eher die Geometrisierungstendenz ist, die einen Physiognomie-Verlust bedeutet. Ich denke, dass das je nach Einzelfall unterschiedlich sein kann. Bei Träger lösen sich die Physiognomien weniger durch Geometrisierung oder Landschaftsblicke auf, sondern mitunter durch ein Verschwimmen von Vorder- und Hintergrund (verwebende Bäume) oder z. B. die Fleckigkeit der Landschaft.

[42] Leo Navratil gibt in seinem Aufsatz „Die Merkmale schizophrener Bildnerei" weitere Beispiele anderer Patienten, Leo Navratil (1976), Die Merkmale schizophrener Bildnerei, in: *Zwischen Wahn und Wirklichkeit. Kunst – Psychose – Kreativität*, Luzern.

[43] Vgl. Rennert, *Eigengesetze des bildnerischen Ausdrucks bei Schizophrenie*, S. 286. Patientenkontakt und die Einbeziehung von dessen Verständnis der entstandenen Symboliken wären für solche Deutungen unabdingbar.

[44] Bader und Navratil, *Zwischen Wahn und Wirklichkeit*, S. 62. Zeichnungen des Patienten Franz A., Nr. 81–86, ebd., S. 61.

mögliche Intentionen, individuelle Bedeutungszusammenhänge, die eigene Betroffenheit und Lösungsversuche des sich ausdrückenden Patienten mitberücksichtigt werden. Dann könnte der bildnerische Ausdruck die Diagnostik vielleicht in differenzierter Weise unterstützen – dabei dürfte der Kontext der Entstehung aber nicht ausgelassen werden. Navratil gibt zum Beispiel immerhin zu Bedenken, dass die geschlossenen Formen (z. B. Oval, Ei), die sich häufig in Landschaftsbildern schizophrener Künstler findet, einer als bedrohlich empfundenen Auflösung des Erkrankten entgegen gesetzt werden. Er berücksichtigt also auch die rettende Dynamik, die Potenziale und Lösungsversuche im bildnerischen Schaffen. Trägers Rahmen könnten vielleicht auch im Sinne einer solchen Stabilisierung gegen Auflösungstendenzen interpretiert werden. Die Horizontlosigkeit wäre dann bei Träger nicht einfach als Eigenschaft des Pathologischen zu verstehen, sondern als Spur seiner spezifischen Situation und seinem Befinden im Moment des schöpferischen Tuns. Um gesunde und heilende Aspekte in den Blick zu bekommen, scheint es auch wichtig, dass und wie er im Sinne eines situativen Konstrukts versucht, eine Harmonie auch ohne Horizont herzustellen. Siehe dazu auch den letzten Abschnitt dieses Kapitels.

Aus psychiatrischer Perspektive ließen sich pathologische Spuren im Selbsterleben vermutlich auch in den vereinzelten Verdrehungen und angeklebten Häuserelementen, den fliegenden Gegenständen und den betonten Hausfundamenten erkennen. Die jeweilige Achse im Verhältnis zum Umraum und zum nächsten Gegenstand sowie der Bodenkontakt wirken labilisiert. Besonders auffällig ist, wie häufig einzelne Standbeine von Tischen, Stühlen, Kaminöfen oder auch einzelne Häuserwände fehlen oder durch Übermalungen unklar werden, sich nicht recht zueinander fügen und häufig einen schwebenden Eindruck hinterlassen. Den Verlust der „natürlichen Selbstverständlichkeit" in Schizophrenien im Zusammenhang mit Selbststand, eigener Verortung und Ich-Konstitution hat Blankenburg ausführlich anhand von Äußerungen seiner schizophrenen Patientin Anne beschrieben.[45] Sie spricht zum Beispiel davon, dass ihr der „Standort" fehle, sie sich an allem Äußerlichem orientieren müsse und den Stand ihrer Mutter bräuchte, um selbst zu stehen. Auch interpretiert sie ihren empfundenen Mangel an Selbstständigkeit im Zusammenhang mit diesem fehlenden Selbststand. Beides sollen die Anderen für sie ersetzen, deren Blicke sie aber wiederum nicht aushalten kann. Mitwelt und Anderer seien, so Blankenburg, in der natürlichen Selbstverständlichkeit mehr oder weniger selbstverständlich gegeben. Blankenburg sieht dabei natürliche Selbstverständlichkeit und Selbststand dialektisch aufeinander bezogen und außerdem eng mit dem Verhältnis zu den Anderen verzahnt. Ohne einen Bruch in der natürlichen Selbstverständlichkeit würde kein Raum für die Selbstständigkeit eines Ichs frei, wo die Brüchigkeit zu groß sei, fände diese Selbstständigkeit keinen Mutterboden. Trägers Werke könnte man in diesem Zusammenhang so deuten, dass er Rollenmodelle Anderer und auch bedeutungsvolle Gebäude oder klischeehafte Landschaftsmotive sammelt und Häuserfunda-

[45] Wolfgang Blankenburg (1971), *Der Verlust der natürlichen Selbstverständlichkeit: ein Beitrag zur Psychopathologie symptomarmer Schizophrenien*, Stuttgart, S. 95–99.

5.4 Interpretationsansätze

mente betont, um Standfestigkeit zu gewinnen. Auch die Selbstverortung über das Zusammenstellen von Orten ist bereits angeklungen. Die Anderen seiner Werke sind Stereotype oder Objekte des Begehrens, deren Blicke nicht liebevoll, sondern tendenziell bedrohlich sind. In seinen eigenen Aufzeichnungen beschreibt er dieses doppelzüngige Verhältnis zu den von ihm titulierten „Obrigkeits-Verehrerinnen", die ihm in seiner Vorstellung einerseits zu gehorchen haben, andererseits zu fürchten sind. Es gibt also, ähnlich wie bei der von Blankenburg beschriebenen Patientin, kein Oszillieren im Miteinander zwischen Selbstbehauptung und Selbsthingabe, sondern nur Furcht oder Überhebung, Täter- oder Opferdasein.

Für einen Mangel an Ich-Konstitution spricht vielleicht auch, dass Träger häufig von sich in der dritten Person oder der Wir-Form redet. Es fällt auf, dass sein Perspektivwechsel auch in seinen Selbstbeschreibungen auftaucht. So kehrt das ständige Schwanken der Perspektiven im bildnerischen Ausdruck in seinen Briefen als Phänomen seines eigenen Selbstverständnisses wieder. Bei Blankenburg findet die Patientin Anne zur Beschreibung des Verhältnisses zu Anderen die Formulierung, dass diese Anderen sie immer aus dem Sattel heben würden. Träger wiederum befand, die anderen würden ihn „herumtragen", was sich für ihn auch mit „sich über ihn lustig machen" verband.[46] Deutlich fungiert sein eigener Name „Träger" wörtlich genommen als metaphorischer Ausdruck seiner Vorstellungswelt und seiner erlebten Ambiguitäten, gleichzeitig Auserwählter und Opfer zu sein. Einerseits definierte der Name ihn in der eigenen Vorstellungswelt als Obrigkeit, die getragen wird (tatsächlich wird er von den anderen Patienten zeitweise König genannt) und dessen Anrufung Ereignisse beeinflussen kann, andererseits als der, der diese Last tragen muss. So hinderten ihn die Stimmen und dass ihm alles nachgesprochen wird daran, sich wie „die übrigen Sterblichen" mit seinen Kameraden zu unterhalten.[47] Diese gleichzeitige Täter- und Opferrolle hat vielleicht damit zu tun, dass er oft von sich selbst in der dritten Person spricht. Er ist Nutznießer und Leidtragender der Vorsehung zugleich: Trotz aller Macht fühlt er sich zugleich machtlos und benachteiligt und muss diesen ständigen inneren Widerspruch der Extreme aushalten. Bei aller ab und an enervierenden oder belustigenden Pathetik und Selbsterhöhung ist den Briefen durchgängig die Verzweiflung, Fassungslosigkeit und Ratlosigkeit darüber anzumerken, dass die Realitäten nicht zu der Empfindung, auserwählt zu sein, passen will.

[46] „Ich habe sie schon des Öfteren darauf aufmerksam gemacht, wer ich bin, mit wem ich es zu tun habe und das ich von Ihnen selbst sowie in der Anstalt herumgetragen werde", Akte Träger, (S. S. 45., Brief vom 20. Februar 1919). „Wenn mich alles den ganzen Tag herumtragen tut und ich muss alle Redensarten anhören, ob gut oder schlecht", ebd., S. 20, Brief vom 7. August 1918 an Dr. Zierl. „Übrigens wenn ich von der deutschen Bevölkerung so behandelt werde, dass man mich öffentlich umeinander trägt, Grund und Ursache kenne ich selbst nicht, werde ich mein Leben auch nicht in solchen Häusern zu beschließen brauchen", ebd., S. 23, Brief vom 6. September 1917 an Landrat Götting, Hildburghausen.

[47] Ebd.

5.4.3 Suche nach Balance

Kommen wir abschließend noch einmal auf die Grundstrukturen und die Trägers Ausdruck innewohnende Gestik zurück. Das Befremdliche in seinen zunächst naiv scheinenden Aquarellen hat leise Töne und ist oft erst auf den zweiten Blick erkennbar. Landschaften öffnen den Blick und laden in die Weite ein. Andere Motive fangen gefühlvoll persönliche Stimmungen oder stereotype Sichtweisen ein oder haben einen erzählerischen Charakter. Häufig ist die Gestaltung an klaren Richtungslinien (horizontal, vertikal, diagonal) oder an geometrischen Grundformen (Dreieck, schwungvoller Halbkreis) orientiert; die Hauptmotive setzte Träger oft zentral oder nach goldenem Schnitt ins Bild. Dadurch wirken die Bilder sortiert und aufgeräumt. Den Details indes merkt man immer wieder Anstrengung und Mühe sowie die Suche nach Balance an. Immer wieder stößt der Betrachter bei genauerem Hinsehen auf gegenläufige Strukturen verschiedener Größenverhältnisse und Perspektiven, die Schwindel auslösen. Stattdessen wendet Träger Linien, Muster und Rahmen an, um die Einzelheiten miteinander zu verbinden und zu sortieren. Dieses Interesse an Linienverläufen, die trotz fehlender Horizonte, Tiefen und häufig wechselnder Perspektiven Orientierung, Balance und Struktur ermöglichen, ist an seinen Bildern besonders auffällig. Einzelne Dinge schweben oft leicht über dem Boden und stehen häufig als Einzeldinge nur formal verbunden nebeneinander oder sie kleben perspektivisch verdreht aneinander. Vorder- und Hintergründe verschwimmen wiederholt. Als Betrachter die Bilder zu bewohnen oder dem Bild einen klaren Betrachterstandpunkt einzunehmen ist besonders durch den fehlenden oder oft verschobenen Horizont kaum möglich.

Aber was bedeutet der Horizont eigentlich? Der Horizont gewährleistet die Einbettung der Dinge und in Bezug darauf auch die eigene Einbettung. Die Tiefendimension wird immer in Relation zum eigenen Ort wahrgenommen, der dadurch zugleich klarer bestimmt wird. Beides geht Hand in Hand und ist miteinander verschränkt. Merleau-Ponty bezeichnete die Tiefe als die existenziellste unter allen Dimensionen, weil sie ein „unlösliches Band zwischen mir und den Dingen" anzeige.[48] Im Unterschied zur Breite, welche die Abstände zwischen den Dingen anzeigt, wird die Tiefe im Verhältnis von mir zu den Dingen erfahren. Man sieht die Tiefe immer im Verhältnis zum eigenen Standpunkt, also zur spürbaren leiblichen Verortung. „In der Tiefe stehe ich den Dingen nicht mehr gegenüber, sondern bin selbst einbezogen in die Globalität des Seins, das nicht mehr vor mir ist, sondern um mich herum".[49] Eingebettet ist man darin, nicht mehr davor. Der Horizont gewährt die bleibende Einheit im Wechsel des schweifenden Blickes, verbindet das Vorher und Nachher, das Vorne und Hinten im Bild – und zwar sowohl des Gegenstandes als auch des eigenen Standortes in Bezug auf den Gegenstand. „Einen Gegenstand anblicken, heißt in ihm heimisch

[48] Maurice Merleau-Ponty (1966), *Phänomenologie der Wahrnehmung*, Berlin, S. 299.
[49] Bernhard Waldenfels (1986), Zerspringen des Seins. Ontologische Auslegung der Erfahrung am Leitfaden der Malerei, in: *Leibhaftige Vernunft. Spuren von Merleau-Pontys Denken*, München.

5.4 Interpretationsansätze

werden und von ihm aus alle anderen Dinge nach ihren ihm zugewandten Seiten erblicken – so ist jedes Ding der Spiegel aller anderen" führt Merleau-Ponty im Zusammenhang mit der existenziellen Bedingung des Horizontes weiter aus.[50] In Trägers Dorf auf einem Blatt wirkt es, als fiele es schwer, die Dinge und den eigenen Standpunkt als eingebettet, aufeinander bezogen und von einem Punkt aus wahrzunehmen. Man bleibt an einzelnen Stellen stehen und springt dann zu den nächsten. Der Radius, mit dem von einem Gegenstand aus die Verbindung zum nächsten gesehen wird, ist sehr klein. Ein Heimisch-werden in einem Gegenstand, indem man von ihm aus die Umgebung sieht und damit eine Gesamteinbettung komponiert, findet in dieser Zeichnung von Edmund Träger kaum statt. Es gibt entweder vereinzelte oder aneinander klebende Häuser, aber keine Übergänge zwischen und von den Gegenständen aus. Die Einbettung der Gegenstände wird erst über Flächen und Linien gesucht, anstatt dass sie sich von einem Ort aus ergibt und sich in der Darstellung ergibt. In bildlicher Darstellung lassen zwar zuweilen Farbflächen (auch ohne Horizont) plötzlich Tiefe entstehen (z. B. im Unterschied zu perspektivischer Konstruktion) oder können durch Schattierungen und Kontraste Bewegung und den Eindruck von Tiefe erzeugen. Bei Träger fällt allerdings auf, dass die mitunter schrillen Farbflächen häufig sehr klar durch Rahmen oder Bleistiftvorzeichnungen begrenzt sind und größere Farbflächen dazu tendieren, durch eine hervortretende Fleckigkeit gegenständlich zu werden. Sie scheinen sich von den Gegenständen abzuheben, sie aufzulösen und eher den Bildraum nach vorne hin zu überschreiten als Tiefe zu erzeugen.

Die Horizontlosigkeit hat sowohl für die räumliche, als auch für die zeitliche Struktur Konsequenzen: Zum einen führt die Horizontlosigkeit zu einer starken Flächigkeit, in der die Dinge zwar in die Breite und die Höhe streben, aber kaum in die Tiefe. Die Gebäude richten sich in Trägers Werken beinahe immer stolz, aufrecht und klar in die Höhe – trotz allen Schwankens von Perspektiven. Auch wählt Träger oft Motive, die mit der Weite der Landschaft oder einem Blick auf das Ganze eines monumentalen Gebäudes zu tun haben. Die dargestellten Bäume sind ebenfalls in die Höhe und Breite, aber nicht in die Tiefe ausgerichtet. Hingegen vermischen sich Hintergründe und Vordergründe und weisen durch die gesamte Flächigkeit die Tendenz auf, ihre Positionen zu vertauschen, wenn z. B. Tapeten- oder Fliesenstrukturen sehr dominant werden.

Zum anderen beeinflusst der fehlende Horizont auch den Eindruck der zeitlichen Struktur in vielen von Trägers Gestaltungen, denn wie Fuchs angelehnt an Straus treffend erläutert hat: „Die Ferne, also die räumliche Tiefe ist kein messbarer Abstand zwischen zwei Punkten, sondern bezeichnet ein mögliches So-und-so-lange-unterwegs-Sein. [...] Die Ferne enthält das zeitliche Moment des Noch-Nicht oder Nicht-Mehr, sie ist geknüpft an das leibliche Vermögen und Gerichtet-Sein auf".[51] Der Rhythmus des ausdauernden „Immer wieder" aneinander

[50] Merleau-Ponty, *Phänomenologie der Wahrnehmung*, S. 92.
[51] Thomas Fuchs (2000), *Leib, Raum, Person. Entwurf einer phänomenologischen Anthropologie*, Stuttgart, S. 61 ff. Erwin Straus knüpft die Dimension der Ferne demnach an die vitale Lebensbewegung selbst, die bei Patienten mit Entfremdungsdepressionen gehemmt ist. Alles wirke für diese Menschen dann flach wie auf einer Leinwand.

gereihter Gegenwarten verstärkt den Eindruck von Verlorenheit – und zwar nicht nur eines Verlustes an Umraum, sondern auch an Vorausschau. Der Eindruck eines „entrückten Verweilens" entsteht, in dem das Vorausgreifen auf Zukünftiges entgleitet,

Viele einzelne Blickbewegungen auszuführen und das Ganze nicht in einem Blick greifen zu können ist auch ein generelles Charakteristikum vieler Landschaftsdarstellungen, welche die besondere Erfahrung von Weite einzufangen suchen, hat aber bei Träger eine spezifische Ausprägung. Henri Maldiney beschreibt angelehnt an Erwin Straus die Empfindung des Landschaftsraums als die Erfahrung von Raum, der „mich einhüllt von meinem Hier aus, und ein Hier bin ich allein inmitten der unendlichen Weite des Raums, dessen unabsehbarer Horizont mich auf mein verlorenes Hier zurückwirft. Da gibt es keine Koordinaten. Da ist nirgends ein Orientierungspunkt. Wir könnten zwar aus der Landschaft in einen geografischen Raum eintreten. Dort aber verlören wir unser Hier."[52] In Trägers Darstellung des Dorfs auf einem Blatt bilden einzelne Häuser oder Häusergruppen Orientierungs- und Verweilmomente. Diese sind aber einem gemeinsamen Betrachterstandpunkt oder einem Schweifen durch die Landschaft enthoben. Man wird nicht zurückgeworfen auf das eigene verlorene Hier, das dann gerade in seinem Stand besonders spürbar würde, stattdessen scheinen Vorder- und Seitenansichten, der geografische Raum und der Erlebensraum, der besonders durch die Farbigkeit eröffnet wird, zu streiten. Selbst die Vogelperspektive oder der festgelegte Rahmenausschnitt gewährleisten keine Stabilität, sondern werden überschritten und gebrochen, sie bleiben vorübergehend. Die betonten Fundamente der Häuser scheinen diese besonders verankern zu wollen und gerade dadurch den Eindruck von Schweben oder Davonrutschen zu erzeugen.

Wie Lebensadern oder Lebenslinien durchziehen Blattadern, Baumstrukturen, Äste und Wege die Aquarelle insgesamt, geraten Fliesenfelder und gestreifte Tapeten in den Fokus, scheinen sich ebenso aufzudrängen, wie die einzelnen Objekte. Strukturen, welche viele Einzelheiten verbinden und voneinander abgrenzen, faszinieren Träger offensichtlich. Sie errichten ein System, das ausgleicht, orientiert und viele Einzelheiten würdigt. Sie stellen auch das Formalisierende dar, was seine Zeichnungen zum Beispiel von Kinderzeichnungen unterscheidet. Helfen die entdeckten Strukturen vielleicht, ein Gleichgewicht zu finden, das angesichts der vielen Stimmen und inneren Perspektiven zu finden notwendig war? Gleichgewicht ist generell ein wichtiges Thema für Träger, mit dem er auch droht: „Ich möchte Ihnen daher ersuchen, meine Person nicht mehr so geringfügig zu behandeln, sonst mache ich stets von meinem Rechte Gebrauch und bringe Sie aus den nötigen Gleichgewicht".[53]

[52] Henri Maldiney (1966), Die Entdeckung der ästhetischen Dimension in der Phänomenologie von Erwin Straus, in: *Condition Humana – Erwin W. Straus on his 75th birthday*, Berlin, S. 229.
[53] Akte Träger, (S. S. 34., Brief vom 18. Juni 1919 an Dr. Eisen).

5.4 Interpretationsansätze

Mehrere antagonistische Ebenen, wie Hintergrund und Vordergrund, Strukturraum und Erlebensraum, Linie und Farbe, Enge und Weite stehen in Trägers Werken in Spannung, scheinen um die Priorität zu streiten und in Balance gebracht werden zu müssen. Die Zwischenräume sind vielleicht von dem Versuch bestimmt, die zu eng aneinandergeratenen Ebenen auszugleichen. Wässrige Farben und zittrig verschwommene Konturen vermitteln zwar keine Tiefe, brechen aber die Ordnungen wieder auf. Kontraste in Mint-Pink oder Rot-Blau sowie eine breite Palette an Grün-, Blau- und Brauntönen erzeugen Lebendigkeit und grenzen Details voneinander ab.

Beim Dorf auf einem Blatt ist durch das Wegenetz eine zusammenbindende Matrix über die bunte Farbenwelt der Häuser und der Wiese gelegt, die alles in der Blattform zusammenbringt und durch die farbliche Fortsetzung in den Fundamenten der Häuser diese in den Vordergrund holt. Eine weitere Ebene des Als-ob ist damit im Bildmedium entstanden.[54] Den Zweitakt von Pathos und Response, den Waldenfels zur Betrachtung der Bilder vorgeschlagen hat, könnte man im Falle Trägers vielleicht so zusammenfassen: weder liegt ein Notschrei, also nur noch Pathos in den Aquarellen, noch die reine Starre oder Abwehr, in der alles bereits Response ist. Stattdessen können sie vielleicht als Bewegung der Suche nach einem angemessenen Verhältnis von beidem gesehen werden, eine Suche nach dem Lebendigen in der Um- und Mitwelt und seiner adäquaten Form als Antwort auf eine existenzielle Verunsicherung.

Schwanken,[55] Suche und Ausgleichsbewegungen des Sammelns und Harmonisierens bleiben Trägers Aquarellen also wesentlich, aber auch die Möglichkeitsräume, in denen man z. B. auf einem Blatt entfliegen und entfliehen kann oder in dem die Begegnung mit dem eigenen Geist abheben lässt. Das schwebende Blatt, das im Begriff ist, sich aufzurichten, kann vielleicht auch für Trägers Stil insgesamt sprechen: Die Kartografie geht weiter.

[54] Merleau-Ponty benutzt genau das Bild der Blattadern, um seine Idee des Verhältnisses von Erfahrung und Idee bzw. Stil zu beschreiben: „Ebenso wie das Geäder das Blatt von innen her und aus der Tiefe seines Fleisches trägt, bilden die Ideen die Textur der Erfahrung, ihren Stil, der zunächst stumm ist, dann ausgesprochen ist", Maurice Merleau-Ponty (1986), *Das Sichtbare und das Unsichtbare*, München, S. 159. Danke für den Hinweis an Stefan Kristensen, der über den Gedanken der „La feuille et sa nervures" ein Kapitel in seiner Dissertation verfasst hat, vgl. Stefan Kristensen (2010), *Parole et subjectivité. Merleau-Ponty et la phénoménologie de l'expression*, Hildesheim.

[55] Als schwankendes Schiff bezeichnete sich Träger interessanterweise für die Zeit vor der Einweisung in Regensburg. Akte Träger, (S. S. 55., Brief vom 8. Juli 1920 an Schwester und Schwager): „Durch Eingebung und auf Veranlassung der Vorsehung wandte ich mich nach Bayern, was ich schon von Ohrdruf aus tun wollte, nämlich in die Bay. Armee aufgenommen zu werden. Durch diesen Akt wurde dies verwirklicht, aber nicht persönlich im Bestand der Armee. Das Schifflein schwankte hin, es schwankte her. Um nach vielen Irrfahrten durch Unkenntnis zweier Medizinalräte der Bischofsstadt Regensburg, in der so genannten Heil- und Pflegeanstalt Karthaus Prüll zu überführen, wo selbst ich schon über zwei Jahre schmachte, der Willkühr auf niedriger Kultur stehenden Angestellten preisgegeben bin."

Literatur

Akte zu Edmund Träger aus dem Archiv des Bezirksklinikums Regensburg, 1918–1957, Kopie in der Sammlung Prinzhorn.

Mitteilung der Heil- und Pflegeanstalt Regensburg an Hans Prinzhorn zur Sendung der Werke von Edmund Träger, vor 1922, Sammlung Prinzhorn.

Bader, Alfred und Navratil, Leo, *Zwischen Wahn und Wirklichkeit. Kunst – Psychose – Kreativität*, Luzern, 1976.

Bischöfe Deutschlands, Österreichs, der Schweiz, der Bischöfe von Luxemburg, von Lüttich und von Bozen-Brixen, *Die Bibel. Einheitsübersetzung der Heiligen Schrift. Altes und Neues Testament*, Stuttgart, 1980.

Blankenburg, Wolfgang, *Der Verlust der natürlichen Selbstverständlichkeit: ein Beitrag zur Psychopathologie symptomarmer Schizophrenien*, Stuttgart, 1971.

Cording, Clemens, *Die Regensburger Heil- und Pflegeanstalt Karthaus-Prüll im „Dritten Reich". Eine Studie zur Geschichte der Psychiatrie im Nationalsozialismus*, Würzburg, 2000.

Frohoff, Sonja, Nährender Schleim, heilender Kot, seligmachender Samen – Forsters persönliche Lebensreform, in: Thomas Röske und Doris Noell-Rumpeltes, *Durch die Luft gehen. Josef Forster, die Anstalt und die Kunst* (S. 124–133), Heidelberg, 2011.

– Edmund Träger. „Des Volkes Demütigung", in: Sabine Hohnholz, Thomas Röske und Maike Rotzoll, *Krieg und Wahnsinn. Kunst aus der zivilen Psychiatrie zu Militär und 1. Weltkrieg* (S. 226–228), Heidelberg, 2014.

Fuchs, Thomas, *Leib, Raum, Person. Entwurf einer phänomenologischen Anthropologie*, Stuttgart, 2000.

Hohnholz, Sabine, Röske, Thomas und Rotzoll, Maike (Hrsg.), *Krieg und Wahnsinn. Kunst aus der zivilen Psychiatrie zu Militär und 1. Weltkrieg*, Heidelberg, 2014.

Kretschmer, Hildegard, *Lexikon der Symbole und Attribute in der Kunst*, Stuttgart, 2008.

Kristensen, Stefan, *Parole et subjectivité. Merleau-Ponty et la phénoménologie de l'expression*, Hildesheim, 2010.

Maldiney, Henri, Die Entdeckung der ästhetischen Dimension in der Phänomenologie von Erwin Straus, in: Walter von Baeyer und Richard M. Griffith, *Condition Humana – Erwin W. Straus on his 75th birthday* (S. 210–232), Berlin, 1966.

Merleau-Ponty, Maurice, *Phänomenologie der Wahrnehmung*, Berlin, 1966.

– *Das Sichtbare und das Unsichtbare*, München, 1986.

Navratil, Leo, Die Merkmale schizophrener Bildnerei, in: Alfred Bader und Leo Navratil, *Zwischen Wahn und Wirklichkeit. Kunst – Psychose – Kreativität* (S. 60–82), Luzern, 1976.

Rennert, Helmut, Eigengesetze des bildnerischen Ausdrucks bei Schizophrenie, in: *Psychiatrie, Neurologie und medizinische Psychologie* (15), S. 282–288, 1963.

Röske, Thomas und Noell-Rumpeltes, Doris (Hrsg.), *Durch die Luft gehen. Josef Forster, die Anstalt und die Kunst*, Heidelberg, 2011.

Rotzoll, Maike und Cording, Clemens, Ora et labora! Zeichnende Patienten und andere Protagonisten in der Geschichte der Heil- und Pflegeanstalt Karthaus-Prüll, in: Thomas Röske und Doris Noell-Rumpeltes, *Durch die Luft gehen. Josef Forster, die Anstalt und die Kunst* (S. 150–163), Heidelberg, 2011.

Waldenfels, Bernhard, Zerspringen des Seins. Ontologische Auslegung der Erfahrung am Leitfaden der Malerei, in: Alexandre Metraux und Bernhard Waldenfels, *Leibhaftige Vernunft. Spuren von Merleau-Pontys Denken* (S. 144–161), München, 1986.

Wetzel, Christoph, *Das große Lexikon der Symbole* (2. Aufl.), Darmstadt, 2011.

Zierl, Franz, *Geschichte der Heil- und Pfleganstalt Regensburg 1852–1932*, Regensburg, 1932.

Kapitel 6
Dialoge in Zwischenräumen

Zusammenfassung Inhalt des letzten Kapitels ist zunächst ein Resümee des Gedankenganges der gesamten Arbeit. Im Anschluss werden die Ergebnisse der Annäherungen an das jeweilige Zur-Welt-Sein der drei untersuchten Patientenkünstler Elisabeth Faulhaber, Carl Lange und Edmund Träger zusammengefasst. Des weiteren werden die Resultate im Einzelnen entlang der in Kapitel zwei genannten Reflexionsfelder einer leiblichen Bilderfahrung aufgegriffen, um daran zukünftig mögliche Forschungsfragen aufzuzeigen. Eine ausblickende Skizze zu Phänomen und Potenzial der visuellen Metapher und den metaphorischen Räumen des Selbsterlebens, die im Verlauf der Untersuchung immer wieder thematisch wurden, rundet den Gedankengang ab.

6.1 Zusammenfassung des Gedankenganges

Ausgangspunkt der Untersuchung bildeten zwei miteinander verknüpfte Fragekomplexe. Zum einen galt es herauszufinden, inwiefern der Fokus auf das Bildgeschehen und die Verflechtungen von Rezipient und Produzent über die Reflexion der Resonanz, Möglichkeiten bildlicher Erkenntnis erweitern kann. Inwieweit kann ein Verständnis des Zur-Welt-Seins des Bildproduzenten erreicht werden? Zum anderen ging es um die Frage nach Verständnismöglichkeiten von kreativem Ausdruck aus psychiatrischem Kontext, die hier exemplarisch an Werken dreier Künstlerpatienten der Sammlung Prinzhorn untersucht wurde. Die Wirkungen von Bildern auf mich als Betrachtende zu reflektieren und hinsichtlich der Ahnungen über grundlegende Gesten und Prozesse der Bildfindung zu orientieren, sollte helfen, der Erfahrung von Welt des Bildproduzenten näher zu kommen und das Verständnis über den Sich-Ausdrückenden zu vergrößern.

Hinsichtlich des besonderen Untersuchungsgegenstandes, der Sammlung Prinzhorn, wurde zum einen die Notwendigkeit einer vermittelnden phänomenologischen Vorgehensweise zwischen den Disziplinen von Psychiatrie und Kunst- und Kulturgeschichte deutlich gemacht. Der Gang durch verschiedene Stationen des Forschungsfeldes Psychopathologie und Kunst zeigte die Fragilität eines einfühlsamen Grenzganges im Zusammenspiel beider Ordnungsbegriffe Kunst- und Krankheit, um weder die jeweils subjektive Situation zugunsten einer rein ästhetischen Betrachtung auszulassen noch die Person auf den Krankheitskontext festzulegen, sondern Möglichkeiten rettender Fantasie und individueller Kreativität zu berücksichtigen.

In einem zweiten Schritt wurden diese Überlegungen durch Annahmen zu Leib, Wahrnehmung und Ausdruck im Ausgang von Merleau-Ponty und Weiterentwicklungen durch Bernhard Waldenfels, Thomas Fuchs, Gottfried Boehm und Henri Maldiney grundlegend erweitert, um damit den methodischen Zugang der folgenden Einzelstudien zu reflektieren. Die Figur des Chiasmus wurde am Phänomen der Zeit und der Dynamik „Zeit als Subjekt, Subjekt als Zeit" ausgeführt und damit das besondere Konstitutionsprinzip des Leibes erläutert, in dem sich zwei niemals deckungsgleiche Bewegungen dauerhaft verschränken. Eine Bestimmungs- und eine Bekundungsbewegung sind demnach dialektisch und unumkehrbar aufeinander bezogen, heben sich aber nicht auf. Die Annahme dieses besonderen Wechselverhältnisses hat Auswirkungen auf das Verständnis der Strukturmomente des Ausdrucksgeschehens insgesamt („Jemand drückt sich aus", „Das Werk als Gewordenes", „Jemand rezipiert"), die im Anschluss untersucht wurden. Vom Produzenten her betrachtet kommt demnach im Werk ein in der Auseinandersetzung mit der Situation gewonnenes leibliches Gleichgewicht zum Ausdruck. Kreative Ausdrücke sind immer auch persönliche Gesten und Ordnungen zur eigenen Selbststabilisierung. Das Werk selbst wiederum zeigt mehrere gekreuzte Ebenen, z. B. zwischen Sichtbarem und Unsichtbarem, Ausdruck und Darstellung, zeitlichen Momenten, dem Was und dem Wie der Gestaltung, die sich mit dem Stil-Begriff von Merleau-Ponty bzw. Maldiney näher fassen lassen. Möglichkeits- und Wirklichkeitsräume verbinden sich im kreativen Ausdruck zu einer neuen Form. Schließlich wurde der Rezeptionsprozess hinsichtlich der Strukturmomente von Bewohnen, Resonanz, Sehen und Sprache ausdifferenziert. Alle diese Überlegungen aber auch die Rückwirkungen der Bildbegegnungen in den Folgekapiteln mündeten in die Bestimmung von sechs Reflexionsfeldern, um entlang ihrer die leiblichen Strukturen von Bilderfahrung herauszuarbeiten.

Für die Bildbetrachtungen folgte daraus, zunächst bewusst die Begegnung mit einem einzelnen Werk ins Zentrum zu setzen und sich bei allen drei Patientenkünstlern Faulhaber, Lange und Träger der Dokumentation und Reflexion einer ausführlichen Seherfahrung zu widmen, um und damit der Idee des Bewohnens und der Herausarbeitung leiblicher Resonanzen Rechnung zu tragen. Erst danach wurden diese ersten Begegnungsmomente zu weiteren Werken und dem Kontext von Biografie und Krankenakte in Bezug gesetzt sowie die grundlegenden Gestaltungsgesten von

sonstigen Interpretationsansätzen unterschieden. Dies wiederum ermöglichte sowohl Bezogenheit und Einbettung als auch die ergänzende Differenz des vorliegenden Ansatzes zu anderen zu demonstrieren.

6.2 Ahnungen eines Zur-Welt-Seins

Was die Konzentration auf Merleau-Pontys Ansatz des Bewohnens von Phänomenen besonders fruchtbar macht, so wurde durch die Untersuchung deutlich, ist zum einen die Konzentration auf Zwischenräume, die in Begegnungen virulent werden, und zwar ebenso in dem Ausdrucksprozess des Bildproduzenten mit dem Material in einer bestimmten Situation als auch im Zusammentreffen eines Rezipienten mit einem Bild. In diesen Zwischenräumen entfalten sich Stimmungen, Atmosphären, die in ihrer Wirkkraft wieder auf die subjektive und objektive Situation hin reflektiert und unterschieden werden können. Auf diese Weise kann eine Analyse des zwischenleiblichen Dialogs entstehen, der die Bildstrukturen und zugrundliegenden leiblich-kreativen Ausdrucksprozesse einerseits und die Wahrnehmungserfahrung des Betrachters andererseits berücksichtigt. Die leiblichen Dimensionen, die sich hier bemerkbar machen und als Reflexionsfelder (Empfindungsräume, Körper, Zwischenräume, Betrachterbeziehung, Raumordnungen und zeitliche Rhythmen) weiter ausdifferenziert werden können, sind nicht als geschlossenes Objekt fassbar, sondern nur aus der Verwobenheit von meiner selbst als Resonanzraum mit dem Gegenüber, also nur im Beziehungsprozess zum Bild in ihrer besonderen Dynamik und ihren Strukturmomenten erforschbar. Die Idee, in das Bild gleichsam hineinzugehen, sich dort wahrnehmend einzurichten, erhellt damit Strukturmomente des Bildlichen, die sonst nicht in den Blick kommen würden. Zum anderen erlaubt die Perspektive auf das Bildgeschehen, dynamische Elemente zu berücksichtigen und das jeweilige Bild als Teil eines Gesamtprozesses einer Person zu betrachten, das heißt aber auch, das Bild als Moment des Übergangs und nicht als feste Substanz aufzufassen. Für beide genannten Aspekte, also die Zwischenräume aus der Beziehung zum Bild heraus und Übergangsdynamiken zu berücksichtigen, sind auch die Forschungen von Bernhard Waldenfels zur Responsivität unserer Erfahrung und dem Umgang mit Fremdem besonders weiterführend gewesen. Irritationen und Überraschungen in diesem sich versenkenden Wahrnehmungsprozess sind entscheidend für weitere Ausdifferenzierungen, um die Spannung zu dem Fremden in der Begegnung zu reflektieren und sich die Momente von Pathos und Response innerhalb der Dynamik der Bilderfahrung zu vergegenwärtigen. Nicht zuletzt dadurch wurde im Fortgang der Untersuchung die Unerlässlichkeit deutlich, den Kontext des individuellen Ausdrucks zu berücksichtigen. Die herausgeschälten Gesten des jeweiligen Ausdrucks sind eingebettet in bestimmte historische und persönliche Ordnungszusammenhänge, welche sie in

ihrer Lebendigkeit, ihrem Antwortcharakter und in ihrem Gehalt erst klarer als „Textur der Erfahrung"[1] sichtbar machen.[2]

Wir haben den jeweiligen kreativen Ausdruck im Sinne einer Balancefindung verstanden, eines momenthaften Rettungsraums, in dem sich im Gestaltungsprozess biografische Bezüge und Elemente des Befindens, eigene Ideen, Selbstbilder, persönliche Geschichte, äußere Einflüsse, Fantasie, Wunschebenen und Problemfelder verbinden und ineinander geblendet werden. Die bildliche Ebene eines Als-ob bietet Freiheitsmoment, Überstieg-Chance, Distanzmöglichkeit und so Raum zur Auseinandersetzung mit sich. So wurden neben Interessen, Befindlichkeiten und Vorstellungen immer wieder auch Suchbewegungen sichtbar, um sich zu stabilisieren, selbst zu entwerfen oder auch besser zu verstehen. Aus der Gesamtheit der Eindrücke, der Reflexion auf meine Resonanzen als Betrachterin und der Auseinandersetzung mit dem Kontext des Schaffenden ergab sich eine Ahnung von dem Zur-Welt-Sein der einzelnen Künstlerpatienten im Schaffensprozess. Diese wurden in ihrem Antwortcharakter auf die jeweils individuellen Situationen deutlich.

In den Werken von Elisabeth Faulhaber zeigten sich zum Beispiel im beständigen Hin- und Her der Bildstrukturen ein Ringen um Raum, Halt und angemessene Abstände zwischen Personen sowie Ambivalenzen zwischen zärtlichem und bedrohlichem Begehren. Zwischenraum und Grenzen zu gewinnen können hier als zentrale Suchbewegungen gesehen werden. Auseinandersetzungen mit persönlichen Erinnerungen, traumatischen Erlebnissen, Schuld und der Existenz eines abgelehnten, unehelichen Kindes sowie Wünsche danach, sich als Individuum im gesellschaftlichen Miteinander des Alltags zu verorten wurden ebenfalls deutlich. Die in beinahe allen Zeichnungen wiederkehrende Kringel-Linie kann als persönliches Merkmal und Ausdrucksgeste verstanden werden. Ihre Frage nach Verbindungen und Zusammenhängen, das Interesse an modischen Details, das Umkreisen und Zudecken ohne Anzukommen, das Besetzen von Zwischenräumen kulminiert in diesem Bildelement. So werden mit diesem Strukturelement einerseits Grenzen, Eigenräume und schmückende Einzelheiten beschrieben, andererseits werden gerade durch sie Grenzen wieder undeutlich und Zusammenhänge verworren.

In den Zeichnungen Carl Langes zeigten sich besonders Bewegungen des Schützens, Abgrenzens und der Sicherung eines eigenen Zentrums als zentrale Gesten, was sich in den inhaltlichen Symboliken um Rettung, Heilung und Erlösung durch göttli-

[1] Ders. (1986), *Das Sichtbare und das Unsichtbare*, München, S. 159.
[2] Anschlussfähig und hilfreich zur systematischen Weiterentwicklung dieser Überlegungen wären Ideen von Michel Dufrenne (Inwiefern kann die ästhetische Erfahrung und ihre körperliche Affektion, Bewegungen, die im Werk impliziert sind, freisetzen?), Hubert Damisch (Wie entfaltet sich semiologisch betrachtet vom Standpunkt des Bildes her ein anderer Modus des Denkens?), Lambert Wiesing (Wie lässt sich die besondere Enkopplung des künstlerischen Ausdrucks von der materiellen Anwesenheit im Sinne einer „reinen Sichtbarkeit" und „artifiziellen Präsenz" beschreiben?) oder Nishida Kitaro (Inwiefern ist kreativer Ausdruck nicht individuelle Aktion, sondern die Erzeugung der historischen Welt, die sich im Künstler vollzieht?). Insbesondere Analysen von Edward S. Casey, die darauf abzielen, den Objektcharakter von ästhetischer Erfahrung im Lichte anderer Termini wie Ort oder Landschaft zu betrachten und damit den Erfahrungsbegriff selbst als operativen zu sehen, könnten fruchtbare Weiterführungen sein. Edward S. Casey (2010), Aesthetic Experience, in: *Handbook of Phenomenological Aesthetics*, Dordrecht.

ches Eingreifen wiederspiegelte. Selbstehrung, Anerkennung der eigenen Geschichte, des eigenen Leidens und deren Zusammenhalt durch die klare Abgrenzung und Verortung im Körper zu sichern stehen im Vordergrund. Wünsche, eine Kontinuität und die Wahrheit der empfundenen Verschwörung gegen ihn sowie hoffnungsvollen Trost auf Erlösung festzuhalten und sich in seinem Leiden sichtbar zu machen, wurden spürbar. Inmitten der wohl von ihm empfundenen Dramatik, zwischen Leben und Tod zu schweben, zeigt Lange Versuche, Ohnmacht in Macht, Unsicherheit und Angst in Sicherheit und Hoffnung umzudeuten. Die unendliche Schichtung und Gleichzeitigkeit von Figuren und das dichte Geflecht überlappender Assoziationsräume zeigten sich als wesentliche Struktur im Sinne einer Implosion nach Innen im klar abgegrenzten, heilig erklärten Raum, wobei eben diese Struktur den Kontakt sehr erschwert. Die zeichnerische Arbeit diente ihm vielleicht gerade dazu, die Schichten sowohl voneinander trennen zu können als auch sie in ihrer Verbundenheit zu zeigen, sodass Zwischenräume in der Fülle der unendlichen Kettungen gewonnen werden können.

Aus den Aquarellen Edmund Trägers wurde besonders ein Ringen um Stabilität, Horizont, Wurzeln sowie die Suche nach einem Gegenüber deutlich. Sein Faible für Karten und ordnende Strukturen stand im Kontrast zum Organisch-Wachsendem, was in Form des Baumes beinahe alle Bilder begleitet. Streben nach Harmonie und Balance sowie nach einem Standort im ständigen Schwanken der Perspektiven, im Schweben und Davonrutschen, können als zentral gesehen werden. Sehnsucht nach seiner realen Heimat Hildburghausen, aber auch nach imaginierten Idyllen stattlicher Gebäude und verträumter Landschaften wurden ersichtlich. Auch zeigten sich seine Einsamkeit und der Wunsch, sich bei einem Gegenüber zu verorten sowie sich mit seinem Album einen persönlichen Erinnerungsraum der Verankerung zu schaffen.

6.3 Reflexionsfelder leiblicher Bilderfahrung

Die sechs Reflexionsfelder (A. Empfindungsräume, B. Wie der Körper, C. Zwischenräume, D. Beziehung zum Betrachter, E. Raumordnungen und Perspektive, F. Zeitliche Rhythmen) wurden bisher in Kapitel zwei nur genannt und bei den Bildbetrachtungen bewusst implizit behandelt. Denn dort standen die Seherfahrung mit den Werken, ihre Kontextualisierung und mögliche Annäherungen an das Zur-Welt-Sein im Vordergrund. Es wäre eine reizvolle Aufgabe zukünftiger Untersuchungen, jedes dieser Reflexionsfelder philosophisch genauer zu explizieren, auszudifferenzieren und in seinem Potenzial für eine Phänomenologie der Bilderfahrung aufzuzeigen. Zu vielen Aspekten der Reflexionsfelder existieren Überlegungen aus den Disziplinen der Kunstgeschichte, Psychiatrie und Phänomenologie und es eine systematische Zusammenführung wäre sicher lohnenswert.[3] An dieser Stelle sollen die Reflexionsfelder indirekt über die Ergebnisse der Bildbetrachtungen in ihrer Produktivität greifbarer werden sowie mögliche zukünftige Fragen und Anschlussmöglichkeiten an vorhandene Forschungen angedeutet sein.

[3] Zum Beispiel unter dem übergreifenden Thema „Phänomenologie in der Kunsttherapie" oder eben „Phänomenologie der Bilderfahrung".

6.3.1 Empfindungsräume (Atmosphären und Stimmungsräume)

In der Begegnung mit einem kreativen Ausdruck treffen und begegnen sich Empfindungsräume. Dieses Erspüren von Atmosphären und Stimmungen ist keine materiale Sinneswahrnehmung, sondern Ausdruckserfassung durch synästhetische, leibliche Resonanz.[4] Es entstehen eine erste Abstoßung oder Anziehung und ein erster Gesamteindruck. Die Blätter von Elisabeth Faulhaber strahlen zum Beispiel atmosphärisch vor allem eine starke Unruhe und Spannung aus. In den Begegnungen von Männern und Frauen, der Starre marionettenhafter Figuren oder an den verdrehten Körpern wurden z. B. bedrohliche und unheimliche Stimmungen deutlich. Viele der dargestellten Frauen zeigten aber auch zärtliche, stolze, kokettierende, erfreute oder verunsicherte Stimmungen oder zum Beispiel eine von Schuld gebeugte Gestik. In Carl Langes dicht überlagerten Figuren war die Atmosphäre zunächst dominiert von einer Mischung aus Ernst und Trauer. Die Haltungen einiger Figuren signalisierten religiöse Demut. Beim längeren Verweilen zeigen sich in Gesten, Mimik und Haltungen dann Stimmungen der Furcht, der Zärtlichkeit, des Trostes, der Wachsamkeit, Niedergeschlagenheit und Fürsorge. Außerdem vermitteln die Überschriften eine alarmierende Stimmung reißerischer Sensation. In Trägers Aquarellen standen zunächst besonders Atmosphären von Melancholie, Sehnsucht und Unsicherheit im Vordergrund. Im Einzelnen dann wurde z. B. Verschmitztes, Stolzes, Neugieriges, Verspieltes und Bedrohliches in Bezug auf die Frauendarstellungen deutlich. Immer bildeten die Atmosphäre und einzelne Stimmungen wichtige pathische Bezugspunkte zum Werk. Atmosphären wirken auffordernd und regen zu einem korrespondierenden Verhalten an. Wir lassen uns von der Atmosphäre durchdringen, wenn unsere Gestimmtheit diese Offenheit zulässt. Wie aber lässt sich das Diffuse des Atmosphärischen, das sich in einem kreativen Ausdruck verdichtet hat und von dort ausstrahlt, genauer fassen? Lassen sich zum Beispiel Atmosphären des Schaffensprozesses von eher individuellen, existenziellen Grundgestimmtheiten am Bildausdruck unterscheiden? Wodurch genau werden Atmosphären im Bild erzeugt?[5] Lassen sich die Wahrnehmungsstrukturen von Atmosphären eines Bildes, die intermodal artikuliert sind, genauer differenzieren? Wie unterscheiden sich die zeitlichen Strukturen der Atmosphärenwahrnehmung? Denn einerseits wird man plötzlich von

[4] Thomas Fuchs (2000), *Leib, Raum, Person. Entwurf einer phänomenologischen Anthropologie*, Stuttgart, S. 215.

[5] Gernot Böhme hat die Atmosphäre als zentralen Begriff seiner „Aisthetik" aufgenommen und sieht sie als eine Weiterentwicklung der Aura bei Walter Benjamin, der diese als „ein sonderbares Gespinst aus Raum und Zeit: einmalige Erscheinung einer Ferne, so nah sie sein mag" beschrieb, die wir atmend aufnehmen. Gernot Böhme (2001), *Aisthetik: Vorlesungen über Ästhetik als allgemeine Wahrnehmungslehre*, München, S. 24; Walter Benjamin (1963), *Das Kunstwerk im Zeitalter seiner technischen Reproduzierbarkeit*, Frankfurt, S. 15. Böhme wendet Benjamins Diagnose vom Verlust der Aura in ein Plädoyer, die Art und Weise der Atmosphärenerzeugung ernst zu nehmen – speziell in einer Zeit, in der die Manipulation durch ästhetische Kriterien immer mehr zum Standard gehört.

der Ausstrahlung eines kreativen Ausdrucks ergriffen, andererseits braucht es Zeit zum Nachspüren und Differenzieren, was die eigene Gestimmtheit, was das Entgegenkommende ist. Wie entsteht Subjektivität in diesem Prozess?

6.3.2 Körper (Wie der Dinglichkeit)

Das Wie der Körperdarstellung kann menschliche Figuren, aber auch andere Gegenstände betreffen. Es lässt den Betrachter im Besonderen die Leiblichkeit dieser Körper spüren. Elisabeth Faulhaber wählt in ihren Darstellungen häufig menschliche, lang gezogene Figuren, die den Bildraum bis zum Rand hin ausfüllen und Tendenzen zeigen, sich durch die Art der Darstellung zur Umgebung hin aufzulösen. Ebenso gibt es einige Figuren, aus denen andere Körper hervorwachsen. Auffallend oft schweben sie zum oberen Bildrand hin über dem Boden. Wiederholt sind Körper in der Achse um 180 Grad verdreht. Die menschlichen Proportionen werden von ihr meist durch modische Details der Kleidung definiert. In Carl Langes Zeichnungen wiederum sind die Körper so eng überlagert und miteinander verkettet, dass sie teilweise zu einem einzigen Körper geworden sind, der noch dazu durch den Umriss der Fußsohle zusammengeschlossen wird. Lange zeigt überwiegend Köpfe oder Brustportraits, die mit Symbolen und Tierfiguren eine besonders im Bildzentrum geschichtete Einheit bilden, die einen Zug ins Skulpturale bekommt. Die einzelnen Gesichter sind häufig ausdrucksstark gezeichnet und Details nuanciert ausgeführt. Edmund Trägers Zeichnungen zeigen hingegen oft eine Vielzahl von Körpern kleinteilig übers Blatt verteilt oder einzelne, größer dargestellte Gegenstände erscheinen durch die Betonung der Farbflecken auf kleine Strukturen bedacht. Raumfüllend und eingebettet in Landschafts- oder Interieur-Kontexte, gestaltet Träger den Ausdruck der Körper besonders über die Farbkontraste. Die menschlichen Figuren erscheinen ebenso wie viele einzelne Gegenstände oft in ihren Proportionen leicht verschoben. Inwiefern aber werden die dargestellten Körper im Schaffensprozess so gefühlt wie sie erscheinen?[6] Welche Rolle spielen kulturelle Körperbilder und Körperschemata, sozialer Habitus und historische Wandlungen des Körperverständnisses für unsere Wahrnehmung der dargestellten Körper?[7] Und inwiefern lassen sich psychopathologische Phänomene der Hyperreflexivität und Entleiblichung unter Berücksichtigung des Kontexts dem bildnerischen Ausdruck entnehmen?[8]

[6] Ohne die zahlreiche Literatur in diesem Gebiet hier zu nennen, gäbe es zum Beispiel Anschlussmöglichkeiten an Forschungen zu Körperschema, Embodiment-Forschungen oder zu kunsttherapeutischen Prozessen, z. B. in der Therapie von Magersüchtigen mit Selbstbildnissen.

[7] Überlegungen von Pierre Bourdieu zum Habitus und von Norbert Elias zu Figurationen zwischen Gesellschaft und Individuum könnten hier einbezogen werden: Pierre Bourdieu (1970), *Zur Soziologie der symbolischen Formen*, Frankfurt am Main; Norbert Elias (1976), *Über den Prozess der Zivilisation. Soziogenetische und psychogenetische Untersuchungen, Bd. 1 und 2*, Frankfurt am Main; Benjamin Moldenhauer (2010), *Die Einverleibung der Gesellschaft. Der Körper in der Soziologie Pierre Bourdieus*, Köln.

[8] Wir haben solche Bezüge in den Kapiteln zu Zeichnungen Elisabeth Faulhabers und Carl Langes jeweils angedeutet, eine weitere systematische Untersuchung wäre aber sicher vielversprechend.

6.3.3 Zwischen (Zwischen der Dinge und zum Umraum)

Die Zwischenräume betreffen zum einen die Bezugnahmen innerhalb des Bildes zwischen Personen oder Dingen aufeinander, zum anderen das Verhältnis zum Umraum, im Sinne des Zusammenhangs von Figur und Grund. Besonders in den Zeichnungen von Elisabeth Faulhaber ist dieser Aspekt sehr auffällig, da die Zwischenräume zwischen den Figuren sehr häufig durch menschliche Teile, kleine dritte Figuren oder massive Schraffuren gefüllt sind. Die besetzten Zwischenräume tragen dazu bei, dass die einzelnen Figuren in ihrer Abgrenzung undeutlich werden. Abstände von Dingen oder Personen erscheinen bedrängend nah. Der Grund ist meist dicht überdeckt durch die zahlreichen Schraffuren, die zugleich einen neu kreierten Grund bilden, in den die Figuren wieder überzugehen drohen. Anders betrachtet könnte man sagen, dass in den Dynamiken des Zwischen bei Faulhabers Zeichnungen ein „alles ist verbunden" auftritt, in dem die Zwischenräume gegenüber dem Einzelnen ein Übergewicht erhalten. Bei Carl Lange tendiert das Zwischen in der engen Schichtung der Figuren hingegen dazu, verloren zu gehen, wenn Köpfe oder Tierfiguren ineinander übergehen. Die Figuren heben sich aber sehr klar von der Umgebung ab, sodass der weiße Hintergrund ihre Prägnanz klar mitbestimmt. Außerdem sind Zwischenräume in alle Richtungen wiederholt bei Lange durch Blicke und Blickrichtungen aufgenommen. Auch die klare Grenzlinie der Fußsohle stellt einen abfedernden Zwischenraum zum Rest des Blattes dar. Auch bei Edmund Träger sind Zwischenräume zuweilen fast aufgehoben, wenn Dinge verdreht aneinander kleben. Häufig aber betreffen die Besonderheiten der Zwischenräume bei ihm aber bestimmte Dimensionen des Raumes. Der Kontakt zum unteren Boden ist bei vielen Häusern besonders betont oder das Zwischen von Vorder- und Hintergrund nicht vorhanden, wenn beide Ebenen sich miteinander verweben. Viele der Darstellungen erwecken außerdem den Eindruck, dem Betrachter nach vorne hin entgegenzukommen, als würde der Gegenstand nach vorne hin rutschen bzw. in Aufrichtung begriffen sein. Die Verankerung bzw. die Verbindung von Figur und Grund scheint damit leicht voneinander gelöst.

Gottfried Boehms Forschungen zum Verhältnis von Figur und Grund könnten an dieser Stelle für eine Phänomenologie der Bilderfahrung weiter fruchtbar gemacht werden.[9] Inwiefern bestimmt zum Beispiel die Dynamik von Stabilität (Konstellationen, Figuren) und entgegenwirkenden Kräften im Bezug zum Grund, die man mit Boehm auch als „Momente von Abgründigkeit"[10] bezeichnen kann, die Bildwerdung? Wie genau zeigt sich der Grund in der Bildwahrnehmung über das Wie der Zwischenräume? Inwiefern sind Parallelisierungen zwischen dem Grund des Bildes und dem der menschlichen Psyche offensichtlich?[11]

[9] Vgl. z. B. Gottfried Boehm (2012), *Der Grund. Das Feld des Sichtbaren*, München; Ders. (2014), Der Grund und die Gründe, in: *Bilderfahrung und Psychopathologie. Phänomenologische Annäherungen an die Sammlung Prinzhorn*, Paderborn.
[10] Ders., *Der Grund und die Gründe*, S. 170.
[11] Dies deutet zum Beispiel Boehm in ebd. an.

6.3.4 Beziehung zum Betrachter

Als Betrachter wird man in die Darstellungen einbezogen, indem der Ausdruck berührt, Gestaltungen ins Bild hineinziehen oder der Betrachterraum vor dem Bild mitgestaltet wird. Elisabeth Faulhabers Zeichnungen berühren dadurch, dass sie Alltagsszenen, Begegnungsmomente oder Stimmungen emotional fassen und mit liebevoller Sorgfalt modische Details zeigen. Durch enge Aus- und Anschnitte der Personen und Frontalperspektive ist man als Betrachter unmittelbar dabei, braucht eher mitunter ein Stück Distanz, um die Einzelheiten in der Fülle überhaupt sehen zu können. Der Bildraum könnte sich über die Ränder in den Betrachter-Raum hinaus fortsetzen, sodass man sich diesen tendenziell durch ein Zurücktreten erst schaffen muss. An Carl Langes Zeichnungen fasziniert neben der Darstellungsidee das Klare und zugleich Verwirrende der Vielzahl an einzelnen Gesichtern und Symbolen. Durch die deutliche Umrahmung der Fußsohle, oder in anderen Werken durch die vier festungsartigen Medaillons der Ecken wird man einerseits deutlich auf Abstand gehalten. Andererseits ziehen die Verknotungen der vielen Figuren den Betrachter, ebenso wie der Blickkontakt der weiblichen Figur in das Bild hinein und fordern immer wieder zur Suche nach erkennbaren, greifbaren Formen und Gesichtern auf. Bei Edmund Trägers Aquarellen berühren zunächst das kindlich-naive-Farbenfrohe und das Melancholische idyllischer, scheinbar vergangener Motive, die bei näherer Betrachtung immer rätselhafter werden. Der Betrachter-Raum scheint einerseits durch die vielen Rahmen klar definiert. Das Schwanken von Perspektiven, die häufige Horizontlosigkeit und die Aufrichtungstendenz nach vorne hin machen es fast unmöglich, sich innerhalb des Bildes zu verorten, sondern werfen einen immer wieder zurück auf ein Davor oder wechselnde Standpunkte. Immer ist also der Betrachter-Raum durch pathische und räumliche Aspekte des Bildes mitorganisiert. Wie aber ist die Gestaltung dieses Verhältnisses mit der Einbettung des Bildes in intersubjektive Zusammenhänge verbunden? Zeigen sich hier zum Beispiel strukturell die Momente der bildlichen Sprache, die zur Kommunikation auffordern?

6.3.5 Raumgestaltung und Perspektive

Maldiney stellt heraus, dass es bei der Wahrnehmung von Kunst bzw. kreativem Ausdruck nicht darum geht, das Hier, Jetzt und Diese als Grenzen des Raums zu sehen, die z. B. wie bei Hegel in der Selbstbewegung des Begriffes „wie die Morgenröte im fortschreitenden Tag" verschwinden, sondern sie als Brennpunkte des In-Seins in Mit- und Umwelt zu betrachten.[12] Genau das wäre das leibliche Verständnis des Anderen von seinem Ort her. Wir erleben den im Bild organisierten Raum im Verhältnis zu unserem eigenen Raumerleben, das in verschiedene

[12] Henri Maldiney (1966), Die Entdeckung der ästhetischen Dimension in der Phänomenologie von Erwin Straus, in: *Condition Humana – Erwin W. Straus on his 75th birthday*, Berlin, S. 220.

Richtungen ausgreift: Mein Rechts, mein Links, mein Nah, mein Fern, mein Oben und Unten usw. In den Zeichnungen Elisabeth Faulhabers ist der Raum sehr häufig bis in die letzten Winkel ausgefüllt und der Bildraum scheint kaum auszureichen. Tiefendimensionen sind kaum vorhanden, werden eher durch verschobene Größenverhältnisse irritiert. Ihre ausholenden Strichführungen füllen den Bildraum häufig sehr schwungvoll. Carl Lange konzentriert sich dagegen in der Nutzung des Bildraumes besonders auf die Zentren der durch Umrisslinien markierten Fußsohle bzw. die Zentren der Blätter, innerhalb derer sich die Figuren schichten. Die räumliche Aufteilung der Zeichnungen insgesamt ist fast ausschließlich nach Achsen der Horizontalen und Vertikalen organisiert, sodass die Zeichnungen trotz der Fülle und Dichte der Details und der Nutzung des gesamten Bildraumes systematisiert und sortiert wirken. Durch die zahlreichen unterschiedlichen Blickrichtungen einzelner Figuren werden viele räumliche Dimensionen einbezogen und in der einzelnen Zeichnung verankert. Auch Edmund Träger nutzt den gesamten Bildraum: Im Unterschied zu Carl Lange und Elisabeth Faulhaber wählt Träger immer das Querformat oder das Quadrat und strebt besonders in die Breite. Häufig setzt er die Einzelteile insofern harmonisch zusammen, als dass viele Bilder nach dem Goldenen Schnitt organisiert sind und ebenfalls die Achsen von Horizontale und Vertikale suchen. Außerdem rahmt er den gefüllten Bildraum ausgesprochen häufig extra ein. Im Regensburger Heft dient der Rahmen einer Beschriftungsleiste und präsentiert die einzelnen Darstellungen wie auf einer Bühne. Bei den größeren Formaten aus der Sammlung Prinzhorn haben die Rahmen den Charakter einer Einfriedung. Anders als Lange, der die gesetzten Grenzlinien der Fußsohlen bis auf einmal nicht überschreitet, bezieht Träger ab und an den Raum des Rahmens doch noch ins Bildgeschehen ein und überschreitet die zunächst gesetzten Grenzen wieder. Insgesamt ist bei Träger die Suche nach der stabilen Verortung im Bild-Raum am auffälligsten.

Durch die Kontextualisierungen deuteten sich einige Parallelen zwischen der Gestaltung des Bildraums, dem durch Ärzte beschriebenen Verhalten und Bewegungen der Patientenkünstler im Raum sowie ihrem schriftlichen Umgang mit dem Thema Raum an. Es wäre lohnenswert, diese Zusammenhänge systematisch zu untersuchen. Inwieweit hängen räumliches Selbsterleben, Umgang mit Raum im Bild und die Wahrnehmung der räumlichen Konstellationen zusammen?

6.3.6 Zeitliche Rhythmen

Über den Ausdruck von Zeit kommt die Bewegung ins Bild hinein. Sie betrifft im kreativen Ausdruck beispielsweise den Rhythmus, das Tempo des Striches oder den Ausdruck von Flüchtigkeit, Verharren oder Dauer. In den Zeichnungen Elisabeth Faulhabers begegnen uns eine Rastlosigkeit, ein Immer-Weiter, das aber zugleich kreisend verharrt. Die Motive greifen oft Augenblicke des Alltags auf. Zeichnerisch wird dieser Eindruck durch die zahlreichen Strukturen unterstützt, aus denen diese Momente kurz aufzutauchen scheinen und sich in der Seherfahrung erst allmählich

herausschälen. Sie könnten aber auch gleich wieder darin verschwinden. Die Flüchtigkeit eines überberstenden Präsenzraumes und ein fahriger, hastig abschweifender Rhythmus werden trotz aller auch stolzen oder zärtlichen Gesten spürbar. Langes Zeichnungen wiederum weisen einen zeitlichen Charakter auf, in der Synchronizität und Unendlichkeit zentral sind. Die Schichtungen könnten sich immer weiter fortsetzen. Auch durch die häufige Wahl von Brustportraits, dem christlich inspirierten Kontext, dem Entrücken der Motive in die Aureolen der Fußsohlenumrisse und den zuweilen zarten, präzisen Zeichenstil wirken die Zeichnungen dem Zeitverlauf in die Ewigkeit enthoben. Ein feinsinniger, weicher und empfindsamer Rhythmus wird trotz aller harten Grenzen und lauten Beischriften spürbar. Auf Trägers Aquarellen wiederum begegnet trotz der fließenden Wasserfarben ein stockender Rhythmus des Immer-Wieder-Jetzt. Die schlichten Szenerien erschließen sich sofort, in der Betrachtung der Details und ihrer Einbettung aber wird die Erwartung auf das Kommende, z. B. die Weite der Landschaft oder einen gemeinsamen Raum beständig gebrochen und man beginnt von Detail zu Detail zu springen. Die Motive transportieren außerdem sehr häufig die Melancholie des Vergänglichen. Vergangene, verlorene oder ersehnte Idyllen werden angesprochen oder es werden malerisch Zugewachsenes und Wegschwimmendes betont. Maldineys Forschungen zum Rhythmus böten sich an, um dem Phänomen der Gestaltung von Zeit im Bild weiter nachzugehen.[13] In welcher Taktung erscheinen die Formen im Bild? Wie werden welche Zeitebenen zwischen Vergangenheit, Gegenwart und Zukunft im Bild aufgegriffen? Gibt es auch hier eine Verbindung zum Selbsterleben im Schöpfungsprozess?[14]

6.4 Metaphorische Räume des Selbsterlebens

In der Gestaltung wurden von allen drei Patientenkünstlern häufig bildliche Metaphern kreiert, die sich am Rande einer klassischen Bildsymbolik in persönlichen Formfindungsprozessen bilden. Persönliche Geschichte (im gesellschaftlichen Kontext) und Fantasie werden ineinander geblendet und im Ausdruck zu Metaphern verdichtet, die auf leiblichen Grundbewegungen aufbauen. So stellte zum Beispiel Carl Langes Metapher der Fußsohle gleichermaßen den Wunsch nach Verankerung,

[13] Ders. (2003), Art et existence, Paris; Ders. (2012), Notes sur le rhythme, in: Henri Maldiney: penser plus avant …, Actes du colloque de Lyon (13 et 14 novembre 2010) precedes de trois textes d'Henri Maldiney, Chatou; Samuel Thoma (2014), Une psychopathologie à l'impossible – eine Psychopathologie hin zum Unmöglichen. Henri Maldiney zum 100. Geburtstag, in: Sozialpsychiatrische Informationen (44/1).

[14] Iris Elisabeth Laner hat mit ihrer umfassenden, vergleichenden Studie zu den unterschiedlichen Bild- und Zeitauffassungen bei Husserl, Derrida und Merleau-Ponty sehr gut herausgearbeitet, dass Merleau-Pontys Analysen verdeutlichen, dass sich „in der Erfahrung des Bildes" kein Objekt zeigt, sondern „ein temporaler Spannungsbogen eröffnet" wird, „in dem sich ein Bild vor unseren Augen hier und jetzt dynamisch ausbildet." Sie weist darauf hin, dass über Bilder für Merleau-Ponty besonders prägnant Zeitbezüge in den Fokus geraten, die andernfalls verschlossen blieben. Ebd., S. 55, 348.

Selbst-Stand und Schutzraum wie auch die Aureole seiner Vergöttlichung und Selbsterhöhung dar. Edmund Träger schuf sich mit der Bildmetapher des Dorfes auf einem Blatt den Ausdruck einer imaginierten Heimat, die ihn trägt, verortet und zugleich entschweben lässt. Auch seine Metapher des Baumes erzählt von dem Wunsch nach Verortung, Verwurzelung, Wachstum und Getragen-Sein. In den konkreten Bildkontexten sind sie aber oft dem Boden entrissen, schwimmen davon oder verunmöglichen durch ihr Verweben und Überwuchern Abstand zwischen Vorne und Hinten des Bildes. Diese persönlichen visuellen Metaphern können als Bedeutungsfelder am Rande des Sprachlichen begriffen werden, in denen Spannungsvolles zu einer Einheit gebracht wird. So sind wir in den Werken aller drei Patientenkünstler auf übereinander- und ineinandergelegte Formen gestoßen, in denen Bedeutungsrichtungen unentschieden blieben und der Moment von zweien (oder mehr) in einem betont wurde. Der Hut in Faulhabers erster Zeichnung zum Beispiel erschien auch als Vagina und Gefäß. Einzelne Gesichter teilten die gleiche Umrisslinie oder Körper strebten in zwei Richtungen zugleich. Bei Carl Langes Zeichnungen gab es ebenfalls zahlreiche ineinandergelegte Köpfe und Figuren (z. B. der Tauben-Adler). Außerdem steht bei ihm die Gleichzeitigkeit von Überfüllung der Schichtungen und Leere des Außen in starkem Kontrast. In den Aquarellen Edmund Trägers haben wir ein ähnliches, gedoppeltes Ineinander bei dem Dorf auf einem Blatt, den verdrehten, angeklebten Häusern oder den betonten Fundamenten der Häuser kennengelernt, welche gleichermaßen als Bewegungen des Erdenwollens und des Abhebens gesehen werden können.

Hans Prinzhorn sieht solche Doppeldeterminierungen als charakteristisch für die schizophrene Vorstellungsweise und bringt „das Verweilen in einem Spannungszustande vor der Entscheidung" mit der Doppelorientierung das Weltgefühl der Schizophrenen zusammen.[15] Dies würde zu Ideen in der Theorie des Double-Bind in der Schizophrenie passen. Allerdings sollte nicht vergessen werden, dass der Freiraum des Bildes eben solche Gleichzeitigkeiten und derlei Ineinander und Übertragung von Formen auch überhaupt erst erlaubt. Das, was an erlebten inneren und äußeren Grenzsituationen schwer in Sprache zu übersetzen ist, kann im Bildlichen anders sichtbar und erlebbar werden. Außerdem sind die individuellen Zusammenhänge trotz einer ähnlichen Struktur doch auch wieder sehr unterschiedlich und die Überlappungen zeigen ganz verschiedene Bedeutungsfelder. Die Überlagerungen in den Darstellungen der drei Patientenkünstler weisen unterschiedliche Rhythmen, Bewegungsrichtungen und Bedeutungsebenen auf. Sie haben etwas von Übergängen zwischen verschiedenen Extremen. Bei Elisabeth Faulhaber zeigen derlei Schwellenmomente zum Beispiel oft Grenzsetzungen und deren Zerstörung durch besetzte Zwischenräume, übergreifende Schraffuren oder alles verwebende Kringellinien. Das Verhältnis von Nähe und Distanz erscheint hier thematisch zentral. Bei Carl Lange betreffen sie hingegen eher das Verhältnis von Leere und Überfüllung. Durch die klaren Grenzen und die leeren Momente des Blattes werden die Überfüllungen erst sichtbar. Inhaltlich zeigen die Überlappungen zum Beispiel Dominanzdemonstration (Adler) und Friedenswunsch (Taube) oder die Spanne zwischen Vergöttlichung und profaner

[15] Hans Prinzhorn (1922), *Bildnerei der Geisteskranken. Ein Beitrag zur Psychologie und Psychopathologie der Gestaltung*, Berlin, S. 117 und 338.

6.4 Metaphorische Räume des Selbsterlebens

Fußsohle, die überbrückt wird. Bei Edmund Träger haben die Bewegungen der Schwellenmomente oft mit Verwurzelung und Entschweben zu tun. Außerdem geht es besonders um die Suche nach einer gemeinsamen Perspektive und Horizontgewinnung. Bei allen metaphorischen Formfindungen allerdings spielten Themen körperlich-leiblicher Verortung (z. B. Bodenkontakt, Stand, Fundament, Fuß) in der Welt und im intersubjektiven Raum eine Rolle.[16]

Die Thematik der Metapher betrifft wissenschaftshistorisch, erkenntnistheoretisch und rhetorisch eine lange Tradition und ein umfassendes Feld, in dem das Konzept der Metapher sehr unterschiedliche Bestimmungen in verschiedenen Disziplinen durchlaufen hat.[17] Gottfried Boehm hat darauf aufmerksam gemacht, dass der „iconic turn" nicht zuletzt über die Auseinandersetzung mit dem Bildlichen im Sprachlichen erfolgte. Nietzsches, Blumenbergs oder Ricoeurs Überlegungen zu Funktion, Status, Bewegung und Bedeutung der Metapher können als wichtige Stationen der Entwicklung gesehen werden, das Bildliche wieder in die Sprache zurückzubringen bzw. eine bildliche Potenz als Motor der Sprachbewegung anzusehen.[18] In den letzten Jahrzehnten wurde außerdem verstärkt über die Frage von Metaphern in Bildern und die Existenz und Ausformung von genuin visuellen Metaphern diskutiert.[19] Ohne hier auf die vielfältigen Aspekte und unterschiedlichen Fragen dieser sehr breiten Diskussion näher eingehen zu können,[20] möchte ich

[16] Besonders in hyperreflexiven Verhältnissen der Psychose könnten eventuell Bildanalysen mit Patienten, in denen das Leibliche besonders ausgelotet wird, therapeutisch unterstützend wirken.

[17] Vgl. dazu z. B. die Untersuchung von Gerhard Kurz von germanistischer Seite, der aber auch auf die Einflussnahmen unter den Disziplinen eingeht: Gerhard Kurz (1997), *Metapher, Allegorie, Symbol*, Göttingen; außerdem Marius Rimmele (2011), „Metapher" als Metapher. Zur Relevanz eines übertragenen Begriffs in der Analyse figurativer Bilder, in: *E-Journal kunsttexte.de* (1).

[18] Gottfried Boehm (2006), Wiederkehr der Bilder, in: *Was ist ein Bild?*, München S. 26 ff.; Ders. (2004), Jenseits der Sprache? Anmerkungen zur Logik der Bilder, in: *Iconic Turn. Die Neue Macht der Bilder*, Köln, S. 44.

[19] Zum Beispiel Forschungen von Nelson Goodman (1976), *Language of Art. An Approach to a Theory of Symbols*, Indianapolis; Noël Carrol (1994), Visual Metaphor, in: *Aspects of metaphor*, Dordrecht; George Lakoff und Mark Johnson (1980), *Metaphors we live by*, Chicago; Virgil C. Aldrich (1983), Visuelle Metapher, in: *Theorie der Metapher*, Darmstadt; Arthur C. Danto (1984), *Die Verklärung des Gewöhnlichen*, Frankfurt am Main; Stefan Majetschak (2005), Sichtbare Metaphern, in: *Logik der Bilder. Präsenz – Repräsentation – Erkenntnis. Gottfried Boehm zum 60. Geburtstag*, Berlin; oder Oskar Bätschmann (1984), *Einführung in die kunstgeschichtliche Hermeneutik. Die Auslegung von Bildern*, Darmstadt. Einen guten Überblick über die Diskussion und verschiedenen Forschungsrichtungen gibt hier Rimmele, „Metapher" als Metapher; außerdem die Homepage „Glossar der Bildphilosophie" der Universität Tübingen und auch der Artikel von Annamaria Lossi (2010), Metapher, in: *Handbook of Phenomenological Aesthetics*, Dordrecht.

[20] Fragen in diesem Forschungsfeld sind z. B.: Inwieweit werden Metaphern aus dem sprachlichen Kontext in bildliche Zusammenhänge übertragen? Lassen sie sich überhaupt als genuin bildliche Metaphern fassen? Inwiefern haben auch visuelle Metaphern einen kognitiven Kern? Bildet erst der Rezipient die Metapher oder liegt sie wirklich bereits im Bild? Kann auch das gesamte Bild als Metapher gelten? Betrifft das Metaphorische im Bild eher die Art und Weise der Darstellung oder den Gegenstand? Wie lässt sich Anfang und Grenze einer visuellen Metapher fassen? Dabei spielt zum Beispiel auch die Frage danach eine Rolle, inwiefern der aus sprachlichen Zusammenhängen genommene Begriff „Metapher" eigentlich besonders gut geeignet ist, das angesprochene Phänomen, visuell kreierter Stolpersteine zu fassen.

abschließend zwei Überlegungen skizzieren, die mir für weitere Forschungen im Zusammenhang von kreativem Ausdruck aus psychopathologischem Kontext und einer Phänomenologie der Bilderfahrung fruchtbar erscheinen.

Erstens wäre die Grenze zum Symbol weiter auszuleuchten.[21] Das Konzept visueller Metaphern stünde einfachen Bedeutungsübertragungen wie Archetypen oder Zuschreibungen von Bedeutungen und Dingen aufgrund von Symboliken gegenüber bzw. würde es ergänzen. Zwar ist die genaue Bestimmung und Unterscheidung sowie auch der Zusammenhang von Symbol und Metapher immer wieder umstritten und kann keineswegs als gelöst betrachtet werden.[22] Als erste grundlegende Unterscheidung lässt sich aber festhalten, dass Symbole eher aus Konventionen entstanden sind und einen zeichenhaften Verweischarakter aufweisen. Sie sind weitgehend losgelöst von dem, wofür sie stehen und halten eine Distanz zwischen Zeichen und Bezeichnetem aufrecht. Im Bild bezöge sich eine solche Symbolik zum Beispiel auf einen festen ikonografischen Katalog und direkte motivische Ableitungen. Metaphern sind hingegen durch eine Übertragung von zunächst heterogenen Bedeutungsfeldern charakterisiert, die nicht in Identifikationen verharrt. Im Rahmen von Bildlichkeit, in der es einen klassischen sprachlichen Widerspruch im Sinne der Logik eigentlich nicht geben kann, entspricht dies z. B. einem Ineinanderblenden durch Ähnlichkeit.[23] So werden visuelle Stolpersteine und Paradoxien produziert, die eine mitunter irritierend doppelte Lesart eines Bildelementes möglich machen.[24] Am ehesten rücken solche metaphorischen Räume vielleicht an Symbolisches heran, wenn man sie mit Jürgen Seewald als Selbstsymbole beschreibt, die der Ich-Stabilisierung und Selbstwerdung dienen.[25] Diese sind eng mit dem leiblichen Sein, Werden und Gewordensein verbunden. Das Bild und der Gestaltungsprozess können als ein Übergangsbereich gesehen werden, in dem Formen und Metaphern bzw. Selbstsymbole aus dem leiblichen Befinden heraus entstehen.

[21] Auch wäre es spannend, den Symbolbegriff von Eugen Fink und die Bedeutung des Spiels in Bezug auf die Überlegungen zu Metaphern auszuarbeiten.

[22] Besonders hinsichtlich der visuellen Metapher ist zu konstatieren, dass er eher ein aus „systematischen Gründen gewählter, kein auf eine historische Bildtheorie zurückführbarer Begriff in der Beschreibung und Analyse von (figurativen) Bildern sein kann.Rimmele, „Metapher" als Metapher, S. 3. Seine Untersuchung verschiedener Ansätze zur Bildmetapher kommt zum Schluss, dass die vielfältigen Möglichkeiten der Bilder, etwas als etwas zu setzen, es verunmöglichen, ein konkretes bildsprachliches Phänomen wie die Metapher abzugrenzen, das für die Bildanalyse neben eine „Symbolik" treten könnte. Ebd., S. 17. Ich denke allerdings, dass man mit Bätschmann, Einführung in die kunstgeschichtliche Hermeneutik. Die Auslegung von Bildern sehr gut für Metaphern und metaphorische Prozesse in Gestaltungsprozessen argumentieren könnte.

[23] Rimmele, „Metapher" als Metapher, S. 9 plädiert mit Bätschmann dafür die Metaphorik als semantischen Prozess" innerhalb eines besonderen ikonischen Bildgestaltungsprozesses zu sehen, der eben nicht einfach nur einer Übertragung gleich kommt.

[24] Vgl. dazu ebd., S. 4 f.

[25] Seewald unterscheidet konventionellen Symbolismus von natürlichem Symbolismus, den er auf vorprädikativer Ebene ansiedelt. Vgl. Jürgen Seewald (1989), Leiblichkeit und symbolische Entwicklung. Implizite Sinnprozesse in systematischer und genetischer Betrachtung, unv. Diss., Philipps-Universität Marburg, speziell S. 175.

6.4 Metaphorische Räume des Selbsterlebens

Zum Verständnis der in den jeweiligen Gestaltungsprozessen der drei Patientenkünstler entstandenen, sehr persönlichen visuellen Metaphern (z. B. Hut-Vagina, Fußsohlen-Aureole, Blatt-Dorf, Tauben-Adler) reicht eine klassische Bildsymbolik nicht aus, auch wenn die Patientenkünstler mit ihnen durchaus spielen. Sie können sich zwar mitunter an geläufigem Symbolverständnis orientieren, wie z. B. besonders bei den Zeichnungen Carl Langes ersichtlich wurde, werden aber auch abgewandelt, überschritten oder mit anderen Gehalten kontaminiert.[26] Ihre Rhythmen und Zwischenräume, die sich aus der Überlagerung disparater Felder ergeben, werden demgegenüber eher aus den Zusammenhängen der Befindlichkeit und des individuellen Kontext verständlich. Im jeweiligen Kontext der drei Künstlerpatienten können sie als imaginäre, momenthaft kohärente Existenzräume bzw. stimmige und sinnvolle, höchstindividuelle Lösungen in extrem empfundenen Situationen verstanden werden.[27] Dann kann ein Heimatdorf schweben und tragen, die profane Fußsohle vergöttlicht sein oder auch die Kinderproduktion in den vielleicht weniger traumatisch belasteten Kopf verlegt werden. Die metaphorischen Prozesse im Kontext der Bildfindung können also als Operationen der Sinnerzeugung verstanden werden, in denen individuelle Konstellationen und Bedeutungsfelder geschaffen werden. Häufig haben sie sicher in den hier betrachteten Zusammenhängen die Funktion, in realer Macht- und Hoffnungslosigkeit der Situation zu entlasten.

Zweitens birgt ein solcher Blick auf metaphorische Bedeutungsfelder, die auf leiblichen Zusammenhängen beruhen und darauf antworten sowohl für psychiatrische als auch kunsthistorische Kontexte weiteres Potenzial. Das Bewusstsein dafür, dass in der Begegnung mit dem Bild leiblich-metaphorische Räume betreten werden, könnte Grundlage für weitere Überlegungen beider Disziplinen sein. Im psychiatrischen Kontext könnten z. B. der ästhetische Appell im bildlichen Ausdruck und die Aussagekraft des anschaulich Bildlichen auch therapeutisch noch stärker berücksichtigt werden.[28] Anstelle der Perspektive des Mangels würden dann vielleicht die besondere Kreativität im je individuellen psychopathologischen Kontext

[26] Louis A. Sass hat darauf aufmerksam gemacht, dass schizophrene Patienten in ihren Antworten oft von Konventionen abweichen, dieses aber in einer metaphorischen, öffnenden Denkweise tun. Er sieht „a willingness to extend the use of a term in a quasi-metaphoric fashion without being concerned about staying with the conventional meaning of the word", Louis A. Sass (1992), *Madness and Modernism: Insanity in the Light of Modern Art, Literature, and Thought*, New York, S. 153.

[27] Hartmut Kraft (2005), *Grenzgänger zwischen Kunst und Psychiatrie*, Köln, S. 134.

[28] Wir haben die Forschungen Daniel Sollbergers mehrfach aufgegriffen, der darauf aufmerksam gemacht hat, dass sich manche Metaphernbildungen in psychiatrischem Kontext als ästhetische Appelle und Metonyme in Reaktion auf die sprachlich schwer fassbare Erfahrung verstehen lassen. Er hat dies anhand von Sprachfindungen von Kindern psychotischer Eltern gezeigt und in Ansätzen auf die Interpretation von Bildern der Sammlung Prinzhorn übertragen. Vgl. dazu Daniel Sollberger (2014), Erfahrungen der Liminalität. Kunst- und Sprachbilder an den Grenzen des Verstehens, in: *Psychopathologie und Bilderfahrung. Phänomenologische Annäherungen an die Sammlung Prinzhorn*, Paderborn.

und das Ringen um ein Als-ob sichtbarer werden.[29] Von kunstgeschichtlicher Seite wäre die Interaktion von Was und Wie im Bild wie auch das Prozesshafte im erkennenden Nachvollzug gegenüber festen Bezeichnungen, die von außen herangetragen werden, stärker zu betonen.[30] Bilder als leiblich bewohnte und bewohnbare Räume zu verstehen könnte sowohl die individuelle Bedeutung des schöpferischen Gestaltens als auch der Rezeption deutlicher machen und helfen, die Wissensbestände in Bildern immer wieder an das konkrete Sehen und die eigene Resonanz zurückzubinden. Immer aber wäre die spezifische Sprache und Sinnbildung des Bildlichen und die bleibende Lücke zum Anderen hin zu berücksichtigen, die daran erinnert, dass das Verständnis immer auch anders sein könnte.

Literatur

Aldrich, Virgil C., Visuelle Metapher, in: Anselm Haverkamp, *Theorie der Metapher* (S. 142–159), Darmstadt, 1983.

Bätschmann, Oskar, *Einführung in die kunstgeschichtliche Hermeneutik. Die Auslegung von Bildern*, Darmstadt, 1984.

Benjamin, Walter, *Das Kunstwerk im Zeitalter seiner technischen Reproduzierbarkeit*, Frankfurt, 1963.

Boehm, Gottfried, Jenseits der Sprache? Anmerkungen zur Logik der Bilder, in: Christa Maar und Hubert Burda, *Iconic Turn. Die Neue Macht der Bilder* (S. 28–43), Köln, 2004.

– Wiederkehr der Bilder, in: Gottfried Boehm, *Was ist ein Bild?* (S. 11–38), München 2006.

– *Der Grund. Das Feld des Sichtbaren*, München, 2012.

– Der Grund und die Gründe, in: Sonja Frohoff, Thomas Fuchs und Stefano Micali, *Bilderfahrung und Psychopathologie. Phänomenologische Annäherungen an die Sammlung Prinzhorn* (S. 170–185), Paderborn, 2014.

Böhme, Gernot, *Aisthetik: Vorlesungen über Ästhetik als allgemeine Wahrnehmungslehre*, München, 2001.

Bourdieu, Pierre, *Zur Soziologie der symbolischen Formen*, Frankfurt am Main, 1970.

Carrol, Noël, Visual Metaphor, in: Jaakko Hintikka, *Aspects of metaphor* (S. 189–218), Dordrecht, 1994.

Casey, Edward S., Aesthetic Experience, in: Hans Rainer Sepp und Embree L., *Handbook of Phenomenological Aesthetics* (S. 1–7), Dordrecht, 2010.

Danto, Arthur C., *Die Verklärung des Gewöhnlichen*, Frankfurt am Main, 1984.

Elias, Norbert, *Über den Prozess der Zivilisation. Soziogenetische und psychogenetische Untersuchungen, Bd. 1 und 2*, Frankfurt am Main, 1976.

Fuchs, Thomas, *Leib, Raum, Person. Entwurf einer phänomenologischen Anthropologie*, Stuttgart, 2000.

[29] Ernst H. Gombrich (1978), Wertmetaphern in der bildenden Kunst, in: *Meditationen über ein Steckenpferd. Von den Wurzeln und Grenzen der Kunst*, Frankfurt am Main, S. 16: „Die Möglichkeit metaphorischer Ausdrucksweise entspringt der unbegrenzten Plastizität des menschlichen Geistes, seiner Fähigkeit, neue Erlebnisse als Modifikationen von vorhergegangenem wahrzunehmen und zu assimilieren, und seiner Eigenschaft, in den verschiedenartigsten Phänomenen Parallelen zu sehen und sie untereinander zu vertauschen. Ohne diesen ständigen Prozess der Substitution gäbe es weder Sprache noch Kunst noch überhaupt Kultur."

[30] Hier wäre z. B. an Forschungen von Max Imdahl, Oskar Bätschmann und Gottfried Boehm zu den speziellen bildlichen Prozessen und Logiken anzuknüpfen.

Literatur

GIB, Glossar der Bildphilosophie: http://www.gib.uni-tuebingen.de/netzwerk/glossar/index. php?title=GIB_-_Glossar_der_Bildphilosophie:Hauptseite [abgerufen am: 04.06.2015].

Gombrich, Ernst H., Wertmetaphern in der bildenden Kunst, in: Ernst H. Gombrich, *Meditationen über ein Steckenpferd. Von den Wurzeln und Grenzen der Kunst* (S. 34–64), Frankfurt am Main, 1978.

Goodman, Nelson, *Language of Art. An Approach to a Theory of Symbols* (2. Aufl.), Indianapolis, 1976.

Kraft, Hartmut, *Grenzgänger zwischen Kunst und Psychiatrie* (3. Aufl.), Köln, 2005.

Kurz, Gerhard, *Metapher, Allegorie, Symbol* (4. Aufl.), Göttingen, 1997.

Lakoff, George und Johnson, Mark, *Metaphors we live by*, Chicago, 1980.

Lossi, Annamaria, Metaphor, in: Hans Rainer Sepp und Lester Embree, *Handbook of Phenomenological Aesthetics* (S. 211–213), Dordrecht, 2010.

Majetschak, Stefan, Sichtbare Metaphern, in: Richard Hoppe-Sailer, *Logik der Bilder. Präsenz – Repräsentation – Erkenntnis. Gottfried Boehm zum 60. Geburtstag* (S. 239–253), Berlin, 2005.

Maldiney, Henri, Die Entdeckung der ästhetischen Dimension in der Phänomenologie von Erwin Straus, in: Walter von Baeyer und Richard M. Griffith, *Condition Humana – Erwin W. Straus on his 75th birthday* (S. 210–232), Berlin, 1966.

– *Art et existence*, Paris, 2003.

– Notes sur le rhythme, in: Jean-Pierre Charcosset, *Henri Maldiney: penser plus avant..., Actes du colloque de Lyon (13 et 14 novembre 2010) precedes de trois textes d'Henri Maldiney* (S. 17–22), Chatou, 2012.

Merleau-Ponty, Maurice, *Das Sichtbare und das Unsichtbare*, München, 1986.

– Das indirekte Sprechen und die Stimmen des Schweigens, in: Maurice Merleau-Ponty, *Zeichen* (S. 53–116), Hamburg, 2007.

Moldenhauer, Benjamin, *Die Einverleibung der Gesellschaft. Der Körper in der Soziologie Pierre Bourdieus*, Köln, 2010.

Prinzhorn, Hans, *Bildnerei der Geisteskranken. Ein Beitrag zur Psychologie und Psychopathologie der Gestaltung*, Berlin, 1922.

Rimmele, Marius, „Metapher" als Metapher. Zur Relevanz eines übertragenen Begriffs in der Analyse figurativer Bilder, in: *E-Journal kunsttexte.de* (1)2011.

Sass, Louis A., *Madness and Modernism: Insanity in the Light of Modern Art, Literature, and Thought*, New York, 1992.

Seewald, Jürgen (1989), *Leiblichkeit und symbolische Entwickung. Implizite Sinnprozesse in systematischer und genetischer Betrachtung*, unv. Diss., Philipps-Universität Marburg.

Sollberger, Daniel, Erfahrungen der Liminalität. Kunst- und Sprachbilder an den Grenzen des Verstehens, in: Sonja Frohoff, Thomas Fuchs und Stefano Micali, *Psychopathologie und Bilderfahrung. Phänomenologische Annäherungen an die Sammlung Prinzhorn* (S. 112–144), Paderborn, 2014.

Thoma, Samuel, Une psychopathologie à l'impossible – eine Psychopathologie hin zum Unmöglichen. Henri Maldiney zum 100. Geburtstag, in: *Sozialpsychiatrische Informationen* (44/1), S. 32–37, 2014.